临床实践指南的制订、评价与实施

主　编　王行环　王　强　靳英辉

副主编　曾宪涛　张俊华　陈　昊　任学群

人民卫生出版社

·北　京·

图书在版编目（CIP）数据

临床实践指南的制订、评价与实施 / 王行环，王强，靳英辉主编. —北京：人民卫生出版社，2022.10

ISBN 978-7-117-33704-5

Ⅰ. ①临… Ⅱ. ①王… ②王… ③靳… Ⅲ. ①循证医学 Ⅳ. ①R499

中国版本图书馆 CIP 数据核字（2022）第 182039 号

人卫智网	www.ipmph.com	医学教育、学术、考试、健康，购书智慧智能综合服务平台
人卫官网	www.pmph.com	人卫官方资讯发布平台

临床实践指南的制订、评价与实施
Linchuang Shijian Zhinan de Zhiding、Pingjia yu Shishi

主　　编：王行环　王　强　靳英辉
出版发行：人民卫生出版社（中继线 010-59780011）
地　　址：北京市朝阳区潘家园南里 19 号
邮　　编：100021
E - mail：pmph @ pmph.com
购书热线：010-59787592　010-59787584　010-65264830
印　　刷：廊坊一二〇六印刷厂
经　　销：新华书店
开　　本：787 × 1092　1/16　　印张：21
字　　数：485 千字
版　　次：2022 年 10 月第 1 版
印　　次：2022 年 11 月第 1 次印刷
标准书号：ISBN 978-7-117-33704-5
定　　价：99.00 元

编　委（以姓氏拼音为序）

拜争刚　南京理工大学
陈　昊　南京中医药大学
邓　通　武汉大学中南医院
邓雨晴　华中科技大学同济医学院附属武汉中心医院
傅　亮　浙江大学医学院附属金华医院
郝秋奎　四川大学华西医院
黄　桥　武汉大学中南医院
江　梅　广州医科大学附属第一医院
姜宏卫　河南科技大学第一附属医院
靳英辉　武汉大学中南医院
李　艳　天津中医药大学
李明珍　湖南医药学院附属肿瘤医院 / 怀化市第二人民医院
李绪辉　武汉大学中南医院
梁丹丹　河南大学淮河医院
罗丽莎　武汉大学中南医院
马　彬　兰州大学
牟　玮　天津中医药大学第二附属医院
任学群　河南大学医学院
施月仙　北京大学医学部
陶　华　暨南大学附属郑州医院 / 郑州市第二人民医院
谭力铭　湖南医药学院附属肿瘤医院 / 怀化市第二人民医院
田国祥　中国人民解放军总医院
王　强　中华人民共和国国家卫生健康委员会医管中心
王行环　武汉大学中南医院
王永博　武汉大学中南医院
王云云　武汉大学中南医院
邢唯杰　复旦大学
阎思宇　武汉大学中南医院
曾宪涛　武汉大学中南医院
张　超　湖北医药学院附属太和医院
张　菁　北京协和医学院
张　蓉　湖北医药学院附属太和医院
张俊华　天津中医药大学

主编简介

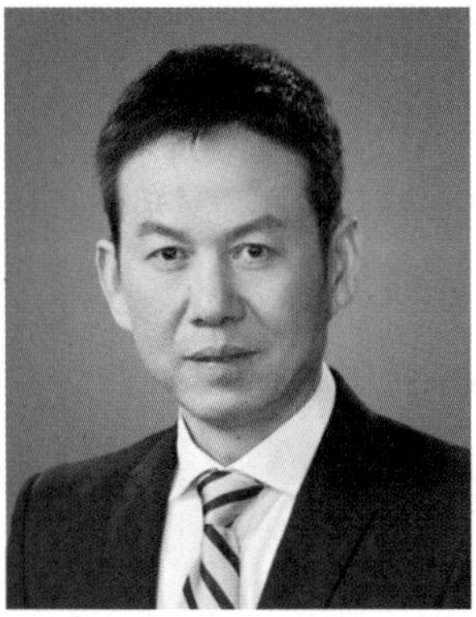

王行环 一级主任医师、二级教授，博士研究生导师，国家级中青年人才、湖北省医学领军人才，武汉大学中南医院院长、武汉雷神山医院院长、武汉大学泌尿外科研究所所长。任科技部创新人才培养示范基地主任、国务院学位委员会学科评议组成员、中国研究型医院学会泌尿外科学专业委员会主任委员、中国医师协会泌尿外科医师分会副会长等。主持国家重点研发计划项目4项，以第一或通信作者发表的论文被他引一万余次。获国家技术发明奖二等奖（第一完成人）、吴阶平医药创新奖、国家卫生计生突出贡献中青年专家、"荆楚好老师"特别奖、全国创新争先奖牌（负责人）、全国最美科技工作者等奖励及荣誉。

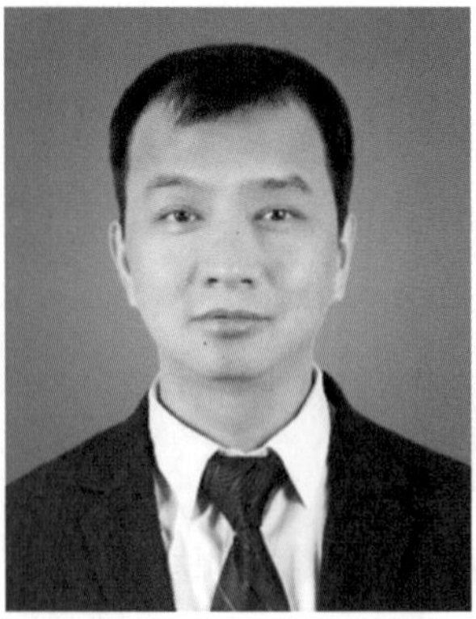

王强 外科学博士，研究员、副主任医师，硕士研究生导师，现任中华人民共和国国家卫生健康委员会医管中心标准管理处处长。从事临床工作十余年，具有较丰富的临床实践工作经验。近10年来先后从事公立医院党建、医疗标准管理、临床实践指南评价等工作，特别是在推进我国临床实践指南的方法学研究、应用及推广方面做了大量工作。兼任国家卫生健康标准委员会委员兼副秘书长、全国医院党建工作指导委员会专家组秘书、中国医院协会医疗质量管理专业委员会委员。近五年在《中国循证医学杂志》《中国医院》《中华消化杂志》等发表文章30余篇，出版著作《标准的样子——医疗相关标准执行优秀案例》。

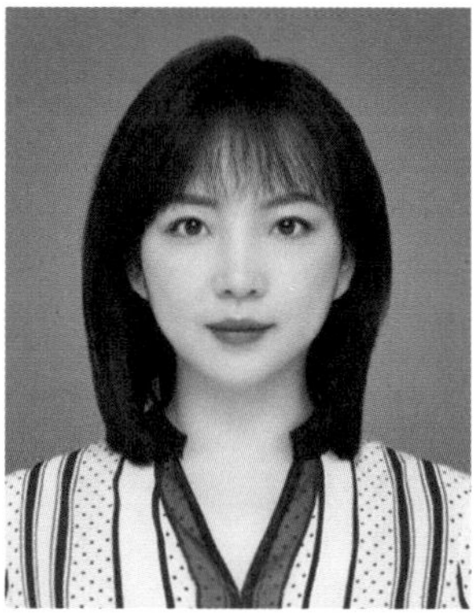

靳英辉　武汉大学中南医院副教授，武汉大学中南医院循证与转化医学中心副主任、武汉大学中南医院循证医学与临床流行病学教研室副主任、全球指南网（GIN）指南实施工作组成员、Cochrane 中国协作网武汉大学成员单位主任、循证医学教育部网上合作研究中心武汉大学分中心主任。主持国家自然科学基金、国家卫生健康委员会委托课题、中央高校基本科研业务费专项基金——拔尖创新人才培育工类项目、湖北省卫生健康委员会课题等，参与国家科技部重大研发计划项目、国家自然科学基金、天津市及天津中医药大学科研课题等，主译专著 1 部、参编规划教材和专著各 6 部，发表论文百余篇，其中以第一作者 / 通信作者发表 SCI 论文 40 余篇。作为第一作者发表的快速建议指南截至 2022 年 10 月 19 日，已被引 7 778 次，自 2020 年 7 月以来持续入选高被引论文和热点论文。作为方法学专家参与国家重点研发计划、中华医学会、中国医师协会、中国抗癌协会、国家中医药管理局多部指南的制订工作。

前言

“循证医学（evidence-based medicine，EBM）”诞生至今已有将近30年的时间。过去的30年，循证医学经历了不断发展、饱受争议以及不断完善的过程。在这个过程中循证医学因需要而产生、因使用而发展、因争议而改进，并最终在持续实践与改进中逐渐完善。

随着循证医学的发展，建立在循证医学基础上的临床实践指南（clinical practice guideline）也越来越受到关注。临床实践指南（以下简称指南）是开展临床诊疗决策的依据，是连接临床研究与临床实践的桥梁，能够帮助规范医务人员的诊疗行为，提高医疗服务质量和降低医疗成本。

过去的10年内，中国的指南制订者努力吸收国际指南制订和实施的先进理念与方法，充分利用全球高质量研究证据并严格遴选中国本土临床研究证据，将其有机结合，形成多部真正具有临床指导意义和价值的指南。这是令人欣慰的地方，但是不足之处仍然十分明显。自2010年以来，中国国内数据库（如中国期刊全文数据库和万方数据库）共收录了上千部针对各个领域多种疾病的临床实践指南或专家共识。本书编者对2010—2020年发表的临床实践指南或专家共识进行了分析，结果显示部分指南或专家共识目前在方法学和报告学方面均存在诸多待改善的问题。

针对临床实践指南的定义，目前的两个主流观点来自美国医学科学院（Institute of Medicine，IOM）：①针对特定的临床情况，系统制订的帮助医务人员和患者作出恰当处理决定的指导性建议（1990年）；②针对患者的特定临床问题，基于系统评价形成的证据，并对各种备选干预方式进行全面的利弊平衡分析后提出的最优指导意见（2011年）。虽然世界卫生组织、英国国家健康与临床优化研究所等多个国际组织对临床实践指南有不同定义，但美国医学科学院于2011年更新的临床实践指南定义影响力最大、应用范围最广。这个定义突出了证据综合评价的作用，强调基于特定临床问题的证据综合是指南制订的基石。除此之外，多个国际组织对指南的定义、分类、制订方法及指南与共识的概念内涵进行了研究与剖析，我们都在本书中给予了呈现。

当前，我国的指南建设正处在一个重要的转型节点，循证医学的方法在指南制订中的应用逐步被指南制订者接受。这时亟须向指南制订者继续传播严谨的指南制订方法学，最终提供给各级医疗机构高质量可操作并结合本土特色、满足本国需求的指南，在本书的第二章，按照指南制订的顺序对指南制订的十二个核心环节呈现了全面翔实的内容。

证据等级和推荐意见是临床实践指南的核心方法，而证据等级和推荐意见形成的方法学体系繁多，本书第三章，介绍了证据质量与推荐意见分级的发展与演变并用七个小结的内容着重介绍了 GRADE 体系的方法学。

2020 年以来，新型冠状病毒肺炎大规模暴发，并迅速升级成为全球性公共卫生紧急事件。我所在的团队历时 9 天制定了《新型冠状病毒（2019-nCoV）感染的肺炎诊疗快速建议指南》，并以中文完整版、标准版、英文标准版 3 种版本进行发表。该指南广泛融合武汉大学中南医院一线诊治经验，为全球抗疫提供科学、可循的参考。后根据疫情变化、诊治经验和科研结果的不断出现，团队再次组织力量编写了新一版诊治指南。本书结合以上经验及最新的方法学进展，撰写了第五章快速建议指南的制订。

2017 年首届全球循证高峰论坛会议提出了“数据化和可信的证据生态系统（digital and trustworthy evidence ecosystem）”的概念。该系统以促进卫生系统有效运作为宗旨，认为一个良好的证据生态系统要求最佳的证据必须在原始研究的研究者、证据合成的研究者、证据传播和证据应用的专业实践者之间进行无缝转化，以实现可持续循环。在证据生态系统的大背景下动态临床实践指南也应运而生，在本书的第六章，介绍了动态临床实践指南的制订。

临床实践指南只有得到推广传播及实施才能起到改善患者临床结局的作用。我国在实施指南方面投入不足，大多指南制订后在临床上并未得到广泛应用。在本书的第十章，我们汇总了指南的实施现状、实施的理论基础、实施性评价及实施性研究的设计与分析等内容，希望借以呼吁对指南实施性的关注及促进。另外，目前国内指南文本形式的制约，落后于信息化的发展，也阻碍了指南在临床决策和实践中的有效应用，本书第十章的第六节、第七节，对指南的智能化发展和决策支持系统进行了报告。

此外，还有很多指南制订者与使用者关心的问题，诸如患者版指南、基层版指南、指南改编及指南评价等等热门话题，本书都进行了总结介绍，以飨读者。

有人说，证据通过指南武断地对医生发号施令，可能利用证据造成了过度诊断和过度治疗。系统评价（又称系统综述）与 meta 分析是循证医学倡导的总结研究证据客观、系统的方法。但是，人们对系统评价也意见重重、批评不断。有专家指出指南应该把重点放在证据的总结与诠释，对如何利用证据进行决策提出必要的建议，并给予医生和患者足够的灵活机动的空间。我们也非常认可这个观点，对于具备充分的循证医学知识和技能，以及非常关注执业领域最新研究进展的一线临床医生，他们可能对最新的证据了如指掌，也对以往的研究有全面了解，可以深入全面的解读文献结果、非常灵活的结合自己的经验和患者的意愿制订合理的诊疗决策；然而，不容忽视的是，对于更多的一线医生和基层医生来说，指南仍是诊治病人的重要依据，指南一旦推出，会影响千千万万个医生，继而影响更多数量的病人。所以严谨、科学及透明的制订指南无论怎么强调也不为过。当然，这也同时表明开展循证医学教育及教学的必要性与紧迫性！

本书的编写参阅了大量的中英文著作，还得到了“疑难病症诊治能力提升工程建设项目（肿瘤学）——临床循证证据、相关行业标准与临床路径制定”（编号：ZLYNXM202009）项目基金的支持，在此，谨致以最诚挚的感谢！

本书共十章，合计46节，近50万字，希望奉献给读者一本完整的指南制订、评估、实施的理论、方法与实践的专著。我们希望本书能为指南的研究者及制订者提供工具书，也希望收到各位读者的反馈、批评和建议，以帮助我们在未来专著更新时继续修订、丰富和完善。

王行环

2022年7月

目　录

第一章　临床实践指南概述

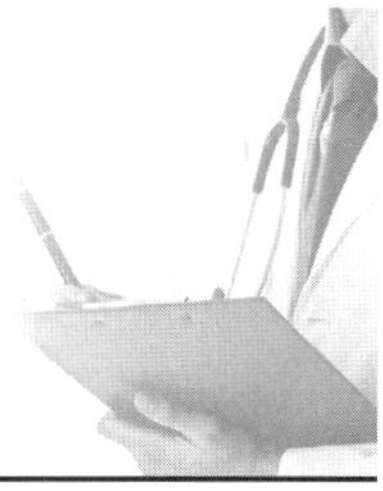

第一节　临床实践指南的定义

20 世纪 80 年代以来，全球范围内逐渐开始了制订临床实践指南（clinical practice guideline，CPG）的热潮，临床实践指南旨在以具有权威性和实践意义的临床意见指导医疗实践。随着循证医学的发展，临床实践指南在临床医学中的作用愈发明显。临床实践指南（以下简称"指南"）是改善临床决策及患者结局的重要工具。目前，多个国际组织、学术机构等分别对指南进行了定义，但影响力较大、被广泛认可和应用的定义主要是由美国医学研究所和世界卫生组织提出的定义。

一、美国医学研究所对指南的定义

1990 年，美国医学研究所（Institute of Medicine，IOM）首次提出了 CPG 的定义：针对特定的临床情况，系统制订的帮助临床医生和患者作出恰当处理的指导性意见。随着循证医学的发展及其对临床实践指南的影响，2011 年，IOM 在其出版的著作 *Clinical practice Guideline We Can Trust* 中对 CPG 的定义进行了更新：CPG 是针对患者的特定临床问题，基于系统评价形成的证据，并对各种备选干预方式进行全面的利弊平衡分析后提出的最优指导意见。该定义强调了指南作为连接研究证据和临床实践的桥梁作用，突出了其可将复杂的科研证据转化为清晰、全面的推荐意见，有效缩小了最佳研究证据和临床实践之间的差距。同时明确指出制订指南应遵循 6 项原则：①基于当前可得证据的系统评价；②由多学科专家及主要利益相关人群代表参与（公众和患者的参与有利于指南的推广实施）；③考虑患者的主要亚群以及患者的意愿和偏好；④制订过程透明清晰，最大程度地控制可能存在的偏倚，避免利益冲突；⑤明确患者临床问题的结局指标和备选干预方案之间的逻辑关系，有明确的证据质量和推荐强度分级；⑥新的证据出现时，应及时更新指南。通过解读上述 2011 年指南的定义可发现，指南所提供的不应是通用的诊疗模式，应该是科学证据、专家经验以及患者偏好的有机结合。

二、世界卫生组织对指南的定义

2012 年，世界卫生组织（World Health Organization，WHO）在其出版的 *WHO handbook for guideline development* 一书中，对指南定义为：任何包括了有关卫生干预推荐意见的文件，这些干预涉及临床、公共卫生、卫生政策，推荐意见告诉指南使用者“应该做什么”，指导人们在影响卫生保健和资源利用的不同干预之间做选择。2014 年，WHO 指南定义更新为：由 WHO 制订的任何包括了针对临床实践的推荐意见以及卫生保健政策，这些推荐意见告诉指南的使用者如何在具体的临床情况下单独或协同做出最佳临床决策，指南提供了不同的干预和措施，它们可以帮助改善患者健康以及促进资源的有效利用。WHO 指南需要遵循两大原则，即推荐意见需基于对现有证据的全面客观的评价，形成推荐意见的流程要清晰明确。

参 考 文 献

[1] 王行环．循证临床实践指南的研发与评价［M］．北京：中国协和医科大学出版社，2016：1-2，127.

[2] Institute of Medicine. Clinical Practice Guidelines：Directions for a New Program［M］. Washington，DC：National Academies Press，1990：38.

[3] Institute of Medicine. Clinical Practice Guidelines We Can Trust［M］. Washington，DC：National Academies Press，2011：15.

[4] World Health Organization. WHO Handbook for Guideline Development［M］. Geneva：WHO Press，2012：1.

[5] World Health Organization.WHO Handbook for Guideline Development［EB/OL］. 2nd ed.［2020-12-16］. https://www.who.int/publications/i/item/9789241548960.

第二节 临床实践指南的分类

一般而言，指南的分类多根据指南的制订方法、终端用户、不同类型等进行分类。

一、制订方法分类

检索国内外文献，多个国际组织、学术机构，如美国耳鼻咽喉头颈外科学会、欧洲心胸外科学会、美国胸科学会等，将指南分为临床实践指南和专家共识两种类型。一般认为，区分临床实践指南和专家共识这两种类型的关键之处在于是否有充足的研究证据基础。

（一）临床实践指南

目前普遍认为临床实践指南即循证临床实践指南，是基于严格评价的证据，同时考虑患者的意愿和偏好及资源消耗等各方面要素，通过规范科学的方法制订的指南，是当前临床实践指南发展的趋势，已成为各类国际组织临床实践指南的主流。临床实践指南的优势在于：第一，指南制订小组的人员组成多样，由各学科领域人员共同组成，体现了学科交叉的优势和特色；第二，指南的推荐意见基于严格评价的证据，代表了当前医学发展的最前沿动态；第三，有明确的推荐意见形成的方法及推荐意见的强度，科学性、重复性较高；第四，指南推荐意见充分考虑了患者的意愿和偏好及资源消耗，有利于患者参与决策，适应当前医学发展的需要。临床实践指南的主要不足为指南的制订方法学较为复杂，需要花费大量的人力、物力和时间。

（二）专家共识

专家共识在当前指南研发中仍然占了较大比重。其过程大致是：首先成立制订小组，小组成员由指南关注疾病的行业内专家组成，专家的选择兼顾地域性。然后召开由全体专家参与的讨论会，由与会专家对于所关注疾病的各方面临床问题展开充分的讨论，在讨论的基础上，一定程度考虑当前的临床研究和现有证据。再通过规范的共识达成的方法（如德尔菲法）形成推荐意见。专家共识的优势在于：第一，代表了行业内专家的意见，有一定的行业权威性；第二，制订方法相对简单，可在短期内完成制订。专家共识的不足在于：第一，专家的认证和选择难以有合理规范的方法；第二，推荐意见大多基于专家的经验，没有规范科学的证据支持；第三，推荐意见没有明确的强度区别；第四，推荐意见没有考虑患者的意愿和偏好及卫生经济学因素，不能很好地适应当前医学发展的需要。

目前，尽管仍有临床实践指南及专家共识的两种类型区分，但国内外学者对此尚未形成一致的观点，仍存在一些疑惑。例如，临床实践指南也有专家共识的过程，证据不能直接产生指南，对临床实践指南及专家共识进行区分是否会造成制订指南不需要共识过程的误解？虽然大多数指南使用某种形式的证据来提供建议，但是否对基于证据的或非证据的CPG存在明确的定义？以证据为基础的指南是否必须包括对证据的系统综述？一些CPG机构声明已经系统检索文献，但并没有提供有关他们的文献搜索的细节，我们还应该认为这些CPG是基于证据的吗？

临床实践指南与专家共识的主要区别见表1-2-1。

表1-2-1　临床实践指南与专家共识的主要区别

项目	临床实践指南	专家共识
制订者和发布方	一般为行业学会和协会的分会/学组或政府机构	可为行业学会和协会的分会/学组，也可为在某个领域有一定号召力和影响力的专家构成的专家组
制订组规模	15～20人	8～10人，也可能更多
制订周期	12～18个月	6～8个月
制订过程	不同机构有各自的要求和规定，整体较为科学严谨	无统一要求，主要通过会议讨论完成
证据等级	随机对照试验的系统评价，如果需要也采用较低水平的证据（根据不同的临床问题，纳入研究的类型会有不同）	观察性研究和专家共识，某些情况下也可能存在更高级别的证据
推荐意见	一般对推荐意见的强度进行分级	一般不进行分级
外部评审	征集所有利益相关方的意见，同时包括公众意见的征集	利益相关方的较局限的评审

二、WHO指南类型

WHO将指南进行了分类，其中四种主要类型包括：标准指南（standard guidelines）、汇编指南（consolidated guidelines）、暂行指南（interim guidelines）、应对紧急情况或紧急需求而制订的指南（guidelines produced in response to an emergency or urgent need）；其他不常见的

类型为与外部组织合作制订的指南、由外部组织制订的指南及改编 WHO 现有的指南。

（一）标准指南

标准指南在范围和主题上差异较大，可以只针对某种疾病或状况使用单一药物，也可以涵盖某种状况或公共卫生问题的全部主题（如 2 型糖尿病的诊断、筛查和治疗）。标准指南一般侧重关注以下一个或多个方面：①临床治疗措施；②卫生保健体系或政策方针；③公共卫生干预措施；④诊断技术；⑤疾病监测。

标准指南的制订应符合以下条件：①根据指南范围的大小确定指南制订时间，制订时间跨度可能较大，涉及主题或范围较多的指南制订时间通常要到 24 个月；②广泛征求意见；③基于系统评价；④召开指南工作小组研讨会；⑤更新计划（更新周期基于是否有新出现的证据，及其对现有推荐意见的影响）。大多数 WHO 指南都属于标准指南。

（二）汇编指南

汇编指南为集合现有 WHO 指南或其他来源指南的推荐意见。组成汇编指南的每个推荐意见都需要被重新评估，对达到更新时限的推荐意见需及时更新，对指南间差异性较大的推荐意见也需完善。不同指南制作时间和方法都存在差异性，所以汇编指南的制作过程复杂且所需时间不定。

汇编指南中包含的所有推荐意见更新均需经 WHO 指南评审委员会（guidelines review committee，GRC）审批。在更新过程中，应遵循 WHO 指南手册所列出的所有标准程序。当汇编指南出现以下情况时需获得 GRC 审批：最初包含的任何推荐意见未经 GRC 审查而发布；更新过程导致现有推荐意见出现任何改变；提出了新的推荐意见。GRC 还必须审查涉及 WHO 以外组织制订推荐意见的汇编指南。只有当汇编指南的推荐意见均已由 GRC 事先批准，并在更新过程中保持不变，才不需要 GRC 进行审查。

（三）暂行指南

当要求 WHO 提供推荐意见，但现有数据和信息不完整，预计近期会有补充数据的情况下，会制订暂行指南。暂行指南的主题为：①新出现的已被证明有效的药物、医疗设备或干预措施；②近期出现的新的疾病或状况；③报道了现有干预措施、暴露因素、疾病或状况的新数据。因医学领域临床研究的更新速度快，所以暂行指南有效期较短，该类指南要求在短期内完成，但指南制订的步骤需与标准指南一致。

（四）应对紧急情况或紧急需求而制订的指南

为应对突发公共卫生事件，WHO 必须在全球发挥领导作用并提供指导。根据事件或情况的类型，这些指南的制订可能需要在数小时、数天、数周或数月内完成，其目的和制订方法因指南需要的时间范围而异。应对紧急情况或紧急需求而制订的指南，短期内必须有相应的推荐意见指导医师和患者应对疾病，由于时间的紧迫性，这类指南常无法按照标准指南的规范化程序制订。

应对紧急情况或紧急需求而制订的指南，包括紧急（快速反应）指南和快速建议指南。紧急（快速反应）指南需要在突发公共卫生事件发生和确定的几小时或几天内紧急完成，因此 WHO 指南手册中列出的许多指南制订过程和方法对其并不适用。但仍要求其使用高质量的证据，指出推荐意见的来源，并尽可能地减少偏倚，且制订过程应是明确、透明的。如果突发公共卫生事件持续时间较长，则需要将紧急（快速反应）指南转化为快速建议指南或直接制订快速建议指南。快速建议指南的制订流程更符合WHO制订指南的标准。

（五）与外部组织合作制订的指南

卫生保健指南可由多个组织制订，包括国家机构、政府间组织及专业医学学会。WHO在有些情况下，可能需要与其他团队合作制订指南。在与外部组织合作时，WHO可能无法遵循WHO指南制订的所有流程和程序。制订此类指南的WHO工作人员需向GRC提交一份规划方案，详细说明将如何制订该指南，并重点说明与WHO指南制订手册规定程序的差异。GRC也将逐项评估此类方案。

（六）由外部组织制订的指南

符合WHO目的的指南可能已经存在，WHO可以考虑采用、改编或纳入外部组织制订的全部或部分指南。为了采用或认可这些指南，WHO相关技术部门的工作人员必须仔细评估这些指南的质量和对WHO需求的适用性。与WHO的任何指南一样，对另一个组织制订的全部或部分指南给予认可、采纳或修改的计划书需要提交给GRC进行评估。计划书必须包括选择该特定指南的理由，描述用于评价其质量、适用性的过程，以及任何修订的方法和理由（包括证据和推荐意见的更新）。

（七）改编WHO的现有指南

改编指南是指采用系统的方法使用和/或修订在一定环境下制订出的指南，以使其应用于其他环境中。例如，常规的产科保健指南可修订后用于紧急情况。WHO指南的修订必须遵循标准的GRC程序，包括GRC对初始提案和最终提交版本的审查。当需要迅速确定或评估现有指南时，也可以在应对紧急需求下对指南进行调整。

三、用户分类

临床实践指南根据指南的终端用户，一般将其分为政府决策指南、专业指南及患者指南。

（一）政府决策指南

此类指南主要是为政府制定卫生政策和决策时提供参照，其最大特征就是在终端用户的价值偏好方面，需要从政府制定政策角度考虑，需要进一步考虑全面的政策指导，以及医疗资源的合理分配等。

（二）专业指南

此类指南是最常见的临床实践指南，主要使用人群为临床医务人员和科研工作者。该类指南的特点是专业性强，内容涵盖面广，主要指导使用者如何在具体临床环境中为患者选择最恰当的诊疗手段，需附推荐意见的详细证据分析内容，以便作出判断。

（三）患者指南

患者指南亦称患者版本指南，是在循证医学理念的指导下，以患者关注的健康问题为中心，以当前可获得的最佳证据为基础制订出来的适合患者使用的指南。患者指南可由现有CPG转化而来，也可不基于现有CPG。患者指南的作用：①为患者提供疾病的诊疗、护理等方面的指导；②为患者参与自身临床决策的辅助阅读材料；③为患者指出疾病尚未确定的领域。患者指南的语言应简洁易懂，避免过多专业术语的使用，需附专业词汇解读表。

拓展阅读

临床实践指南VS.专家共识

虽然目前许多指南制订组织仍将指南划分为基于证据的指南与基于共识的指南，但对共识的认识和理解在不同的研究者之间可能存在差异。有研究者倾向于专家共识是一种质量和影响力均低于临床实践指南的行业指导文件，即临床实践指南更具有科学性、透明性和可靠性。也有人认为专家共识只是达成临床实践指南中的推荐意见而采纳的方法或途径。Gordon Guyatt 指出这是对循证医学和从证据到推荐意见过程的误解。首先，他强调所有指南都应该以证据为基础，而无论证据等级高还是低，指南的制订过程应该包括对文献的系统回顾和对证据质量的严格评估。其次，证据无法自动转化为推荐意见，对于证据的解释需要基于共识的过程来确定。最后，证据永远不能直接决定决策方案，它应始终在患者的价值观和偏好的基础上加以考虑。可以将 CPG 分为两类：基于证据的指南和不基于证据的指南，而避免使用基于共识的指南这个术语。

无论是临床实践指南还是共识，目前均存在各种争议，使用者应掌握对其质量和可信度进行评估的基本方法，以客观评价指南和合理选择推荐意见。

参考文献

[1] 王小钦，王吉耀. 循证临床实践指南的制定与实施[M]. 北京：人民卫生出版社，2016：60-61.

[2] 王行环. 循证临床实践指南的研发与评价[M]. 北京：中国协和医科大学出版社，2016：2-5.

[3] LOBLAW D A，PRESTRUD A A，SOMERFIELD M R，et al. American Society of Clinical Oncology Clinical Practice Guidelines：formal systematic review-based consensus methodology[J]. J Clin Oncol，2012，30(25)：3136-3140.

[4] SOUSA-UVA M，HEAD S J，THIELMANN M，et al. Methodology manual for European Association for Cardio-Thoracic Surgery(EACTS) clinical guidelines [J]. Eur J Cardiothorac Surg，2015，48(6)：809-816.

[5] LEWIS S Z，DIEKEMPER R，ORNELAS J，et al. Methodologies for the development of CHEST guidelines and expert panel reports[J]. Chest，2014，146(1)：182-192.

[6] ROSENFELD R M，SHIFFMAN R N，ROBERTSON P.Clinical Practice Guideline Development Manual，Third Edition：a quality-driven approach for translating evidence into action[J]. Otolaryngol Head Neck Surg，2013，148(Suppl 1)：S1-S55.

[7] WOOLF S H，GROL R，HUTCHINSON A，et al. Clinical guidelines：potential benefits limitations，and harms of clinical guidelines[J]. BMJ，1999，318(7182)：527-530.

[8] 姚沙，卢传坚，陈耀龙，等. 中医(中西医结合)临床实践指南制修订方法——指南的定义与分类[J]. 中华中医药杂志，2016，31(1)：165-168.

[9] 靳英辉，王丹琦，李艳，等. 临床实践指南制定方法——国内外临床实践指南制定手册概要[J]. 中国循证心血管医学杂志，2018，10(1)：1-10.

[10] DJULBEGOVIC B，GUYATT G. Evidence vs Consensus in Clinical Practice Guidelines[J]. JAMA，2019，

322（8）：725-726.

[11] World Health Organization.WHO Handbook for Guideline Development［EB/OL］. 2nd ed.［2020-12-16］. http:// www. who. int/publications/i/item/9789241548960.

[12] YAO X，VELLA E T，SUSSMAN J. More Thoughts than Answers：What Distinguishes Evidence-Based Clinical Practice Guidelines from Non-evidence-Based Clinical Practice Guidelines?［J］. J Gen Intern Med，2021，36（1）：207-208.

第三节　临床实践指南制订的国内进展

近年来临床实践指南制订在我国广受关注，所发表的数量增长迅速，自2010年以来，中国国内数据库（如中国期刊全文数据库和万方数据库）共收录了上千部针对各个领域多种疾病的临床实践指南或专家共识。这些临床实践指南或专家共识中对于疾病诊治的推荐意见是各级医院临床医师诊治患者的重要依据。以往的研究显示国内临床实践指南或专家共识制订过程的严谨性和规范性仍有待改善，符合方法学质量要求和报告学规范的比例相对较低。笔者通过系统检索及分类总结2010—2020年的临床实践指南或专家共识，以了解其在国内的发展现状及趋势，为中国指南制订者及使用者提供参考。

一、资料与方法

（一）纳入及排除标准

纳入标准：国内公开发表的、可获取全文的中文版原创临床实践指南或专家共识（以下简称指南/共识）。

排除标准：①解读类、汇编、改编版指南/共识；②国外指南的翻译版本；③信息省略的非完整性指南/共识，如仅包含简介、目录、摘要、推荐意见的简要版本。

（二）检索策略

系统检索中国期刊全文数据库（CNKI）和万方数据库，以“指南”“实践指南”“临床指南”“临床实践指南”“共识”“专家共识”“专业共识”为检索词，检索时限为2010年1月1日—2020年12月31日。

（三）文献筛选及资料提取

专家组成员根据指南/共识的一般特征结合指南质量评价工具AGREE Ⅱ（Appraisal of Guidelines for Research and Evaluation Ⅱ）部分条目充分讨论一致后形成了指南/共识的资料提取表，从指南/共识的一般情况特征和方法学质量相关内容反映国内2010—2020年指南/共识的发展情况。由2名研究者按照指南/共识的纳入与排除标准独立完成文献筛选，并交叉核对，如有异议通过讨论或由第3名研究者裁定。数据提取前，对小组内10名评价成员进行培训，随后进行2次预试验，对资料提取内容达成较一致的理解后方可开始提取工作，以减小对所提取条目的理解偏倚。指南/共识的资料提取表包括两部分内容：一部分是一般特征信息，另一部分是体现指南/共识的方法学质量信息。本文仅报告描述性统计数据，运用 Microsoft Excel 软件录入和整理数据，以频率和百分比进行汇总。应用 SPSS20.0 统计软件对指南和共识的部分方法学条目的计数资料进行卡方检验，$P<0.05$ 为差异有统计学意义。

一般特征信息包括：名称、发表期刊、发表时间、同一版本发表次数、再版或更新情况、制订单位及其分类、主题及用户分类、疾病分类、页数、参考文献数量、针对的目标人群。其中，指南 / 共识的制订单位结果提取包括：国家卫生健康委员会（原国家卫生部和计划生育委员会）、学会 / 协会、机构、个人（工作组或委员会）；主题分类结果提取包括：预防、诊断、治疗、预防与治疗、诊断与治疗、护理、康复、技术操作、卫生政策、传染病防控；纳入的指南 / 共识涉及的疾病分类参考国际疾病分类第十一次修订本（ICD-11）。

方法学信息包括：参与人员、证据 / 推荐意见（证据来源、分级标准、等级及呈现形式）、推荐意见的形成、制订指南的资金来源、利益冲突。

二、结果及分析

初检共获得相关文献 29 186 部，经逐层筛选去重，符合要求的指南 / 共识共 2 654 部，其中指南 1 127 部，共识 1 527 部。文献筛选流程结果见图 1-3-1。

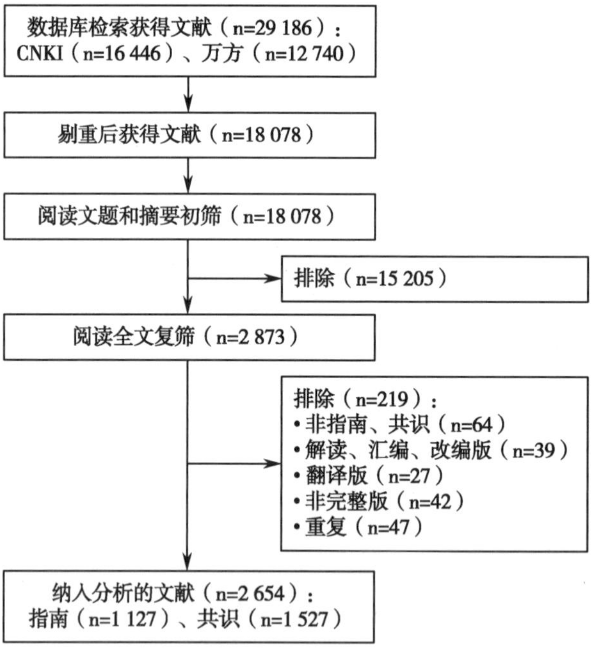

图 1-3-1　2010—2020 年指南 / 共识文献筛选流程结果

（一）发表数量及类别

2010—2020 年中国指南 / 共识发布的数量整体呈上升趋势，近三年共识的发表数量远高于指南。指南 / 共识发表总数量在 2013 年最低 102 部，2016—2020 年发表数量迅速增加，至 2020 年最多为 502 部，占发表总数量的 18.91%（502/2 654），其中指南 189 部，共识 313 部。

指南 / 共识的类别以诊断与治疗居多，占 40.17%（1 066/2 654），其余分别为仅含治疗

(34.89%)、仅含诊断(7.95%)、传染病防控(4.67%)、技术操作(2.56%)、管理与政策(2.34%)、预防与治疗(2.07%)、预防(1.88%)、护理(1.73%)、康复(1.73%)。

按指南 / 共识所涉及的领域分类，西医类 2 318 部、中医类 195 部和中西医结合类 141 部，各占 87.34%(2 318/2 654)、7.35%(195/2 654)、5.31%(141/2 654)；按其所涉及的用户分类，为医护人员提供参考的专业类指南 / 共识有 2 641 部，占发表总数的 99.51%，而用户为患者的指南 / 共识仅 8 部。

纳入的 2 654 部指南 / 共识中，按 WHO 分类原则，标准指南有 2 628 部，暂行指南有 10 部，快速指南有 16 部(涉及传染病、肿瘤、内分泌、循环系统、妊娠与围产期、症状体征)。纳入指南 / 共识的主题分类结果见图 1-3-2。

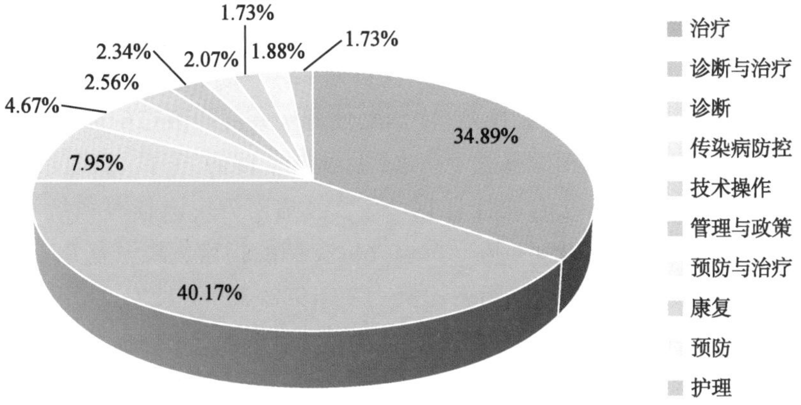

图 1-3-2 纳入指南 / 共识的主题分类结果

(二) 发表次数及期刊分布

2010—2020 年，一部指南 / 共识被重复发表的次数有 1 至 20 次不等，占总发表数量的 96.23%(2 554/2 654)。指南 / 共识所发表的期刊(包含电子版)多达 401 本，发表指南最多的杂志为《中华全科医师杂志》《中华医学杂志》《中国中医药现代远程教育杂志》，刊登共识最多的杂志是《中国实用外科杂志》《中华医学杂志》。

(三) 制订单位和疾病覆盖范围

指南 / 共识大部分由学会 / 协会制订，占发表总数量的 71.1%(1 887/2 654)，国家卫健委单独或联合制订有 69 部，占发表总数量的 2.6%(69/2 654)，22.98%(610/2 654)的指南为个人(仅描述成立了工作组或委员会)制订，其他指南 / 共识由不同的机构、慈善或公益组织等制订或联合制订。指南 / 共识的制订所覆盖的疾病范围，种类从高到低依次为肿瘤(14.43%)、循环系统疾病(11.56%)、消化系统疾病(9.23%)、传染病和寄生虫病(7.53%)、内分泌及营养和代谢疾病(6.21%)、泌尿生殖系统疾病(5.27%)、呼吸系统疾病(5.16%)、肌肉骨骼系统和结缔组织疾病(5.05%)、神经系统疾病(4.18%)。

(四) 目标人群

指南 / 共识目标人群为孕产妇的有 75 部，占发表总数量的 2.83%(75/2 654)，针对儿童及以下年龄患者的有 324 部，占发表总数量的 12.21%(324/2 654)。

（五）参与人员

6.29%（167/2 654）的指南 / 共识在制订过程中成立了多学科的工作组，工作组中至少包括了一名方法学专家（如系统评价专家、流行病学家、统计人员等）。其中，指南有 117 部，共识有 50 部，分别占各类别（指南或共识）发表总数量的 10.38%（117/1 127）、3.27%（50/1 527），指南与共识存在显著的差异（P<0.01）。纳入指南 / 共识的方法学信息相关内容结果见图 1-3-3。

（六）证据的检索与评价

进行了充分文献检索的（至少检索 4 个中英文数据库）指南 / 共识共计 203 部，占发表总数量的 7.65%（203/2 654）。其中，进行了充分文献检索的指南比例为 12.24%（138/1 127），进行了充分文献检索的共识比例为 4.26%（165/1 527），指南与共识存在显著的差异（P<0.01），详见图 1-3-3。2 654 部指南 / 共识中，参考文献数量在 100 条以上的有 200 部，占发表总数量的 7.54%（200/2 654）。其中，指南比例为 12.16%（137/1 127），共识比例为 4.13%（63/1 527）。参考文献数量最多的指南是《中国脑性瘫痪康复指南（2015）》，为 960 条，该指南被分成 11 个部分发表在《中国康复医学杂志》上（概述、评估、干预、康复治疗、护理等）。

系统评价是支持推荐意见的最佳证据，但当前指南 / 共识具有系统评价支持的推荐意见比例不高。2010—2020 年，基于系统评价支持的指南 / 共识有 871 部，占发表总数量的 32.82%（871/2 654）。其中，指南比例为 33.19%（374/1 127），共识比例为 32.55%（497/1 527），指南与共识差异无统计学意义（P>0.05）。对纳入文献进行质量评价的指南 / 共识有 126 部，占发表总数量的 4.75%（126/2 654）。其中，指南比例为 9.76%（110/1 127），共识比例为 1.05%（16/1 527），指南与共识存在显著的差异（P<0.01），详见图 1-3-3。

（七）证据质量与推荐强度分级

证据质量与推荐强度分级目前国际上尚无统一标准，全球各指南制订机构所推荐的标准也不尽相同。2010—2020 年，指南与共识在证据 / 推荐意见的分级标准、证据等级及呈现形式等方面差异较大。在 1 127 部纳入的指南中，明确描述了推荐意见的指南共 387 部（34.34%），其中 309 部（27.42%）指南的推荐意见标注了证据等级，343 部（30.43%）指南的推荐意见标注有推荐强度，300 部（26.62%）指南同时明确标注了证据分级和推荐强度。与指南相比，共识的证据等级和推荐意见的规范性就相对较差。在 1 527 部纳入的共识中，明确描述推荐意见的共识数量有 366 部（23.97%），其中 177 部（11.59%）共识的推荐意见标注了证据等级，202 部（13.23%）推荐意见标注了推荐强度，明确描述推荐意见的共识同时有证据等级和推荐强度的数量为 161 部，仅占 10.54%。在方法学质量方面，指南与共识存在显著差异（P<0.01），详见图 1-3-3。

2010—2020 年，指南 / 共识所使用的证据质量及分级系统并不统一，其表达形式也多种多样，包括字母、数字、语言描述及其相互组合，指南 / 共识共使用了多达 30 种标准名。在文内明确指出所使用的分级标准名的指南有 285 部，共识有 188 部，分别占指南发表总数量或共识发表总数量的 25.29%（285/1 127）、12.31%（188/1 527），部分证据质量及分级系统未标注来源或参考文献，笔者将其归纳为自定义的标准名，使用这类分级标准的指南 / 共识占总发表数量的 7.87%（209/2 654）。使用频次最多的标准是 GRADE 证据质量分级和推荐强度系统。

年份		A	B	C	D	E	F	G	H	I	J	
2010年	临床实践指南	1	2	0	5	8	0	9	8	6	0	N=53
	专家共识	1	1	0	6	4	0	11	8	6	0	N=76
2011年	临床实践指南	20	6	2	12	13	1	14	15	12	10	N=124
	专家共识	12	0	0	24	4	0	7	5	3	0	N=87
2012年	临床实践指南	2	4	1	6	8	0	9	8	9	1	N=32
	专家共识	1	0	0	21	6	0	10	10	5	1	N=79
2013年	临床实践指南	2	3	1	7	10	0	14	13	11	0	N=67
	专家共识	1	0	0	6	3	0	12	9	4	0	N=35
2014年	临床实践指南	1	4	4	4	8	0	9	7	8	1	N=38
	专家共识	3	0	0	16	18	0	23	16	18	1	N=77
2015年	临床实践指南	3	5	12	29	20	1	35	30	33	3	N=98
	专家共识	0	1	5	28	18	0	20	17	17	1	N=97
2016年	临床实践指南	20	22	18	68	40	11	65	55	60	28	N=144
	专家共识	0	10	0	67	16	0	31	17	20	17	N=147
2017年	临床实践指南	20	26	24	57	30	10	49	33	40	27	N=115
	专家共识	1	3	1	47	13	0	33	14	15	6	N=144
2018年	临床实践指南	7	7	19	35	33	3	41	38	40	14	N=107
	专家共识	8	5	6	61	14	0	33	15	17	14	N=167
2019年	临床实践指南	19	30	5	72	46	6	63	45	55	81	N=160
	专家共识	17	39	3	115	39	3	98	39	47	131	N=305
2020年	临床实践指南	22	29	24	79	69	23	79	78	75	95	N=189
	专家共识	6	6	1	106	53	4	88	44	51	63	N=313

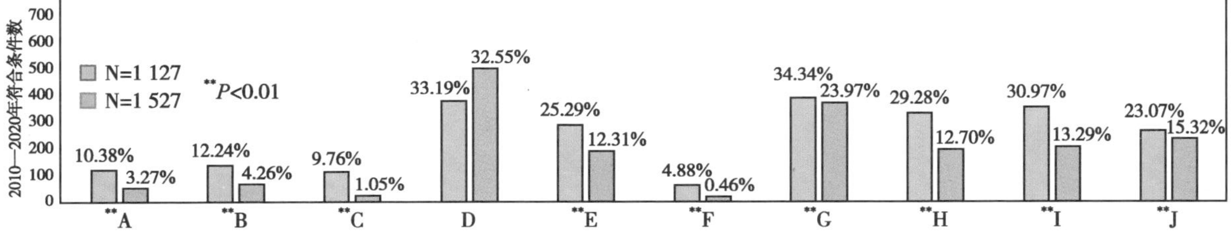

A. 多学科合作制订指南
B. 行充分的文献检索
C. 对纳入文献进行质量评价
D. 推荐意见基于系统评价
E. 有明确的证据及推荐强度分级标准
F. 形成推荐意见时考虑了可行性、经济性、安全性、公平性及患者意愿等因素
G. 明确描述了推荐意见
H. 标注了证据等级
I. 标注了推荐意见强度
J. 报道了利益冲突的调查结果

■ 临床实践指南　■ 专家共识

图 1-3-3　纳入指南 / 共识的方法学信息相关内容结果

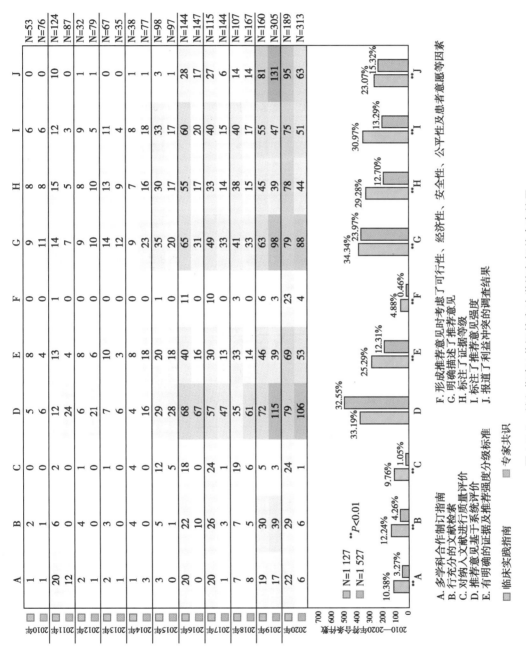

2004 年国际上正式推出的证据质量分级和推荐强度系统 GRADE，现已广泛应用在国际及国内指南 / 共识制订过程中。2010—2020 年，使用 GRADE 分级系统的指南和共识有 192 部，占总的发表数量的（7.23%），其中指南有 120 部、共识 72 部，本研究将 2010—2020 年使用 GRADE 系统的指南和共识在方法学质量信息上有所体现的关键条目进行统计以图表的形式呈现，不难发现使用 GRADE 分级系统的指南或共识在制订过程中其方法学质量相对较高，并且存在显著差异（$P<0.01$）。指南 / 共识使用 GRADE 和未使用 GRADE 的方法学信息相关内容见图 1-3-4。

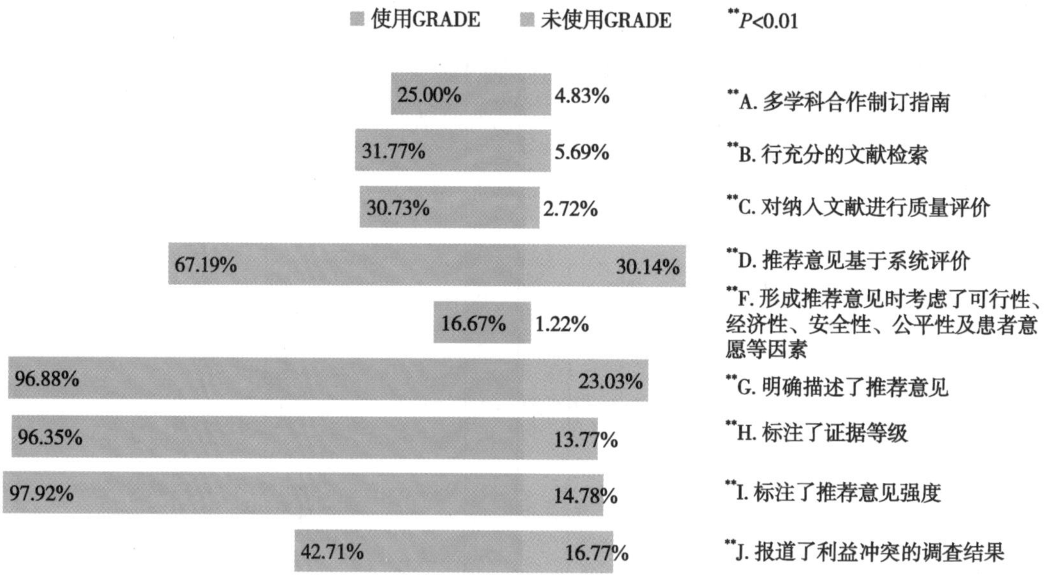

图 1-3-4　指南 / 共识使用 GRADE 和未使用 GRADE 的方法学信息比较

（八）推荐意见的形成

在 2 654 部指南 / 共识中，明确描述推荐意见的有 753 部（28.37%），其推荐意见在形成过程中考虑了可行性、经济性、安全性、公平性及患者意愿等因素的指南 / 共识仅有 62 部（2.34%），其中指南有 55 部（占指南总发表数量的 4.88%），共识 7 部（占共识总发表数量的 0.46%），指南与共识存在显著差异（$P<0.01$），详见图 1-3-3。

（九）基金资助和利益冲突

11.79%（313/2 654）的指南 / 共识受到了国家级基金项目资助，3.62%（96/2 654）的指南 / 共识受国家自然科学基金资助，2%（53/2 654）的指南 / 共识受科技部科技支撑计划项目（包括“十一五”“十二五”）资助。2010—2020 年，国家中医药管理局（含中医药标准化专题项目、中医药部门公共卫生服务项目等）对指南制订的资助数量为 69 部，占指南总发表数量的 6.12%（69/1 127）。

2010—2020 年所发布的指南 / 共识有 497（18.73%）部声明了制订者的利益冲突调查结果，其中指南中占 23.34%（263/1 127），共识占 15.22%（234/1 527），仅有 1.36%（36/2 654）描述了利益冲突调查方法，详见图 1-3-3。在指南 / 共识的基金支持中，共有 19 部明确描述接受了医药公司的支持，但仅4部声明了医药公司不参与或影响指南证据评估，推荐意见制订等关键过程。

（十）指南更新

本研究中，指南/共识在2010—2020年更新的共有255部，其中指南有127部，占指南发表总数量的11.27%（127/1 127），共识有128部，占共识发表总数量的8.38%（128/1 527），这些更新了的指南/共识分1～4版不等，更新了1版的有203部（7.65%），更新了2版的有35部（1.32%），更新了3版的有14部（0.53%），更新了4版的有3部（0.11%）。

三、小结

近年来我国自主制订发布的指南/共识的数量和质量均有所提升，大多数指南是由专业组织如学会/协会制订。共识的方法学质量与指南相比存在显著差异，指南的方法学质量优于共识。指南/共识目前从方法学和报告学方面均存在诸多待改善的问题，如证据等级及推荐意见分级标准缺失或使用不合理，声明了利益冲突调查结果的指南/共识数量仍然不多，更新指南仍占很小比例，证据的引用不充分等等。

指南制订过程中要严格遵循相应的原则和程序，鼓励多学科（尤其是循证方法学专家）合作参与，加强证据的检索和使用，做好利益冲突的管理（包括专业利益冲突及经济利益冲突等），故相关方法学专家参与指南制订是非常有必要的。

在条件允许的情况下，建议将指南方法学融入医学教育和培训，特别要加强对基层医疗机构、基层医务人员、全科医生的指南知晓度和应用操作培训。

尽管指南/共识的数量和质量均有所提升，但与国外的优秀指南相比还有不小的差距，需要全体指南或共识制订者增强意识，继续提高指南或共识的科学性和严谨性。

四、局限性

2010—2020年的指南/共识数量庞大，考虑到工作量及其时效性，资料提取的内容未能按照指南研究与评价工具AGREE Ⅱ的6个领域23个条目逐一提取，仅提取了方法学质量的相关核心条目。研究结果基于指南/共识报告的数据进行统计分析，对没有充分报告的信息，未联系其制订者进一步获取与分析，故本研究的结果可能存在一定的信息偏倚。

参考文献

[1] DJULBEGOVIC B，GUYATT G. Evidence vs Consensus in Clinical Practice Guidelines[J]. JAMA，2019，322（8）：725.

[2] CHEN Y，WANG C，SHANG H，et al. Clinical practice guidelines in China[J]. BMJ，2018，360：j5158.

[3] CHEN Y L，YAO L，XIAO X J，et al. Quality assessment of clinical guidelines in China：1993-2010[J]. Chin Med J（Engl），2012，125（20）：3660-3664.

[4] 杨钦博，周奇，黄天相，等. 2017年中国大陆期刊发表的临床实践指南的报告质量评价[J]. 中国循证医学杂志，2019，19（11）：1325-1332.

[5] 黄笛，黄瑞秀，郭晨煜，等. 临床实践指南制定方法——证据分级与推荐强度[J]. 中国循证心血管医学杂志，2018，10（7）：769-776.

第四节 临床实践指南的注册与制订机构简介

临床研究注册制度是当前各项临床研究的前提与基础，也是保证研究能够规范地按计划进行的保障。临床实践指南注册是指指南在制订之前，在公开的注册平台上登记指南的主题、目的、方法和进展等重要信息，并向公众开放，以促进临床实践指南制订的科学性、透明性，避免指南的重复制订，并促进指南的传播和实施。临床实践指南注册制度作为一种透明化机制，使临床实践指南的实施有章可循，并尽可能减少偏倚和重复，提高指南的公信力。

一、临床实践指南的注册

临床研究、系统评价及临床实践指南的注册制度均已逐渐被人熟知及接受。2007 年 5 月，世界卫生组织国际临床试验注册平台（International Clinical Trial Registration Platform，ICTRP）正式运行，中国临床试验注册中心（http://www.chictr.org/）作为 WHO 的一级注册平台也随后成立。相比之下，二次研究在注册方面则显得落后。除了最为权威的 Cochrane 协作网外，2011 年由英国约克大学评价和传播中心（Center for Reviews and Dissemination）建立了一个系统评价的国际化前瞻性注册平台 PROSPERO（International Prospective Register of Systematic Reviews）。PROSPERO 的官方网址为 http://www.crd.york.ac.uk/PROSPERO/，该平台的出现大大推进了系统评价 /meta 分析的注册工作。在指南注册方面，2007 年 WHO 成立了指南评审委员会（Guidelines Review Committee，GRC），GRC 的主要工作是每月定期评审由 WHO 各职能部门提交的指南制订计划书和待发表的终版指南。各职能部门向 GRC 提交指南制订计划书是 WHO 指南的特殊注册过程。此外，澳大利亚的国家健康与医学研究委员会（National Health and Medical Research Committee，NHMRC）仅接受澳大利亚指南的注册，其指南若需要被通过，则必须制订前在其官方网站上在线注册完成信息填写。注册前需要检索题目是否已被注册，以免重复。澳大利亚临床实践指南门户网站（the Australia Clinical Practice Guidelines Portal）目前也在其网站上开通了指南注册功能。

在中国，2014 年兰州大学循证医学中心、南京中医药大学第二临床医学院、北京大学第三医院联合发起，成立了国际实践指南注册与透明化平台（Practice guideline REgistration for transPAREncy，PREPARE）（以下简称平台），其官方网址为 http://www.guidelines-registry.cn/。该平台分为国际版和国内版，旨在为所有临床实践指南提供一个国际化的免费注册平台，以实现临床实践指南的注册及促进不同制订者之间的协作、传播与实施。2015 年 1 月平台正式运行，使用完全免费。同时，注册的指南需要第一时间在该平台公布制订的进度和相关信息，以使指南的制订更加规范和透明。2021 年 5 月，已超过 500 部指南在此平台注册，包括西医指南、中医药指南、卫生政策简报等。对于中国指南制订者，要求在国际版和国内版进行双语注册。对于中国以外的指南制订机构，只需要进行英文注册即可。注册分为两步：第一步，注册账号，填写注册人基本信息；第二步，注册指南，填写注册指南基本信息，主要包括指南题目、指南类型、指南用户等。整个注册过程仅需 1～3 分钟即可完成。注册成功后，3～5 个工作日内即可收到平台发来的确认邮件，以及唯一的注册号。注册者可随时登录本平台更新自己注册指南的进度，以及查询其他指南注册情况。注册指南制订完成后，可联系平台负责人优先在平台进行发布。

二、临床实践指南制订机构

临床实践指南的制订是一项系统工程，往往需要投入大量的人力、物力及时间，而且还应符合具体的国情或预设的临床情境。因此，许多国家及专业学术组织都成立了指南制订机构，专门负责指南的制订、推广及实施。本节对目前主要的指南制订机构做一个简单介绍。

（一）世界卫生组织

世界卫生组织（WHO）是联合国系统内卫生问题的指导和协调机构，负责领导全球卫生事务。站在全球公共卫生的角度制订指南是 WHO 的核心职能之一。WHO 自 1951 年开始制订指南，WHO 指南覆盖面广，涉及公共卫生、卫生政策和临床领域，尤其在严重急性呼吸综合征、埃博拉出血热、新型冠状病毒肺炎等公共卫生突发事件中发挥了重要作用。WHO 指南根据其制订周期和目的范围不同，主要分为标准指南、汇编指南、临时指南、应对紧急情况或紧急需求而制订的指南四种类型（详见本章第二节）。WHO 的指南制订依据循证原则，配套严格完整的流程，除了一般指南具备的评审外，还设立指南评审委员会（GRC）参与评审，旨在确保 WHO 指南的高质量，同时保证指南的制订过程是基于透明的、循证的决策程序。GRC 于 2007 年成立，其主要职能包括：确定指南制订相关的标准化程序；制订并实施规划，以确保 GRC 成员和 WHO 指南制订小组成员掌握正确的指南制订方法和程序；确保 WHO 发布的所有指南都符合《WHO 指南制订手册》等。WHO 指南制订手册自 2008 年首次发布后，已更新 3 次，最近 1 次更新为 2014 年。*WHO Handbook for Guideline Development* 是 WHO 指南制订的指导文件，明确了指南制订的原则，并对指南制订步骤作出分步说明，规范 WHO 指南的所有制订过程。WHO 指南制订流程主要包括计划、制订、发布、实施、评价与更新（图 1-4-1）。

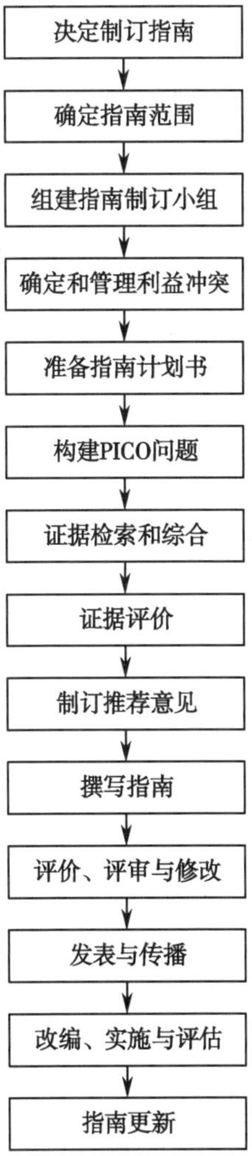

图 1-4-1　WHO 指南制订流程

（二）国际指南协作网

国际指南协作网（Guidelines International Network，GIN）成立于 2002 年，提供了一个对全球指南的制订进行方法学指导和交流的平台。目前其团队有 102 个组织和 116 个独立成员，代表了各大洲的 32 个国家。GIN 建立了一个被认证为慈善机构的苏格兰担保公司，现由该公司负责管理国际协作指南网。GIN 的宗旨为引导、加强、支持在指南制订、更新、实施方面的合作；促进全球卫生保健相关人员之间的交流，并帮助 GIN 成员制订高质量的临床实践指南，以促进安全有效的医疗实践。GIN 目前收录约 3 000 个指南，这些指南主要是由 GIN 的组织成员开发或认可的。GIN 提供了国际指南图书馆、相关文献、相关链接和其他工具的访问等资源。虽然每个人都可以访问一些资源，但其中许多资源仅限于成员访问。

（三）英国国家卫生与临床优化研究所

英国是最早开发临床实践指南的国家之一，其指南的主要制订机构是英国国家卫生与临床优化研究所（National Institute for Health and Care Excellence，NICE）。NICE 创立于 1999 年，2010 年以前是英国国家卫生体系（National Health Service，NHS）的一部分。2013 年，基本法将 NICE 重新定位为非部属公共机构。NICE 一方面在职能上对其发起人（卫生部）负责，另一方面在机构运行上又独立于政府，其指南和推荐意见的制订由各个独立的委员会完成。NICE 指南覆盖所有疾病领域，按指南形式可分为临床指南、诊断指南、技术评估指南等类型。截至 2020 年，NICE 已发布超过 1 600 个指南，在 NICE 主页上可选择所检索的内容，包括路径（NICE pathways）、指南（NICE guidance）、标准和指征（standards and indicators）等，也可直接键入关键词进行检索。目前 NICE 已发展为全球最大的临床指南制订机构之一。

（四）苏格兰校际指南协作网

苏格兰校际指南协作网（Scottish Intercollegiate Guidelines Network，SIGN）由皇家学院协会于 1993 年创立，以高质量、严谨的指南制订闻名于世，自创办至今，已收集近百部高质量指南。指南涉及的领域包括癌症、脑卒中、糖尿病等。SIGN 的目标是通过制订和传播包含基于现有证据的国家级指南，减少医疗行为的不一致性，提高患者的医疗保健质量。

（五）澳大利亚临床实践指南数据库

澳大利亚临床实践指南数据库（Australian Clinical Practice Guidelines）由澳大利亚国家卫生和医学研究委员会建立并管理，提供澳大利亚临床实践指南的在线注册及访问，帮助澳大利亚指南制订者推广其工作并与其他制订者取得联系。

（六）加拿大临床实践指南数据库

加拿大临床实践指南数据库（Canadian Medical Association’s Clinical Practice Guidelines Database，CPG InfoBase）于 1995 年由加拿大医学会创立，同时受加拿大医学会管理。收录包含有助于患者和医生在特定情况下作出医疗决策的建议、由加拿大专业团体或政府机构制订或被加拿大权威组织正式认可的指南。

（七）日本医疗信息网络分发服务

日本医疗信息网络分发服务（Medical Information Network Distribution Service，MINDS）于 2004 年由日本医疗卫生质量委员会创立，其网站上只发布符合日本指南评估委员会质量标准的指南。指南库建立的初衷是为帮助医务人员在医疗实践中充分利用循证医学相关信息，为患者和公众提供信息，以帮助其了解疾病的诊疗知识。

（八）中国的指南制订机构

目前，我国指南制订机构较为分散，且尚无国家级的指南制订与发布平台。现有的指南发布渠道多为医学期刊、专业学会 / 协会网站、书籍等，缺乏统一的临床指南发布途径，不利于指南的传播和实施。

医脉通指南网以企业为主导，于 2006 年由北京医脉互通科技有限公司注册域名。指南库建立的目的是为临床医生和医学生提供临床决策的好帮手。网站提供几乎全部科室或专业方向的国内外的指南原文、指南解读、指南翻译等内容，帮助医生快速获取指南及提高疾病的规范化诊疗。发展至今，医脉通注册用户已达 100 多万，注册用户可上传各类指南（指南原文、指南解读、指南翻译等），网站审核通过后即可入库。截至 2020 年 12 月 16 日，医脉通已收录超过 21 600 份指南，其官网网址为 http://guide.medlive.cn/。

武汉大学循证与转化医学中心在国家卫健委医管中心委托课题等项目的支持下，致力于建设医学指南网，现已完成肿瘤学指南 6 300 余条的整理收录，其官方网址为 https://www.medicalguideline.cn/。

除了制订临床实践指南的国家机构外，各专业学会也致力于制订本专业的临床实践指南，指南制订也已成为学术机构的一项重要工作，并在推动专科发展的道路上起到了积极作用，比如中华医学会、欧洲心胸外科学会（European Association for Cardio-Thoracic Surgery，EACTS）、美国临床肿瘤学会（American Society of Clinical Oncology，ASCO）等。

参考文献

[1] 龙囿霖，张永刚，李幼平，等. 全球临床指南数据库功能特点及技术参数的比较研究[J]. 中国循证医学杂志，2018，18（3）：254-262.

[2] 靳英辉，段冬雪，曾宪涛，等. 临床实践指南制定方法——指南的注册与计划书设计与撰写[J]. 中国循证心血管医学杂志，2018，10（2）：129-137.

[3] 庞亚男，郑彬. 我国卫生标准与世界卫生组织指南制订与管理的对比[J]. 中国卫生标准管理，2019，9（9）：5-10.

[4] 黄超，陈耀龙，蒋帅，等. 深化医改背景下我国临床实践指南规范化发展的探讨[J]. 中国卫生质量管理，2018，25（4）：43-45.

[5] 龙囿霖，张永刚，李幼平，等. 全球临床指南数据库运行机制的比较研究[J]. 中国循证医学杂志，2018，18（10）：1054-1052.

[6] 林夏，杨克虎，陈耀龙，等. 中国临床实践指南的现状与思考[J]. 中国循证医学杂志，2017，17（5）：497-500.

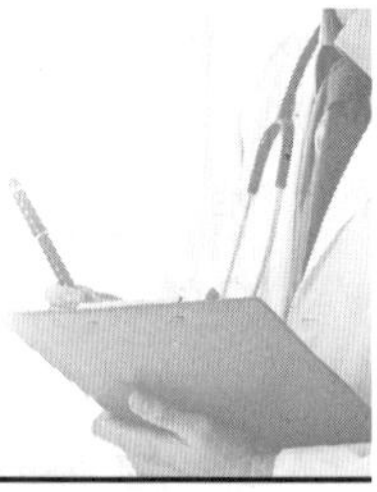

第二章　临床实践指南制订的方法学

近年来，众多国家面临着复杂的医疗服务环境、急剧增长的医疗费用及人民对于卫生服务质量的强烈需求等问题，临床实践指南（以下简称“指南”）是解决此类问题的有效途径之一。许多国家高度重视临床实践指南的开发与应用，在政府的支持下成立了临床实践指南制订平台和管理机构。部分指南制订机构、学术组织等在制订指南的同时积累经验出台了相应的指南制订手册，即指南的指南（guidance for guideline），用于规范指南的制订、评价、实施和更新，如世界卫生组织发布的 *WHO Handbook for Guideline Development*，英国国家卫生与临床优化研究所（National Insititue for Health and Care Excellence，NICE）发布的 *Developing Nice Guidelines the Manual*、澳大利亚国家卫生和医学研究委员会制订的 *Guidelines for Guidelines Handbook*、欧洲心脏学会发布的 *Governing Policies and Procedures for the Writing of ESC Clinical Practice Guidelines* 等。国际上较有影响力的还有《指南制订清单 2.0》（以下简称指南 2.0）。指南 2.0 由国际上多名学者于 2013 年共同制订，发表在加拿大医学会会刊。指南 2.0 是为制订指南系统研发的全面清单，包含 18 个主题，146 个条目，内容涵盖了计划、完成、实施到评估的全过程。即指南制订从组织、预算、规划和培训开始，进而组建指南制订团队、确定目标人群和遴选主题，充分考虑利益冲突后形成问题，通过检索证据、综合证据及评价证据后制订推荐意见，最终撰写指南经同行评审后传播、实施，并计划更新（图 2-0-1）。

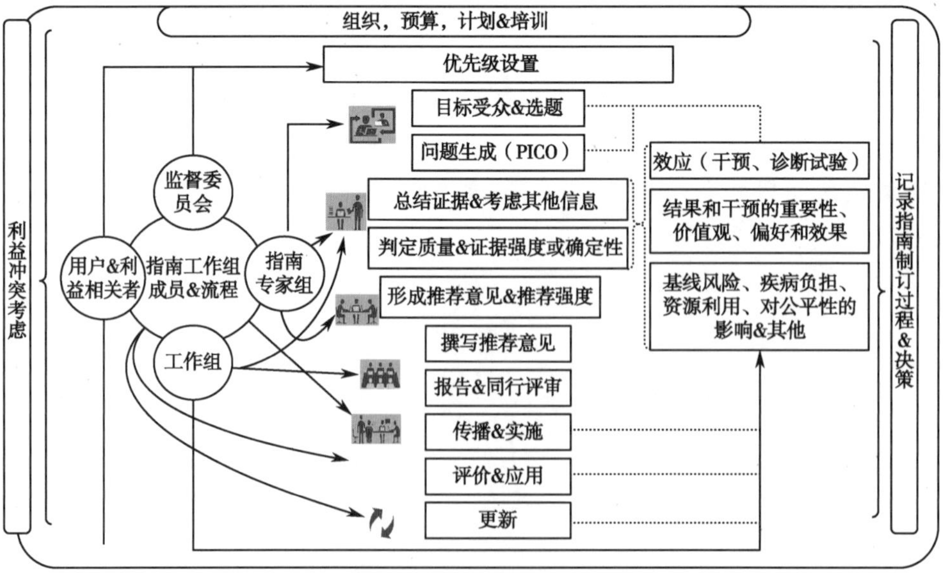

图 2-0-1　指南制订清单 2.0 推荐的指南制订流程

第一节 指南范围、主题及问题的确定

指南主题的确定是指南构建的首要步骤，合理规范的指南主题是构建临床需要的指南和保证指南如期完成的重要条件。

此过程中常常需要确定“范围（scope）”“主题（issue/topic）”和“问题（question）”三类，一般来说“范围”和“主题”常被作为指南制订的首要步骤，问题则是更聚焦和明确的待解决、待回答的具体临床问题，它是范围和主题确定后再分析确定的。一般来说指南由一个范围、一项或几项主题、多个临床问题组成，临床问题是制定文献检索与系统评价并最终形成推荐意见的基础。例如制订糖尿病患者并发症管理指南，范围是糖尿病患者并发症。主题可以分为：眼部并发症，神经并发症及足部并发症。临床问题可以在每个主题下设多个，比如足部并发症的临床问题可以有“糖尿病足的风险因素有哪些？”“糖尿病足患者足部溃疡是否可以使用湿润烧伤膏来促进伤口愈合？”，等等。

一、指南范围和主题确定的原则

确立范围和主题即明确指南制订的目的、意义及包括范围。一般要考虑以下因素：第一，范围和主题要有重要的临床意义，如涉及发病率高、患病率高、死亡率高或经济负担大的疾病或状态等，而指南的实施很有可能改善患者重要结局，降低医疗成本；第二，临床实践存在较大差异性；第三，目前没有已经存在的或适用于特定临床情境的相关主题及高质量的指南可供使用且研究证据比较充分。NICE 在其指南制订手册中明确了范围和主题的选择原则，见表 2-1-1。

表 2-1-1　NICE 指南范围和主题选择原则

指南范围	主题选择原则
最佳实践的不确定性及争议性	临床实践中提供的照护是否存在变异（个体水平层面及机构层面） 是否有证据支持现行的实践方案并不是最佳实践方案 文献结果是否存在争议
高效利用资源、改善临床结局的潜在可能性	受问题影响的人群的范围有多大 在可接受成本消耗的基础上改善结果的可能性如何 降低或减少无效实践方案可能性如何 更有效方式提供照护的可能性如何（如服务组织的整合，远程服务等） 达到预期效果的同时节省成本的可能性大吗
避免歧视，促进公平的可能性	是否存在影响健康公平性的因素 是否存在特殊的准入或排除情况，比如特定的人群，特定的地理位置，某一共同特征的人群 是否考虑相关精神健康方面的问题 对学习障碍的人群是否有特殊考虑 推荐意见制订时是否需要特殊考虑失能人群

续表

指南范围	主题选择原则
指南引起实践变革的可能性	最新证据综合或经济学评价是否有可能减少现存实践中的不确定性 指南是否与现在法律框架、专业或政府政策等吻合，对其的影响是什么 指南在广大利益相关方人群中达成一致的可能性如何
其他一些重要的因素	指南与现有 NICE 指南或路径之间的关系，指南如何进入 NICE 路径，如何在 NICE 路径中呈现

二、指南范围 / 主题确定的方法或步骤

确定指南的主题除了需要系统的文献回顾外还需要采用一定的方法进行临床情景的判断，可采用对利益相关方人员进行质性访谈和问卷调查等方式。指南构建之前确定健康主题相关的基本特征和指南预涵盖的内容，然后通过讨论确定，听取所有利益相关方的观点（包括专业人员、患者及可能受指南影响的其他人群）调整修改后最终确定。

世界卫生组织的指南手册——*WHO Handbook for Guideline Development* 指出指南范围 / 主题的确定，包括以下几步：①起草范围；②精简优先主题列表；③检索文献；④再次优化及突出主要关注点；⑤构建关键问题；⑥考虑公平、人权和性别问题；⑦外部评审小组评审和反馈后再修改。

NICE 的指南手册——*Developing NICE guidelines*：*the manual* 指出确定指南的范围是指南制订的首要环节，包括关键的议题及具体的问题。指南范围确定的方法分七个步骤：①检索：不需要进行系统全面的检索，主要确定相关已发布指南的概况、相关政策或法律问题、关键的系统评价及流行病学研究、有关临床实践的现状、成本使用、资源消耗、安全性等相关信息，发病、自然病程等统计数据，干预应用的现状及安全性，接受卫生服务的目标人群或其照护者、公众的观点意愿等；②指南构建背景的分析理解：指南构建的理由、疾病负担、疾病对社会经济或公平性方面的影响、目前的治疗护理现状、照护负担、人力资源和医疗服务组织使用、有关法律和监管、指南使用者的经验和安全性方面；③确定人群和关键主题；④计划新指南如何与 NICE 路径结合；⑤与利益相关方确定关键主题；⑥对范围草案进行商议；⑦讨论咨询后确定最终指南范围和主题。

确定后的指南范围和 / 或主题常包括以下因素：①指南主题的简要描述（比如：疾病，卫生或社会服务机构，公共卫生实践领域）；②简要地概括指南构建的政策及实践背景；③指南构建必要性的描述总结；④待制订指南与其他相关已发布指南或质量标准的关系；⑤如何考虑潜在的公平性问题；⑥指南范围确定后确定指南的题目，题目需要准确反映指南范围。

三、指南临床问题的确定

指南所关注的问题与结局指标的选择、分级和排序可能对指南最终推荐意见的形成产生巨大影响。临床问题是最终形成推荐意见的基础，一份指南通常包括了与主题相关的诸多临床问题，涉及疾病危险因素、诊断或不同治疗措施的利弊、预后因素等多个方面。

德尔菲法（Delphi method）是一种专家调查法，主要指通过多次反复的结构化方式收集参与者意见，经统计分析后，以定性和定量相结合的方式进行预测和评价的方法，因具备匿名性、反馈性和统计性等特点，该方法广泛地应用于指南临床问题的确定。如通过问卷调查、专家咨询并结合临床实践经验，指南指导委员会草拟临床问题并在指南启动会上供指南专家组进行问卷调查，也可以采用网络问卷的形式。德尔菲咨询者的遴选需要在充分考虑地域性和多学科平衡的基础上确定。有研究者认为通过德尔菲法确定指南临床问题时，遴选的咨询者应该具备一定的知名度、权威性，也有研究者认为应该广泛地收集临床一线医生的看法，才能获得临床一线的真实资料并制订出能真正解决临床问题的指南，此时遴选的咨询者不应该局限在权威专家。

德尔菲法的主要特点在于结构化的流程具有可控性，参与者可独立、匿名发表意见并可得到反馈，该方法在保证信息反馈沟通的同时，又避免集体讨论时可能出现的盲从与权威专家影响过大等缺陷，但过程复杂，花费时间较长。

WHO Handbook for Guideline Development 指出指南关注的问题可以分为背景问题和前景问题：背景问题与指南的主题相关，关注重要的背景资料，有助于指南整体框架的架构；前景问题则是指南所要解决的最重要问题，是证据检索与推荐意见形成的对象。

前景问题对应分值为 1～5 分，分别表示“非常不重要”至“非常重要”。其中，4 分及以上表示该问题为关键问题，必须纳入指南；3 分表示该问题为重要问题，应纳入指南；3 分及以下表示该问题为次要问题，暂不纳入指南。对于前景问题，若得分均数≥4 分，且得分≥4 分的问卷频率≥75%，则认为对该问题达成共识，并将其纳入指南；若得分均数≤3 分，且得分≤3 分的问卷频率≥75%，则不将该问题纳入指南。

一般情况下采用 PICO（P：population，特定的人群；I：intervention，干预措施；C：comparison，对照；O：outcomes，结局）的基本模式构建指南临床问题。一方面，根据干预措施、结局等可将 PICO 划分成不同类型，比如干预的危害、诊断、风险或预后等。另一方面，根据不同问题的研究类型，PICO 的格式可能稍有调整，比如 PECO（P：population，特定的人群；E：exposure，暴露因素；C：comparison，对照；O：outcomes，结局）、PIPOST（P：population，证据应用的目标人群；I：intervention，干预措施；P：population，应用证据的专业人员；O：outcomes，结局；S：setting，证据应用场所；T：type of evidence，证据类型）。

结局指标的设定应注意：应将结局指标进行分类，如获益性的结局指标、风险方面的结局指标；应涵盖患者报告结局指标（patient-reported outcome，PRO），应对结局指标进行重要程度的评判，按照 GRADE 系统方法学的要求，重要及关键结局指标之和最多 7 个；应纳入患者的观点。结局指标重要性对应分值为 1～9 分，分别表示“非常不重要”至“非常重要”。其中，7～9 分表示该结局指标为关键结局，对决策和推荐至关重要；4～6 分表示该结局指标为重要结局；1～3 分表示该结局指标为一般结局，对决策和推荐的重要性相对次要（图 2-1-1）。问卷结果考评时，也可同时结合变异系数，如若结局指标变异系数≤15%，则认为共识程度高。未达成共识的临床问题

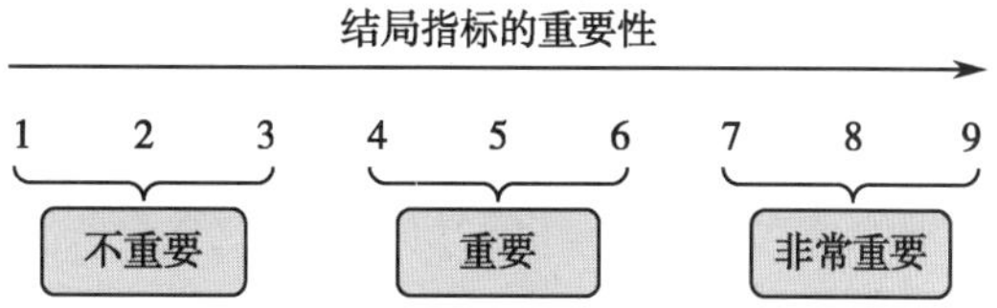

图 2-1-1　结局指标重要性的分类

可能会被排除或进入到下一轮问卷调查或进行专家组会议讨论并最终确定。

以上临床问题确定的方法不能一概而论，应根据具体情况进行有针对性的分析或调整。如膝骨关节炎中医诊疗指南（2020 年版），因中成药治疗膝骨关节炎是本指南重要的主题之一，指南制订团队需要进一步确定该主题下的临床问题，而中成药治疗膝骨关节炎药品众多，如何合理遴选药物形成具体的临床问题，方法学团队与临床专家团队广泛深入讨论后采用了以下方法：①检索 6 部中成药法典书籍（分别是 2015 版《中华人民共和国药典》；2017 版《国家医保目录》；2017 版《国家基本药物目录》；2002 版《国家中成药标准汇编》；1992 版《卫生部药品标准 - 中药成方制剂》；2010 版《外科与骨伤科中成药合理应用手册》），以说明书中出现“膝骨关节炎”“痹症”“活血化瘀，舒筋通络，补益肝肾”等词语为关键词。②搜索国家药品监督管理局（简称药监局）官网，确定该中成药为中国大陆合法销售的上市中成药。③剔除已经停产的药品，最终共有 187 种中成药品种符合纳入标准。④为了解中成药品种在临床中的使用情况，先后通过 3 次现场问卷，1 次电子问卷对上述确定的中成药的临床实践使用情况进行调查，包括患者调研与临床医生调研。⑤对进一步确定的中成药进行临床研究的检索，选取研究基础较好的部分中成药。通个上面的几项工作确定本指南关注的 14 种中成药，进一步制作 PICO 问题。以上过程在确定临床问题时，充分考虑了一线临床医生的认可、患者应用广泛及研究基础较好三个方面，取其交集确定了最终的临床问题。

指南旨在向临床实践者提供就某一范围的全面信息，但这个“全面”也是相对的。因为制订指南要耗费大量的时间和经费，范围过大的指南有可能会导致制订过程失控，或者使制订出来的指南不具有临床指导意义。聚焦及明确的范围及主题才能保证指南制订的顺利进行。指南制订者可以根据实际情况，选择合适的方法确定主题及具体的临床问题。

拓展阅读

定性研究可作为临床问题确定的一种方法

2020 年 9 月，澳大利亚学者在 *Health Research Policy and Systems* 上发表文章 *Defining key questions for clinical practice guidelines: a novel approach for developing clinically relevant questions*（确定临床实践指南的关键问题——一种确定临床相关问题的新方法），提出可以采用定性研究方法帮助确定指南的关键临床问题。如：确定指南必要性，对患者结局、临床实践、相关政策和其他研究证据进行详细的需求分析，解释制订指南的必要性，然后使用定性研究方法，根据最终用户面临的临床挑战，确定关键的问题清单，如向目标终端用户和其他利益相关者介绍临床情景，利用主题归纳的方法，确定临床关注的领域，根据临床关注的领域绘制临床推理框架，最终根据定性研究的结果生成初步问题清单。该文章提到指南利益相关方的参与可以进一步保证指南对临床实践问题的解决程度及降低未来指南推广的难度。定性研究是促进利益相关方参与的有效方法。

参考文献

[1] National Institute for Health and Care Excellence. Developing Nice Guidelines the Manual[EB/OL]. [2020-12-16]. https:// www. nice. org.uk/process/pmg20/chapter/introduction-and-overview.

[2] Minds Guideline Center，Japan Council for Quality Health Care（2014）. Minds Handbook for Clinical Practice Guideline Development 2014[EB/OL]. [2020-12-16]. http:// www.en.jcqhc.or.jp/.

[3] World Health Organization.WHO Handbook for Guideline Development[EB/OL]. 2nd ed. [2020-12-16]. https://www.who.int/publications/i/item/9789241548960.

[4] SCHÜNEMANN H J，WIERCIOCH W，ETXEANDIA I，et al. 指南 2.0：为成功制定指南而系统研发的全面清单[J]. 中国循证医学杂志，2014，14（9）：1135-1149.

[5] CHAKRABORTY S，BRIJNATH B，DERMENTZIS J，et al. Defining key questions for clinical practice guidelines：a novel approach for developing clinically relevant questions[J]. Health Research Policy and Systems，2020，18（1）：1-9.

第二节　指南计划书的制订与撰写

指南的范围、主题及问题基本确定后，就可以开始制订指南计划书。指南计划书（guideline proposal / protocol）是概括指南如何制订的计划或系列步骤，以及将要使用的所有方法的汇总文件，如在制订指南之前，计划书会确定指南待解决的临床问题、检索及评价证据的方法，以及用来形成推荐意见的共识方法。指南的计划书有助于指南制订过程高效、顺利进行，规范促进指南项目组及其成员的工作并加强其责任感。

一、指南计划书的审核和提交

对于大部分国家指南制订机构来说，指南申请需要按照一定的标准经过严格审核，审核通过后才能进入指南制作流程。例如，为确保 WHO 指南制订的方法学质量及其制订过程透明，WHO 于 2007 年成立了指南评审委员会（Guidelines Review Committee，GRC）。GRC 的主要工作是每月定期评审由 WHO 各职能部门提交的指南制订计划书和待发表的终版指南。NICE 所有的指南开发活动都通过医疗技术评估项目（Medical Technologies Evaluation Programme，MTEP）来统领，评估的题目来源主要有两种：一种是由英国国家卫生体系（National Health Service，NHS）或其他政府部门指定题目；另一种是任何个人和团体提交的卫生技术或医疗设备评估申请书。医疗技术咨询委员会（Medical Technologies Advisory Committee，MTAC）会对这些申请书进行审查，选择出那些需要 NICE 制订指南的题目后，再分配到适宜的 NICE 指南开发项目中去。苏格兰校际指南协作网（Scottish Intercollegiate Guidelines Network，SIGN）通过指南高级管理组（Senior Management Team，SMT）和指南计划咨询委员会（Guideline Programme Advisory Board，GPAG）审核指南制订计划。

二、指南计划书的内容

在指南制订前，常常需要明确几个问题：此项指南制订是必须的吗？指南的制订目的是什么？目标用户是谁？是否能够获得足够的资源来制订指南？指南何时需要使用？指南的推荐意见能够实施吗？指南的发布类型或呈现形式有哪些？指南计划翻译成其他语言吗？确定以上问题后，就可以着手讨论和撰写计划书。计划书一般包括背景、制订或参与机构与组织、目标人群、指南用户、制订小组人员构成及角色、主题、目的、范围、临床问题、证据获取方式、推荐意见产生方法、外部评审、发布策略、关键步骤时间表、经费及获得资助、利益冲突调查及管理方法等。WHO 详细规定了指南计划书的呈报内容及职责分配（表 2-2-1）。

表 2-2-1　WHO 指南制订计划的核心内容

主题	内容	负责人或小组 / 合作者
背景	疾病负担疾病分布	RTO/ 无
	干预或主题相关的背景	RTO/SG
	本指南的历史	RTO/ 无
基本理论	指南构建的必要性	RTO/SG
目标人群	指南的终端用户	SG/GDG
推荐意见影响的人群	使用者、患者或其他推荐意见影响人群	SG/GDG
相关指南	WHO 与本指南相关的指南的现状、其他组织制订的与本指南相关的指南现状	RTO/SG
目的和目标	指南的目的及具体目标	SG/ 无
人员组成	指南指导小组	RTO/TU
	指南制订小组	SG/ 无
	系统评价小组	RTO/SG
	外部评审小组	SG/GDG
	指南方法学专家	RTO/SG
	利益相关方	SG/GDG
	外部合作伙伴	SG/GDG
指南制订组的管理	主席、副主席的选择，分组和决策过程	SG/ 无
利益冲突	收集利益声明信息	RTO/ 无
	评估利益冲突	RTO，director TU/SG，CRE
	管理利益冲突	RTO，director TU/SG，CRE
	保密协议	RTO/ 无
形成关键问题	背景问题、关键的问题、关键和重要的结局	SG/GDG
系统评价的方法	是否必要进行新的系统评价	SG/SRT，GM
	研究的纳入和排除标准	SG/GDG，SRT，GM
	证据的检索和获得	RTO/information scientist，SRT，GM
	证据的质量评价	SRT/ 无
	证据的合成	SRT/ 无
	合成证据体的评价	SRT/RTO，GM

续表

主题	内容	负责人或小组 / 合作者
证据向推荐意见转化的方法	使用 GRADE 系统	SG/SRT，GM
	考虑的因素	SG/SRT，GM，GDG
	形成推荐意见的工具	RTO/GM
书写指南文本	撰写作者、编辑	RTO/None
同行评审	过程	RTO/SG
计划统筹和资源	经费	RTO/SG
	预算	RTO/TU
	时间表	RTO/SG，SRT，GM
	其他一些计划安排	RTO/ 无
实施和评价	发表格式	SG/ 无
	衍生的产品	SG/GDG
	实施	SG/GDG
	改编	SG/GDG
	评价	SG/GDG
更新	更新时间、更新方法	SG/ 无
	确定新的证据的策略	RTO/SG

注：CRE，office of compliance，risk management and ethics，合规、风险管理、伦理办公室；GDG，guideline development group，指南制订小组；GM，guideline methodologist，指南方法学专家；RTO，responsible technical officer，高级技术人员；SG，steering group，指导小组；SRT，systematic review team，系统评价小组；TU，technical unit，技术部；information scientist，信息学专家。

如 2020 年 6 月发表在《医学新知》杂志的“新型冠状病毒肺炎诊断与治疗临床实践指南研究计划书”首先强调了该计划书为“新型冠状病毒（2019-nCoV）感染的肺炎诊疗快速建议指南（标准版）”更新版的研究方案，其内容涵盖指南制订方法学、指南的目标用户、指南的目标人群、利益冲突调查与声明、临床问题和结局指标的遴选与确定、证据的检索、合成与评价、证据与推荐意见分级标准、推荐意见的形成及指南的更新，并附录指南临床问题清单、文献检索策略及利益冲突调查表。整个计划书共计 18 页，内容全面，可参考性强。

指南注册前需要完成计划书的撰写。注册时一般要求作者提交指南制订机构及指南制订方法学信息，主要包括：指南题目、指南版本、指南类型、指南领域、制订状态、制订单位、赞助单位、指南用户、目标人群、卫生保健环境、疾病或卫生问题、患者偏好与价值观、分级方法、共识方法、利益冲突声明、预算、预期或实际开始制订的时间、预期完成的时间、过期时间等。

指南计划书除了可以在指南注册网站或专业学会网站公开发布外，也可以在期刊发表。经检索，目前国内已经有多部指南计划书在期刊发布（指南计划书的注册方法详见第一章第四节）。

综上所述，指南计划书的制订、注册及发布是指南制订的重要环节，且意义重大。指南制订机构或相应的监管或管理部门都应该重视计划书的制订，并给予严格审查，以保证未来指南制订的质量，促进其高效完成。

拓展阅读

临床实践指南注册的意义与必要性

2021 年 3 月，国内学者陈耀龙与国际多位指南制订专家合作撰文呼吁及探讨临床实践指南注册的必要性与重要意义。文章指出证据生态系统和循证医疗保健的核心即是高质量的临床试验、系统评价及临床实践指南。前瞻性注册为研究人员提供了一个发布方案和记录研究进展的开放平台。研究的提前注册为提高方法的透明度、减少不必要的重复和潜在的偏倚提供了途径。指南注册的主要目的是：①增加透明性及促进可信性（increase transparency，enhance credibility）；②加强合作及避免资源浪费（strengthen cooperation，avoid resource waste）；③促进患者及公众的参与（involve patients and the public，incorporate values and preferences）；④促进传播，提高依从性（promote dissemination，improve adherence）；⑤促进同行评审和增加反馈（facilitate peer review，increase feedback）。指南的注册可以提供一个全球唯一的注册号码，指南注册中所呈现的指南制订方法会永久记录。指南的不同利益相关者包括指南制订团队、指南制订资金的提供者及资助方、指南的研究者及患者和公众，均可以从注册中获益。

参考文献

[1] World Health Organization.WHO Handbook for Guideline Development[EB/OL]. 2nd ed. [2020-12-16]. https://www.who.int/publications/i/item/9789241548960.

[2] National Institute for Health and Care Excellence. Developing Nice Guidelines the Manual[EB/OL]. [2020-12-16]. https:// www.nice.org.uk/process/pmg20/chapter/introduction-and-overview.

[3] SIGN. A guideline developer's handbook[EB/OL]. [2020-12-16]. http://www. sign. ac.uk/sign-50.html.

[4] 隋宾艳，齐雪然. 英国 NICE 卫生技术评估研究决策转化机制及对我国的启示[J]. 中国卫生政策研究，2015，8（7）：74-78.

[5] 靳英辉，李宏军，詹庆元，等. 新型冠状病毒肺炎药物预防、诊断、治疗与出院管理临床指南计划书[J]. 医学新知，2020，30（3）：209-226.

[6] CHEN Y，GUYATT G H，MUNN Z，et al. Clinical Practice Guidelines Registry：Toward Reducing Duplication，Improving Collaboration，and Increasing Transparency[J]. Annals of Internal Medicine，2021，174（5）：705-707.

第三节 指南制订参与人员的组成与任务分配

一部高质量指南的产生首先依赖于一个构成合理、组织有序的指南工作团队。指南的制订过程参与者众多，多学科合作构建指南已经成为共识。指南工作团队应由多学科代表组成，包括医疗服务提供者、所研究领域的临床专家、患者群体、方法学专家及卫生经济学专家等。

一、指南工作团队的构建原则

（一）多学科性

指南工作团队应具备多学科属性（multidisciplinary in nature），多学科指的是指南制作机构纳入所有受指南影响的学科及团体代表。多个领域人员组成的小组较单一领域人员组成的小组能更好地平衡指南内容，因为不同背景的小组成员由于其专业知识构成、阅历和所持卫生保健观点的不同，对同一问题可能持有不同的看法，多学科人员均加入到指南的制订过程中能避免所形成的指南存在学科片面性。

（二）方法学专家参与的重要性

指南制订过程涉及文献的检索、查阅、评价、综合、推荐意见的形成等诸多环节，故指南制订应该纳入能够保证指南各个过程顺利进行的必要人员，如信息学专业人员、系统评价方法学专家、循证医学方法学专家、流行病学家、统计学家等。

（三）考虑患者的价值观意愿

在指南的制订过程中应综合考虑受指南推荐意见影响的人群的意见，对于临床实践指南来说，该人群常常为患者。患者的偏好和价值观不仅是循证医学的三大要素之一，也是影响推荐意见的重要因素。当面临卫生保健抉择时，患者的观点可能与医务人员的观点不尽相同。比如，医生常常更关注与疾病直接相关的临床结局指标的改善，而患者则更关注其生活质量和身体功能的改善。指南制订小组可以纳入患者作为小组成员，以充分听取患者意见，补充指南中被医务工作者忽略的问题。另外在形成推荐意见时，患者的意见可以保证指南的语言清晰易懂。

（四）考虑潜在的利益冲突

确定指南制订小组成员前必须考虑潜在的利益冲突。所有小组成员都必须声明其利益关系，所有成员的利益声明都将与最终的指南一起公布。原则上有重大利益冲突的相关人员不能参加推荐意见制订的相关会议。有关指南制订小组成员利益冲突的评价与管理的具体内容将在本章第十节中予以介绍。

二、确定利益相关方

指南制订中的利益相关方主要包括提供和接受医疗服务的两类人。在招募指南制订者和组织指南制订团队前，确定利益相关方是必不可少的工作。利益相关方可能包括：①医疗服务使用者，如患者、照护者和公众；②卫生保健专业人员，可能涵盖初级卫生保健、二级、三级医疗机构或其他类型 / 级别的医疗卫生机构人员；③各级各类卫生机构的管理人员；④志愿者团体或慈善机构；⑤相关专业组织；⑥教育提供者；⑦政府或卫生行政部门；⑧卫生质量监管机构；⑨已经完成类似或相关指南的国际组织。

指南制订前应该进行各个阶段的利益相关方分析（stakeholder analysis）以帮助确定和评估可能影响指南构建或实施的关键人、人群或机构。可以使用利益相关方分析矩阵（表 2-3-1）来分析考虑：指南构建可能会给哪些人群带来益处；可能需要哪些人群进行改变；指南相关的活动可能会导致哪些人发生严重的利益冲突；利益相关方对指南积极或消极的反应是否对指南构建或实施产生影响，影响大小如何；利益相关方的参与对各个阶段的意义如何；是否存在一些因素影响了利益相关方对指南的支持；是否有一些特殊的因素需要注意；如何与利益相关方沟通，获得其支持，等等。

表 2-3-1 利益相关方分析矩阵(stakeholder analysis matrix)

临床实践指南阶段	利益相关方	相关利益（高/中/低）	评估影响（非常重要/重要/不是非常重要）	克服障碍、获得支持的可能策略
1				
2				
3				
……				

三、成员选取及职责任务划分

目前对参与指南制订的成员及具体划分的小组并没有统一的定论。

WHO Handbook for Guideline Development 中规定，至少需要成立 4 个小组：WHO 指南指导委员会、指南制订小组、外部评审小组和系统评价小组。这些小组的职能和成立时间不一。其他可能参与指南制订的个体或团体还包括指南方法学专家、技术顾问、指南制订小组会议观察员、执笔人或编辑等。

中华医学会对指南制订的成员要求为：指南制 / 修订小组一般应由具备临床专业、循证医学、卫生经济学、流行病学、文献学、统计学等专业技能的成员组成。根据具体指南的相应内容增设本领域或其他领域的有关人员，包括邀请县级医院的代表和患者代表作为成员。指南制 / 修订小组成员除有专业的分工外，在指南制 / 修订中的责任分为：首席专家、指南制 / 修订工作小组组长和小组成员。

中华医学会肝病学分会指出制订指南的团队应包括：指导委员会、指南制订小组、外部评审小组、系统评价小组和制订指南的方法学专家。这些小组在不同阶段成立，其职责、功能和所需具备的专业知识各不相同。

以下将对指南制订中常见设置的成员或工作小组进行介绍。

（一）主席（chair）

在工作组成立后，一般会选出 1 名领导者即主席，负责指南制订过程中全程监督与协调，以保证指南制订工作的有序进行。主席应该具备一定的临床实践指南构建方法学基础，熟悉指南制订的程序及相关要求；具备团队合作技能，擅长激励团队成员，解决矛盾纠纷，并且保持中性、客观的立场。至于主席是否需要是指南所研究领域的专家，即临床专业方面的相关专家，目前存有争议。主席主要负责指南的总体设计和指导，具体领导指南编写工作开展，控制工作进度，监查指南编写工作质量以及发表后的继续监查、验证和结局评价。

（二）指南执行 / 指导委员会（guideline executive committee）

指南执行 / 指导委员会也被称为指南指导小组（steering group）、董事会（board meeting）

或者常务委员会（standing committee），其工作与主席工作有类似之处，有时主席存在于指南指导委员会中。指南执行 / 指导委员会的人数一般在 10 人以内，至少包括一位循证医学方法学专家（或专门的临床实践指南制订专家）作为指南的全程质控人员。其他人员来自指南制订发起机构或上一级管理部门。如果指南是联合制订，则指南执行 / 指导委员会人员应包括所有参与单位的人员。指南执行 / 指导委员会在决定制订指南后即成立，是最早成立的工作组。指南执行 / 指导委员会主要负责管理监督指南的制订过程，包括起草指南范围，判断及审核指南制订计划及目标，遴选指南制订小组、系统评价小组、共识组、外部评审小组成员和方法学专家，审核最终形成的指南文件，处理利益冲突，组织会议，全程监督等。

（三）指南制订小组（guideline development group）

指南制订小组可由多个具体工作小组组成，如系统评价小组、共识组、秘书组等，这些小组也可在指南制订小组之外单独设立。参与指南制订的方法学相关人员常参与到指南制订小组或者系统评价小组之中。一般来说，指南制订小组成员人数最多，通常为 10～40 人，此规模既能保证小组交流和决策制定的有效进行，又能确保相关专业知识和观点的充分表达。指南制订小组应在指南制订过程早期予以确立，在指南执行 / 指导委员会界定了指南总范围以后即成立。

指南制订小组负责调研并确定指南需要解决的 PICO 问题、选择结局指标并排序、完成指南计划书、完成系统评价、证据质量分级并完成证据概要表、根据系统评价和 / 或专家意见形成推荐意见、制订指南初稿。

指南制订小组的构成应该是多元化的，人员选择主要依据指南制订的主题和类型，除临床相关专业人员外，也应该纳入方法学相关人员，如循证医学专业、指南方法学、信息学、经济学专家等。一般来说，信息学专家确定相关文献、创建数据库、管理搜索结果；证据审查团队筛选、审查和总结证据；系统评价者评判证据，提炼证据总结表格，撰写系统综述报告提交给委员会；经济学专家与委员会成员讨论潜在的经济问题，进行经济分析并总结经济证据。指南报告时应提供制订小组成员的名单、小组成员各自的研究领域、在指南制订过程中各自担任的职务及任务以及制订小组工作原则等。

在选择指南制订小组人员时应注意以下几点：

1. 指南用户参与的必要性　指南用户指将要采纳、改编并实施指南的管理者或卫生专业人员。指南用户应该以合理的方式、合适的形式参与到指南的制订过程中，比如作为指南制订小组的成员，或参与调研、焦点小组讨论、深入访谈、工作组会议等。

2. 非专业人员在指南中的作用　非专业人员指医疗服务使用者、家庭成员、照护者、相关的公共或社区机构人员及志愿者等。非专业人员参与指南制订时能够广泛代表相应人群的观点，而不受其个人经验的影响。

患者是非专业人员的典型代表，患者参与指南制订是保证患者的意愿和偏好融入指南制订过程的重要方法，可以提高指南制订的透明性，帮助推荐意见从患者角度进行陈述以促进指南实施，防止利益冲突的发生。NICE 规定每一个指南委员会至少包括 2 名非专业人员。为获得患者观点，可应用文献检索、患者咨询及访谈、患者或其代表参与指南评审等方法。

3. 小组人员间重要人群特征的平衡性　除了考虑多学科性之外，指南制订小组成员选择时应尽量平衡各个成员在年龄、性别、种族、地理位置、技能、专业知识、价值观和专业认知方面的差异性。

4. 指南制订小组人员培训　指南制订小组主要完成文献的检索、筛选、评价及最后指南的撰写工作，这个过程需要多项相关技能，所以对指南制订小组人员的培训是必须的。工作小组在成立后、开展指南制订工作前，应就指南的制订流程及管理原则、系统评价的制作、证据质量分级、推荐意见的形成、指南发布的注意事项等方面，对小组全体成员进行专题培训。

（四）系统评价小组（systematic review team，SR team）

系统评价小组可包括在指南制订小组内，也可单独列出。系统评价小组用于为形成推荐意见提供全面而客观的证据，具体职责包括：定义需要解决的问题（PICO）；检索和评价已有系统综述或/和完成新的系统综述；评价证据质量并对证据质量分级。成员由指南执行/指导委员会委任，且最好是系统评价制作的专业人员，同时也可以纳入流行病学家及文献检索相关专业人员。

（五）共识组（consensus group）

共识组可包括在指南制订小组内，也可单独列出。共识组通常包括10～30名相关领域的专家及患者代表，既要实现符合主题的专业平衡，又要有充分的代表性，例如需要考虑成员的学科、专业、性别、地域分布等。共识组主要负责确定PICO问题以及根据系统评价小组准备的证据总结形成推荐意见并达成一致。

（六）外部评审小组（external review committee）

外部评审小组的成员应从以上工作组外的人员中遴选，包括未直接参与该指南的利益相关者，包括临床专家、医疗卫生实践相关人员、流行病学专家、经济学专家、法律专家、患者和公众等。外部评审小组需要从一个中立的角度或观点评审指南初稿，确保指南的清晰性和透明性，就指南存在的问题及可能产生的影响给出反馈和修改意见，也可在指南制订过程的早期评审指南范围和PICO问题。如果有必要，如对于某些特定主题的指南，应广泛征求公众的意见，如将指南初稿公布于网站以寻求更广泛的评审意见。

（七）指南制订中的其他团体或个人

1. 秘书组　主要负责指南制订过程的进程管理，如与成员进行沟通解决问题、会议安排、计划调整、资金保管等。

2. 编辑或写作组　为了确保连贯性、明确性和精确性，可设置专门的编辑或写作组负责起草指南、合并指南制订小组和外部评审的评论，并在出版之前确定指南终稿文件。撰写清晰的指南和记录完整的过程对指南最终的确定和可用性至关重要，因此撰写人需要参与指南的规划和制订阶段、出席指南制订小组会议并与指导小组和主席密切合作。

3. 制订指南的方法学专家　制订指南的方法学专家常属于指南制订小组内，至少应有1位指南制订方法学专家参与指南的制订，用于监督基于证据形成推荐意见的过程。

四、指南制订成员规模

指南小组在构建时应该结合指南定位（如全国指南/区域指南）、经费支持、时间限制等条件综合考虑指南人员纳入数量的最佳规模，如规模过大可能导致缺乏凝聚力和有效互动，也可能因为个别人员或团队的滞后影响整个指南项目的进展；规模过小又会导致小组成员缺乏代表性或某些相关专业知识的缺乏，或不能够充分考虑各个利益相关方，以致影响整个指南的构建甚至导致未来指南的实施受阻。

指南制订人员构成合理是保证指南质量的重要影响因素，也是指南评价的重要内容。指南研究与评价工具——AGREE Ⅱ（Appraisal of Guidelines Research and Evaluation Ⅱ）的第二维度就是对指南参与人员的评价，主要考察指南代表利益相关方观点的程度，含有三个条目：制订指南的专家应该是来自各相关专业，并由专人负责指南制订的组织协调、检索证据、评价证据、指南的撰写等；应考虑目标人群（患者和公众）的观点和选择意愿；应明确规定指南的预期用户，以使读者能知道这个指南是否与他们相关。详见本书第十章第三节。

拓展阅读

指南参与者工具

指南制订小组成员的有效参与对指南推荐意见的形成非常重要。Piggott T等人开发了一个指南参与者工具（guideline participant tool，GPT），以帮助对指南参与者，尤其是以前没有相关经验的参与者进行有效指导。该工具罗列了参加指南制订小组会议前的准备工作、指南小组会议期间的注意事项、指南小组会议的跟进三部分内容，共计33个条目，以供指南参与人员全面参考。例如，GPT中写明在参加指南制订小组会议前要“明确你在指南小组中的角色，以及胜任该角色需要多长时间，了解该角色所需的经验、知识或培训”“熟悉小组使用的从证据到推荐意见的指南方法学，指南发起人可能会准备专门的培训材料和手册，如有关GRADE方法学培训”等；在指南小组会议期间注意事项有“遵循指南发起人认可的方法（例如GRADE）”；在指南小组会议的跟进中有“审查会议记录中的差异并及时提供反馈”。GPT将被纳入国际指南协作网（GIN）和麦克马斯特大学（McMaster University）合作开发的国际指南制订资格认证 & 认证程序（INGUIDE.org）中。

参 考 文 献

[1] World Health Organization.WHO Handbook for Guideline Development［EB/OL］. 2nd ed.［2020-12-16］. https://www.who.int/publications/i/item/9789241548960.

[2] National Institute for Health and Care Excellence. Developing Nice Guidelines the Manual［EB/OL］.［2020-12-16］. https:// www. nice.org.uk/process/pmg20/chapter/introduction.

[3] NCEC.Guideline Developers manual［EB/OL］.［2020-12-16］. http://www. lenus. ie/hse/handle/10147/317480.

[4] 蒋朱明，詹思延，贾晓巍，等. 制订 / 修订《临床诊疗指南》的基本方法及程序［J］. 中华医学杂志，2016，96（4）：250-253.

[5] 中华医学会肝病学分会. 关于临床实践指南制订的规范［J］. 中华肝脏病杂志，2015，23（12）：881-887.

[6] PIGGOTT T，BALDEH T，AKL E A，et al. Supporting effective participation in health guideline development groups：The Guideline Participant Tool［J］. J Clin Epidemiol，2020，130：42-48.

第四节 证据的检索与评价

证据的检索与评价是指南制订的重要步骤。全面、客观、可重复的文献检索是指南制作过程中最耗时、最具挑战性但又最重要的工作，灵敏的检索策略和多样的检索资源是减少文献查找偏倚的关键。对于检索到的文献也要进行严格的质量评价，最终基于当前可获得的最佳证据基础形成推荐意见。

一、证据检索策略

（一）构建关键问题

采用 PICO（population，intervention，comparison，and outcomes）的基本模式构建指南临床问题。根据不同问题适合的研究类型，PICO 的格式可能稍有调整：如针对观察性研究的 PECOT（population，exposure，comparison，outcomes，and time）模式，增加时间和机构的 PICOTS（population，intervention，comparison，outcomes，time，and setting）模式，增加方法学的 PICOM（population，intervention，comparison，outcomes，and methodology）模式。

（二）检索研究类型及顺序

指南构建时查找证据的类型一般包括临床实践指南、系统评价（systematic reviews，SR）、meta 分析、随机对照试验（randomized controlled trials，RCT）、观察性研究、质性研究、专家共识、经济学研究等。

文献的检索一般情况下是按照 2001 年美国纽约州立大学医学中心（Medical Center of State university of New York）提出的证据金字塔“从高到低”的顺序进行逐级检索（图 2-4-1）。

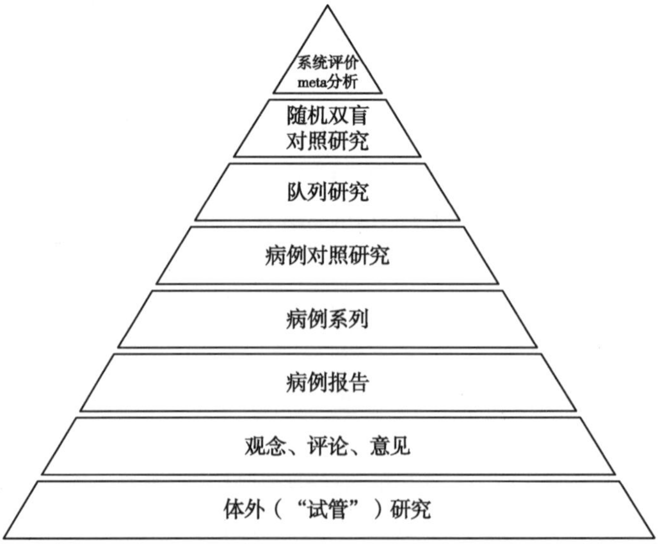

图 2-4-1 证据金字塔

证据金字塔的顶端是系统评价 /meta 分析。一般情况下，如果检索出的与指南临床问题相匹配的系统评价 /meta 分析质量高且为近 2 年发表即可直接运用以节省时间及成本，并应注意确定此系统评价检索日期后有没有相关文献发表。如果确定没有相关性高及较高方法学质量的系统评价 /meta 分析，则需要重新制作以便解决相应的临床问题，此时指南制订者需要明确指南的证据基于系统评价的核心意义是对每个问题进行充分的文献检索和文献结果的批判性阅读和总结，meta 分析不是必需的过程。关于指南制订时是否需要重新制作 SR 的问题详细阐述见本章第五节“证据的系统评价”。

如果没有可用的系统评价，一般需要进行系统的原始研究的检索，此时应依据不同类型的临床问题选择特定研究设计的文献，如诊断性的问题常需查找横断面研究、队列研究，而治疗问题则一般需要查找 RCT 研究，预后研究需要查找队列研究。各类型问题建议的最佳原始研究证据类型详见表 2-4-1。

表 2-4-1 各类型问题原始研究文献的证据等级

问题类型	建议的最佳证据类型
治疗	RCT> 队列研究 > 病例对照研究 > 病例系列
诊断	与金标准（对照）的前瞻性、盲法比较
病因 / 不良反应	RCT> 队列研究 > 病例对照研究 > 病例系列
预后	队列研究 > 病例对照研究 > 病例系列
预防	RCT> 队列研究 > 病例对照研究 > 病例系列
临床检查	与金标准（对照）的前瞻性、盲法比较
花费	经济学分析

当存在一些特殊情况，如证据尚未发表、无直接证据、罕见疾病、新发疾病等，检索到合适的研究证据可能存在一定难度。此时，专家可能是证据的唯一或主要来源。例如在新型冠状病毒肺炎疫情暴发初期，缺乏 SR、RCT 等传统循证证据，但仍需要制订快速建议指南，这时专家证据（expert evidence）就成为指南的重要证据资料，基于专家证据仍然可以制订循证指南。但一定要注意专家意见（expert opinion）不等于专家证据，此过程中应注意区分。

（三）检索词 / 检索式

检索式的确定遵循一般检索式构建原则，即主题词与自由词联合检索以尽可能查全。另外检索策略是一个迭代过程，检索式构建过程中需要将多个术语、组面排列组合形成最灵敏和完整的检索策略。需要注意的是制作指南的检索词 / 检索式区别于制作一般系统评价的检索词 / 检索式。指南制订时应先检索现有的系统评价，如需重新制订系统评价，则再按照 Cochrane 系统评价指导手册中的检索策略进行制订、检索。同时，指南一般会涵盖多个 PICO 问题，可能涉及诊断、治疗、预后等多方面内容，制定检索词时可以针对每个 PICO 问题进行精确检索，也可以只围绕指南关注的疾病，规定研究类型进行大框架的检索，再针对不同的 PICO 问题进行文献的筛选。例如，非肌层浸润性膀胱癌治疗与监测的循证临床实践指南的范围涉及该疾病的多种治疗方式，包括多种手术方式、术后化疗、术后免疫治疗、卡介苗膀胱灌注治疗等，该指南的检索式见表 2-4-2。

表 2-4-2 检索式示例

中文检索式	#1	（膀胱 OR 尿路上皮 OR 膀胱尿路上皮 OR 移行上皮 OR 上尿路）AND（癌 OR 肿瘤）
	#2	非浸润 OR 非肌肉浸润 OR 非肌层浸润
	#3	#1 AND #2
	#4	（低风险 OR 浅表性 OR 早期）AND #1
	#5	原位癌 AND #1
	#6	非肌层浸润性膀胱癌 OR NMIBC OR Ta 非肌层浸润性膀胱癌 OR T1 非肌层浸润性膀胱癌 OR Tis 非肌层浸润性膀胱癌 OR 浅表性膀胱癌 OR 表浅性膀胱癌
	#7	#3 OR #4 OR #5 OR #6
	#8	随机 OR 盲法 OR 安慰
	#9	#7 AND #8
英文检索式	#1	（bladder OR "transitional cell" OR urothelial OR urothelium OR "Urinary Bladder" OR "upper tract urothelial"）AND（cancer* OR carcin* OR malig* OR tumor* OR tumour* OR neoplas*）
	#2	（non-muscle OR nonmuscle OR "non muscle" OR "without"）AND invasive
	#3	#1 AND #2
	#4	（"low risk" OR superficial OR early）AND #1
	#5	（"carcinoma in situ" OR CIS）AND #1
	#6	"non-muscle-invasive bladder cancer" OR NMIBC OR "Ta bladder cancer" OR "T1 bladder cancer" OR "Ta urothelial carcinoma of the urinary bladder" OR "T1 urothelial carcinoma of the urinary bladder" OR "Tis bladder cancer" OR "Tis urothelial carcinoma of the urinary bladder" OR "superficial bladder carcinoma" OR "superficial bladder cancer"）
	#7	#3 OR #4 OR #5 OR #6
	#8	"randomized controlled trial" OR "controlled clinical trial" OR RCT OR random* OR placebo OR blind* OR "Randomized Controlled Trial"[Publication Type] OR "Randomized Controlled Trials as Topic"[Mesh] OR "Controlled Clinical Trial"[Publication Type] OR "Clinical Trials as Topic"[Mesh] OR "Clinical Trial, Phase Ⅳ"[Publication Type] OR "Clinical Trial, Phase Ⅱ"[Publication Type] OR "Clinical Trial, Phase"[Publication Type] OR "Clinical Trial"[Publication Type]
	#9	#7 AND #8

（四）检索资源

常用检索资源有指南发布网站 / 指南制订组织网站、一般生物医学数据库、循证机构或数据库以及重要的专业学会网站等。指南的检索可以在指南发布网站 / 指南制订组织网站进行，如 WHO 官网，NICE 官网等。更多的指南制订机构及其介绍详见第一章第四节。

Cochrane 图书馆、JBI 循证卫生保健数据库、Campbell 图书馆等循证机构或数据库，及一般生物医学数据库，例如 MEDLINE、Embase、中国知网、维普、万方和中国生物医学文献数据库等，可以用来检索确定的主题是否存在已经发表的系统评价。如果尚未找到相关的系统评价，即可以从一般生物医学数据库中进行原始研究的检索。此外，根据情况可能需要进行补充检索，如特定领域的专业数据库、专业学术网站，相关文献的参考文献的追溯等。

制订指南时常常需要获得有效性、安全性、经济性及患者价值观意愿等多方面的证据，以形成客观可实施的推荐意见。NICE 手册中指出检索资源应尽可能多地涵盖相关研究，如生物医学、经济、教育、管理、心理、社会学等数据库及网站；会议摘要；正在进行的临床试验等。

二、证据的方法学质量评价

证据的方法学质量评价是审查证据的关键阶段，针对不同的研究类型选择合适的方法学质量评价工具是指南制作过程中产生高级别证据的基础。方法学质量评价需要根据不同的研究类型选择相应的评价工具，一般情况如下：①对指南的质量评价：选用国际通用的指南评审工具 AGREE（Appraisal of Guidelines Research and Evaluation in Europe）、AGREE Ⅱ或 AGREE-China；②对系统评价或 meta 分析的质量评价：采用系统评价方法学质量评价工具 AMSTAR（A Measure Tool to Assess Systematic Reviews）或 AMSTAR 2；③对原始研究：可根据研究设计选择相应的质量评价工具，如对随机对照试验可采用 Cochrane 图书馆推荐的 RCT 偏倚风险评估工具，即 RoB（Risk of Bias）或 RoB 2.0；对诊断性研究可采用诊断准确性研究质量评价工具 QUADAS（Quality Assessment of Diagnostic Accuracy Studies）。除上述针对不同研究类型专用的评价工具外，也可以采用英国牛津大学循证医学中心文献严格评价项目 CASP（The Critical Appraisals Skills Programme）系列方法学质量评价工具对不同类型的研究进行评价。不同的指南制订手册中给出了针对不同研究类型可以采用的多种可选择的质量评价工具，详见表 2-4-3。

表 2-4-3 各指南制订手册的检索资源及针对不同研究类型采用的方法学质量评价

指南名称	检索数据库	检索研究类型	方法学质量评价工具
英国国家卫生与临床优化研究所（NICE）	生物医学（MEDLINE、CENTRAL、BNI、CDSR、DARE、Embase 等）、经济、教育、管理、心理、社会学等数据库及网站；会议摘要；正在进行的试验；机构和论文库；补充检索（手工检索及参考文献追溯）	检索 SR、meta 分析、RCT	1. SR 或 meta 分析：ROBIS、AMSTAR 2. RCT：Cochrane RoB tool 2.0 3. 非随机对照试验研究：Cochrane ROBINS-I 4. 队列研究：Cochrane ROBINS-I、NOS 5. 病例对照研究：CASP、NOS 6. 横断面研究：JBI 7. 病例系列研究：IHE 8. 诊断试验：QUADAS-2 9. 临床预测研究：PROBAST 10. 预后研究：QUIPS

续表

指南名称	检索数据库	检索研究类型	方法学质量评价工具
世界卫生组织（WHO）	MEDLINE、EMBASE、PubMed、OVID、Cochrane Library、DARE、The Campbell Collaboration、PROSPERO、NGC	检索SR	SR：AMSTAR、R-AMSTAR
苏格兰院校指南协作网（SIGN）	Cochrane Library、MED-LINE、Embase、与主题有关的网站、WHO国际临床试验平台、CINAHL、ERIC、PsycINFO	检索指南、SR、RCT、观察性研究、诊断研究、经济学研究	1. 指南：AGREE Ⅱ 2. SR：AMSTAR 3. RCT：1997年SIGN开发条目 4. 观察性研究：MERGE评价清单 5. 诊断性研究：QUADAS
日本医疗信息网络服务（Minds）	NGC、NICE、AHRQ、GIN、PubMed/MEDLINE、Coch-rane Library、Ichushi-Web、医学领域（EMBASE、JMEDPlus）、社会和心理学领域（PsycINFO）、护理领域（CINAHL）、灰色文献	检索指南、SR、meta分析、RCT	1. 指南：AGREE Ⅱ 2. 系统评价和meta分析：AMSTAR

注：CENTRAL，Cochrane Central Register of Controlled Trials，Cochrane临床对照试验中心注册库；BNI，British Nursing Index，英国护理索引数据库；CDSR，Cochrane Database of Systematic Reviews，Cochrane系统评价数据库；DARE，Database of Abstracts of Reviews of Effects，疗效评价文摘库；ROBIS，The risk of bias in systematic reviews，系统综述偏倚风险评价工具；NOS，Newcastle-Ottowa scale，纽卡斯尔-渥太华量表；IHE，Institute of Health Economics，卫生经济学研究所；MERGE：Method for Evaluating Research and Guideline Evidence，评估研究和指南证据的方法。

三、已发布指南对新指南制订的作用

对现存指南的检索可以帮助指南制订者整理思路，通过确定现有指南的概况，可以有针对性地解决尚未解决或有争议的临床问题进而避免资源重复和浪费，也可以对高质量国际指南进行改编，使其本土化。

其次，现有指南推荐意见的分析也可以作为新指南构建的参考资料。指南的制订者应尽可能与现存相关指南制作团队取得联系，以获得其支持和合作，例如进行信息共享，尤其是已获得的高质量证据及评价资料的共享可以最大限度地节省资源成本。制作指南需要投入大量的人力、物力及经费，建议新指南的制订者尽可能运用已有的高质量指南作为“资源”或“种子”，且说明参照指南的来源以及获得的版权许可。不建议指南制订者重复文献搜索，但是新指南制订者应该进行补充检索，即检索已发布指南检索日期后的相关文献，且文献检索应特别针对本地研究和最近发表的RCT和meta分析。

高质量现存指南也可以作为较好的基础资料以供新指南制订者学习，如其标准的制作流程、完整的原始证据表格等，均可为指南的更新和文献的批判性评估和审查奠定基础。

指南制订的过程中，应该就所关注领域的问题制定高效的检索策略并选择合适的数据库，进行系统、全面的检索。在制定检索策略时，要在追求全面性和保持相关性之间取得平衡。采用恰当的方法学质量评价工具对文献进行批判性评估从而优选高质量文献，保证指南中的每一条推荐意见均基于当前最佳证据的综合。

拓展阅读(一)

专家意见 VS. 专家证据

意见指关于某事的观点或判断，且不一定基于事实，而证据指支撑结论的事实(实际情况或论断主张)。Holger J Schünemann 等人将专家证据定义为在特定领域知识渊博或技术熟练的人所提供的观察结果和经验反馈。专家证据包括对证据的判断。在参与制订推荐意见时，专家有必要清楚说明自己所提意见的支撑证据。如果专家仅提出意见(结论)，但并没有明确给出支撑证据，则无法知道该意见的证据基础是什么，以及该意见的可信度如何。应对专家证据进行系统地收集，并在形成推荐意见的会议召开前，将专家证据提供给专家组成员。

如果对证据总结得当，可以采用与病例报告或病例系列研究相同的方式对专家证据进行评价。例如对罕见病来说，可以用来制订推荐意见和说明干预效果的研究证据非常少。在制订指南时可以请专家给出他们接触过的患者数量，并对各种干预措施的效果进行预估，然后使用结构化表格对上述信息进行收集整理并作为调查结果总结提交给指南专家组。

最后应注意的是，并不是所有的指南制订团队都有额外的条件和资源对专家证据进行正式地收集和评价。一般情况下，我们希望降低专家证据或更为常见的专家意见在形成推荐意见过程中的权重。除非研究证据不可用或不充分，否则我们不建议用专家证据代替研究证据。

拓展阅读(二)

真实世界证据与指南制订

近来有研究者提出，指南通常是基于传统的随机对照试验(RCT)的证据，虽然这些证据有高度的内部真实性，但缺乏外部真实性，即试验的人群不一定与日常治疗中的特定患者相对应，基于这些 RCT 的指南通常会出现试验有效性与实际有效性之间存在差距的情况，这是导致医师对指南依从性差的常见原因之一。真实世界证据(real world evidence，RWE)是指通过对适用的真实世界数据进行恰当和充分的分析所获得的关于药物的使用情况和潜在获益 - 风险的临床证据，包括通过对回顾性或前瞻性观察性研究或者实效性临床试验等干预性研究获得的证据。

Chew SY 等研究者认为 RWE 可以作为临床实践指南开发中的 RCT 证据的补充，因为其代表了一线医生和患者的广泛、多样的集体经验，可以通过平衡有关检查或治疗在理想环境下是否有效(效能，efficacy)与其在真实环境下是否有效(效果，effectiveness)的信息来填补当前指南中的空白。这将使指南制订者不仅可以更精确地确定是否建议进行某项临床检查或治疗，还可以确定针对谁和何时进行，从而来推进精准医疗的进程。

Steels S 等人以在初级保健的抗生素处方指南中使用观察性数据为案例，对来自英国国家卫生与临床优化研究所（NICE）的指南制订者进行了访谈，对其观点进行了分析汇总，以评估真实世界数据在治疗性指南制订中的作用。指南制订者们普遍认为，在国家或地方指南制订中应使用更广泛的证据，而不是依靠符合 NICE 规定的严格标准的系统综述和 RCT。纳入观察数据将有助于加强指南的制订过程，并为监测临床实践中的指南使用情况以及改善初级保健中指南的实施提供潜在的解决方案。

未来真实世界证据能否作为研究证据纳入指南以及其如何作为 RCT 的证据补充纳入指南，都需要更多的讨论和研究。

参考文献

[1] National Institute for Health and Care Excellence..Developing Nice Guidelines the Manual［EB/OL］.［2020-12-16］. https://www.nice.org.uk/process/pmg20/chapter/introduction.

[2] World Health Organization.WHO Handbook for Guideline Development［EB/OL］. 2nd ed.［2020-12-16］. https://www.who.int/publications/i/item/9789241548960.

[3] Minds Guideline Center，Japan Council for Quality Health Care（2014）. Minds Handbook for Clinical Practice Guideline Development 2014［EB/OL］.［2020-12-16］. http://www.en.jcqhc.or.jp/.

[4] SIGN.A guideline developer's handbook［EB/OL］.［2020-12-16］. https://www. sign.ac.uk/media/1050/sign50_2019.pdf.

[5] 靳英辉，蔡林，程真顺，等. 新型冠状病毒（2019-nCoV）感染的肺炎诊疗快速建议指南（完整版）［J］. 医学新知，2020，30（1）：35-64.

[6] 靳英辉，曾宪涛，刘同族，等. 非肌层浸润性膀胱癌治疗与监测循证临床实践指南研究方案［J］. 中国研究型医院，2018，5（3）：42-51.

[7] SCHÜNEMANN H J，ZHANG Y，OXMAN A D.Distinguishing opinion from evidence in guidelines［J］. BMJ，2019，366：l4606.

[8] CHEW S Y，KOH M S，LOO C M，et al.Making Clinical Practice Guidelines Pragmatic：How Big Data and Real World Evidence Can Close the Gap［J］. Ann Acad Med Singap，2018，47（12）：523-527.

[9] STEELS S，VAN DER ZANDE M，VAN STAA T P. The role of real-world data in the development of treatment guidelines：a case study on guideline developers' opinions about using observational data on antibiotic prescribing in primary care［J］. BMC Health Serv Res，2019，19（1）：942.

第五节　证据的系统评价

临床实践指南是针对患者的特定临床问题，基于系统评价形成的证据，并对各种备选干预方式进行全面的利弊平衡分析后提出的最优指导意见。系统评价是针对具体问题，采用科学规范的方法全面收集、严格筛选、对纳入证据质量进行评价和结局指标合并得出综合可靠结果的研究方法。系统评价是指南制订的方法学基础。

一、系统评价的定义和作用

系统评价是运用限制偏倚的策略，严格评价和综合针对某一具体问题的所有相关研究；但并非所有系统评价都包含 meta 分析。

系统评价的主要作用有：①增加检验效能，提高精确度：整合多个同类研究结果，增大了样本量，可提高检验效能和估计效应值的精确度。②解决分歧：通过 meta 分析可得到研究效应的平均水平，对有争议甚至相互矛盾的研究结果得出一个明确的结论。③引出新见解：探讨单个研究中未阐明的某些问题，发现既往研究的不足之处，提出新的研究假说和研究方向。④为指南制订和临床决策提供良好依据：系统评价与 meta 分析属于系统化评价的证据，能够为指南制订提供依据；结论简单明了，方便临床医生应用。

二、查找、获取、评估相关系统评价

指南制订者需要检索获取与评价已有证据，并评估是否需要制作新的系统评价。系统评价检索策略应在计划书中呈现，并由指南指导小组的方法学专家（文献检索专家）进行审核，以确保所有必要的数据库和检索词都已包含在内。系统评价的检索由指南制订小组完成。

Cochrane 协作网是一个制作与传播系统评价的全球协作网，而 Cochrane 系统评价代表着全球最高质量的系统评价。指南制订小组可首先检索 Cochrane 图书馆查找、获取与本指南主题相关的系统评价，也需要运用高效的检索策略补充检索多个综合数据库，如 PubMed、Embase、Web of Science 及 Scopus 等。系统评价的查找与获取内容请详见本章第四节“证据的检索与评价”。

指南的推荐意见需要基于当前可得的最佳证据，并不是每次都要制订新的系统评价。日本医疗信息网络服务（Minds）手册通过流程图清晰地说明了是否需要及在什么条件下重新制作系统评价（图 2-5-1）。

若目前存在相关主题的系统评价，经 AMSTAR 2（a measure tool to assess systematic reviews 2）质量评价后该系统评价符合指南制订小组对方法学的要求，与临床问题的 PICO 匹配，且该系统评价纳入了最近文献，则可以直接使用。若不满足以下任意条件中的一种，则需要重新制作系统评价：①不存在与主题相关的系统评价；②经 AMSTAR 2 质量评价发现该系统评价不能满足指南制订小组对方法学的基本要求；③现有的系统评价与指南关注的临床 PICO 问题不匹配；④文献检索策略不适合该主题。

世界卫生组织（WHO）手册中也着重提到重新制作系统评价的要求，如①无相关性系统评价；②现有系统评价制订时间大于 2 年；③现有系统评价的 PICO 问题与预制订的系统评价的 PICO 问题存在差异；④系统评价质量低。

综上所述，系统评价的检索一旦完成，指南制订小组在决策是否需要重新制作新的系统评价之前，需评价这些系统评价的相关性、时效性和质量。相关性指原有的系统评价与

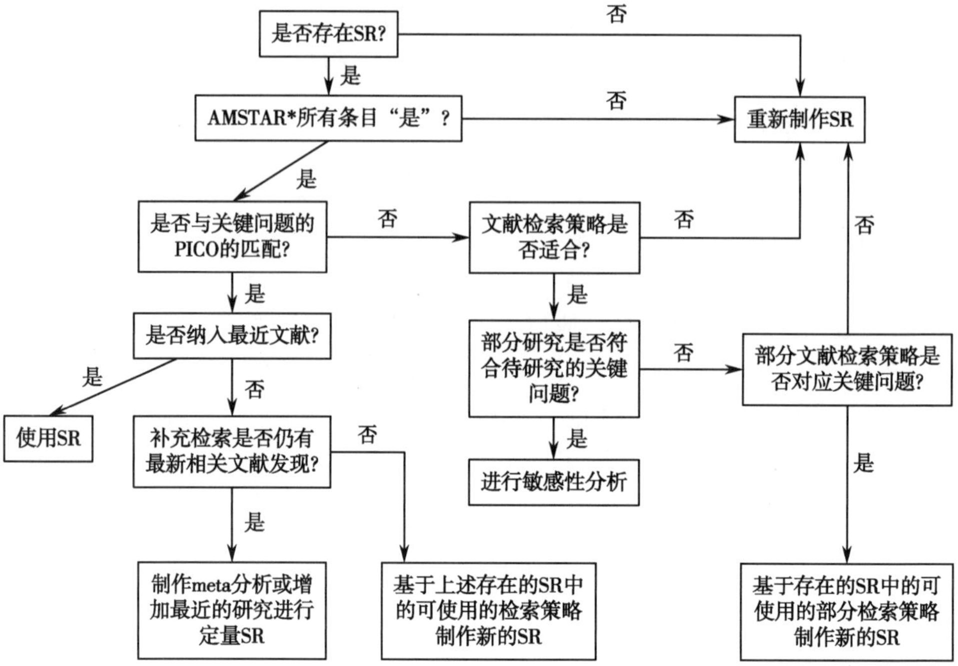

图 2-5-1 Minds 使用或制作系统评价的抉择流程

注：*AMSTAR 已在 2017 年更新为 AMSTAR 2；SR. 系统综述。

拟制订的系统评价的主题是否相关及与临床问题的 PICO 是否匹配。如现有的系统评价纳入的原始研究样本均来自非本指南的目标人群，则不满足 PICO 原则。时效性根据 PICO 问题的不同来确定，一般现有系统评价制订时间若小于 2 年，则不需要重新制订新的系统评价。系统评价的发表时间间隔在 2 年以上，需要考虑是否有新的相关原始研究发表，如有新的原始研究发表，且会改变原系统评价的结果，则必须对原系统评价进行更新。对于 Cochrane 系统评价，可联系相关评价小组确定是否计划更新。如存在多篇系统评价，则推荐使用最新的高质量系统评价。对于新发疾病或暴发疾病，指南制订小组需衡量经费、人员、物力和时间，进行综合考虑是否制作系统评价。方法学质量评价是审查证据的关键阶段，针对系统评价或 meta 分析，可采用系统评价方法学质量评价工具——AMSTAR 2。AMSTAR 2 的适应范围包括基于随机对照试验（RCT）或非随机干预研究（NRSI），或两者都有的系统评价，但不包括诊断性试验系统评价、网状 meta 分析、单个病例数据的 meta 分析、概况性评价和现实主义系统评价。AMSTAR 2 是在第一版的基础上，综合多方的意见，经过严格的修订程序而形成的。与第 1 版相比，AMSTAR 2 细化了各条目的评价标准，完善了评价选项，并提供了系统评价质量等级的评价标准。此外，AMSTAR 2 还纳入了评价 NRSI 的内容，丰富了评价工具的适用范围。最终决定系统评价是否为高质量，要基于对所有条目的综合判断。

三、系统评价的制作

如上所述，指南制订小组需要检索获取与评价已有证据，并评估是否需要和如何制作新的系统评价。当指南制订小组自行制作系统评价时，则需要严格按照 Cochrane 系统评价指导手册进行。根据 Cochrane 系统评价指导手册中对系统评价制作方法的描述，可将系统评价的制作步骤概括为 8 个步骤（图 2-5-2）。

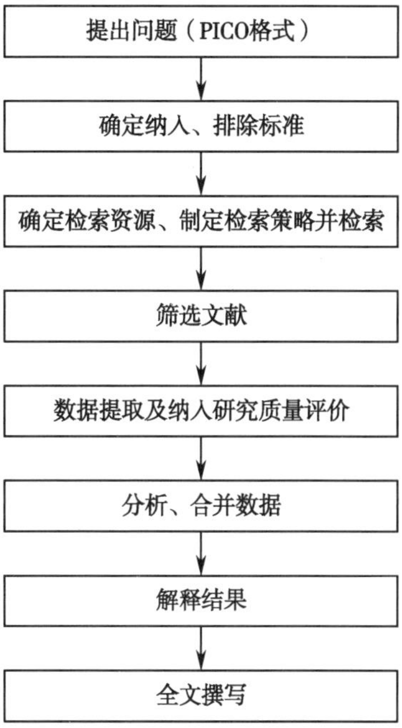

图 2-5-2　系统评价制作步骤

系统评价的制作步骤：①提出 PICO 问题：可根据指南关注的 PICO 问题进行细化，或者直接运用指南的 PICO 问题。如指南所关注的问题比较宽泛，则在制作系统评价时需要对指南 PICO 问题进行细化。②系统评价制作者根据 PICO 和研究设计制订严格的文献纳入排除标准。③系统评价需要全面检索与 PICO 相关的研究，因此除了常规数据库（如 PubMed、Embase 等）外，还需要根据 PICO 问题的特色，检索相关专业领域的数据库（如 AMED、CINAHL、PsycINFO 等）及手工检索相关专业期刊和灰色文献。PubMed 和 Embase 中的检索可参考加拿大麦克马斯特大学制订的检索策略。④筛选文献的过程至少需要 2 名研究人员独立进行，并详细记录排除研究及排除原因。⑤数据提取和纳入研究的质量评价的过程也需要至少 2 名研究人员独立进行。⑥数据的分析和合并过程需要列表描述每个研究的情况，审查森林图，探讨异质性的可能来源，考虑整体研究的 meta 分析及各亚组的 meta 分析的结果，进行敏感性分析并审查森林图。⑦解释结果的过程需要分析包括发表偏倚等相关的各种偏倚，如需要则运用 GRADE 方法对证据质量进行分级。⑧完成以上所有工作后，系统评价制作者需要撰写全文。

GRADE 是一种对系统评价和临床指南的证据进行分级以及对指南推荐强度进行评估的评价系统，其覆盖内容包括疾病的诊断、筛查、预防和治疗，也可用于公共卫生和健康相关问题的评价。GRADE 不仅仅是一个评价系统，也提供了一个透明的、结构化的临床证据汇总方式和指南的推荐方式，特别是在指南制订过程中，它对如何提出临床问题、如何选择理想的研究终点并评估其重要性、如何评估证据等级、如何考虑患者的意愿等方面做了详细阐述。GRADE 标准的详细内容请详见本书第三章。

为保证系统评价报告的科学性、透明性并满足用户对系统评价报告的需求，2009 年由国际著名专家组成的系统评价和 meta 分析优先报告的条目（preferred reporting items for systematic reviews and meta-analyses，PRISMA）小组发表了《系统评价与 meta 分析优先报告的条目：PRISMA 声明》。PRISMA 已经由 2009 年版更新为 2020 年版，PRISMA2020 流程图见图 2-5-3。PRISMA 声明旨在帮助作者改善系统评价 /meta 分析的报告质量，其适用于各类型系统评价，特别是干预性研究的系统评价；此外，PRISMA 还可用于评价系统评价的报告质量。因此，建议在指南的制订过程中，系统评价制作者也应按照 PRISMA 声明对系统评价进行透明、规范化报告。

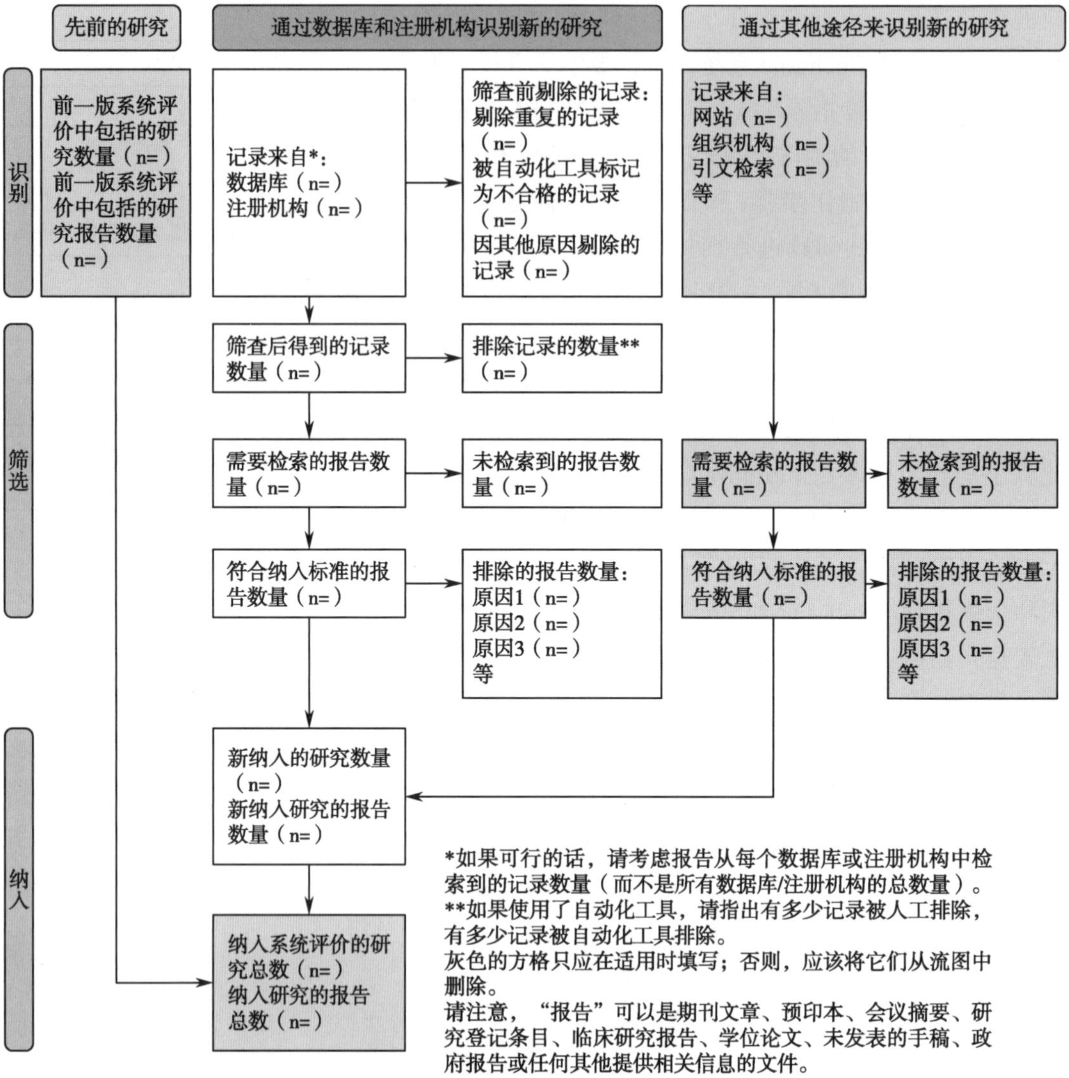

图 2-5-3　PRISMA 系统评价声明流程

四、特殊类型系统评价的制订

（一）动态系统评价（living systematic reviews）

在迅速发展的循证卫生保健大背景下，即使是最发达的医疗卫生系统，仍然面临诸多挑战，如：如何为患者提供高质量、安全有效的卫生服务，如何提高卫生服务的价值并减少资源浪费等。因此，不管是政策制订者，还是临床专业人员甚至是患者都需要及时获取可信的、不断更新的证据，以促进患者在诊断、治疗、护理、随访等过程中能够知情选择、共同决策及提高卫生服务的效率和效果。系统评价作为循证医学中较高等级证据，其制作方法相对成熟，但更新机制尚不完善。Julian H Elliott 等在 2014 年提出了动态系统评价。动态系统评价通过周期性地获取临床证据，动态更新临床证据，保证了系统评价结果的准确性、时效性和临床实用性。因此，在研究更新较快、新的证据不断出现、新的结果可能会改变现有结论的领域，动态系统评价显得尤为重要。动态系统评价提出后马上得到业界响应，Cochrane 协作网在 2016 年成立并启动 Cochrane 动态证据网络（Cochrane living Evidence Network），致力于动态系统评价的规范制订及成果发布。与传统的系统评价相比，动态系统评价在出版方式、工作流程、作者团队管理和统计方法等方面有较大的区别（表 2-5-1）。其中统计方法部分，由于通常情况下，重复 meta 分析会增加结果的Ⅰ型错误（假阳性错误）的风险，而在样本量不足的情况下也存在Ⅱ型错误（假阴性错误）风险。为减少该风险，Simmonds 等学者建议以下几种统计学方法来制作动态系统评价：①序贯 meta 分析，通过计算累积 Z 值（加权效应量的累积和）和 V 值（权重倒数和）之比，并与预设的界值区间比较以标示效应方向和判断终止 meta 分析的时机；②重对数律法，通过调整统计量 Z 来维持 α 值（α 分割界值法）在持续更新过程中不越界（通常是 5%）；③ Shuster 法，用 Pocock 分割 α 值，并用修正 t 统计代替 Z 值。

表 2-5-1　动态系统评价与传统系统评价的区别

项目	动态系统评价	传统系统评价
工作流程	文献检索不断运作，自动重新运行并进入连续循环的筛选、数据提取、证据评价与合成、meta 分析和系统评价报告等过程	完成系统评价报告后，更新不频繁
作者团队	保持团队稳定	完成系统评价报告后，团队不一定长期存在
统计方法	标准 meta 分析，序贯 meta 分析，重对数律法，Shuster 法等	通常为标准 meta 分析
出版方式	动态、持久、在线的报告；快速、频繁更新	静态报告、更新

动态系统评价在获取最新结果上无疑具有优势，但动态系统评价频繁更新也会带来额外的工作量，因此建议以下几种情况优先选用动态系统评价：①将系统评价作为重要决策依据，此时系统评价结果对决策过程非常重要，且有必要持续更新获得最新证据；②现有证据评价等级为低或极低，动态系统评价对于此种不能提供确定性证据的情况可能有所帮助，纳入的新信息可能改变系统评价的结果；③动态系统评价尤其适合研究进展快速迭代、新证据层出不穷的领域。值得注意的是，选择动态系统评价方法后，并不代表需要一直使用，当上述条件不再具备，则可以考虑停止这种更新形式。

1. 动态系统评价制作过程　动态系统评价作为一种强调证据更新的系统评价，其制作过程和普通系统评价类似，包含准备、更新、发布等阶段，但在具体实施中也有其特点（图 2-5-4）。

准备阶段：①制订方案，动态系统评价方案在常规系统评价方案基础上，重点描述每个数据源的检索频率，将新证据整合到系统评价中的原则和时机，以及可能采用的特殊 meta 分析方法等；②动态系统评价可以是制作一篇完整的系统评价，也可以是更新现有系统评价。

更新阶段：①定期检索，可充分利用数据库的定期主题推送功能，对于无此功能的数据源，应通过人工进行定期检索。不同数据源可根据其自身数据更新情况，采用不同的检索频率，例如每月检索一次主要文献库，每季度检索一次次要数据库。②评估新证据，定期检

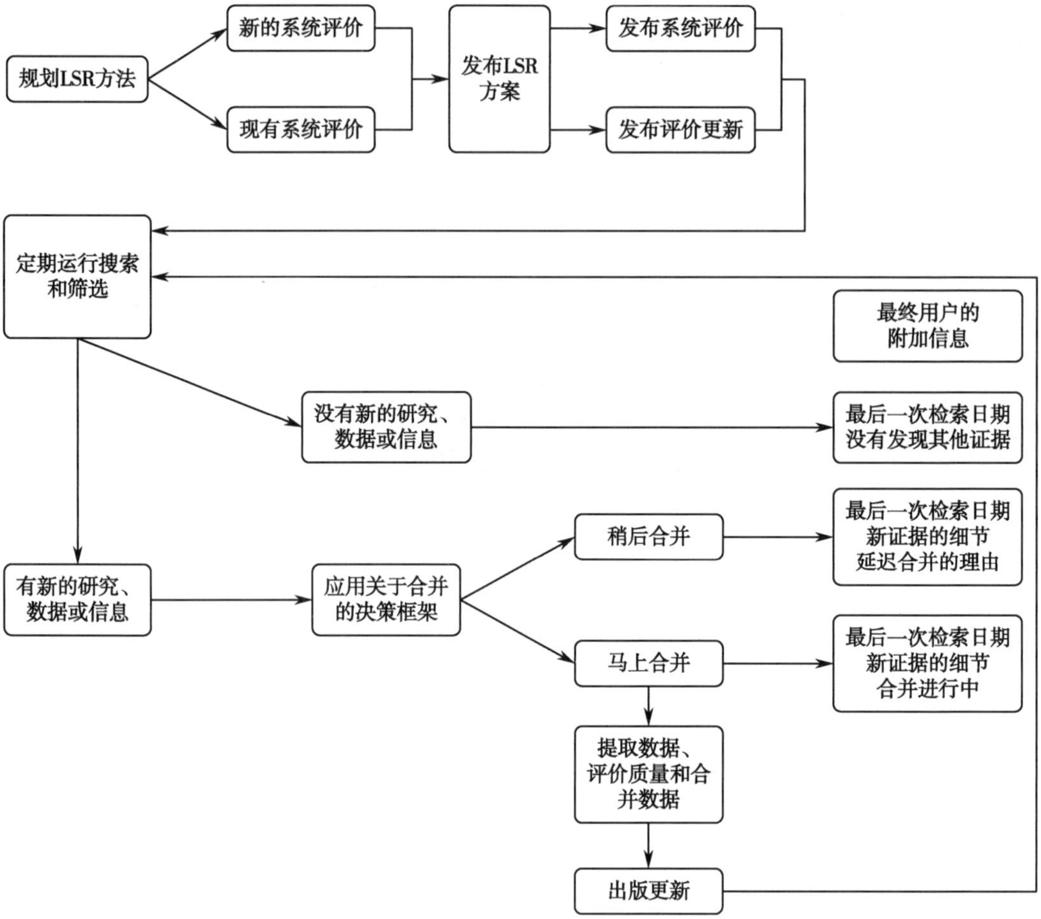

图 2-5-4 动态系统评价的实施过程

索的结果分为有新证据产生和没有新证据产生两种情况。如果没有新证据产生，那么只需要向最终用户说明最后一次检索时间和结果。如果有新证据产生，但是新证据尚不明确或者对现有系统评价影响不大，那么建议先不用纳入现有结果，而是向最终用户说明最后一次检索时间、新证据的详细信息及延迟纳入的理由；如果产生的新证据经过分析确定新证据会影响系统评价结果，那么需要将其及时纳入系统评价，并向最终用户展示最后一次检索时间、新证据的详细信息以及纳入理由。③实施更新，一旦确定有新证据需纳入，后续更新流程即可启动，包括偏倚风险评估、数据提取与合成，以及更新后的结果及解读等。更新过程的状态和信息应向用户披露，并及时发布更新结果。

2. 动态网状系统评价　到目前为止，动态系统评价主要集中在基于两种治疗方式的成对直接比较的证据范围内。为了克服动态系统评价的这种局限性，Créquit Perrine 提出了一种范式转变：从动态系统评价转向动态网状 meta 分析，也就是说，在一项分析中综合直接和间接证据同时比较干预措施，通过考虑针对特定条件下所有可用的干预措施，并在可行时尽快纳入新的证据。

动态网状 meta 分析由两部分组成：一是执行初始网状 meta 分析，二是随时间推移，通过六个步骤的迭代来持续维护网状 meta 分析。六个步骤分别是：①对治疗措施和试验进行检索；②“众包（crowd sourcing）”（一种在线协作模式，即利用网络社区聚集的大量人力资源，将分拆后的系统评价更新任务有组织地发布，由众多作者同步快速完成）筛选；③数据提取；④评估偏倚风险；⑤更新试验网络和合成；⑥传播结果。为了涵盖所有治疗措施的全部证据（即既有试验网络中已有治疗措施的新证据，也有新治疗措施的新证据），需要实现一种自适应检索策略，该策略将随着时间的推移，包含与新治疗方法相关的其他关键词。这种自适应检索策略意味着，干预措施的文献检索格式需要与经典系统评价略有不同，应更具包容性（除了药物名称以外，还应包括治疗类别），并且会随着时间的推移而发展（包括评估的新药物）。应该建立一个动态的证据合成平台，以找出最相关的研究问题，并随着时间的推移维持动态网状 meta 分析。

3. 动态系统评价在 COVID-19 中的应用情况　Isabelle Boutron 团队每周在 WHO 国际临床试验注册平台生成的 COVID-19 数据库中筛选识别合格的 RCT。采用动态映射图（mapping）对所有已注册的 RCT 进行描述。检索和提取的数据可以通过交互式数据可视化来呈现，以确定研究间的优先排序，并帮助改进未来的 RCT。该团队也正在进行一项根据利益相关者不断变化需求的动态系统评价。为了改进研究计划，该团队监测与结局相关的试验质量、报告的完整性（即遵从 consolidated standards of reporting trials，CONSORT 规范）、偏倚风险和数据共享等。

（二）快速系统评价（rapid reviews）

在医疗保健中，传统系统评价可为决策提供依据。但是，传统的系统评价受到方法学的严格要求，通常需要一到两年的时间才能完成，这严重阻碍了指南的制订与实施及最佳证据向临床转化的进程。例如，对于新型冠状病毒引发全球卫生危机，决策者迫切需要快速合成证据。快速系统评价成为一种有效的工具，可以更快地向决策者提供证据。快速系统评价简化了传统的系统评价方法，并加快了系统评价的流程。许多国家和国际卫生机构也使用快速系统评价在紧急的公共卫生事件中为指导方针提供建议。虽然已发布的有关快速系统评价的描述可以追溯到近十年，但尚无统一标准或共识定义。Chantelle Garritty 等人于 2020 年 10 月在 *Journal of Clinical Epidemiology*（*JCE*）发表了题为“Cochrane 快速系统评价方法组对制作快速系统评价提供证据指南”的文章，旨在支持 Cochrane 及其他机构进行快速系统评价，以响应以决策（包括高优先度的紧急健康问题）为目的的及时证据综合的要求。

Cochrane 快速系统评价方法小组通过所纳入的 216 篇快速系统评价和 90 篇方法学论文对快速系统评价进行定义，并向来自 20 个 Cochrane 成员单位的 119 名代表发出调查，就已确定的快速系统评价方法征求意见，最终基于 63 名答复者的调查结果（53% 的答复率），提出了 26 项快速系统评价方法建议（表 2-5-2）。

目前几乎所有的指南更新都需要人工检索文献及重新进行证据的合成与推荐意见的撰写，进而进入传统的指南发布流程，因为此过程耗时较长，更新指南发布时，很有可能随着新的文献又陆续发表，更新的指南又已经落后于最新研究进展，故快速系统评价已越来越受到全球的推崇。2017 年首届全球循证高峰论坛（Global Evidence Summit，GES）会议提出为了促进证据的转化和指南实施，需强调“数据化和可信的证据生态系统（digital and

表 2-5-2 Cochrane 快速系统评价方法建议

设立研究问题——细化主题
● 让关键利益相关方（如卫生保健专家、政策制订者、决策者、消费者等系统评价使用者）参与制订和完善评价问题、纳入排除标准和感兴趣的结局。在全过程中与利益相关者协商以确保研究问题适合于研究目的以及在评价过程中发生的任何临时改变（R1）
● 制订计划书，包括评价问题、PICOS 以及纳入和排除标准
确定纳入排除标准
● 与利益相关者一起： 明确定义人群、干预、对照和结局； 限制干预（R2）和对照（R3）的数量； 限制结局的数量，重点关注对决策最重要的结局（R4）
● 考虑日期限制，且有临床或方法学的理由（R5）
● 有正当理由时设置限制是适当的（R6）
● 限制发表语言为英语，合理情况下添加其他语言（R7）
● 系统评价*应被视为相关的研究设计，以便纳入（R8）
● 强调高质量的研究设计（如系统评价或临床对照试验）；考虑循序渐进的方法纳入研究设计（R9）
检索
● 邀请一名信息学专家参与
● 将主要数据库搜索限制在 CENTRAL、MEDLINE（如通过 PubMed）和 Embase（如果可以访问）（R10）
● 对于某些主题，建议使用专门的数据库（如 Psyclnfo 和 CINAHL）进行检索，但应该限于 1～2 个额外来源，如果资源和时间有限则省略（R11）
● 考虑至少对一种检索策略（如 MEDLINE）进行同行评审（R12）
● 灰色文献和补充检索（R13）。如果有合理理由，则检索研究注册平台，并浏览其他系统评价的参考文献清单，或筛选摘要和全文后纳入的研究
研究筛选
标题和摘要筛选
● 使用标准化的标题和摘要表格，用相同的 30～50 个摘要进行预实验，以便整个筛选小组校准和测试评价表
● 让两名评价者对至少 20%（理想情况下越多越好）的摘要进行双重筛选，以解决冲突
● 让一位评价者对剩余的摘要进行筛选，第二位评价者对所有被排除的摘要进行筛选，并在必要时解决冲突（R14）
全文筛选
● 使用标准化的全文表单，用相同的 5～10 篇全文文章进行预实验，以便整个筛选小组来校准和测试评价表单
● 一位评价者筛选所有纳入的全文文章，第二位评价者筛选所有排除的全文文章（R15）
数据提取
● 单个评价者使用试行的表格提取数据。第二名评价者检查提取数据的正确性和完整性（R16）
● 将数据提取限制在一组最小的所需数据项中（R17）
● 考虑使用现有系统评价中的数据，以减少提取数据的时间（R18）
偏倚风险评估
● 使用有效的偏倚风险工具
● 由一名评价者对偏倚风险进行评估，并由第二名评价者对所有判断（和支持声明）进行全面核实（R19）
● 将偏倚风险评估限制在最重要的结局上（对决策者最重要的结局）（R20）

续表

综合
● 叙述性地综合证据
● 只有在适当的情况下，才考虑进行 meta 分析（即研究足够相似进行汇总）（R21）。对系统评价进行 meta 分析的标准同样适用于快速评价
● 让单一评价者对证据的确定性进行评级，并由第二位评价者对所有判断（和脚注的理由）进行核实（R22）
其他考虑
● 在快速评价之前，应提交一份计划书，并由 Cochrane 批准（R23） ● 该计划书应发表（例如 PROSPERO 或 Open Science Framework）（R24） ● 允许对计划书进行事后修改（资格标准等），作为高效和迭代过程的一部分（R25） ● 记录所有事后修改；包括使用在线系统评价软件（例如 Covidence、DistillerSR、EPPI-Reviewer）以简化过程（R26）

注：* 为了被视为筛选目标的系统评价，研究需要明确报告纳入 / 排除标准；检索至少两个数据库；进行偏倚风险评估；并提供所纳入研究的清单。R，recommendation，快速系统评价方法建议。

trustworthy evidence ecosystem）”的概念（图 2-5-5）。该系统以促进卫生系统有效运作为宗旨，认为一个良好的证据生态系统要求最佳的证据必须在原始研究的研究者、证据合成的研究者、证据传播和证据应用的专业实践者之间进行无缝转化，以实现可持续循环。这样一个动态化的过程被称为证据生态系统，它倡导促进证据的持续及快速更新。

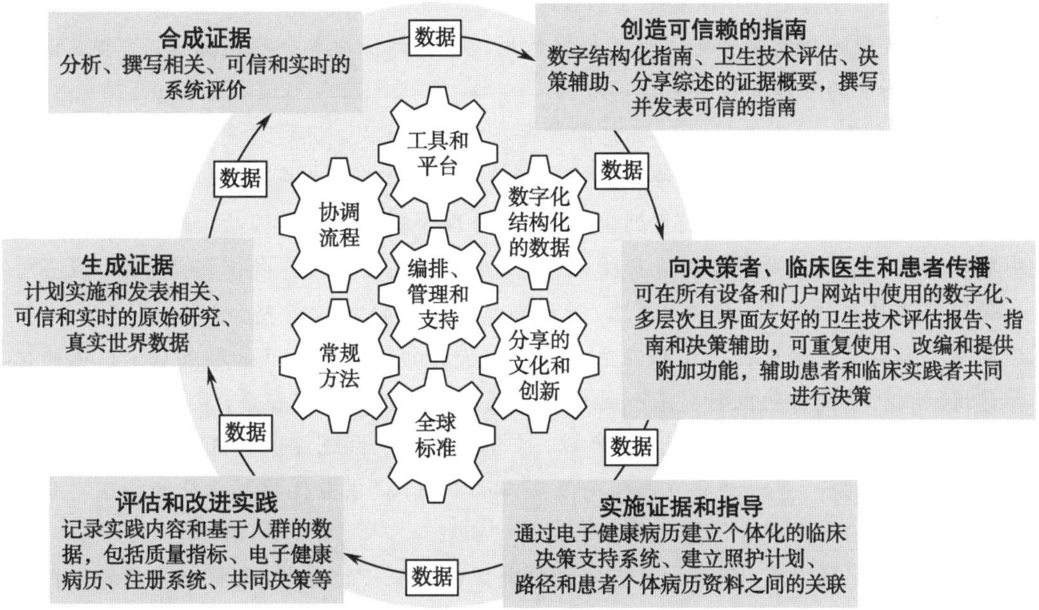

图 2-5-5　数字化可信的证据生态系统

五、小结

循证医学自 20 世纪 90 年代提出以来，逐渐发展成熟，其中系统评价为指南制订等评价决策活动提供了最优的证据支持。随着临床研究大量涌现，以及临床决策对于时效性的更高要求，传统的系统方法由于人力时间消耗巨大、制作更新周期冗长而受到重新审视，人们亟须一种新的优化的更新策略以快速及时反映最新成果。快速系统评价与动态系统评价的出现为及时决策提供了方法学支持，相信在不久的将来，基于快速系统评价与动态系统评价的指南将作为指南制订及辅助决策的有力工具。

拓展阅读

证据生态系统中系统评价的作用

Per Vandvik，Linn Brandt 和 Gordon Guyatt 于 2009 年开始策划 MAGIC（making GRADE the irresistible choice）项目，并于 2013 年在挪威成立了 MAGIC 国际组织。MAGIC 通过指南推荐快速制订方法体系快速生产可信的推荐意见，以确保临床实践指南制订得科学和高效；通过推荐意见的发布系统（即 MAGIC app）快速传播和动态更新指南推荐意见；通过指南推荐意见的制订发现现有证据不足之处，反向促进相关高质量原始研究证据的生产，反哺和促进指南的制订；最终形成证据从生产、转化到使用的完整闭环—数字化和可信的证据生态系统。

证据生态链中数据流始于患者也终于患者。患者数据形成原始研究，原始研究形成系统评价，系统评价经指南制订团队进一步分析讨论形成指南推荐，指南发布后，临床医生又会遵循指南推荐，将治疗方案用到患者身上，随后进行后效评价。系统评价作为其中间环节，承上启下，其重要性不言而喻。系统评价价值体现在原始研究制作前灯塔作用，以及原始研究制作完成后的桥梁作用。系统评价把单个研究数据，整合成证据体，为循证指南的推荐提供基石。

证据产生后，因为单篇原始研究常常存在样本量不足、研究质量参差不齐的问题，所以原始研究产生的证据若未经过严谨的评价，证据的可信度并不高，将一些质量差甚至错误的研究结论作为证据应用到实践，可能会误导临床决策。因此，证据在生态系统中循环的第 2 个环节是对证据进行提炼，形成现有的最佳证据。即证据产生后，应当对原始研究进行系统检索、评价、遴选，通过系统评价对证据进行整合，形成针对某一临床问题整合后的最佳证据。证据在生态系统中循环的第 3 个环节是形成基于证据的推荐建议。由于系统评价仅针对某一具体临床问题而进行的证据整合，且存在篇幅过长、可读性不强、临床适用性差等问题，所以，综合考虑基于系统评价的证据质量并权衡不同干预措施的利弊、患者的意愿与偏好及成本的高低，提供最优推荐意见的临床实践指南成为证据向临床实践者传播的最佳形式。

从原始研究的发表，到被纳入系统评价大概需要很长的时间，而将整合后的证据应用于临床实践需要的时间则更长。因此，借助网络技术，构建促进证据传播和应用的平台及工具是推动证据在生态系统良性循环的有效策略。

参考文献

[1] ELIOTT J H，SYNNOT A，TURNER T，et al. Living systematic review：1. Introduction the why，what，when，and how[J]. Journal of clinical epidemiology，2017，91：23-30.

[2] BOUTRON I, CHAIMANI A, MEERPOHL J J, et al. The COVID-NMA Project: Building an Evidence Ecosystem for the COVID-19 Pandemic[J]. Annals of internal medicine, 2020, 173(12): 1015-1017.
[3] ELLIOTT J H, TURNER T, CLAVSI O, et al. Living systematic reviews: an emerging opportunity to narrow the evidence-practice gap[J]. PloS medicine, 2014, 11(2): e1001603.
[4] RAVAUD P, CRÉQUIT P, WILLIAMS H C, et al. Future of evidence ecosystem series: 3. From an evidence synthesis ecosystem to an evidence ecosystem[J]. Journal of clinical epidemiology, 2020, 123: 153-161.
[5] VANDVIK P O, BRANDT L. Future of Evidence Ecosystem Series: Evidence ecosystems and learning health systems: why bother?[J]. Journal of clinical epidemiology, 2020, 123: 166-170.
[6] GARRITTY C, GARTLEHNER G, NUSSBAUMER-STREIT B, et al. Cochrane Rapid Reviews Methods Group offers evidence-informed guidance to conduct rapid reviews[J]. Journal of clinical epidemiology, 2020, 130: 13-22.
[7] CRÉQUIT P, TRINQUART L, YAVCHITZ A, et al. Wasted research when systematic reviews fail to provide a complete and up-to-date evidence synthesis: the example of lung cancer[J]. BMC Medicine, 2016, 14: 8.
[8] 李慧，陈耀龙，王琪，等. 中医（中西医结合）临床实践指南制修订方法——证据获取与系统评价[J]. 中华中医药杂志，2016，31(6)：2206-2209.
[9] BOUTORN I, CRÉQUIT P, WILLIAMS H, et al. Future of evidence ecosystem series: 1.Introduction Evidence synthesis ecosystem needs dramatic change [J]. Journal of clinical epidemiology, 2020, 123: 135-142.
[10] CRÉQUIT P, BOUTRON I, MEERPOHL J, et al. Future of evidence ecosystem series: 2.current opportunities and need for better tools and methods[J]. Journal of clinical epidemiology, 2020, 123: 143-152.

第六节　证据与推荐意见分级

科学的证据与推荐意见分级对指南的制订、实施具有重要意义。证据与推荐意见分级是指根据证据的内、外部真实性等对证据进行评价分级，并根据评价结果形成不同级别的推荐意见。科学合理的证据分级和推荐意见可以为决策者快速作出决策提供有效参考。因此，采用透明科学且实用性强的证据质量和推荐意见标准是科学制订指南的必然要求。

一、证据与推荐意见分级的演进

证据分类的概念最早是在 20 世纪 60 年代由美国社会学家 Campbell 和 Stanley 提出，并被用来评价教育领域部分原始研究的设计。1979 年，加拿大定期体检特别工作组（Canadian Task Force on the Periodic Health Examination，CTFPHE）首次对医学领域的研究证据进行质量分级及给出推荐意见。此后，证据与推荐意见分级体系进入不断探索的快速发展阶段（表 2-6-1）。

表 2-6-1 证据与推荐意见分级的演进

制订主体	年份	证据级别	推荐级别	特点
CTFPHE	1979年	Ⅰ、Ⅱ-1、Ⅱ-2、Ⅲ	A、B、C、D、E	首次基于设计类型将证据分为三级，但未将推荐强度与证据级别对应
David Sackett	1986年	Ⅰ、Ⅱ、Ⅲ、Ⅳ、Ⅴ	A、B、C	首次对RCT提出了质量标准，并将推荐级别与证据质量相对应
AHCPR	1992年	Ⅰa、Ⅰb、Ⅱa、Ⅱb、Ⅲ、Ⅳ	A、B、C	首次将RCT的meta分析列为最高级别证据，将专家意见列为最低级别证据
NEEBGDP	1996年	Ⅰ、Ⅱ、Ⅲ	A、B、C	将设计良好的RCT、meta分析和系统评价共同作为最高级别证据
USPSFT	1998年	good、fair、poor	A、B、C、D、I	根据研究的适用性、样本量、质量、一致性、间接性等将证据分为三级
NHMRC	2000年	Ⅰ、Ⅱ、Ⅲ-1、Ⅲ-2、Ⅲ-3、Ⅳ	A、B、C、D	将RCT的系统评价列为最高级别证据，但未纳入专家意见
SIGN	2001年	1++、1+、1−、2++、2+、2−、3、4	A、B、C、D	将系统评价、meta分析和RCT共同作为最高级别证据，并提出质量标准
OCEBM	2001年	1a、1b、1c、2a、2b、2c、3a、3b、4、5	A、B、C、D	首次涉及了病因、诊断、预防、治疗、危害、预后、经济学分析7个方面
纽约州立大学下州医学中心	2001年	系统评价/meta分析、RCT等自上而下共九级	—	首次将动物研究和体外研究纳入证据分级系统
GRADE工作组	2004年	高、中、低、极低	强、弱	定义了证据质量和推荐强度，制订了证据的升降级标准，从医生、患者、政策制订者角度分别解释推荐意见
OCEBM	2011年	1、2、3、4、5	—	涉及诊断、预后、干预、危害4个方面
USPSFT	2012年	高、中、低	A、B、C、D、I	重新定义了C级推荐

注：CTFPHE，Canadaian Task Force on the Periodic Health Examination，加拿大定期体检特别工作组；AHCPR，Agency for Health Care Policy and Research，美国卫生保健政策研究所，现更名为Agency for Healthcare Research and Quality；NEEBGDP，North of England Evidence Based Guidelins Development Project，英格兰北部循证指南制订项目；USPSFT，U.S. Preventive Services Task Force，美国预防服务工作组；NHMRC，National Health and Medical Research Council，澳大利亚国家卫生与医学研究委员会；SIGN，Scottish Intercollegiate Guidelines Network，苏格兰院际指南网络；OCEBM，Centre for Evidence-Based Medicine at the university of Oxford，牛津大学循证医学中心；GRADE，the Grading of Recommendations Assessment，Development，and Evaluation，推荐分级的评价、制订与评估。

全世界多数组织和机构都对证据质量和推荐意见分级制订了规范的分级标准，但这些标准各不相同。我们对这些分级标准进行总结，其发展有以下几个特点：

1. 证据分级标准经历了单纯重视研究设计类型、研究设计类型与证据质量兼顾、证据体三个阶段。早期的分级标准以研究设计类型为依据，将RCT视为最高级别证据，如CTFPHE等。此后David Sackett在此基础上进行完善，提出质量标准，认为RCT大样本优于小样本，USPSFT则进一步结合研究质量进行证据分级，而GRADE更是彻底打破以研究设计类型为依据对证据定级的准则，提出综合考虑研究设计类型、方法学质量、结果一致性、精确性、直接性等因素进行证据分级。

2. 推荐强度不再与证据级别相对应。早期的 CTFPHE、David Sackett、AHCPR 等在推荐强度和证据级别之间具有一一对应的关系。高质量的证据给予高级别的推荐，而后美国耳鼻咽喉头颈外科学会（AAO-HNSF）、欧洲临床营养与代谢学会（EPSEN）、澳大利亚 Joanna Briggs 循证卫生保健中心（Joanna Briggs Institute，JBI）、GRADE 等组织采用的标准在考虑证据的质量时，结合了证据的适用性、患者的意愿和偏好等因素来给出推荐意见，在此分析理念下，可能会出现高级别证据弱推荐，也可能低级别证据强推荐。

3. 最高级别证据由单个 RCT 至多个 RCT 的 meta 分析至多个 RCT 的 meta 分析和高质量单个 RCT 并重转变。如 CTFPHE、David Sackett 将单个 RCT 视为最高级别证据，AHCPR、NHMRC 认为多个 RCT 的 meta 分析为最高级别证据，而 NEEBGDP、SIGN 认为高质量单个 RCT 和多个 RCT 的 meta 分析同样可视为最高级别证据。

4. 证据来源多样。CTFPHE 等许多标准将专家意见纳入了证据范围。纽约州立大学下州医学中心提出的证据金字塔还首次将动物研究和体外研究作为级别最低的证据。

5. 从临床问题的单一方面扩展到多个方面。大多证据分级体系重点关注干预研究证据的分级，而 2001 年 OCEBM 标准则涉及病因、诊断、预防、治疗、危害、预后和经济学分析等七个方面，其中 2011 年发布的标准包括诊断、预后、干预、危害四个方面。

6. 采纳的证据分级体系从分散趋向统一。各种组织或机构的自定标准正逐渐转向采用统一的、更科学的标准。尽管标准很多，但大多数手册都推荐 GRADE 或根据 GRADE 改编的标准。

二、常见的证据与推荐意见分级

（一）GRADE 系统

在 GRADE 系统推出之前，各循证卫生保健组织的证据等级系统往往基于“唯设计论”，认为 RCT 设计的研究质量必然高于观察性研究，对研究设计的多元性以及系统评价中纳入研究的设计质量、各研究间的不一致性、不精确性、间接性、发表偏倚等带来的问题未能进行综合判定。因此，传统的证据等级系统近年来受到研究方法论专家和临床决策者的批评。GRADE 是 GRADE 工作组于 2004 年发布的证据质量和推荐强度的分级方法。GRADE 证据系统的推出，突破了以往单纯按照研究设计划分证据质量等级的局限性，综合考虑系统评价纳入研究的偏倚风险、发表偏倚、不一致性、间接性、不精确性（随机误差）、效应量、剂量 - 反应关系以及混杂因素等，将系统评价的效应指标作为“证据体（body of evidence）”进行质量分级。

GRADE 分级方法最初将随机对照试验视为高质量证据，其质量可受五个因素影响而降低，而观察性研究则被视为低质量证据，其质量可受三个因素影响而升高，证据质量最终归类为极低、低、中、高四个级别（表 2-6-2）。如果 RCT 中存在可能降低证据质量的因素，则降为中等质量；如观察性研究中有增加证据质量的因素，则上升为中等质量。GRADE 将“证据质量”定义为在多大程度上确信效应估计值支持作出推荐，以及将“推荐强度”定义为在多大程度上确信干预效果利大于弊或者弊大于利。在综合考虑证据质量和其他影响因素

（例如利弊平衡、患者价值观和意愿以及成本）的基础上，由指南制订小组通过讨论和共识后，依据 GRADE 系统将推荐意见分为强、弱两类（表 2-6-3）。如果明确表明干预措施的利大于弊或者弊大于利，则将其视为强推荐或强不推荐。如果不确定其利弊，或者无论证据质量高低均表明利弊相当时，则将其视为弱不推荐或弱推荐。

表 2-6-2　GRADE 证据质量分级

<table>
<tr><th>研究设计</th><th>最初证据级别</th><th colspan="2">降级 / 升级因素</th><th>证据级别</th><th>描述</th></tr>
<tr><td rowspan="10">随机对照试验</td><td rowspan="10">高</td><td rowspan="2">偏倚风险</td><td>−1 严重</td><td rowspan="4">高</td><td rowspan="4">非常确信真实值接近效应估计值</td></tr>
<tr><td>−2 非常严重</td></tr>
<tr><td rowspan="2">不一致性</td><td>−1 严重</td></tr>
<tr><td>−2 非常严重</td></tr>
<tr><td rowspan="2">间接性</td><td>−1 严重</td><td rowspan="4">中</td><td rowspan="4">对效应估计值有中等程度信心：真实值可能接近估计疗效，但也可能有很大差别</td></tr>
<tr><td>−2 非常严重</td></tr>
<tr><td rowspan="2">不精确性</td><td>−1 严重</td></tr>
<tr><td>−2 非常严重</td></tr>
<tr><td rowspan="2">发表偏倚</td><td>−1 可能</td><td rowspan="4">低</td><td rowspan="4">对效应估计值信心有限：真实值与估计值可能有很大差别</td></tr>
<tr><td>−2 非常可能</td></tr>
<tr><td rowspan="5">观察性研究</td><td rowspan="5">低</td><td rowspan="2">效应量大</td><td>+1 大</td></tr>
<tr><td>+2 非常大</td></tr>
<tr><td>剂量 - 效应关系</td><td>+1 明显关联</td><td rowspan="3">极低</td><td rowspan="3">对效应估计值几乎没有信心：真实值与估计值可能有很大差别</td></tr>
<tr><td rowspan="2">混杂因素</td><td>+1 效应增加</td></tr>
<tr><td>+2 效应显著降低</td></tr>
</table>

表 2-6-3　GRADE 推荐强度

推荐强度	描述
强	明确显示干预措施利大于弊或弊大于利
弱	利弊不确定或无论质量高低的证据均显示利弊相当

（二）SIGN

2001 年，苏格兰院际指南网络（The Scottish Intercollegiate Guidelines Network，SIGN）发布了详细的证据分级标准和相应的推荐强度。SIGN 将证据等级和推荐强度均分为 4 个等级，其中 RCT、meta 分析和系统评价共同为最高等级证据，并根据其质量将其分为三个亚级，其中偏倚风险非常小的 RCT、高质量的 meta 分析和基于 RCT 系统评价共同为最高等级证据，为 1++。专家意见被列为最低等级。尽管 SIGN 采用了自己的证据等级分级方法，但它在 2013 年调整了推荐意见的分级方法，停止使用原来的 4 级分级方法，改用 GRADE 方法。经由决策制定环节最终生成推荐，推荐被评级为“强”或“视条件推荐”，证据描述核心内容与推荐表见表 2-6-4 和表 2-6-5。

表 2-6-4 SIGN 证据描述核心内容

证据等级	描述
1++	高质量的 meta 分析、基于 RCT 系统评价，或偏倚风险非常小的 RCT
1+	基于 RCT 的质量较高的 meta 分析、系统评价，或偏倚风险较小的 RCT
1-	基于 RCT 的 meta 分析、系统评价，或偏倚风险大的 RCT
2++	混杂 / 偏倚风险很小而因果关联很大的病例对照或队列研究高质量的系统评价
2+	混杂 / 偏倚风险较小而因果关联较大的高质量病例对照或队列研究
2-	混杂 / 偏倚风险大而因果关联小的病例对照或队列研究
3	非分析性研究，如病例报告、病例系列
4	专家意见

表 2-6-5 SIGN 推荐强度分级

判断	推荐
不良后果明显胜过有益后果	强不推荐
不良后果很可能胜过有益后果	视条件不推荐
有益后果与不良后果基本一致但具有不确定性	推荐进行研究，可以考虑仅限于试验范围内的条件推荐
有益后果很可能胜过不良后果	视条件推荐
有益后果明显胜过不良后果	强推荐

（三）NICE

英国国家卫生与临床优化研究所（NICE）指南制订手册 2014 版推荐使用 GRADE 分级方法。NICE 不推荐通过高、中、低、极低、强、弱等标签来给证据质量及推荐强度分级，而建议通过对推荐意见进行描述来体现证据及推荐级别，如可用“建议”“提供”等来反映强推荐，用“考虑”来反映弱推荐。

（四）OCEBM

1998 年，英国 Cochrane 中心联合循证医学和临床流行病学领域权威专家，根据不同研究类型制定了详细的质量分级标准，并于 2001 年正式发表在英国牛津循证医学中心（Center for Evidence-Based Medicine at the university of Oxford，OCEBM）的网络上。此标准首次涉及了病因、诊断、预防、治疗、危害、预后、经济学分析 7 个方面，任何临床研究都能从研究设计和研究终点这 2 个方面来划分等级。该标准的一大特色之处在于其首次纳入了“全或无”证据，即无对照的研究证据，“全”是指在采用干预措施之前，所有的患者均会发生某一结局事件，而应用该干预措施之后，有部分患者不会发生该结局事件；“无”是指在采用干预措施之前，部分患者会发生某一结局事件，而应用干预措施之后，所有的患者都未发生该结局事件。这是非 RCT 类证据第一次被列为最高级别证据。2009 年，由 Jeremy Howick 领导的国际小组对 OCEBM 证据体系进行了简化及修改，2011 年正式完成并发布，证据分级体系等级由原来的 5 级 10 等减少为 5 级，不再对前三级进行细化，并且将系统综述证据等级提升。2011 牛津循证医学中心发布新版证据分级体系，此体系包括诊断、预后、干预、危害四个方面。经过改动后，该体系能让临床医生和患者快速回答临床问题，且可依照使用者遇到临床问题的流程排序。同时 OCEBM 体系增加了对筛查研究的评价，删除了经济学和决策分析研究证据评价，在介绍部分也明确说明，此分级不涉及推荐意见的分级方法。另外，此分级参考了 GRADE 的理念，在证据分级的基础上再进行进一步评价，如考虑到证据可能存在的精确性、间接性等问题（表 2-6-6）。

表 2-6-6　2011 年牛津证据分级标准

问题	步骤 1（Level 1*）	步骤 2（Level 2*）	步骤 3（Level 3*）	步骤 4（Level 4*）	步骤 5（Level 5*）
问题的普遍性如何？	当地和当前随机样本调查性研究（或共识）	与当地环境相匹配的调研性论文的系统综述**	当地的非随机样本调查研究**	病例系列研究**	
诊断性或筛查性研究是否准确？（诊断性研究）	基于横断面研究设计的诊断试验（与公认的金标准进行了独立盲法的比较）的系统评价	单个的横断面研究设计的诊断试验（与公认的金标准进行了独立盲法的比较）	非连续性研究；横断面研究设计的诊断试验（未与公认的金标准进行了独立盲法的比较）**	病例对照研究；与金标准比较不佳或与金标准非独立比较的横断面研究设计的诊断性试验**	基于机制的推理
如果不提供某项治疗措施可能的结果会是怎样？（预后性研究）	起始队列研究的系统评价	起始队列研究	队列研究或随机试验的对照组*	病例系列研究，病例对照研究或质量欠佳的预后性的队列研究**	
此干预是否有效果？（干预性研究）	对 RCT 的系统评价或者单病例试验的系统评价	RCT 或效应量大的观察性研究	队列研究或随访研究**	病例系列研究，病例对照研究或历史性对照研究**	基于机制的推理
此干预常见的风险有哪些？（治疗危害）	随机对照试验的系统评价；巢式病例对照研究的系统评价；与临床问题患者特征相同的单病例研究的系统评价；效应量大的观察性研究的系统评价	随机对照试验或效应量大的观察性研究	队列研究或随访研究（长期及足够样本的随访并未发现一般的不良反应）**	病例系列研究，病例对照研究或历史性对照研究**	基于机制的推理
此干预罕见的风险有哪些？（治疗危害）	随机对照试验或者单病例试验的系统评价	随机对照试验或效应量大的观察性研究			
早期检测值得做吗？（筛查性研究）	随机对照试验的系统评价	随机对照试验	队列研究或随访研究**	病例系列研究，病例对照研究或历史性对照研究**	以机制为基础的推理

注：* 如果存在研究质量不佳，不精确性，不直接性（研究中的 PICO 与所提的临床问题不匹配），绝对效应量（the absolute effect）太小的问题，证据等级可能降低。如果出现大的或极大的效应量则证据需要升级。

** 一般来说，系统评价证据级别优于单个原始研究。

（五）JBI

2014 年，澳大利亚 Joanna Briggs 循证卫生保健中心（Joanna Briggs Institute，JBI）根据 GRADE 系统以及原有的 JBI 循证卫生保健模式制订了 JBI 证据预分级及证据推荐级别系统。JBI 基于多元主义的哲学观，认为医疗卫生保健领域证据的来源是多元化的，干预性研究、观察性研究、质性研究、经济学评价、诊断性试验、预后研究、专业共识及专家意见均可提供有深刻价值和意义的证据。因此，在采纳 GRADE 证据分级系统的同时，进一步考虑证据的多元性，提出在对证据体进行质量分级之前，可对证据进行预分级（pre-ranking）。预分级出现在对单篇文献质量进行严格评价（critical appraisal）之后，对纳入的单项研究按照其设计类别，包括有效性研究（实验性设计、类实验性设计、观察性研究）、质性研究、诊断性试验、预后研究及经济学评价五个设计类别进行预分级，分为 Level 1～5 五个等级，以实现对证据的快速分类（表 2-6-7）。其次参考 GRADE 标准的升降级原则，对证据体进行等级调整，最后按照 JBI 证据推荐级别形成推荐。JBI 的证据推荐只分为两级，A 级强推荐和 B 级弱推荐，判断依据不完全基于证据等级，还包括利弊因素、资源配置及患者的意愿和偏好（表 2-6-8）。目前，该证据分级系统已在 JBI 及其 50 多个国际分中心的多项循证资源内广泛应用。

表 2-6-7 JBI 2014 版干预性研究证据预分级

证据等级	设计类型举例	描述
Level1	RCT/ 实验性研究	1a- 多项 RCT 的系统评价 1b- 多项 RCT 及其他干预性研究的系统评价 1c- 单项随机对照试验（RCT） 1d- 准随机对照试验
Level2	类实验性研究	2a- 多项类实验性研究的系统评价 2b- 多项类实验性研究与其他低质量干预性研究的系统评价 2c- 单项前瞻性有对照组的类实验性研究 2d- 前后对照 / 回顾性对照的类实验性研究
Level3	观察性 - 分析性研究	3a- 多项队列研究的系统评价 3b- 多项队列研究与其他低质量观察性研究的系统评价 3c- 单项有对照组的队列研究 3d- 单项病例对照研究 3e- 单项无对照组的观察性研究
Level4	观察性 - 描述性研究	4a- 多项描述性研究的系统评价 4b- 单项横断面研究 4c- 病例系列研究 4d- 个案研究
Level5	专家意见 / 基础研究	5a- 对专家意见的系统评价 5b- 专家共识 5c- 基础研究 / 单项专家意见

表 2-6-8 JBI 2014 版证据推荐级别

推荐级别	判断标准	表达式举例
A 级推荐：强推荐	1. 明确显示干预措施利大于弊或弊大于利 2. 高质量证据支持应用 3. 对资源分配有利或无影响 4. 考虑了患者的价值观、意愿和体验	卫生保健专业人员应该为社区 2 型糖尿病患者提供血糖控制自我管理方式方面的书面信息
B 级推荐：弱推荐	5. 干预措施利大于弊或弊大于利，尽管证据尚不够明确 6. 有证据支持应用，尽管证据质量不够高 7. 对资源分配有利，或无影响，或有较小影响 8. 部分考虑，或并未考虑患者的价值观、意愿和体验	卫生保健专业人员可向社区 2 型糖尿病患者演示胰岛素注射笔的使用方式

三、中医 / 中西医结合证据和推荐意见分级

随着循证医学在世界范围内的兴起，国内专家学者和团队不断探索有中医特色的临床证据分级和推荐体系，并应用于中医临床诊疗指南当中。

（一）基于 GRADE 体系

研究者认为在中医临床评价领域应引入 GRADE 体系。GRADE 体系重视患者意愿的理念，与中医学以人为本的中心思想一致。在中医药领域引入卫生经济学分析，结合成本 - 效益 - 效果分析而形成决策推荐，能凸显中医药治疗不良反应小、方便、价廉等优点。需重视中医临床研究的质量提升、中医特色评价体系的构建、名老中医经验的研究等，将 GRADE 体系与中医药临床评价结合，形成与国际接轨的疗效评价体系。也有研究者探索了基于 GRADE 分级的中西医结合领域证据质量分级标准，认为 GRADE 系统中对于证据（尤其是系统评价）的偏倚风险评估，精确性、异质性、间接性评估，以及发表偏倚评估等方面同样适用于中西医结合证据评价。中医古籍文献和名家经验在中医体系中具有独特地位，中医临床中存在的“异病同治”及“同病异治”特点，这将对证据的一致性和异质性产生影响。

2014 年，“治未病”标准化建设工作开展。有研究者提出“指南编制应结合医籍文献、专家经验与共识等，体现中医治未病和辨证论治特色”。该工作组整理制订包括“古代文献评价分级方法”在内的证据分级体系，其特色在于为中医古籍设计证据分级方法，将医案、个案、专家经验等评为Ⅳ级证据，官修、特定干预措施等评为最高级证据。提出“三证合一”的方法，即以 GRADE 评价为参考，以专家经验为特色，以专家共识为依据。学者在针灸临床实践诊疗指南制订过程中探索出“分层证据评分法”，形成古代文献分级，现代名医经验分级，现代文献证据通过 GRADE 标准的完整证据评价指标体系，通过层次分析法将证据集合成证据体，形成推荐方案（表 2-6-9）。

2007 年，有学者针对中医临床研究领域，提出“基于证据体的临床研究证据分级”，目前在国内中医药领域制订指南中应用最为广泛。该体系借鉴国际的 GRADE 系统，基于“证据体”的概念，说明证据应由多来源、多研究方法构成。就中医理论类证据而言，未经验证或未广泛应用的证据为Ⅴ级，得到长期广泛应用的证据为Ⅳ级（表 2-6-10）。2019 年，有研究

者对该体系作出了更新和完善。主要体现在：强调重视安全性研究的证据评价，增加证据等级升降级标准，吸取借鉴了国际公认的证据质量评价标准，分别提出系统综述、RCT、单病例随机对照试验、非随机对照试验、队列研究等降级标准以及部分非随机对照试验及队列研究或病例对照研究的升级标准，提出了基于核心结局的“证据体”，根据临床核心结局分为高、中、低三个级别，使临床医生更容易接受。

表 2-6-9　层次分析法证据评价指标体系

标准层	因素层	分值
古代文献证据	Ⅰ	4/4
	Ⅱ	3/4
	Ⅲ	2/4
	Ⅳ	1/4
现代文献证据 GRADE	高	4/4
	中	3/4
	低	2/4
	极低	1/4
STRICTA	17 子项目	N/17（N 代表满足的子项目数）
现代名医专家经验证据	Ⅰ	4/4
	Ⅱ	3/4
	Ⅲ	2/4
	Ⅳ	1/4

注：STRICTA，Standards for Reporting Interventions in Controlled Trials of Acupuncture，针刺临床试验干预措施报告的国际标准。

表 2-6-10　基于证据体的临床研究证据分级

证据级别	描述
Ⅰa	由随机对照试验、队列研究、病例对照研究、病例系列这 4 种研究中至少 2 种不同类型的研究构成的证据体，且不同研究结果的效应一致
Ⅰb	具有足够把握度的单个随机对照试验
Ⅱa	半随机对照试验或队列研究
Ⅱb	病例对照研究
Ⅲa	历史性对照的病例系列
Ⅲb	自身前后对照的病例系列
Ⅳ	长期在临床上广泛运用的病例报告和史料记载的疗法
Ⅴ	未经系统研究验证的专家观点和临床经验以及没有长期在临床上广泛运用的病例报告和史料记载的疗法

有研究者借鉴 Delphi 法，针对中医文献提出证据分级。该团队认为在中医药证据分级中，应重视古代名家经验，应对古代医家提出、长期实践有效、现代广泛应用且达成专家共识的治疗方法适当提高等级，即将“基于古今文献中的中医专家共识”列为第三级证据，与当代中医专家共识、专家意见作区别。2012 年，该团队通过循证中医指南方法学的研究，提

出了修订的“中医文献证据分级标准”，强化了中医证据的地位，这使中医经典医籍中的干预措施较之前可以获得更高的证据级别，并且能够作出推荐意见（表 2-6-11）。

表 2-6-11 基于 Delphi 法的中医文献证据分级体系

分级	Delphi 分级标准	中医文献证据分级标准
Ⅰ	大样本，随机研究，结果清晰，假阳性或假阴性的错误很低	大样本，随机研究，结果清晰，假阳性或假阴性的错误很低
Ⅱ	小样本，随机研究，结果不确定，假阳性和/或假阴性的错误较高	小样本，随机研究，结果不确定，假阳性和/或假阴性的错误较高
Ⅲ	非随机，同期对照研究	非随机，同期对照研究和古今中医专家共识
Ⅳ	非随机，历史对照和专家意见	非随机，历史对照和当代中医专家共识
Ⅴ	病例报道，非对照研究和专家意见	病例报道，非对照研究和专家意见

有研究者提出了中医药临床指南和专家共识中推荐意见强度分级及含义，见表 2-6-12。本标准将中医药指南/共识中的推荐意见分为“强推荐”“弱推荐”“不推荐”“不确定”四级，相较于 GRADE 的“强推荐”“弱推荐”“强不推荐”“弱不推荐”更具有临床操作指导意义。其中的“不确定”提示因目前的证据信息有限，无法权衡利弊关系，可供临床医生根据临床情况使用。另外，此处虽无法作出推荐，但可以给将来的研究提供借鉴与指导。

表 2-6-12 中医药临床指南和专家共识中推荐意见强度分级及含义

推荐级别	具体内容	表述
强推荐[a]	综合考虑影响因素后，大多数专家[b]认为该干预措施利远远大于弊，强推荐使用	强推荐使用
弱推荐	综合考虑影响因素后，大多数专家[b]认为该干预措施利略大于弊，弱推荐使用	弱推荐使用
不推荐	综合考虑影响因素后，大多数专家[b]认为该干预措施弊大于利，不推荐使用	不推荐使用
不确定	根据目前已有的信息，无法确定该措施的利弊情况，因而无法作出推荐	对利弊情况存在不确定性，实施者应根据临床情况判断使用

注：[a]若某种干预措施利远远大于弊，但是不同目标人群患者意愿差别较大的情况，此时应单独针对不同目标人群产生推荐意见；[b]指南制订专家组规定的达成共识所需的一定比例的专家。

（二）目前中医指南证据分级及推荐强度存在的问题

目前中医临床实践指南引用最多的证据包括：专家意见、无对照的病例观察报告、有对照组但偏倚风险较高的临床试验、单个小样本的 RCT。此现状导致目前大多数中医临床实践指南在形成推荐意见时存在以下问题：没有严格按照证据质量形成推荐意见，没有明确说明推荐强度，证据分级与推荐强度不对应（即证据分级较低，但推荐强度较高），以及严格按照证据分级列出推荐强度但推荐强度较低。多数中医临床实践指南采取的仍是传统的专家共识形式，其有效性和可靠性认同度不高，再加上中医流派较多，不同的专家学者有不同的学术观点和习惯治疗方法，使专家共识的推广受限。基于共识的中医临床实践指南还须进一步完善与发展。

四、小结

纵观证据分级体系发展历程和现状，在涉及研究领域方面，干预类研究的证据分级发展日渐成熟。其他研究领域尚在不断探索与完善中。在证据合并方面，面对更多的研究类型，包括定性研究、定性研究的系统评价、观察性研究的系统评价以及传统医学的古籍文献等，能否充分利用，将其作为证据纳入等级评价中，也是需要考虑的问题。随着循证医学的不断发展，如何评价、综合各种类型的证据，为医学临床决策提供可靠依据，依然是循证方法学专家面临的挑战。

参考文献

[1] 王行环. 循证临床实践指南的研发与评价[M]. 北京：中国协和医科大学出版社，2016，21-57.

[2] 王云云，靳英辉，陈耀龙，等. 循证临床实践指南推荐意见形成的方法分析[J]. 中国循证医学杂志，2017，17(9)：1085-1092.

[3] 靳英辉，王丹琦，李艳，等. 临床实践指南制定方法——国内外临床实践指南制定手册概要[J]. 中国循证心血管医学杂志，2018，10(1)：1-10.

[4] BALSHEM H，HELFAND M，SCHUNEMANN HJ，et al. GRADE guidelines：3. Rating the quality of evidence[J]. J Clin Epidemiol，2011，64(4)：401-406.

[5] OCEBM Levels of Evidence Working Group. The Oxford Levels of Evidence2 [EB/OL]. [2020-12-16]. http://www.cebm.net/index.aspx.

[6] The Joanna Briggs Institute. The JBI Approach：Levels of Evidence [EB/OL]. [2020-12-16]. http://joannabriggs.org/jbi-approach.html.

[7] World Health Organization. Global program on evidence for health policy. Guidelines for WHO Guidelines [EB/OL]. [2020-12-16]. https://apps.who.int/iris/ bitstream/handle/10665/68925/; jsessionid=153E8F477C52F557A99C07F9C019B614?sequence=1.

[8] National Institute for Health and Care Excellence. Developing NICE guidelines：the manual[EB/OL]. [2020-12-16]. https://www.nice.org.uk/ process/pmg 20/chapter/ introduction.

[9] CEBM. Explanation of the 2011 OCEBM Levels of Evidence[EB/OL]. [2020-12-16]. https://www.cebm.net/2011/06/explanation-2011-ocebm-levels-evidence/.

[10] 黄笛，黄瑞秀，郭晨煜，等. 临床实践指南制定方法——证据分级与推荐强度[J]. 中国循证心血管医学杂志，2018，10(7)：769-776.

[11] 师雨晴，谢红艳，陈青，等. 基于中医临床指南探讨中医药领域证据分级体系的构建[J]. 吉林中医药，2020，40(11)：1424-1428.

[12] 李承羽，赵晨，陈耀龙，等. 中医药临床指南 / 共识中推荐意见分级标准的制订[J]. 中医杂志，2020，61(6)：486-492.

[13] 刘建平. 传统医学证据体的构成及证据分级的建议[J]. 中国中西医结合杂志，2007，27(12)：1061-1065.

[14] 汪受传，赵霞，虞舜，等. 循证性中医临床诊疗指南的质量评价——AGREEⅡ工具及其应用[J]. 中华中医药杂志，2016，31(8)：2963-2967.

第七节 证据向推荐意见转化方法学

临床实践指南是指导临床医疗决策的重要参考文件，世界卫生组织及美国医学研究所均指出指南推荐意见的制订需基于现有证据。那么，证据与推荐意见是什么关系呢？证据至推荐意见转化的方法有哪些呢？本节将从对证据、推荐意见的认识入手，为临床实践指南制订者和研究者提供新的解决该问题的思路。

一、证据与推荐意见之间的关系

（一）什么是证据？

“证”“据”二字在我国可追溯至春秋战国时期，均代指“证据”，多用于判断某种现象 / 形成某一定论的依据。《现代汉语词典》对“证据”一词进行了明确的定义：“能够证明某事物真实性的有关事实或材料”。在不同情景中，其含义不同。例如，在日常生活中，普通民众的衣、食、住、行等信息可来源于电视、广播、网络等大众媒体；在公安警务系统，刑侦案件的证据可指相关人员录音、视频、指纹、法医鉴定报告等。卫生保健领域与上述领域不同，循证医学创始人 Gordon Guyatt 等人认为“任何经验性的观察都可以构成潜在的证据，无论其是否被系统或不系统地收集”均可称作为证据。目前，“证据”多指以患者为中心的支持或反对某项治疗方案、诊断技术、护理措施、危险因素等方面的相关研究，如随机对照试验、队列研究、横断面研究，或通过回顾分析现有研究中的信息或数据形成的系统评价 /meta 分析、临床实践指南、卫生技术评估等，也可包括某一专业领域具有权威性和代表性的专家意见。

可以看出，临床实践指南的制订需要依据“证据”，其本身也可作为“证据”。当为解决某一临床问题时，临床实践指南与随机对照试验、队列研究、病例对照研究等原始研究相同，均可为指导临床工作提供参考。然而，需要注意的是，临床实践指南制订周期较长，可能会出现与最新研究证据相互矛盾的情况。临床医生、护理人员等使用时需结合自身工作经验、患者价值观和意愿综合判断。

（二）什么是推荐意见？

在医疗卫生保健领域，“推荐意见”一词多用于临床实践指南的文本中，多指针对某个或某类临床问题提出的用以指导诊断、治疗、预后、护理、管理等方面的建议，描述建议的文本多备注证据及推荐等级的标志。例如，《新型冠状病毒肺炎药物预防、诊断、治疗与出院管理循证临床实践指南（更新版）》一文，以“临床问题—推荐意见—证据总结—推荐理由”的架构呈现指南的核心内容，其中针对“对于疑似 COVID-19 患者，IgM 和 IgG 抗体联合核酸 RT-PCR 检测的诊断准确性（敏感度、特异度、阳性预测值或阴性预测值）是否优于单独核酸 RT-PCR 检测？”这一临床问题，指南提出“临床诊断者应在发病后 10～14d 接受 IgM 和 IgG 抗体检测。IgM 和 IgG 抗体联合检测优于单独 IgM 或 IgG 抗体检测（Grade 1C）”这一推荐意见，“临床诊断者应在发病后 10～14d 接受 IgM 和 IgG 抗体检测。IgM 和 IgG 抗体联合检测优于单独 IgM 或 IgG 抗体检测”即为推荐意见的内容，“Grade 1C”即为该内容的证据及推荐强度等级。

（三）证据级别等同于推荐强度吗?

本书第二章第六节详细阐述了证据及推荐强度分级标准的演进过程。可以看出，证据与推荐意见之间的关系分为 3 个阶段：第一阶段，证据级别与推荐强度无明确关联，如 1979 年 CTFPHE 证据分级及推荐强度标准中，基于试验设计对证据进行分级，根据支持或不支持考虑该疾病的“证据充分”“证据尚可”将推荐强度分为“A、B、C、D、E”5 个等级，未明确阐述两者之间的关系。第二阶段，考虑证据质量对推荐强度的影响，证据质量等级与推荐强度等级一一对应，高质量的证据越容易给出强推荐，低质量的证据越容易得出弱推荐。例如，1986 年 David Sackett 证据分级及推荐强度首次对Ⅰ级证据的 RCT 定义了质量标准，认为大样本 RCT（Ⅰ、Ⅱ型错误都较低）优于小样本 RCT（Ⅰ、Ⅱ型错误都较高），推荐强度与之相对应。第三阶段，证据级别不再与推荐强度一一对应（高质量证据推荐强度不一定高）。证据质量只是作为制订推荐强度时考虑的因素之一。推荐意见的制订仍需要综合考量可行性、可接受性、可实施性、公平性等。例如，2004 年 GRADE 证据等级及推荐强度分级标准指出制订推荐意见时需考虑利弊平衡、患者的价值观和意愿、研究之间的（不一致性、不精确性、间接性、发表偏倚）等，并从患者、医生、政策制订者的角度对推荐强度提出了分级标准。

二、证据至推荐意见转化的方法

（一）制订推荐意见时需要考虑的因素

现有很多国际指南制订组织机构及学术组织如世界卫生组织、英国艾滋病学会、美国传染病学会、苏格兰校际指南协作网、澳大利亚 Joanna Briggs 循证卫生保健中心相继发布了指南制订方法学指导性文件，明确指出制订推荐意见时需要考虑的因素。不同组织间既有相同的部分，又有不一致的方面。目前国际上常考虑的因素包括证据质量、可接受性、可行性、公平性、资源利用、患者的价值观和意愿、利弊平衡。

1. 证据质量　推荐意见的内容来源于相关研究的结果或结论。研究证据的可靠性直接影响推荐意见的应用价值。指南制订手册中均指出在制订推荐意见时需考虑证据质量。GRADE 工作组提出证据质量是指对预测值的真实性的把握程度。指南制订可使用相应的方法学质量评价工具进行评估，如使用 Cochrane ROB 2.0 评价随机对照试验的质量，采用 QUADAS-2 评价诊断准确性研究的质量，应用 AMSTAR 2 评估系统评价的质量。需要注意的是，不同组织或机构对“证据质量”的定义有所不同，欧洲人类生殖与胚胎学会、美国临床肿瘤学会、纽约州立大学等认为证据质量可以是单个或多个研究的质量，也可以是系统评价的质量。以 GRADE 工作组为代表机构则认为在指南制订过程中，“证据质量”即以“证据体”（body of evidence）为单位对证据进行质量分级，“证据体”即为系统评价的效应指标，其质量需考虑系统评价纳入原始研究的局限性、不一致性、间接性、发表偏倚等因素而综合评定。WHO 指南制订手册指出证据质量越高，强烈推荐的可能性越大。

2. 可接受性　可接受性是指指南的目标人群如医务人员、患者及家属、政策制订者等对推荐意见的接受程度。WHO、苏格兰校际指南协作网、欧洲人类生殖与胚胎学会等国际组织或机构推荐在制订推荐意见时评估其可接受性。目前，主要通过 3 种方式获取这方面的信息：第一，邀请具有丰富工作经验的、代表性的目标人群参与指南拟推荐意见的论证过程；第二，通过现有文献，了解目标人群对该推荐意见涉及方案的偏好和意愿；第三，采用定性研究、定量研究或两者结合的方式开展现况研究，了解指南拟应用机构相关人员对推荐意见的可接受性的看法和建议。对所有或大多数利益相关者来说，某项干预方案或诊疗策略等的可接受性越大，强烈推荐的可能性就越大。

3. 可行性　在指南制订过程中，“可行性”主要是指推荐意见在拟推广应用的相关实际环境中可实施性，也被称为“可实施性”。为获取该信息，大多指南制订小组采用问卷调研、文献检索、质性访谈等方式了解推荐意见在未来实施时可能的促进因素或障碍因素，便于提出针对性的指导建议。例如，“艾滋病临床护理实践指南”制订小组，针对指南推荐意见草案设计调研问卷，对某艾滋病定点诊疗机构艾滋病病房或门诊的艾滋病科护士开展围绕指南的临床可应用性进行调研，结合推荐意见内容特点，提供“应用是安全的”“应用后是有效的”“应用是可操作的”“应用是符合伦理的”“可能的解释”选项以供被调查者选择，其中“可能的解释”需提供可能影响应用的因素，如人力配置问题、观念上似乎还不接受、护士的专科能力尚不够。指南构建小组后续结合可应用性调研结果进行专家论证，对指南中存在的问题进行讨论和解决，并形成指南终稿。如果某项推荐意见内容对于所有或大多数利益相关者来说可行性越高，强推荐的可能性就越大。有时，可行性可能与患者的价值观和意愿、资源利用、宗教信仰等其他考虑相重叠。

4. 公平性　公平性是制订推荐意见时考虑的其中一个因素。世界卫生组织、英国国家卫生与临床优化研究所、欧洲人类生殖与胚胎学会、苏格兰校际指南协作网、美国临床肿瘤学会等组织制订指南制订手册明确肯定公平性对推荐意见强度的影响。该因素聚焦如不同年龄、残障、婚姻与世俗伴侣、种族、宗教信仰、性别等各类人群平等的健康需求。一般情况下，要求指南制订小组提出推荐意见时需考虑是否会对上述人群产生不同的影响。

5. 资源利用　合理使用当地医疗机构的人力、物力资源是推荐意见得以实施的前提条件。因此，制订推荐意见时需考虑可能存在的医疗资源成本消耗问题。现有临床实践指南多单纯以“成本”（如与治疗有关的经济负担、随访管理中可能的成本消耗）考量潜在的资源问题，鲜有依据对卫生投入和健康结果进行比较使有限的卫生资源得到合理配置和有效利用的经济学证据。究其原因，现有的临床试验往往只关注临床疗效，不考虑资源消耗问题，很少进行经济学评估。指南制订组织或机构可邀请卫生经济学家参与，在缺乏经济学证据时，指导在短时间内制作小型的卫生技术评估报告或协助指南小组考虑相关方案的资源使用和成本的可能差异，得出干预或服务可能的成本效果分析。WHO 指南制订手册提出对资源的影响越有利或越不利，就越有可能提出支持或反对干预的强烈建议。

6. 患者的价值观和意愿　循证医学 3 个核心要素之一就是患者的价值观和意愿，该要素自诞生至今未曾改变。但“患者价值观和意愿”的定义尚未统一，多数研究者认为其主要是指患者对其健康的看法、认知、期望和目标，或是对治疗方案、医务人员以及医疗设施等的要求及评价，也有研究者认为其是指患者对健康结局认识的相对重要性。世界卫生组织、苏格兰校际指南协作网、美国传染病学会、美国心脏学会基金会 / 美国心脏协会等指南制订手册均强调在指南制订过程中考虑患者的价值观和意愿的重要意义。关于在指南制订哪一环节考虑“患者的价值观和意愿”以及获取该信息的方法仍在研究中。普遍认为的是，可在明确指南主题或临床问题、形成最终推荐意见时通过邀请患者代表参与指南制订、检索现有系统评价或相关文献、面向目标人群开展横断面调研或者质性研究以获取相关信息。例如,“非肌层浸润性膀胱癌”指南小组设计“非肌层浸润性膀胱癌治疗指南问题及结局指标遴选表”,并进行问卷调研,明确本指南需要解决的36项临床问题清单及包括无病生存期、无进展生存期、总生存期等结局指标。“妊娠期糖尿病临床护理实践指南”指南制订团队对诊断为妊娠期糖尿病的孕产妇进行指南草案中的推荐意见的可接受性论证。一般情况下,目标人权价值观和意愿的不确定性或变异性越少,强烈推荐的可能性越大。

7. 利弊平衡　利弊平衡是在形成最终推荐意见的重要因素,其含义有狭义、广义之分。狭义上正如WHO、SIGN指南制订手册所指,其主要关注某项推荐在未来实践过程中可能产生的预期利益与存在的潜在不良影响之间的权衡。这里“利”与“弊”分别代表这项推荐意见预期的利益、潜在的不良风险。也有研究者认为“利”也可包含证据质量、可行性、可接受性、公平性、患者的价值观和意愿等便于推荐意见得以实施的有利因素,反之,则是推荐意见的不利因素。广义上“利弊平衡”更侧重在制订推荐意见时,对所有考量因素的全面评估,其中,往往净效益与净危害之间的平衡起到决定性因素,干预或暴露带来的净效益或净危害越大,支持或反对干预的强烈建议的可能性越大。

(二)证据至推荐意见转化的辅助工具

证据至推荐意见的转化过程是十分复杂的。国际指南制订机构、各学术组织一直倡导应当保证推荐意见制订过程的系统化、透明化。指南2.0清单也明确指出需采用结构化分析框架和透明系统的过程综合影响推荐意见的因素,选择合适的模块对因素进行总结;对形成推荐意见的共识会议的详细过程进行公开等。目前,国际上最通用的且具有代表性的是DECIDE EtD框架。

DECIDE(developing and evaluating communication strategies to support informed decisions and practice based on evidence)是隶属于GRADE工作组的一个项目,旨在研发和评价促进临床实践指南推广和传播的工具、方法。EtD(evidence to decision)框架是其计划开发的方法之一,用以辅助决策或推荐意见的形成,或帮助指南应用者理解推荐意见产生的过程并判断推荐意见是否适用于当前的临床医疗环境。框架核心内容是根据决策类型(临床决策、医疗保险决策、卫生系统决策、公共卫生决策、诊断或筛检性决策),提出每一决策在制订时需考虑的因素(表2-7-1),并对该因素提出了详细解释(表2-7-2)。EtD框架指导证据至决策形成的主要步骤包括形成问题、评价证据和得出结论。“形成问题”是指推荐意见制订小组需将临床问题结构化,如采用PICO(患者/人群、干预措施、对照措施、结局指标)格式,也需预先明确临床问题适用的目标人群及临床情景等。“评价证据”是指指南制订小组对需考虑标准的证据进行评估,必要时提供其他补充考虑,如常规收集的数据、缺乏证据时进行的合理推测。“得出结论”是指南制订小组依据所考虑因素的综合判断结果,对推荐意见的内容、强度及方向得出最终结论。

为便于指南制订者使用EtD框架,GRADE工作开发了GRADEpro GDT在线操作平台,将各项标准嵌套在平台之中,使用者可以通过菜单式操作,快速将每一标准的判断依据、解释和补充等信息通过表格的形式呈现,并可以逐步完成推荐意见及推荐强度分级、结论总结等步骤。

有学者提出了中医药临床指南和专家共识制订过程中影响推荐意见的因素，见表 2-7-3。

表 2-7-1　五种不同类型决策的 EtD 框架标准

	临床推荐意见——个体层面	临床推荐意见——人群层面	与医疗保险支付有关的决策	健康系统或公共健康方面	诊断或筛检性推荐意见
问题的优先性	问题的优先性如何？				
诊断试验的准确性	不适用				诊断试验的准确性如何？
获益或风险	可能给患者带来获益（疗效）的程度如何？				
	可能给患者带来风险（副作用、不良反应等）的程度如何？				
证据的可信度	证据总体可信度如何？				证据的可信度如何？ —诊断试验的准确性？ —诊断试验是否有关键或重要的效益，不良反应或负担？ —诊断效果是否由诊断试验的结果决定？ —诊断试验的结果是否和决策的制定有关？ —诊断试验的效果？
结局指标的重要性	重要结局指标的判断是否存在重大不确定性或变异性？				重要结局指标的判断（由诊断试验的结果决定的不良反应、负担）是否存在重大不确定性或变异性？
利弊平衡	从预推荐干预的获益（疗效）与风险（副作用、不良反应等）角度考虑，判断结果倾向于支持干预还是对照？				从利弊平衡角度考虑，试验结果有利于新的诊断方法还是对照方法？
资源利用	—	需要多少资源（成本）？			
	—	支持资源利用的证据的可信程度如何？			
	成本效果分析（相对于净效益，实际需要支付的费用）判断结果支持干预还是对照？	成本效果分析判断结果支持干预还是对照？		成本效果分析判断结果支持备选方案还是对照？	成本效果分析判断结果支持新的诊断方法还是金标准？
公平性	—	对健康相关公平性的影响如何？			
可接受性	干预对于患者、照护者及卫生保健服务提供者是否可以接受？	干预对于利益相关方是否可以接受？		待选方案对于利益相关方是否可以接受？	新的诊断方法对于利益相关方是否可以接受？
可行性	干预对于患者、照护者及卫生保健服务提供者是否可行？	干预是否可以实施？		待选方案是否可以实施？	新的诊断方法是否可以实施？

表 2-7-2 EtD 框架标准的判断方法

标准	判断细节
问题的优先性*	—问题的严重性如何？ —问题的紧迫性如何？（保险支付相关的决策不考虑此点） —问题的优先性是否普遍认可的（如基于政策制订相关的决策）？（当问题的视角是个体患者时不考虑此点）
预期有利效果的大小如何？	从相应的结局指标的结果中判断
预期不利效果的大小如何？	从相应的结局指标的结果中判断
效果的整体证据质量如何？	参看 GRADE 方法学部分
重要结局指标的评价是否存在重大不确定性或变异性？	—对于每一个主要结局指标的重要性判断是否有较大的不确定性？ —对于每一个主要结局指标的重要性判断是否有较大的变异性？（保险支付相关的决策不考虑此点）
干预的获益（疗效）是否比风险（副作用、不良反应等）大？	基于对以上 4 个因素的考虑，再结合下列问题分析这些因素的考虑多大程度上影响了利弊平衡的判断： —重视远期结局的人比重视近期结局的人少多少？ —人们对不利效果的态度（反对程度） —人们对有利效果的态度（需求程度）
需要多少资源（成本）？&	—相对需要更少的资源消耗时，资源利用的各条目差别大吗？ —相对需要更多的资源消耗时，资源利用的各条目差别大吗？
支持资源利用的证据质量如何？&	—与资源消耗有关的所有重要条目在待选方案中是否存在不同？ —待选方案之间支持资源利用差异的证据质量如何？（参看 GRADE 方法学部分） —待选方案之间支持资源利用条目的成本不同，其证据质量如何？ —不同资源利用条目的成本在待选方案中的区别大吗？
净效益是否值得投入的增量成本？*	—对以上 6 个因素的考虑结果 —对成本效果比进行单向敏感性分析的效果是否满意？ —对成本效果比进行多变量敏感性分析的效果是否满意？ —成本效果分析方面的经济学评价是否可信？ —成本效果分析方面的经济学评价是否适用于目前指南制订预应用的环境？
对健康相关公平性影响如何？*&	—对于本指南提出的问题或待推荐方案，是否对某些亚组人群或某些机构、环境是不利的（劣势群体或环境）？ —对劣势群体或环境的相对效果可能存在的差异，是否有合理的解释？ —上述劣势人群或环境与其他人群或环境相比，是否存在因基线水平不同而导致其干预的绝对效果或问题的重要性存在差异？ —当实施干预（方案）时是否应该重点考虑这些问题，以尽量减少或防止增加不公平性？
干预（方案）对于主要利益相关方是否可接受？*	—是否有主要利益相关方不能接受评价方案的有利效果、危害或成本？ —是否有主要利益相关方不能接受达到远期治疗效果伴随的短期不利结果或成本？ —是否有主要利益相关方不认可评价方案的效果、危害带来的价值或风险（因为他们可能受到一些个人因素或者对其他方面相对重要性观点的影响）？ —干预是否对其个人的自主决策权有不利影响？ —是否有主要利益相关方因为干预对自主权影响以外的其他因素（如在伦理原则上，无害或公正性），认为干预存在伦理问题？

续表

标准	判断细节
干预是否可行？[*]	非医疗保险决策需要考虑： —干预或方案是否可持续？ —是否存在重要的阻碍因素影响干预（方案）实施，或实施过程中需要特别考虑哪些因素？ 医疗保险决策需要考虑： —医疗保险干预是否可持续？ —对于获批的适应证是否可以合理应用？ —不合理的使用（未获得批准的适应证）是否是一个重要的考虑因素？ —干预的可及性是否是一个重要的考虑因素？ —是否存在一些重要的法律或行政方面的问题限制了干预的保险支付？

注：[*]证据质量应该作为这些标准的具体判断内容；[&]当以个体患者的视角制订推荐意见时，则不考虑这些因素。

表 2-7-3 中医药临床指南和专家共识制订过程中影响推荐意见的因素

因素	具体内容	判断方法
临床研究证据	来自随机对照试验、非随机对照试验、病例系列、个案报道、专家经验等临床研究的证据	参照中医药临床证据分级标准
古代文献	1911 年以前的文献和古代专家经验	参照中医古籍证据级别标准
证据临床获益与风险	干预措施可能给患者带来疗效程度如何 干预措施可能给患者带来副作用、不良反应等安全性程度如何	如患者症状改善情况、药物的不良反应等
卫生经济学	干预措施的花费及消耗资源等情况如何	如成本效果分析等
临床可行性	干预措施对于卫生保健服务提供者是否可以获得或执行	通过横断面调查，选择代表性卫生保健服务提供者进行调查、半结构化访谈
临床可接受性	干预措施对于卫生保健服务提供者是否可以接受	通过横断面调查，选择代表性卫生保健服务提供者进行调查、半结构化访谈
患者意愿	患者对于健康及生活的观点，以及信念、期望、价值观和目标的优先排序，也指个人衡量某种治疗方案对比另一种方案的潜在获益、危害、成本和优先性的过程	系统评价文献或选择具有代表性的患者进行横断面调查、半结构化访谈

参 考 文 献

[1] 李幼平，李静. 循证医学[M]. 4 版. 北京：高等教育出版社，2020：20.

[2] 王行环. 循证临床实践指南的研发与评价[M]. 北京：中国协和医科大学出版社，2016：157-158.

[3] JIN Y H，ZHAN Q Y，PENG Z Y，et al. Chemoprophylaxis，diagnosis，treatments，and discharge management of COVID-19：An evidence-based clinical practice guideline（updated version）[J]. Mil Med Res，2020，7（1）：41.

[4] 靳英辉，詹庆元，彭志勇，等. 新型冠状病毒肺炎药物预防、诊断、治疗与出院管理循证临床实践指南（更新版）[J]. 解放军医学杂志，2020，45（10）：1003-1031.

[5] 靳英辉，曾宪涛. 中国非肌层浸润性膀胱癌治疗与监测循证临床实践指南（2018 年标准版）[J]. 现代泌尿外科杂志，2019，24（7）：516-542.

[6] 章孟星，周英凤，钟婕，等. 妊娠期糖尿病临床护理实践指南的整合研究[J]. 中华护理杂志，2019，54（1）：104-113.

[7] 桂裕亮，杨亮，曾宪涛，等. 临床实践指南制订方法——经济学证据在指南制订中的应用[J]. 中国循证心血管医学杂志，2018，10(11)：1285-1288.
[8] 王明辉，张菁，曾宪涛，等. 临床实践指南制订方法——患者的价值观和意愿[J]. 中国循证心血管医学杂志，2018，10(10)：1153-1156，1161.
[9] 靳英辉，韩斐，王明辉，等. 临床实践指南制订方法——证据向推荐意见转化[J]. 中国循证心血管医学杂志，2018，10(9)：1031-1038.
[10] 王云云，靳英辉，陈耀龙，等. 循证临床实践指南推荐意见形成的方法分析[J]. 中国循证医学杂志，2017，17(9)：1085-1092.
[11] 邓通，韩斐，汪洋，等. 临床实践指南制订方法——EtD 框架在推荐意见制订中的应用[J]. 中国循证心血管医学杂志，2019，11(5)：516-520，525.
[12] 李承羽，赵晨，陈耀龙，等. 中医药临床指南 / 共识中推荐意见分级标准的制订[J]. 中医杂志，2020，61(6)：486-492.

第八节　指南推荐意见形成共识的方法学

指南推荐意见的制订需要循证医学方法学、流行病学、临床医学等领域专家多方协作，也需考虑拟推荐建议的可接受性、可行性、资源利用、患者的价值观和意愿等因素，制作过程较为复杂。如何在这一过程中达成具有代表性、一致性、权威性的决策意见呢？国际指南协作网、加拿大医学会、新西兰临床实践指南组、国际糖尿病联盟等国际组织或学术机构均认为可以采用共识的方法形成最终的推荐意见。本节聚焦常用共识方法学的实践过程及报告的注意事项，希望为指南制订机构 / 组织提供参考。

一、常用的共识方法

共识法是通过某种形式，采用特定的方法收集多个个体的多种建议或意见，形成一致性结论或观点。根据是否采用正式的共识程序或者流程，可分为非正式共识法和正式共识法。非正式共识法是参与人员充分表达自我观点，并进行自由讨论，最终达成推荐意见的共识，但缺乏如何达成共识的方法，且个体可能会因对议题不够熟悉、与别人观点不一致时感受到压力等因素不能充分表达自身的真实观点。相较而言，正式公式法采用结构化的过程，明确达成共识的方法，降低可能存在的偏倚，结果更具有权威性、合理性、可信性。特别适用于基于非常有限的数量和 / 或质量的文献或非比较性研究数据(如病例系列、Ⅰ期和Ⅱ期临床试验)制订推荐意见时，也适用于需多领域人员参与的情况下。常用的正式共识法主要包括德尔菲法、名义群体法、共识形成会议法、改良版德尔菲法。

(一) 德尔菲法

德尔菲法于 20 世纪 50 年代由美国兰德公司提出，是通过多次结构化的方法收集参与者的意见并进行统计分析，直至达成一致建议的过程。其步骤主要包括遴选适合的专家、制订并发放函询问卷、整理分析并反馈结果、形成一致性结论。

专家的遴选是保证函询内容权威性、代表性的重要基础，需根据拟讨论的主题设定筛选标准，人数一般在 10～20 人。函询问卷是应当围绕议题，根据德尔菲法的基本原则和特点设置相应的问题，通过匿名方式以邮件或者纸质问卷的方式由专家填写完成。研究小组需对专家评估结果进行整理、统计分析，并向其反馈，以便达成共识。德尔菲的优点主要在于可以避免成员间意见的相互影响，获取更具有真实性的想法，同时有效节约成本，但也有耗时长、成员间无法面对面讨论、可能对问卷条目理解存在误差等不足。

（二）共识形成会议法

共识形成会议法是邀请多领域专家参与，面对面地就某问题达成共识，一般 10 人左右，由美国国立卫生研究院在 20 世纪 70 年代引入医学领域。其流程主要包括遴选参会成员、公开讨论会和委员会。在会议开始前，参与人员应当预先了解需讨论的议题。会议开始后，参会人员采用投票、排序、公开讨论等非结构化的方法，对外部专家提供的证据进行评估，形成一致性决策建议。这一方法形式较为灵活、内容丰富，成员间可以面对面讨论交流，但也可能受到其他成员观点的影响，并且成员间意见的综合分析方法不明确等。

（三）名义群体法

名义群体法通过在决策过程中对群体之间的讨论和人际沟通加以规范化管理，保证每位成员平等参与，避免讨论产生的冲突，最终达成共识的过程，在 20 世纪 60 年代，开始应用于指南制订领域。主要过程涉及：首先每个成员依次对临床问题发表观点，其次对成员间提出的想法进行讨论，并对每个想法进行评价或排序，最后，经过反复讨论、汇总分析，达成共识。名义群体法的优点在于使产生观点和讨论的过程独立，便于群体成员独立思考，每位成员均可以充分表达自己的观点。但是这一过程往往耗时较长，并且当面临解决多个临床问题时缺乏灵活性，不能完全排除话语权较大的参与者对其他人的陈述潜在的影响。

（四）改良版的德尔菲法

改良版的德尔菲法由美国兰德公司于 20 世纪 70—80 年代提出，将原版的德尔菲法与名义群体法的特点有效融合，采用具有高度结构化和透明化的流程，参与者可以进行匿名反馈、面对面讨论，根据反馈信息重新评估自己的判断，基于定量数据结果，进而形成一致性的结论，但此过程往往耗时较长。该方法包括以下 5 个步骤：①根据拟议题起草清单，制订调查表；②邮寄调查表开展第一轮共识；③回收调查表，分析结果，制订第二轮调查表；④召集共识会议，首先由专家独自填写调查表，然后进行面对面讨论，讨论后允许专家可以修改自己评估结果；⑤统计会议结果，按既定的规则判断会议议题是否达成共识。如果未达成，则需重复第 4 步，直至最终达成共识。

二、推荐意见形成过程的报告

指南共识过程是推荐意见形成的重要环节，其透明性及严谨性直接影响结果的可靠性。但研究发现，世界卫生组织指南评审委员会 2008—2013 年期间批准的 133 部 WHO 指南中，仅有 35 部（26%）指南报告了通过共识形成推荐意见，其中 31 部（23%）通过会议达成共识，其余 4 部均未提及详细的共识方法。

目前用以指导指南规范报告的卫生保健实践指南报告清单（reporting items for practice

guidelines in healthcare，RIGHT）、指南研究与评价工具（Appraisal of Guidelines for Research and Evaluation，AGREE Ⅱ）、指南2.0清单均提出应介绍推荐意见制订方法的具体细节以及作出最终决定的过程。例如，发放会议所需的文件（如证据总结、从证据到推荐的表格），采用投票系统、非正式的共识、正规的方法（如德尔菲法等）；针对存在争议的部分以及相应的解决方法也应明确指出。因此，指南制订机构或组织应当重视对指南共识过程的报告，避免潜在的偏倚对结果的影响，也便于读者及指南使用者通过了解指南共识意见产生的过程进而判断推荐意见与临床医疗环境的匹配程度，决定其可应用性。

参考文献

[1] 范曼如，申泉，王丹琦，等. 临床实践指南制订方法——形成推荐意见的共识方法学[J]. 中国循证心血管医学杂志，2019，11（6）：647-653.

[2] 王云云，靳英辉，陈耀龙，等. 循证临床实践指南推荐意见形成的方法分析[J]. 中国循证医学杂志，2017，17（9）：1085-1092.

[3] CHEN Y，YANG K，MARUSIC A，et al.A Reporting Tool for Practice Guidelines in Health Care：The RIGHT Statement[J]. Annals of Internal Medicine，2017，166（2）：128-132.

[4] DANS A L，DANS L F. Appraising a tool for guideline appraisal（the AGREE Ⅱ instrument）[J]. Journal of Clinical Epidemiology，2010，63（12）：1281-1282.

[5] SCHÜNEMANN H J，WIERCIOCH W，ETXEANDIA I，等. 指南2.0：为成功制定指南而系统研发的全面清单[J]. 中国循证医学杂志，2014，14（9）：1135-1149.

第九节 指南推荐意见的撰写与呈现

推荐意见是回答指南拟解决临床问题的一系列行动方案的指导性声明，是指南的核心内容。推荐意见的文本应当具备清晰性、明确性及可行性。采用清楚、明确的文本语言表述推荐内容，必要时对相关专业术语或内容进行解释说明。另外，也要注意推荐强度的措辞，便于使用者作为对指南建议依从的参考依据。同时，使用明确的动词表述推荐意见的可执行性，介绍适用对象及实施的条件、可能发生的异常情况等有利于指南使用者判断其内容的可行性。因此，如何才能兼顾上述要点，合理、有效地报告推荐意见内容呢？目前，推荐意见的撰写和呈现方式尚未形成统一的标准，本节将以现今已发表的、具有代表性的指南为例，介绍推荐意见的陈述方法，希望为同行专家及指南制订机构或组织提供参考。

一、推荐意见的构成要素

推荐意见应当包含两部分信息：推荐意见自身内容及推荐强度。

（一）推荐意见自身内容

指南推荐意见内容大多涉及诊断、治疗、预防、康复、护理等内容。描述时需使用清晰、简洁、精确的语言表述相关行动过程，避免有歧义或含糊不清的措辞。对应的支持性文本如该推荐意见的重要性、实施方案可紧随推荐意见之后或备注附录编号、链接。内容常聚焦行为的实施者、具体的行为、干预的目标、干预的时间或干预的条件、实施干预的方法或干预的强度方面，明确“谁对什么人在什么情况下如何采取什么样的干预”。一般情况下，常在正文的“指南目标用户”对指南的使用者的特征进行统一描述。此外，WHO 等多部指南手册指出推荐意见的语句可采用主动、被动或混合时态，被动语态可以使相应建议的表述更为突出，以便引起使用者的注意。NICE 指南制订手册也提出仅在描述“强推荐”或“强烈不推荐”建议时使用被动语态。例如，《中国非肌层浸润性膀胱癌治疗与监测循证临床实践指南（2018年标准版）》的目标用户为“泌尿外科医师及护理人员、全科医生及护理人员、从事膀胱癌治疗的教学及研究人员”，在陈述推荐意见时不再对使用者进行介绍，并且使用“可”一词表示主动语态呈现内容，表示干预的可执行性，如“对怀疑有多发性肿瘤、原位癌或高级别肿瘤的患者，若设备、操作人员条件允许，可采用荧光引导下经尿道膀胱肿瘤切除术”。

（二）推荐强度

推荐强度是指南制订者综合考虑证据质量、可行性、可接受性、患者的价值观和意愿等因素对推荐建议实施效果利弊的把握程度，需使用专业术语或特殊符号对其进行描述。一般呈现在每条推荐意见的文本之后。例如，GRADE 分级系统在推荐意见中使用“should/strongly recommend”来表示强烈推荐，“suggest/consider”表示弱推荐。NICE 通常在有明确的证据显示利大于弊的情况下，选择使用“must”来反映强烈的建议；有利证据不确定时，则使用“consider”来反映可考虑的建议，在句中运用“必须（must）”“可以（could）”“考虑（consider）”“不应该（should not）”等措辞形式可以表达推荐意见的强度。欧洲泌尿外科学会 2015 年证据及推荐级别标准中使用 A、B、C 表示由高到低的推荐意见等级。《中国非肌层浸润性膀胱癌治疗与监测循证临床实践指南（2018 年标准版）》指南制订小组使用该标准时，文本内 A 级推荐在推荐意见中表达为“应”“推荐”“不推荐”，B 级推荐表达为“建议”或“不建议”，C 级推荐表达为“可考虑”“可根据具体情况选择”“不宜”；问题很重要但基于当前证据及专家共识尚无法作出推荐的表达为“无推荐”。

需要注意的是，当缺乏证据支持或否定某项干预措施的效果时，不能提出推荐意见。依据 *WHO Handbook for Guideline Development*，针对这类情况，指南制订小组仍要对其进行陈述说明：“缺乏干预 X 的有效性（或危害）的证据，尚不能提出明确的推荐意见”。此外，当面临有限证据（如病例报告、专家意见、个人经验）但仍需卫生专业机构的指导意见时，指南制订小组也会基于专家共识达成一致性意见，指南文本中应在相应推荐意见之后备注“共识性建议”或“专家共识”等标志性字样并附有声明。如新型冠状病毒肺炎暴发初期临床证据较少，《新型冠状病毒肺炎药物预防、诊断、治疗与出院管理循证临床实践指南（更新版）》制订小组使用的证据及推荐意见分级标准中有一项推荐意见等级为“基于共识的建议”，并解释为：“由于缺乏证据而导致不确定性，但专家意见认为获益大于风险 / 危害 / 负担，或风险 / 危害 / 负担大于获益”，并在文中相应推荐意见之后进行标注。

二、推荐意见的呈现形式

推荐意见是指南最为核心的内容，其呈现形式也直接影响指南的实施。指南实施评估工具（guideline implementability appraisal，GLIA）与临床指南研究与评估系统Ⅱ（Appraisal of Guidelines Research and Evaluation Ⅱ，AGREE Ⅱ）均表示需清晰、明确地陈述推荐的行为和干预的条件。指南用户往往只获取与临床问题相关的推荐意见，较少详细阅读指南全文。因此，简洁、实用的推荐意见是间接推动指南实施的关键因素，其应当易于识别，可采用加粗、加下划线、明显的定位词如“推荐意见：……”逐条在正文中呈现（表 2-9-1、表 2-9-2、表 2-9-3），也可以用流程图的形式呈现其内容，如 COVID-19 药物预防和治疗部分推荐意见路径图（图 2-9-1）。

表 2-9-1　推荐意见呈现参考形式 1

问题 1： NMIBC 患者行经尿道膀胱肿瘤切除术（transurethral resection of the bladder cancer，TURBT）的适应证？
推荐意见： 对怀疑为 NMIBC 的患者，推荐 TURBT 作为初始诊断与治疗的方法（证据级别：4；推荐等级：A）。

注：参见《中国非肌层浸润性膀胱癌治疗与监测循证临床实践指南（2018 简化版）》。

表 2-9-2　推荐意见呈现参考形式 2

问题 3： NMIBC 患者首次 TURBT 切除的范围？
推荐意见：除外 TaG1/ 低级别肿瘤，首次 TURBT 均应切除深度达肌层（证据级别：4；推荐等级：A）。
解释说明： 首次 TURBT 切除深度须达肌层，以确保无肿瘤组织残留及进行准确的病理诊断。
证据概述： 未获得符合纳入标准的文献，重点参考国内外相关指南及专著的推荐意见。① EAU 指南：除了 TaG1/ 低级别肿瘤，均应切除深度达肌层（证据等级 2b，推荐强度 B）。② CUA 指南：TURBT 应切除深度达肌层（推荐强度 A）。③ NICE 指南：TURBT 应切除深度达肌层。④《恶性肿瘤规范化、标准化诊治丛书·膀胱癌与前列腺癌分册》：TURBT 切除范围应包括肿瘤基底部周围 0.5cm 正常组织，深度需达浅肌层、甚至深肌层。

注：参见《中国非肌层浸润性膀胱癌治疗与监测循证临床实践指南（2018 年标准版）》。

表 2-9-3　推荐意见呈现参考形式 3

问题 6： 疑似 COVID-19 患者行核酸 RT-PCR 检测时，下呼吸道标本的诊断准确性（敏感度、特异度、阳性预测值、阴性预测值或检出率）是否优于上呼吸道标本？
推荐意见： 若条件允许（患者可自主排痰或正在接受机械通气），则首选下呼吸道标本进行检测（Grade 2C）。下呼吸道标本的阳性检出率高于上呼吸道标本（基于共识的建议）。
实施要点： ①采集下呼吸道标本时，应采取空气隔离措施以防止患者及采集者受到感染；②对于没有痰液的患者，首选鼻拭子或咽拭子。
证据总结： 一项系统评价 /meta 分析（n=3 442，其中 757 例为确诊病例）比较不同呼吸道标本 SARS CoV-2 核酸检测结果，发现口咽拭子、鼻咽拭子及痰液的检出率分别为 43%［95%*CI*（34%，52%）］、54%［95%*CI*（41%，67%）］、71%［95%*CI*（61%，80%）］。根据发病时间（0～7d、8～14d 及超过 14d）进行亚组分析显示，痰液的检出率最高（依次为 98%、69%、46%），口咽拭子最低（依次为 75%、35%、12%）。该研究结果强调了早期检测的重要性并表明采用痰液样本进行核酸检测可作为 COVID-19 诊断和监测的主要方法。由于该研究未纳入无症状感染者及轻症患者，且用于 RT-PCR 检测的靶基因未统一，因此降低了其推广价值。此外，两项横断面研究报告了 RT-PCR 检测呼吸道标本 SARS-CoV-2 的阳性率。其中一项研究检测了 4 880 例疑似患者的呼吸道标本，结果显示，肺泡灌洗液、痰液和鼻咽拭子的阳性率分别为 80%（4/5）、49.12%（28/57）和 38.25%（1 843/4 818），下呼吸道标本的阳性率高于上呼吸道标本（51.6% vs. 38.25%）。另一项研究检测了 8 274 例疑似患者的呼吸道标本，结果显示，肺泡灌洗液、痰液、口咽拭子、鼻咽拭子以及口咽联合鼻咽拭子的阳性率分别为 60%（3/5）、24.51%（25/102）、47.92%（23/48）、41.01%（2 047/4 992）和 20.69%（647/3 127），上呼吸道标本的阳性率高于下呼吸道标本（33.3% vs. 26.2%）。由于两项研究中下呼吸道标本量均较小，应谨慎解读其结果。
推荐理由： 考虑到证据之间存在不一致性以及下呼吸道标本采集过程中的职业暴露风险，虽然专家共识认为下呼吸道标本具有较高的阳性率，指南专家组最终仍仅给予弱推荐。

注：分别来源于《新型冠状病毒肺炎药物预防、诊断、治疗与出院管理循证临床实践指南（更新版）》。

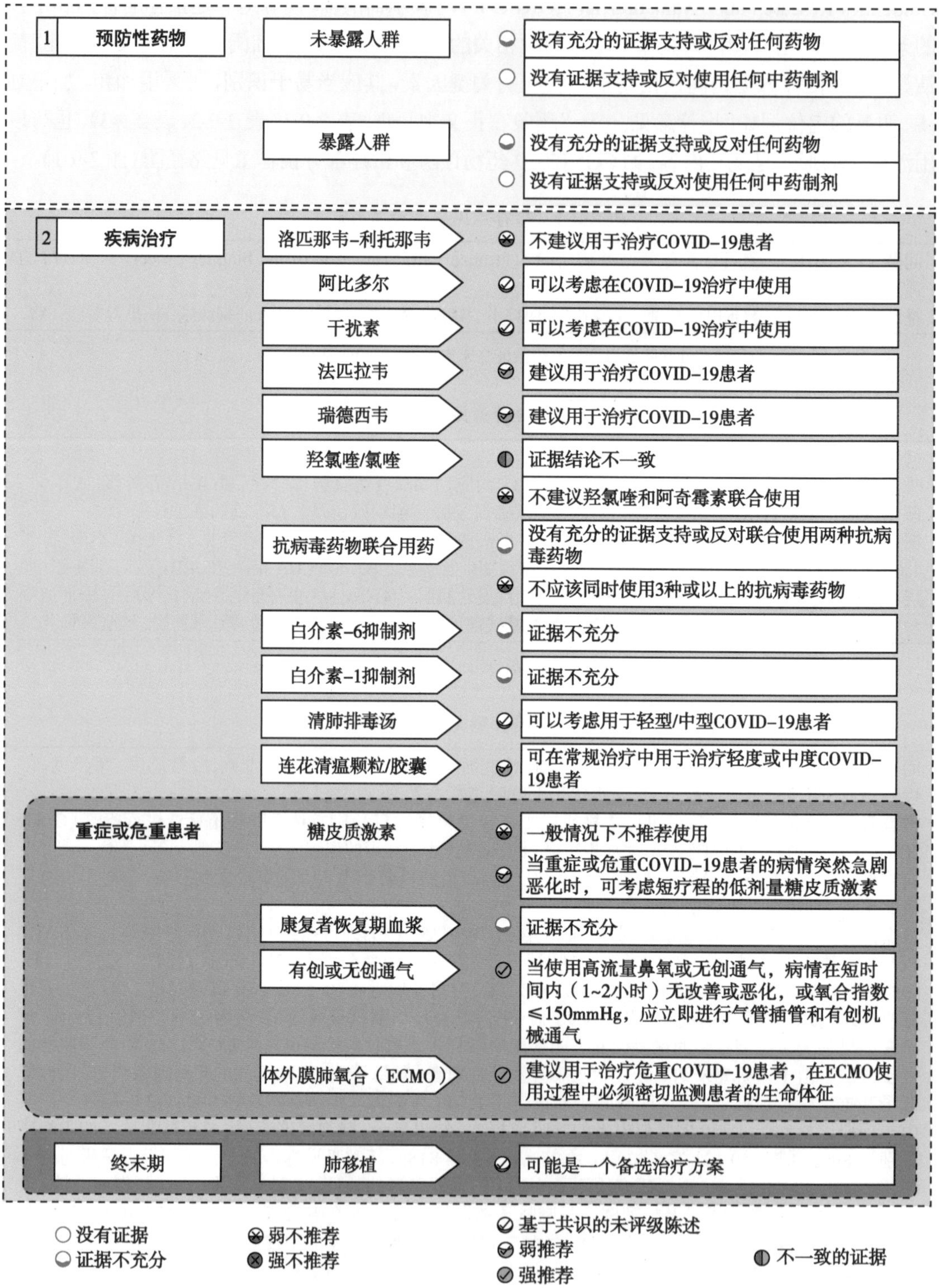
1 预防性药物
未暴露人群
没有充分的证据支持或反对任何药物
没有证据支持或反对使用任何中药制剂
暴露人群
没有充分的证据支持或反对任何药物
没有证据支持或反对使用任何中药制剂
2 疾病治疗
洛匹那韦-利托那韦
不建议用于治疗COVID-19患者
阿比多尔
可以考虑在COVID-19治疗中使用
干扰素
可以考虑在COVID-19治疗中使用
法匹拉韦
建议用于治疗COVID-19患者
瑞德西韦
建议用于治疗COVID-19患者
羟氯喹/氯喹
证据结论不一致
不建议羟氯喹和阿奇霉素联合使用
抗病毒药物联合用药
没有充分的证据支持或反对联合使用两种抗病毒药物
不应该同时使用3种或以上的抗病毒药物
白介素-6抑制剂
证据不充分
白介素-1抑制剂
证据不充分
清肺排毒汤
可以考虑用于轻型/中型COVID-19患者
连花清瘟颗粒/胶囊
可在常规治疗中用于治疗轻度或中度COVID-19患者
重症或危重患者
糖皮质激素
一般情况下不推荐使用
当重症或危重COVID-19患者的病情突然急剧恶化时，可考虑短疗程的低剂量糖皮质激素
康复者恢复期血浆
证据不充分
有创或无创通气
当使用高流量鼻氧或无创通气，病情在短时间内（1~2小时）无改善或恶化，或氧合指数≤150mmHg，应立即进行气管插管和有创机械通气
体外膜肺氧合（ECMO）
建议用于治疗危重COVID-19患者，在ECMO使用过程中必须密切监测患者的生命体征
终末期
肺移植
可能是一个备选治疗方案
没有证据
证据不充分
弱不推荐
强不推荐
基于共识的未评级陈述
弱推荐
强推荐
不一致的证据

图 2-9-1 COVID-19 药物预防和治疗部分推荐意见路径

参考文献

[1] 靳英辉，黄瑞秀，靳永萍，等. 临床实践指南制订方法——指南推荐意见的撰写及呈现[J]. 中国循证心血管医学杂志，2018，10(8)：897-902.

[2] 中国研究型医院学会泌尿外科学专业委员会，中国医疗保健国际交流促进会泌尿健康促进分会，中国医疗保健国际交流促进会循证医学分会，等. 中国非肌层浸润性膀胱癌治疗与监测循证临床实践指南(2018简化版)[J]. 中国循证医学杂志，2018，18(12)：1267-1272.

[3] 靳英辉，曾宪涛. 中国非肌层浸润性膀胱癌治疗与监测循证临床实践指南(2018年标准版)[J]. 现代泌尿外科杂志，2019，24(7)：516-542.

[4] 靳英辉，詹庆元，彭志勇，等. 新型冠状病毒肺炎药物预防、诊断、治疗与出院管理循证临床实践指南(更新版)[J]. 解放军医学杂志，2020，45(10)：1003-1031.

[5] JIN Y H，ZHAN Q Y，PENG Z Y，et al. Chemoprophylaxis，diagnosis，treatments，and discharge management of COVID-19：An evidence-based clinical practice guideline(updated version)[J]. Mil Med Res，2020，7(1)：41.

第十节　利益冲突的声明与管理

利益冲突(conflict of interest，COI)是直接影响临床实践指南客观性、独立性和可靠性的重要因素之一，是临床实践指南制订过程中潜在偏倚的重要来源。国外一项研究发现，60%的指南制订组织机构从生物医药公司获得了资金资助，而指南制订委员会中有38%的成员具有个人经济利益冲突。国内一项针对我国临床实践指南利益冲突的研究发现，2017年发布的临床实践指南中，仅26.42%的指南声明了利益冲突，18.87%报告了资金来源。不难看出，虽然近年来国内外指南制订者越来越关注利益冲突的声明和管理，但利益冲突在制订临床实践指南过程中仍然很常见，而对其进行声明和管理是确保临床实践指南质量的重要措施也亟待继续加强与改善。

一、利益冲突定义

利益冲突这一术语于1949年首次出现在法律文书中，1970年被纳入相关的伦理法典。国内外许多指南制订组织机构都对指南中的利益冲突进行了定义。世界卫生组织(WHO)指出：任何可能或被认为影响专家向WHO提供客观性和独立性咨询意见的专家利益都可能构成利益冲突。当相关的首要利益(如专家对患者利益和研究有效性的判断)在形成推荐意见的过程中受到次要利益(如制订指南过程中制药企业发放专家的报酬)的过度影响时，就会产生利益冲突。美国医学科学院(Institute of Medicine，IOM)将利益冲突定义为可能使专家的主要专业判断或行为受到次要利益不当影响的一系列情况。国际指南联盟(Guideline International Network，GIN)和美国胸科学会(American Thoracic Society，ATS)将利益冲突定义为个人的私人利益与其职业义务之间的分歧，独立第三方有理由质疑个人的专业行为或决定是由个人利益（如财务、学术、临床收入或社会地位）、经济或职业关系所驱动。

二、利益冲突分类

在临床实践指南制订过程中，利益冲突的表现形式因不同领域而异，其表现可能是现实存在的，也可能是潜在的。目前，国际上根据是否可以用金钱来衡量，将利益冲突分为经济利益冲突和非经济利益冲突。根据利益冲突与指南制订者之间的关系，即是否可以明确追溯到相关负责人，将其分为直接利益冲突和间接利益冲突。

将利益冲突划分为经济与非经济利益冲突最为普遍，其中经济利益冲突主要有以下形式：①当前或最近与指南内容涉及的公司、机构或组织存在雇佣关系、咨询服务关系，或担任过这些公司、机构或组织的顾问、有偿代言人，接受直接资金支持、旅行、职业培训、酬金、礼物、研究设备或实验室研究支持和为个人或机构提供基金支持等；②成员直系亲属可能涉及的经济利益：有家庭成员在指南内容涉及的公司、机构或组织工作；③持有这些公司、机构或组织的产品、技术专利、股份或股票。

非经济利益冲突主要有以下可能的情况：①参与了相关研究和发表工作，优先发表指南制订过程中涉及的研究，如系统评价；②个人信念（宗教、政治、思想或其他）；③与提交或评估文章的人（如作者、评价者、编辑或科学期刊编辑委员会成员）有私人关系（如配偶、朋友、家人、竞争对手等）；④优先公开与指南相关的观点或立场；⑤个人或家人存在目标疾病或其他问题。需要注意的是，非经济利益冲突中的专业或学术利益冲突越来越受到重视，具体指在参加某些学术活动后提出可能影响个人对具体推荐意见判断的观点。

直接利益冲突包括直接的付款服务、股票期权等，主要有以下形式：①参加与某条推荐意见相关的干预性研究的付款；②支持某种技术 / 干预措施的演讲费或会议费；③带薪董事会成员、专利申请和研究补助金；④为相关技术 / 干预措施的厂商提供咨询服务；⑤荣誉和礼物。

间接利益冲突包括学术进展、临床收入来源、社会地位、科研兴趣等，主要有以下可能情况：①发表与干预措施有效性相关的研究或对可能受推荐意见影响的研究；②个人信念（宗教、政治、思想或其他）；③从推荐意见中获得临床收入；④作为某干预措施领域的公认专家；⑤参与可能从指南中获益的宣传组织。

三、利益冲突的声明

利益冲突的声明是指南制订过程中的重要内容，大部分指南制订组织机构主张参与指南制订过程的所有成员都应该声明利益冲突。在指南制订过程中，指南指导委员会、指南共识专家组、指南秘书组、指南外部评审小组等参与指南制订的全体成员，以及参加指南制订会议的其他专家或顾问都要填写利益声明表。为防止遗漏重要信息，每位成员在提交利益声明表的同时还应该提交一份个人简历。

一些指南制订组织机构给出了需要声明的具体经济标准，如日本医疗信息网络服务（Medical Information Network Distribution Service，Minds）提出最近 3 年各项目相关利益若每年超过一百万日元则需要声明；WHO 提出相关的个人利益高于 5 000 美元则需报告，而研究支持（包括超过 1 000 美元的非金钱支持）均必须公开；英国 HIV 协会（British HIV Association，BHIVS）提出各个与利益相关的项目超过 1 000 英镑则需要声明。Minds、美国神经病学会（American Academy of Neurology，AAN）等组织机构也给出了具体的利益冲突声明表，具体内容见表 2-10-1 至表 2-10-4。

表 2-10-1　Minds 指南制订手册利益冲突声明表——人员、机构、角色

在临床实践指南制订过程中我将在（　　年　月　日—　　年　月　日）声明以下与公司、组织或团体的经济关系					
指南制订团体	首要医疗团体或研究组				
	合作医疗团体或课题组				
	合作医疗团体或课题组				
	合作医疗团体或课题组				
注：临床实践指南通常由两个或多个与主题和课题有关的医疗团体或课题组协作开发。					
指南指导委员会	主席（✓）	姓名	组织机构 / 专业	附属医疗学会	指南制订中角色
注：请填写专业领域和在临床实践指南制订中角色和责任。					
秘书处	代表（✓）	姓名	组织机构 / 专业	附属医疗学会	指南制订中角色
指南制订小组	主席（✓）	姓名	附属组织 / 专业	附属医疗学会	指南制订中角色
系统评价组	姓名	附属组织 / 专业		附属医疗学会	
外审委员会	姓名	附属组织 / 专业		附属医疗学会	

续表

指南制订经费来源			
成本项目	预算	资助者	备注
注：列出 CPG 制订所需的成本项目并记录各成本项目的预算和资助者。			

表 2-10-2 Minds 指南制订手册利益冲突声明表——相关的经济利益冲突声明

临床实践指南名称						
姓名						
附属机构						
相关条目	声明标准	存在利益冲突	声明者/家庭成员	时期	公司、组织或团体名称	附注
董事会成员/顾问	超过百万日元/年	存在/不存在	声明者/家庭成员			
股票	超过百万日元/年	存在/不存在	声明者/家庭成员			
专利权使用费	超过百万日元/年	存在/不存在	声明者/家庭成员			
讲课费	超过百万日元/年	存在/不存在	声明者/家庭成员			
稿费	超过百万日元/年	存在/不存在	声明者/家庭成员			
研究经费（合同/联合研究费）	超过百万日元/年	存在/不存在	叙述者			
奖金（激励）/捐赠	超过百万日元/年	存在/不存在	声明者			
讲座	超过百万日元/年	存在/不存在	声明者			
其他	超过百万日元/年	存在/不存在	声明者/家庭成员			
声明时间：						
签名：						

表 2-10-3 Minds 指南制订手册利益冲突声明表——经济利益冲突声明的概述和应对策略

利益冲突报告	
概述经济利益冲突声明	
根据以上结果制订对应的策略	
注：可以一次声明很多与指南主题相关的利益冲突。声明的标准应该具体，但如何声明应由制订指南的组织决定。	

表 2-10-4　AAN 利益冲突声明表

姓名			
指南项目			
非经济利益声明			
1. 我对先前实施和开展的研究成果负责且我有访问这些数据的权限			
是		否	
2. 我已选择声明一个或多个非经济利益冲突			
是		否	
经济利益声明			
商业或非营利实体的个人收入（非本职工作收入所得）。 在过去的 24 个月，我或任何我的直系亲属成员收到以下个人收入（所有获得的收入在过去的两年中，无论是否与研究相关必须公开；对超过两年的，仅需要公开与研究课题相关的内容）：			
3. 服务于科学顾问委员会			
是		否	
4. 价值超过 500 美元的礼品			
是		否	
5. 差旅费			
是		否	
6. 担任期刊编辑、副编辑或编辑顾问委员会成员			
是		否	
7. 由专利产生的收益，无论目前收入是否已经收到			
是		否	
8. 出版版税			
是		否	
9. 酬金			
是		否	
10. 公司任职			
是		否	
11. 演讲			
是		否	
12. 其他相关的经济利益			
是		否	
13. 你在临床实践或影像学研究中，是否与本研究的内容、临床数据或指南内容有重叠，如果你研究的结论被广泛采纳及应用，这是否会增加你的收入？（注意：这是本协议中唯一应用于相关的特定研究、临床数据或指南的利益项目）如果有的话，请提供详细信息			
是		否	
注：商业实体：以生产、分销、销售、推销药品、科学产品或医疗器械的营利性企业。个人收入（非本职工作收入所得）：任何有货币价值的，包括股票、酬金、津贴、礼品或差旅费。			
研究支持			
在过去的 24 个月或正在进行的研究（研究时限超过两年），我或任何一个我的直系亲属成员，从以下方面获得经济或物质研究支持或补偿（无论与研究主题是否相关，过去两年内获得的所有支持都必须声明；对于超过两年的，只需声明与研究主题有关的支持）：			

续表

14. 商业实体			
是		否	
15. 政府组织			
是		否	
16. 学术组织			
是		否	
注：直系家庭成员：任何因与出版原稿的作者有关而获益的人，包括作者的直系亲属或与作者关系密切的任何人。			
股票、股权和版税			
在过去的24个月或研究期间内（如果研究超过两年），我或任何一个我的直系亲属成员（无论与研究主题是否相关，过去两年内获得的所有支持都必须声明；对于超过两年的，只需声明与研究主题有关的支持）：			
17. 持有股票或股权或在董事会任职时收取费用			
是		否	
18. 获得许可证费用			
是		否	
19. 收到版税报酬或具有从许可或者出售的技术或发明中获得未来版税支付的合同权利（不包含出版费）			
是		否	
20. 持有公司赞助研究中股票或股权，作者或“直系亲属”参与此研究（不包括作者或家属持有的共同投资的基金）			
是		否	
21. 持有与医疗实践有关的医疗设备或其他材料的公司的股权（这不包括作者或家属持有的共同投资的基金）			
是		否	
法律诉讼			
在过去的24个月或研究期间内（如果研究超过两年），我（无论它是否与当前研究的主题相关）：			
22. 对任何法律程序给予专家证词			
是		否	
23. 准备任何法律程序的宣誓书			
是		否	
24. 在任何法律诉讼中充当证人或顾问			
是		否	
注：专家证人：在审判或行政听证，以证言、宣誓或任何其他法律程序中提供专家证词的人。			
我已尽我所能充分完成了这份声明。我理解所有作者必须完成这一声明，如果此内容被接受出版，声明的信息将被公布			
签名：			
日期：			

四、利益冲突管理的基本原则

指南中利益冲突管理的核心原则为：①在制订指南之前应当明确界定利益冲突的分类及评价标准，并适用于参与指南制订的所有成员；②在制订指南之前应当使用标准形式声明影响个人的客观性和独立性的任何利益关系；③每次指南小组会议应当更新、总结并报告每个成员的利益冲突声明和利益冲突评价结果；④根据利益冲突调查和评审结果，对参与指南制订的人员进行相应的管理，如限制或禁止存在较大或重大利益冲突的人员继续参与指南的制订；⑤指南最终版应当公开报告利益冲突的评审结果及处理方式，即使没有需要声明的利益，也要说明不存在任何利益关系。

针对不同利益冲突评价结果的处理方式，WHO 指出若参与者与指南推荐的产品或公司存在重大经济利益，则他们不能参与指南的制订；若参与者与该公司有关联或者他们接受了该公司的研究资助或其他轻度经济利益，则他们可以参加讨论，但不能参与形成指南推荐意见；无相关利益冲突者可以全程参与。WHO 利益冲突管理流程具体见图 2-10-1。

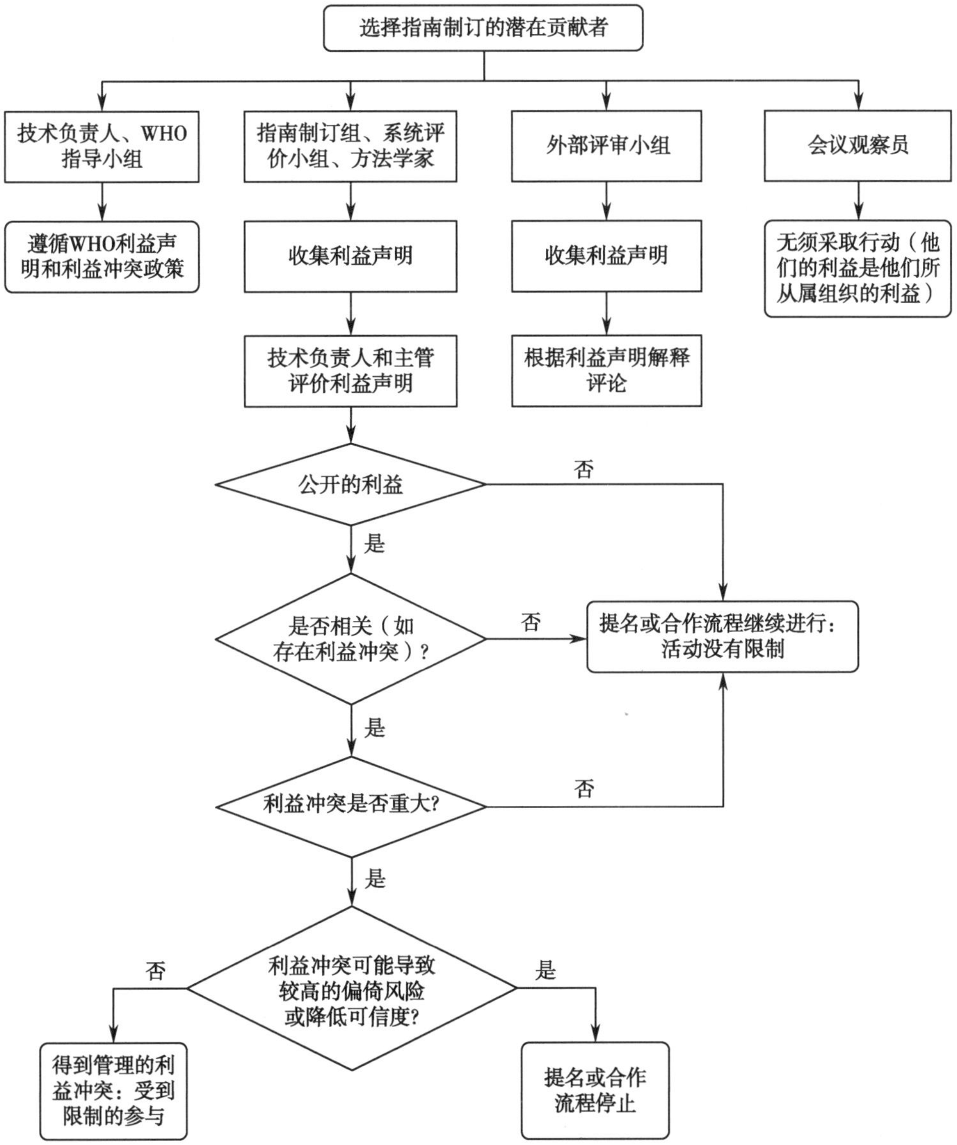

图 2-10-1　WHO 利益冲突管理流程

除在个人层面上管理利益冲突之外，指南指导委员会还应该在团体层面上控制利益冲突。理想的指南共识专家组组成可以最大限度地降低利益冲突的风险，尤其是由专业利益冲突引起的决策偏差风险。临床实践指南制订组织机构在建立指南共识专家组时可以参考以下原则：①大多数成员不应当存在经济 / 非经济利益冲突，组长和副组长应当无任何利益冲突，存在重大经济利益冲突的个人通常不能成为指南共识专家组成员；②如果必须纳入有经济 / 非经济利益冲突的成员，则需要尽可能平衡这些人的观点；③除了临床专家以外，指南共识专家组还应当纳入指南实施专家、卫生保健工作人员、潜在受影响者等各种利益相关者。

目前，我国指南制订过程中缺乏声明和公开利益冲突的主动意识与强制环境，很多指南对利益冲突未进行科学管理及完整报告。但近年来，随着循证医学在我国的推广普及和指南方法学的不断发展，我国学者也逐步认识到利益冲突在指南制订过程中的重要性，在研究和管理利益冲突方面进行了积极的探索。国家和政府、指南制订者等不同层面可以借鉴国际上已有的利益冲突声明和管理的不同方案，充分结合我国的实际情况来制订更加可行的政策与措施，推进利益冲突的声明及其管理，以提高指南的客观性、科学性和透明性，增加指南的可信度。

拓展阅读㈠

非经济利益冲突调查的困境

指南制订中，许多因素可能被视为非经济利益冲突，如专业利益、学术利益或个人关系。把个人信仰和理论流派归为利益冲突常常是有争议的，因为没有一个研究者是完全没有利益冲突或学术偏见的。经济利益冲突和非经济利益冲突之间的区别并不完全明确，例如，在关于乳房 X 线筛查指南中，作为一名放射科医生是否应该被认为是纯粹的非经济利益冲突仍值得商榷，因为放射科医生通常从乳腺癌筛查中获得直接的经济收入（以工资的形式）。

如何确定非经济利益冲突是否对临床实践指南推荐意见产生影响，仍然具有挑战性，如何利用具有广泛人员组成的指南小组来管理这种利益的影响仍需要更多深入的研究。

拓展阅读㈡

欧洲泌尿外科协会利益冲突声明与管理实践

欧洲泌尿外科协会（European Association of Urology，EAU）作为泌尿外科临床实践指南的权威制订机构，每年会更新相关疾病指南，其指南办公室由 247 名成员组成，包括指南委员会及其成员、指南工作组成员和指南助理。在利益冲突声明和管理方面，EAU 指南办公室成立了利益冲突委员会专门负责监督 EAU 指南利益冲突政策的制订和实施，以保护与 EAU 指南制作相关活动的可信性，维护公众对 EAU 指南办公室制订的指南，以及所有参与 EAU 指南和任何衍生产品开发和推广人员的信心。在 247 名办公室成员中，有 91 名成员（36.8%）声明了经济利益冲突，其中 9.8% 声明了一个或多个高风险利益冲突；17 名成员（6.9%）声明了学术利益冲突。在 18 个 EAU 指南工作组中，有 7 名工作组主席（39%）声明了经济利益冲突，有 2 个工作组超过一半的成员存在利益冲突。

EAU 利益冲突委员会要求至少每年更新一次利益冲突。在指南开发过程中，所有 EAU 工作组成员都可以在线获得这些信息，且每次指南工作组会议均报告利益冲突，所有工作组成员会收到其他成员的利益冲突概览。

EAU 利益冲突委员会规定，如果工作组主席在某领域有特定的利益冲突，则该工作组的副主席不能有相同的冲突。在工作组会议期间，当讨论的主题涉及工作组主席的专业内容时，工作组副主席将领导相应的工作。工作组成员如果出现了无法管理的新利益冲突时，除非自愿解除冲突，否则不允许参与指南制订工作。纳入新的工作组成员时也要求候选人的利益冲突必须能在指南制订范围内管理；若不能管理的，候选人则必须解除冲突，且必须在参与指南制订工作之前完成解除，并在指南出版后持续至少 1 年。如果工作组成员未能披露相关利益冲突，将要求其进行澄清。未与利益冲突委员会联系或未提供完整信息的，将会取消其参与资格。

参考文献

[1] 赵明娟，靳英辉，张菁，等. 临床实践指南制定方法——利益冲突的声明和管理[J]. 中国循证心血管医学杂志，2018，10(5)：513-517.

[2] TUNKEL D E. Payments，Conflict of Interest，and Trustworthy Otolaryngology Clinical Practice Guidelines [J]. JAMA Otolaryngol Head Neck Surg，2018，144(3)：201-202.

[3] 王强，黄超，李俊，等. 2017 年中国发布的临床实践指南中利益冲突与经济学证据的调查分析[J]. 中国循证医学杂志，2018，18(4)：379-387.

[4] SHEKELLE P G. Clinical Practice Guidelines：What's Next?[J]. JAMA，2018，320(8)：757-758.

[5] 陈耀龙，王健健，詹思延，等. 如何应对指南制订中的利益冲突[J]. 协和医学杂志，2019，10(6)：685-691.

[6] NEJSTGAARD C H，BERO L，HROBJARTSSON A，et al. Association between conflicts of interest and favourable recommendations in clinical guidelines，advisory committee reports，opinion pieces，and narrative reviews：systematic review[J]. BMJ，2020，371：m4234.

[7] GUYATT G，AKL E A，HIRSH J，et al. The vexing problem of guidelines and conflict of interest：a potential solution[J]. Ann Intern Med，2010，152(11)：738-741.

[8] Minds Guideline Center，Japan Council for Quality Health Care. Minds Handbook for Clinical Practice Guideline Development 2014[EB/OL]. [2020-12-16]. http:// www. en.jcqhc.or.jp/.

[9] AAN. Clinical practice guideline process manual 2011[EB/OL]. [2020-12-16]. http:// tools.aan.com/globals/axon/assets/9023.pdf.

[10] SCHÜNEMANN H J，AL-ANSARY L A，FORLAND F，et al. Guidelines International Network：Principles for Disclosure of Interests and Management of Conflicts in Guidelines[J]. Ann Intern Med，2015，163(7)：548-553.

[11] 王洋洋，陈耀龙，王小琴，等. 中医(中西医结合)临床实践指南制修订方法——利益冲突声明与管理[J]. 中华中医药杂志，2016，31(9)：3613-3616.

[12] World Health Organization. WHO handbook for guideline development[EB/OL]. 2nd ed.[2020-12-16]. https://www.who.int/publications/i/item/9789241548960.

[13] SMITH E J, PLASS K, DARRAUGH J, et al. European Association of Urology Guidelines Office: How We Ensure Transparent Conflict of Interest Disclosure and Management[J]. Eur Urol, 2020, 77(4): 397-399.

第十一节 指南初稿的外审

一、外审概念

外审是指在指南全文正式发布前，制订小组外的专家或其他利益相关方对指南及其推荐意见进行的评审。大部分指南制订组织机构并没有给出外审的明确概念定义，仅日本医疗信息网络服务(Medical information Network Distribution Service, Minds)提出外审是指南制订小组外的组织对指南范围、临床问题、系统评价、证据分析、推荐意见以及整个临床实践指南草案进行评审。

二、外审的必要性

大多数指南制订组织机构均指出推荐意见形成后，指南及其推荐意见应当经过外审后才能正式发布。加拿大医学会2014年发布的《指南2.0：为成功制订指南而系统研发的全面清单》提出，在临床实践指南正式发布前，指南制订小组之外的专家和其他利益相关方需要对指南及其推荐意见进行评审，评审可以由同一组织中未直接参与指南制订的人员进行，也可以由未参与指南制订的独立人员进行，从而确保指南中推荐意见的准确性、明晰性、适用性和可行性，以及确保纳入之前未涵盖的更加重要或全面的观点。指南评价工具AGREE Ⅱ(Appraisal of Guidelines Research and Evaluation in Europe Ⅱ)也提出指南正式发布前需要外审，外审人员应该包括临床专家、方法学专家，也可以包括目标人群代表(患者、公众等)，但不能是指南制订组成员；同时需要描述包括评审人员名单和相应机构在内的外审方法。

三、外审内容

不同指南制订组织机构对外审内容的要求存在差异，但主要是对推荐意见和指南本身的可行性、准确性、适用性和明晰性进行评审。中华医学会指出指南外审的内容应当包括系统评价方案(包含研究方案、纳入及排除标准)、纳入的研究、证据概要表和推荐意见等；国际指南网(Guidelines International Network, GIN)等组织机构认为外审不仅需要对指南及其推荐意见进行评审，还应当对指南的方法学进行评审。

四、外审形式及流程

外审主要包括意见征集及同行专家评审两种形式。意见征集是指南制订小组讨论起草形成指南征求意见稿后，通过多渠道、多方面向社会不同群体介绍指南的初步结论及相关推荐意见，并广泛征集意见，以保证指南的适用性和可推广性。同行专家评审是在指南制订小组根据意见征集所收集到的意见对指南进行修改完善后，邀请同行专家从专业角度对指南再次进行评审。有学者提出了中医（中西医结合）临床实践指南制修订中指南外审具体流程（图 2-11-1）可供所有指南制订者参考。

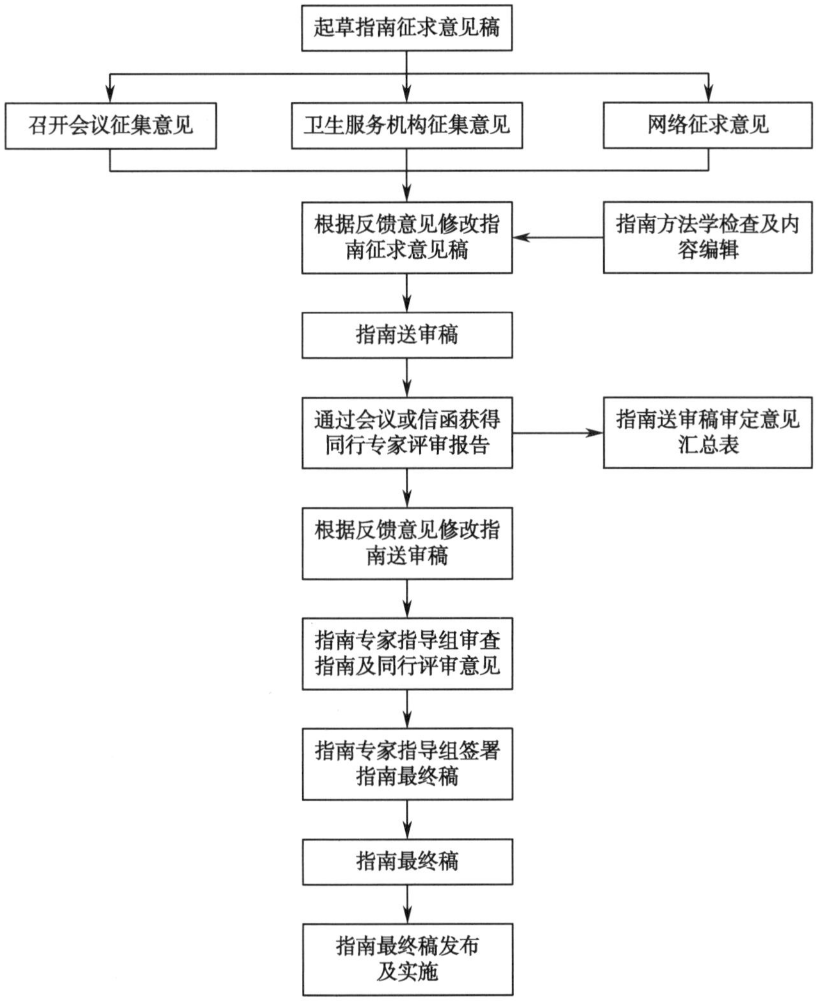

图 2-11-1　中医（中西医结合）临床实践指南制修订中指南外审流程

（一）指南意见征集

指南征求意见稿起草完成后，可以通过召开指南意见征集会议、在不同卫生服务机构中传播、在网络上发布等方法征集意见，以征求所有指南相关方、对指南主题感兴趣的人员、各机构组织，以及其他更广范围群体的意见。征集时间一般不超过 3 个月。以下以指南意见征集会议为例进行介绍。

1. 准备阶段　在会议召开前 1 个月，指南制订委员会通过各种渠道向指南方法学专家、指南使用者、指南实施目标人群、药品厂商、社区居民等群体宣传某指南意见征集会议，在会议前通过信函将指南征求意见稿发放给各位参会人员，请参会人员提前审阅。

2．会议召开　会议召开时，向参会人员分发指南指导委员会关于指南征求意见的通知、指南征求意见稿、征求意见反馈表等。参会人员会上就推荐意见的赞同度、表述清晰度、临床可行性等进行判断并提出具体意见或建议，同时填写征求意见反馈表（表 2-11-1），形成书面反馈意见。

表 2-11-1　指南征求意见稿意见反馈表

<table>
<tr><td colspan="7">填写日期：______年____月____日</td></tr>
<tr><td>指南名称</td><td colspan="6"></td></tr>
<tr><td rowspan="2">填写人信息</td><td>姓名</td><td></td><td>电话</td><td></td><td>邮箱</td><td></td></tr>
<tr><td>单位</td><td colspan="3"></td><td>通信地址</td><td></td></tr>
<tr><th colspan="7">对推荐意见的赞同度</th></tr>
<tr><td>序号</td><td colspan="2">推荐意见编号</td><td colspan="2">赞同</td><td>不赞同</td><td>不知道</td></tr>
<tr><td></td><td colspan="2"></td><td colspan="2"></td><td></td><td></td></tr>
<tr><td></td><td colspan="2"></td><td colspan="2"></td><td></td><td></td></tr>
<tr><td></td><td colspan="2"></td><td colspan="2"></td><td></td><td></td></tr>
<tr><th colspan="7">对推荐意见表述清晰度评价</th></tr>
<tr><td>序号</td><td colspan="2">推荐意见编号</td><td colspan="2">清晰</td><td>不清晰</td><td>不知道</td></tr>
<tr><td></td><td colspan="2"></td><td colspan="2"></td><td></td><td></td></tr>
<tr><td></td><td colspan="2"></td><td colspan="2"></td><td></td><td></td></tr>
<tr><td></td><td colspan="2"></td><td colspan="2"></td><td></td><td></td></tr>
<tr><th colspan="7">对推荐意见临床可行性评价</th></tr>
<tr><td>序号</td><td colspan="2">推荐意见编号</td><td colspan="2">可行</td><td>不可行</td><td>不知道</td></tr>
<tr><td></td><td colspan="2"></td><td colspan="2"></td><td></td><td></td></tr>
<tr><td></td><td colspan="2"></td><td colspan="2"></td><td></td><td></td></tr>
<tr><td></td><td colspan="2"></td><td colspan="2"></td><td></td><td></td></tr>
<tr><th colspan="7">具体意见和建议</th></tr>
<tr><td>序号</td><td colspan="2">章节编号</td><td colspan="3">意见或建议</td><td>理由</td></tr>
<tr><td></td><td colspan="2"></td><td colspan="3"></td><td></td></tr>
<tr><td></td><td colspan="2"></td><td colspan="3"></td><td></td></tr>
<tr><td></td><td colspan="2"></td><td colspan="3"></td><td></td></tr>
</table>

3．反馈意见整理　对意见和建议内容进行汇总，并填写意见汇总处理表。对赞同度和可行程度均>50% 的推荐意见原则上可不删除或不更改主体内容。根据反馈意见对征求意见稿修改形成指南送审稿后，将送审稿及意见汇总处理表提交指南指导委员会。其中意见汇总处理表应包含征求意见日期与填写日期、征求意见稿发放与回收情况、章节编号及其意见等详细信息。

对于修订的指南，可以不召开会议直接将指南征求意见稿提交专家进行评审。

（二）指南同行专家评审

修订形成指南送审稿后，采用信函审查或会议审查形式将送审稿提供给专家进行审查。

1．专家评审成员组成　部分指南制订组织机构指出评审成员应当是相关领域的专家。也有部分组织机构认为评审成员应当由多种类型专家构成，如非指南制订小组成员、国内外特定领域专家、与指南存在利益关系的医生和病人。为了保证指南的公正性和透明性，评审成员应当涵盖指南制订小组外的专家和其他利益相关方。

2．专家评审　将指南送审稿、指南的证据概要表、指南送审稿评审单在内的评审相关文件分发给邀请的专家进行审查。收集专家评审意见并反馈给指南工作组，指南工作组汇总、讨论所收到的反馈意见。可参考的指南送审稿评审单如表 2-11-2 所示。

表 2-11-2　指南送审稿评审单

<table>
<tr><td>指南名称</td><td colspan="5"></td></tr>
<tr><td>送审材料发出日期</td><td colspan="2">______年____月____日</td><td>回函截止日期</td><td colspan="2">______年____月____日</td></tr>
<tr><td rowspan="2">回函信息</td><td>姓名</td><td></td><td>电话</td><td></td><td>邮箱</td></tr>
<tr><td>通信地址</td><td colspan="4"></td></tr>
<tr><td colspan="6">条目评价及补充意见</td></tr>
<tr><td>评价条目</td><td>极低</td><td>低</td><td>一般</td><td>高</td><td>极高</td></tr>
<tr><td>（1）指南制订方法严谨性评价</td><td></td><td></td><td></td><td></td><td></td></tr>
<tr><td>如有补充意见请填写：</td><td colspan="5"></td></tr>
<tr><td>（2）推荐意见表述清晰性及可行性评价</td><td></td><td></td><td></td><td></td><td></td></tr>
<tr><td>如有补充意见请填写：</td><td colspan="5"></td></tr>
<tr><td>（3）指南报告完整性评价</td><td></td><td></td><td></td><td></td><td></td></tr>
<tr><td>如有补充意见请填写：</td><td colspan="5"></td></tr>
<tr><td>（4）指南提供了足够的信息以支持其推荐意见的产生</td><td></td><td></td><td></td><td></td><td></td></tr>
<tr><td>如有补充意见请填写：</td><td colspan="5"></td></tr>
<tr><td>（5）指南整体质量评价</td><td></td><td></td><td></td><td></td><td></td></tr>
<tr><td>如有补充意见请填写：</td><td colspan="5"></td></tr>
<tr><td></td><td>非常不同意</td><td>不同意</td><td>一般</td><td>同意</td><td>非常不同意</td></tr>
<tr><td>（6）我愿意在临床实践中使用本指南</td><td></td><td></td><td></td><td></td><td></td></tr>
<tr><td>（7）我愿意向其他医师推荐本指南</td><td></td><td></td><td></td><td></td><td></td></tr>
</table>

3．审查结束后　由指南工作组将指南同行评审的意见总结及经讨论后的最终处理结果形成送审稿并将审查意见汇总表提交给指南专家组，如必要根据专家意见修改指南送审稿，形成指南最终稿。指南工作组的每个成员要对指南最终稿进行签字确认并同意发表。

值得注意的是，指南同行评审一般是在指南制订小组根据广泛意见征集所收集到的意见进行指南修改完善后进行的，但在指南修订等实际情况下，也可以不进行指南意见征集，直接将起草的指南交由同行专家进行评审。

指南制订的严谨性是方法学评价的重要内容，而外审则是保证指南严谨性的重要措施，是指南制订过程中的重要一环，外审收集到的信息将用于最终推荐意见的形成及指南全文的撰写。指南制订者应当重视外审过程，明确外审目的，选择合适的外审成员，运用正确的外审方法进行指南外审，以确保外审质量。

参考文献

[1] 谭力铭，薛竑飚，范曼如，等. 临床实践指南制订方法——指南发布前的外部评审[J]. 中国循证心血管医学杂志，2019，11（7）：771-773.

[2] 谢秀丽，陈耀龙，卢传坚，等. 中医（中西医结合）临床实践指南制修订方法——外部评审[J]. 中华中医药杂志，2016，31（8）：3155-3157.

第十二节 指南的撰写、发布与报告

临床实践指南应以规范化的方式进行报告，准确、完整的报告不仅能够使指南利益相关方对研究的内在和外在真实性作出判断，而且有利于指南评审专家对指南作出全面、客观和快速的判断，更重要的是，指南的报告学质量是影响指南传播和实施的重要因素。目前对指南的研究大多关注指南制订的方法学质量评价，对指南报告的规范关注度不够。

2015 年，一项对 WHO 在 2008—2014 年间制订的 133 部指南报告情况的研究显示，WHO 指南在报告方面仍存在较大问题，如指南标题的报告不规范、执行总结的报告不统一、更新情况的报告缺失、指南制订小组的报告不全面、证据分级方法的报告存在差异、利益冲突的报告不全面等。2016 年中国大陆发表的临床实践指南的报告质量评价显示：①其纳入的 79 部指南各领域的报告质量均不高；②遴选参与指南制订的成员、是否经过质量控制程序、推荐意见的传播和实施的条目报告率为 0；③证据和推荐意见方面，仅有 6.3% 的指南按照 PICO 构建卫生问题，不利于明确指南所要解决的问题和确定指南的范围。研究显示 2017 年中国大陆期刊发表的指南报告质量总体不佳，尤其体现在评审和质量保证、资助与利益冲突声明和管理、指南获取途径及局限性等方面的报告。一项关于中医临床实践指南的报告质量的研究显示，其总体质量不尽如人意，对指南制订小组、推荐意见、外部评审等的报告不充分，在以 PICO 格式呈现关键问题、利益冲突、质量保证、可及性等方面报告率极低。

一、指南的报告学要求

指南的报告格式大致相同，包括摘要、前言、主要临床问题、证据、推荐意见、推荐理由（justification）（有关证据的摘要，以及在确定推荐强度时考虑到的因素）等的介绍，并附参考文献、致谢。WHO 指南手册提出其所有指南均应包括执行摘要（executive summary）、主体（main body）、附录（appendices），其中执行摘要部分应包含指南的主要推荐意见，主体部分包含目录、导言、方法、推荐意见、结论。此外，系统评价、结果评级等可在附录中呈现。中华医学会指南手册也提出指南可分为小结、主体和附录三部分，小结应包含指南的主要推荐意见，附录应包括结果总结表和证据描述表等（可以电子版形式发布）。

指南制订规范或手册中常常提及指南的报告学应该满足以下要求：①明确指南的目的；②明确指南的目标人群和应用环境；③提供清晰、准确且可实施的推荐意见；④明确指南制订的利益冲突。

指南制订方法学方面需报告：①检索证据的方法，包括年代范围和检索所用数据库，以及证据的筛选标准；②如何利用证据得出推荐意见；③指南制订过程中的局限性；④指南的有效期限和更新计划。

二、指南的报告学规范

（一）COGS标准

2003年，指南标准化会议（the conference on guideline standardization，COGS）工作组成立，该研究小组从美国医学研究所临床指南评估工具（IOM provisional instrument for assessing clinical guidelines）、美国国立指南文库和指南成分模型（guideline elements model）中筛选出可能的条目，另外补充一些其他条目，如结构化摘要和利益冲突等，最终COGS声明纳入18个条目（表2-12-1），基本涵盖了指南制订的整个过程。

表2-12-1　COGS标准

条目	描述
概述	提供结构化摘要，包括指南的发布日期、版本（初始版、修订版或更新版），以及纸质版和电子版来源
关注的问题	描述指南所主要关注的原发疾病和/或疾病状况（治疗所需条件）和相应的干预措施、医疗服务、技术方法。指出在制订过程中所考虑的任何可供选择的预防、诊断或治疗措施
目标	描述遵循指南所期望达到的目标，包括指南制订的合理性
用户/使用环境	描述指南的目标用户（例如患者）和指南将会被用到的具体环境
目标人群	描述指南推荐意见所针对的目标人群，并列出排除标准
指南制订者	明确指南制订的责任组织及所有参与指南制订人员的名字、认证信息和潜在的利益冲突
赞助来源/赞助者	明确指南的赞助来源/赞助者，并描述其在指南的制订和报告过程中的作用，并声明潜在的利益冲突
证据收集	报告检索证据的方法，包括年代范围和检索所用数据库，以及证据的筛选标准
推荐意见的分级标准	报告证据质量的评价标准和推荐意见的分级标准。推荐强度是基于证据质量和预期的效益风险比制订，反映了遵从推荐意见的重要性
证据的整合方法	描述是如何利用证据得出推荐意见的，如通过证据表、meta分析或决策分析等
发布前审阅	描述指南制订者在指南发布前是如何评审和/或测试指南的
更新计划	声明是否有更新指南的计划，若有，则需说明此指南版本的有效期
定义	定义不熟悉的条目和修改指南应用时可能会产生无解的标准
推荐意见和合理性	描述指南执行的具体环境。通过整合推荐意见和所支持证据来证明每一条推荐意见的恰当性。基于上述推荐意见分级标准描述证据质量和推荐意见强度
潜在的效益和风险	描述执行指南推荐意见后可能的效益风险比
患者偏好	当推荐意见涉及相当数量的个人选择或价值观因素时，需描述患者偏好的作用
演示	以图表的形式提供（如果恰当的话）指南的各个阶段和决策
实施注意事项	描述指南应用的预期障碍。为卫生保健提供者或患者提供任何可参考的有助于指南实施的辅助文件，并就指南实施过程中用于监测临床护理变化的审查标准提出建议

然而，COGS 也存在不足之处，主要表现在以下方面：①对指南的题目和摘要的报告不够具体详细。目前超过 30 多个术语可用来表示指南，故在题目中应使用统一的、接受度高的术语来表示指南，这样有助于文献人员标引和读者检索。②COGS 并没有得到指南制订者和医学期刊的广泛接受和认可。③COGS 标准自发表之日起再没有更新。④COGS 应用领域仅限于临床实践指南，对于公共卫生和卫生政策指南的报告指导有限。⑤COGS 标准未被国际专门注册和收录报告规范的权威网站 EQUATOR（enhancing the quality and transparency of health research，EQUATOR）协作网收录，不能被及时检索到和改进。

（二）AGREE 工具

国际专门注册和收录报告规范的权威网站 EQUATOR 将 AGREE 和 RIGHT 声明列为指南的报告规范，并置顶网站首页。为了规范指南制作过程，提高指南的质量，来自加拿大、英国等 13 个国家的研究人员成立了临床实践指南研究与评价国际工作组，并于 2003 年发布了指南研究与评价工具——AGREE（Appraisal of Guidelines Research and Evaluation）。该工具一经发布，就迅速被翻译成多种文字出版。而后经前期使用的反馈及总结，该工作组又于 2009 年对第 1 版进行了修订，推出 AGREE Ⅱ，使其内容更加具体和明确，更新版的评价标准可以登录官网进行学习。该工具包括："范围和目的""参与人员""制订的严谨性""清晰性与可读性""应用性""编辑独立"6 个维度，23 个条目。每个条目的评分为 1～7 分，得分越高说明该条目符合程度越高。AGREE Ⅱ中有多个条目均提及规范化报告指南，其中包括明确阐述指南所需应用的人群（患者和公众等）、主要的推荐意见清晰易辨、需记录制订小组成员的利益冲突等。AGREE Ⅱ的条目内容及具体使用方法见本书第九章。

AGREE 工具既可以用来评价指南的方法学质量，也可以用来评价指南的报告质量，需要注意的是 AGREE 标准研制的初衷就是为了评价指南的方法学质量，但是研究者普遍认为它也可以同时作为指南报告质量的评价工具，所以在 2016 年研发团队 Melissa C Brouwers 等人在 BMJ 发布了 AGREE 报告学清单（the AGREE reporting checklist）。该工具是对原 23 个条目和评价表的重新解读，以提高指南中报告的全面性、完整性和透明度（表 2-12-2）。

表 2-12-2 AGREE 报告清单

清单项目 / 描述	报告标准
领域 1：范围和目的	
1. 目的 报告指南的总目的。阐明关于临床问题或健康话题能从指南中达到的预期健康益处	□ 健康意向（即预防、筛查、诊断、治疗等） □ 预期益处或结局 □ 目标（例如，患者群体、社会）
2. 问题 报告指南涵盖的健康问题，特别是关键的推荐意见所针对的问题	□ 目标人群 □ 干预或暴露 □ 比较（如果合适） □ 结局 □ 健康照护的设置或情景

续表

清单项目 / 描述	报告标准
3. 人群 明确描述指南的适用人群（即患者、公众等）	□ 目标人群、性别和年龄 □ 临床条件（如果相关） □ 疾病严重程度 / 阶段（如果相关） □ 合并症（如果相关） □ 排除人群（如果相关）
领域 2：利益相关者的参与	
4. 团队成员 报告所有参与指南制订的成员。其中可以包括指导小组，选择和评价证据的研究团队，以及形成最终推荐意见的成员	□ 参与者的姓名 □ 学科 / 内容专长（例如，神经外科医生、方法学专家） □ 机构（例如，圣彼得堡医院） □ 地理位置（例如，华盛顿西雅图） □ 描述指南团队中成员的角色
5. 目标人群的偏好和观点 报告目标人群的观点和偏好是如何被寻求和考虑的，以及他们的偏好和观点是什么	□ 用于捕捉患者 / 公众的观点和偏好策略类型的声明（例如，指南制订团队的参与、从文献回顾中寻求目标人群的价值观和偏好） □ 用于发现偏好和观点的方法（例如，文献的证据、调查、焦点小组） □ 从患者 / 公众信息那里收集到的结果 / 信息 □ 收集的信息是如何被用于指南制订和 / 或推荐意见形成的过程
6. 目标使用者 报告指南的目标（或预期）使用者	□ 预期的指南受众（例如，专科医生、家庭医生、患者、临床 / 机构领导 / 管理者） □ 该指南可能被目标用户如何应用（例如，指导临床决策、指导政策制订、指导标准照护）
领域 3：指南制订的严谨性	
7. 检索方法 报告检索证据的详细策略	□ 提供检索的数据库或证据来源的名称（例如，MEDLINE、EMBASE、PsychINFO、CINAHL） □ 检索时间段（例如，2004-01-01 到 2008-03-31） □ 检索的词段（例如，自由词、标引词、副主题词） □ 全部的检索策略（例如，可以位于附录中）
8. 证据选择的标准 报告用于选择证据的标准（即纳入和排除标准），适当时，提供理由	□ 目标人群的特征（患者、公众等） □ 研究类型 □ 比较（如果相关） □ 结果 □ 语言（如果相关） □ 前后关系（如果相关）
9. 证据的强度和局限性 从单独研究和整个证据总体的角度，描述证据的强度和局限性	□ 证据体中包括的研究设计 □ 研究方法学局限（抽样、双盲 / 无盲、分配隐藏、分析方法） □ 考虑主要和次要结局的恰当性 / 相关性 □ 收录研究之间结果的一致性 □ 收录研究之间结果的方向性 □ 受益和危害程度的大小比较 □ 实践情景的适用性
10. 推荐意见的形成 描述用于形成推荐意见的方法和最终的决定是如何达成的。阐明任何有争议的领域以及解决它们的方法	□ 推荐意见形成的过程（如使用改进德尔菲法的步骤、考虑投票的程序） □ 推荐意见形成的结果（如通过使用改进的德尔菲法达成共识的程度、投票结果） □ 推荐意见形成的过程如何影响推荐意见的形成（例如，德尔菲法的结果是否影响了最终的推荐意见，是否影响了推荐意见与最终投票保持一致）

续表

清单项目 / 描述	报告标准
11. 利弊考虑 报告在形成推荐意见时所考虑到的健康益处、副作用以及风险	□ 报道益处和支持益处的数据 □ 报道危害、副作用、风险和支持它们的数据 □ 报道在益处、副作用以及风险之间做出的权衡 □ 推荐意见反映对益处、副作用以及风险的考虑
12. 推荐意见和证据之间的联系 描述推荐意见和支持的证据之间明确的联系	□ 指南制订团队如何将证据应用到并联系到推荐意见的形成上 □ 每条推荐意见都与关键证据相联系（文本的描述和 / 或参考文献列表） □ 推荐意见与证据总结和 / 或指南结果部分的证据列表之间相联系
13. 外部评审 报告用于执行外部评审的方法学	□ 外部评审的目的和意图（例如，提高质量、收集推荐意见草案的反馈、评估适应性和可行性、传播证据） □ 外部评审的方法（例如，评定量表、开放性的问题） □ 描述外部评审专家（例如，数量、专家的类型、隶属关系） □ 从外部评审收集到的结果 / 信息（例如，关键发现的概要） □ 收集到的信息是如何被用于指导指南制订过程和形成推荐意见的（例如，指南小组将审查的结果考虑到最终推荐意见的形成）
14. 指南更新步骤 描述指南更新的步骤	□ 声明指南将会被更新 □ 有明确的时间间隔和明确的标准去指导何时指南需要更新 □ 更新步骤的方法
领域 4：指南的清晰性	
15. 推荐意见明确不含糊 依据证据体，描述在哪种情景和哪种人群中哪种选择是恰当的	□ 推荐做法的声明 □ 推荐做法的意图或目的（例如，改善了生活质量，减少副作用） □ 相关人群（例如，患者、公众） □ 如果相关的话，提供注意事项或符合条件的声明（例如，哪些患者或条件下不能使用一些推荐意见） □ 如果在最佳照护的选择上具有不确定性，则这种不确定性需要在指南中声明
16. 管理选择 描述不同情景或健康问题的管理选择	□ 描述管理选择 □ 每种选择最适宜的人群或临床情景
17. 重要推荐意见容易识别 呈现出的关键推荐意见，以易于识别	□ 将推荐意见放到汇总表里，或放大字体，下划线，或者用流程图 / 算法的形式呈现 □ 具体的推荐意见成组放在一个部分里
领域 5：应用性	
18. 应用时的促进因素和阻碍因素 描述指南应用的促进因素和阻碍因素	□ 需要考虑促进因素和阻碍因素的类别 □ 实施推荐意见时，发现促进因素和阻碍因素相关信息的方法（例如，关键利益相关者的反馈、在广泛应用指南前的预实验） □ 从调查中发现关于促进因素和阻碍因素的类型的信息 / 描述（例如，实施者有技能执行推荐的护理措施、没有足够的设备确保所有符合标准的人群接收到乳腺 X 线照射） □ 信息是如何影响指南制订过程和 / 或推荐意见的形成
19. 实施建议 / 工具 提供应用推荐意见的建议和 / 或工具	□ 支持指南在临床中实施的其他材料 例如： ● 指南概述文件 ● 检查清单、算法的链接 ● 如何使用的说明书的链接 ● 阻碍因素的解决方案的链接（参见条目 18） ● 利用指南促进因素的工具（参见条目 18） ● 预实验的结果和经验教训

续表

清单项目 / 描述	报告标准
20. 应用的资源 描述所有推荐意见应用时的潜在的相关资源	□ 关于费用类型的信息（例如，经济评估、药物获得的费用） □ 寻求费用信息的方法（例如，指南小组中应该有卫生经济学家、使用卫生技术去评估特殊的药品等） □ 从调查中发现关于费用信息的描述（例如，每个治疗疗程特殊药品的费用） □ 收集到的信息如何被用于指导指南制订过程和 / 或推荐意见的形成
21. 监督和 / 或审计标准 提供测量应用指南推荐意见时的监督和 / 或审计标准	□ 评估指南的实施或推荐意见的依从情况的标准 □ 评估实施推荐意见的影响的标准 □ 给出测量的频率和间隔的建议 □ 给出如何衡量标准的操作性定义
领域 6：编辑独立性	
22. 赞助单位 报告赞助单位对指南内容的影响	□ 赞助单位的名称或赞助来源（或者明确声明没有赞助） □ 声明赞助商不影响指南的内容
23. 利益冲突 提供一个所有团队成员都宣告他们是否有利益冲突的明确的声明	□ 考虑利益冲突的类型 □ 寻求潜在利益冲突的方法 □ 利益冲突的描述 □ 利益冲突是如何影响指南的形成过程和推荐意见的制订

（三）RIGHT 声明

2013 年，中国学者陈耀龙、杨克虎、商洪才等发起，并联合来自美国、加拿大、英国、德国等 12 个国家，以及包括世界卫生组织、EQUATOR 协作网、GIN、Cochrane 协作网、推荐意见分级评估和制订及评价（Grading of Recommendations Assessment，Development，and Evaluation，GRADE）工作组、指南研究与评估的评价（AGREE）工作组等 7 个国际组织的 30 余名专家，共同成立了 RIGHT（Reporting Items for Practice Guidelines in Healthcare）工作组。该工作组历时 3 年，完成了包含 7 大领域，22 个条目的报告清单（表 2-12-3）。2017 年 1 月，RIGHT 声明全文正式发表在 *Annals of Internal Medicine*。

表 2-12-3　RIGHT 清单

领域 / 主题	条目
基本信息	
标题 / 副标题	能通过题目判断为指南，即题目中应明确报告类似“指南”或“推荐意见”的术语
	报告指南的发表年份
	报告指南的分类，即筛查、诊断、治疗、管理、预防或其他
执行总结	对指南推荐意见进行汇总呈现
术语和概括语	为避免混淆，应对指南中出现的新术语或重要术语进行定义；如果涉及缩略语，应将其列出并给出对应的全称
通讯作者	确定至少一位通讯作者或指南制订者的联系方式，以便联系和反馈
背景	
简要描述指南卫生问题	应描述问题的基本流行病学，如患病率、发病率、病死率和疾病负担（包括经济负担）

续表

领域/主题	条目
指南的总目标和具体目的	应描述指南的总目标和具体要达到的目的，如改善健康结局和相关指标（疾病的患病率和病死率），提高生活质量和节约费用等
目标人群	应描述指南拟实施的主要目标人群
	应描述指南拟实施时需特别考虑的亚组人群
指南的使用者和应用环境	应描述指南的主要使用者（如初级保健提供者、临床专家、公共卫生专家、卫生管理者或政策制订者）以及指南其他潜在的使用人员
	应描述指南针对的具体环境，如初级卫生保健机构、中低收入国家或住院部门（机构）
指南制订小组	应描述参与指南制订的所有贡献者及其作用（如指导小组、指南专家组、外审人员、系统评价小组和方法学专家）
	应描述参与指南制订的所有个人，报告其头衔、职务、工作单位等信息
证据	
卫生保健问题	应描述指南推荐意见所基于的关键问题，建议以人群、干预、对照和结局指标（patient，intervention，comparison，outcome；PICO）格式呈现
	应描述结局遴选和分类的方法
系统评价	应描述该指南基于的系统评价是新制作的，或是使用现有已发表的
	如果指南制订者使用现有已发表的系统评价，应给出参考文献并描述是如何检索和评价的（提供检索策略、筛选标准以及对系统评价的偏倚风险评估），同时报告是否对其进行了更新
评价证据质量	应描述对证据质量评价和分级的方法
推荐意见	
推荐意见	应提供清晰、准确且可实施的推荐意见
	如果证据显示在重要的亚组人群中，某些影响推荐意见的因素存在重大差异，应单独提供针对这些人群的推荐意见
	应描述推荐意见的强度以及支持该推荐的证据质量
形成推荐意见的原理和解释说明	应描述在形成推荐意见时，是否考虑了目标人群的偏好和价值观。如果考虑，应描述确定和收集这些偏好和价值观的方法；如果未考虑，应给出原因
	应描述在形成推荐意见时，是否考虑了成本和资源利用。如果考虑，应描述具体方法（如成本效果分析）并总结结果；如果未考虑，应给出原因
	应描述在形成推荐意见时，是否考虑了公平性、可行性和可接受性等其他因素
从证据到推荐	应描述指南制订工作组的决策过程和方法，特别是形成推荐意见的方法（如，如何确定和达成共识、是否进行投票等）
评审和质量保证	
外部评审	应描述指南制订后是否对其进行独立评审，如是，应描述具体的评审过程以及对评审意见的考虑和处理过程
质量保证	应描述指南是否经过了质量控制程序，如是，则描述其过程
资助和利益冲突声明及管理	
资金来源及作用	应描述指南制订各个阶段的资金来源情况
	应描述资助者在指南制订不同阶段中的作用，以及在推荐意见的传播和实施过程中的作用
利益冲突的声明及管理	应描述指南制订相关的利益冲突的类型（如经济利益冲突和非经济利益冲突）
	应描述对利益冲突的评价和管理方法以及指南使用者如何获取这些声明

续表

领域 / 主题	条目
其他方面	
可及性	描述在何处可获取到指南、相应附件及其他相关文件
对未来研究的建议	应描述当前实践与研究证据之间的差异，和 / 或提供对未来研究的建议
指南的局限性	应描述指南制订过程中的所有局限性（如制订小组不是多学科团队，或未考虑患者的价值观和偏好）及其对推荐意见有效性可能产生的影响

（四）其他指南报告学标准

1. 中医临床实践指南报告清单　国内中医标准化及循证医学研究者认为中医与西医是不同的理论体系，西医指南的报告规范也很难完全适用于中医指南。在中医临床实践指南数量急速增长的同时，报告质量普遍低下和临床应用不佳是不容忽视的问题。中华中医药学会标准化办公室，中国中医科学院中医临床基础医学研究所团队以《标准的结构和编写（GB/T 1.1—2009）》为框架，结合 COGS 2003、RIGHT 和中医药的特点形成中医临床实践指南报告清单初始条目，继而通过问卷调查、专家访谈和会议共识法进一步对清单初始条目进行修改，最终形成中医临床实践指南报告清单（表 2-12-4）。

表 2-12-4　中医临床实践指南报告清单

领域 / 主题		编号	条目
封面页*	题目	1a	题目中包含“指南”
		1b	西医病名或中医病名
		1c	必要时描述中医辨证分型
		1d	必要时描述指南的分类，如诊断、治疗、预防、筛查等
		1e	应提供指南的英文译名
	指南的层次	2	描述指南的层次，如国家标准、行业标准或团体标准
	指南编号	3a	现行指南编号
		3b	被代替的指南编号
	指南分类编码	4a	国际标准分类号
		4b	中国标准文献分类号
	发布单位	5	指南的发布机构
	发布日期	6	指南发布的日期
	实施日期	7	指南正式开始实施的日期
目次	目次的顺序	8	目次依次为：前言、引言、范围、规范性引用文件、术语和定义、诊断、治疗、预防（需要时列入）、康复调摄（需要时列入）、附录、参考文献等
前言*	指南结构	9	对于包含子项的指南，应描述指南的预计结构
	起草规则	10	指南编制所依据的起草原则
	取代的指南或文件	11a	应列出所取代的指南或文件的编号及名称
		11b	应描述现行版本与前一版本相比主要的技术变化，并在括号内注明变化所在位置

续表

领域/主题		编号	条目
	与国际/国外文件关系	12	应说明与国际/国外文件的一致度，如等同、修改或非等效
	有关专利	13	对于涉及专利的指南或尚未识别出涉及专利的指南应作出说明
	指南的提出信息和归口信息	14a	描述指南的提出单位名称及提出单位的组织机构代码
		14b	描述归口单位名称及归口单位的组织机构代码
	指南的起草单位和起草人	15a	应列出指南的起草单位
		15b	应列出指南的起草人
		15c	执笔人及其联系方式
	历次版本	16	应列出本指南历次版本编号
引言	背景信息	17a	描述疾病的定义
		17b	描述疾病的病因病机
		17c	描述疾病的流行病学特征，如发病率、病死率等，包括经济负担
		17d	如为诊断指南，应描述疾病的诊断方法；如为治疗指南，应描述疾病的治疗方法；预防、康复等指南同理
		17e	描述中医药在该领域的优势
	原因和必要性	18	描述制订指南的原因和必要性
	目的和目标	19a	描述期望获得的具体有关健康方面的利益
		19b	描述指南要达到的具体目标
	受推荐意见影响的人群	20a	描述指南的适用对象
		20b	必要时描述指南实施时需特别考虑的亚组，例如性别、年龄、种族等
		20c	必要时明确何种情况不适用本指南
	推荐概要	21a	推荐条目
		21b	证据等级
		21c	推荐强度
		21d	适用条件
范围*	指南的终端用户和应用环境	22a	描述指南的终端用户，即主要使用者
		22b	描述指南的应用环境
规范性引用文件	引导语	23	应描述引用文件的适用情况
	引用文件的顺序	24	顺序依次为：国家标准、行业标准、地方标准、国内有关文件、国际标准、国际标准化组织（International Organization for Standardization，ISO）有关文件、其他国际标准以及其他国际有关文件
	引用文件的格式	25a	标准或文件的编号（如有）及名称，国际标准应在括号内给出中文译名
		25b	如果引用的是包含子项的指南，应注明引用的是哪一部分
		25c	指南或文件的版本号或年号
术语和定义	引导语	26	应描述术语和定义的适用情况
	术语	27	应列出术语的名称，并列出术语英文译名
	定义	28	描述术语的定义

续表

领域 / 主题		编号	条目
诊断*	西医诊断	29a	描述西医诊断方法
		29b	描述西医鉴别诊断方法
	中医辨证	30	概括疾病的辨证分型
	中医鉴别诊断	31a	应描述需要与之相鉴别的中医疾病名称
		31b	鉴别的要点
治疗*	推荐治疗	32a	描述推荐所对应的中医证型，推荐的治疗应按照疾病的中医证型分类
		32b	应详细描述推荐的内容。对于中药复方，应注明药物名称、处方来源、组成、剂量、煎煮法（包括煎煮时间，中成药除外）、用法、用量、加减（需要时列出）、不良反应等
		32c	描述推荐条目的适用条件，包括疾病的中医证型和辨证要点、适用人群的特征，如性别、年龄等。中医证型和辨证要点需要详细地描述，必要时应列出不适用的情况
		32d	应列出推荐条目的证据等级
		32e	应列出推荐条目的推荐强度
		32f	支持该推荐的参考文献
		32g	如果在不同的亚组人群中，某些推荐意见存在巨大差异，特别是亚组间的利弊情况不同，应单独列出针对该亚组的推荐意见
预防	预防方法	33	描述预防的方法、适用条件等
康复调摄	康复调摄方法	34	描述康复调摄方法、适用条件等
资金资助及利益冲突*	资金来源以及作用	35a	描述制订各个阶段资金来源情况
		35b	资助者在制订指南不同阶段中的作用，如适用，也应描述后期在推荐意见的传播和实施中的作用
	利益冲突声明的管理	36a	描述与指南制订相关的利益冲突的类型（如经济利益冲突和非经济利益冲突）
		36b	如何获取利益冲突声明，应提供利益冲突声明的浏览网址或下载地址
指南全文的获取途径*	下载或浏览地址	37a	应给出指南全文的浏览网址或下载地址
		37b	应提供指南相关附件及编制说明的获取方式
附录	流程图	38	形成指南的总技术路线图
	证据综合报告	39	证据概要表
参考文献	参考文献	40	应按照 GB/T 1.1—2009 中的要求列出参考文献

注：*为必备要素，其余未标注条目为可选要素。

有学者指出中医指南的推荐意见应有明确的定位词，如“推荐意见”。在指南的正文前（指南首页 / 指南封面页后），应当附有“推荐意见汇总表”。推荐意见的报告条目及相应内容应包括：①实施者。②目标人群，包括中医疾病诊断、中医证候诊断、西医疾病诊断、西医分型 / 分期诊断、临床表现、病机；其中根据不同的临床问题，病机可选择性在推荐意见中或推荐意见说明中报告。③干预措施，包括治法、治则、干预措施类型、治疗时机、用法用量 / 操作、疗程、注意事项。④临床研究证据分级。⑤推荐意见强度分级。⑥推荐依据，包括指南推荐意见形成过程中基于的临床研究证据、古代文献证据、临床获益与风险、卫生经济学、临床可行性、临床可接受性、患者意愿，并标注相应参考文献。⑦推荐意见说明，为针对推荐意见的进一步阐述、补充和解释。指南中不同干预措施的推荐意见核心报告内容应符合表 2-12-5 的要求。

表 2-12-5 中医药临床指南及专家共识中不同干预措施的推荐意见核心报告内容

干预措施	内容 1	内容 2	内容 3	内容 4	内容 5	内容 6	内容 7	内容 8
方剂	方名	来源	药物组成	剂量	用法	加减法	疗程	注意事项
中成药	药名	来源[a]	药物组成[b]	用法用量[c]	疗程[d]	注意事项		
针刺（包括体针、头针，梅花针、电针等）	针刺类型	主穴	配穴	辨证/对症取穴	操作[e]	疗程[d]	注意事项	
灸法	灸法类型	主穴	配穴	操作[e]	疗程[d]	加减法	注意事项	
拔罐	拔罐类型	取穴	操作[e]	疗程[d]	加减法	注意事项		
推拿	主穴	配穴	手法	疗程[b]	加减法	注意事项		
外治法（包括灌肠、熏洗、贴敷等）	药物组成	用法用量[c]	疗程	注意事项				

注：[a] 该药物涉及的方剂来源；[b] 国家保密配方除外；[c] 包括干预措施的具体给药途径、使用方法及剂量；[d] 包括用药、针刺、艾灸等干预措施的治疗时间、频次等；[e] 包括针刺、拔罐、艾灸等干预措施的具体操作方法，如进针、行针方法等。

2. 更新临床实践指南需要报告的条目 随着新的研究证据不断出现，例如可使用的干预措施效果或成本的变化，对临床实践指南进行适当的更新以确保其可靠性是具有挑战性的，需要对新的证据进行定期监测和评估。Cochrane 中心、AGREE 协作网和 GIN 指南更新工作组联合制订了更新版指南报告清单，国内学者已经将此工具进行了解读和翻译，见表 2-12-6。

表 2-12-6 更新临床实践指南报告清单

条目	评估			
	是的	不是	不清楚	不适用
1. 指南的更新版本与以前的版本能够被区分开				
2. 报告了更新指南的缘由				
3. 描述了指南更新版本与以前版本之间范围和目的的变化，并提供了支撑材料				
4. 描述了在指南更新过程中被修订和审阅过的章节				
5. 清楚地呈现出指南的推荐意见，并标记为新的、修改的或无变化的。清楚地标注了被删除的推荐意见				
6. 报告了被更改了的指南推荐意见，并提供了支撑材料				
7. 报告了指南更新版本中的专家组成员				
8. 记录了负责指南更新版本的群组的利益披露				
9. 确定和描述了指南更新版本的供资机构所发挥的作用				
10. 描述了在指南更新中搜索和识别新证据的方法				

续表

条目	评估			
	是的	不是	不清楚	不适用
11. 描述了在指南更新过程中用于选择证据的方法				
12. 描述了在指南更新过程中评估证据质量的方法				
13. 描述了在指南更新过程中证据合成的方法				
14. 描述了更新版指南的外部评审方法				
15. 描述了在实践中实施更新版指南中有变化的推荐意见的方法和计划				
16. 报告了未来更新指南的计划和方法				

指南制订不仅要遵守方法学标准，还应以规范化的方式进行报告，这不仅能保证指南的清晰性和完整性，还可以促进指南使用者准确便捷地获取指南相关信息。指南制订者应严格遵守相应的报告学要求以及国际认可的报告学标准，努力提高指南的报告质量，促进指南更好地传播和实施。

参考文献

[1] 谭力铭，范曼如，申泉，等. 临床实践指南制订方法——指南的规范化报告[J]. 中国循证心血管医学杂志，2019，11(8)：900-904.

[2] 柯立鑫，王津京，王浩，等. 2016 年中国大陆期刊发表临床实践指南的报告质量评价[J]. 中国循证儿科杂志，2018(3)：194-199.

[3] 陈耀龙，王小琴，王琪，等. 遵循指南报告规范提升指南报告质量[J]. 中华内科杂志，2018(3)：168-170.

[4] 蒋朱明，詹思延，贾晓巍，等. 制订 / 修订《临床诊疗指南》的基本方法及程序[J]. 中华医学杂志，2016，96(4)：250-253.

[5] 杨钦博，周奇，黄天相，等. 2017 年中国大陆期刊发表的临床实践指南的报告质量评价[J]. 中国循证医学杂志，2019，19(11)：1325-1332.

[6] BROUWERS M C，KERKVLIET K，SPITHOFF K.The AGREE Reporting Checklist：a tool to improve reporting of clinical practice guidelines[J]. BMJ，2016，352.

[7] CHEN Y，YANG K，MARUŠIC A，et al. A reporting tool for practice guidelines in health care：The RIGHT Statement[J]. Ann Intern Med，2017，166(2)：128-132.

[8] EQUATOR network. Reporting guidelines for main study types[EB/OL]. [2020-12-16]. https://www.equator-network.org/.

[9] 谢秀丽，姚沙，韦当，等. 中医(中西医结合)临床实践指南制修订方法——报告规范[J]. 中华中医药杂志，2016，31(8)：3153-3154.

[10] 张霄潇，冯雪，廖星，等. 中医临床实践指南报告清单[J]. 中华中医药杂志，2019，34(9)：4379-4384.

[11] 王丽琼，严毓倩，梁宁，等. 更新临床实践指南需要报告的条目：更新版指南的报告清单[J]. 中国中西医结合杂志，2017，37(5)：589-595.

[12] VERNOOIJ R，PABLO AC，MELISSA B，et al. Reporting Items for Updated Clinical Guidelines：Checklist for the Reporting of Updated Guidelines（CheckUp）[J]. PLoS Med，2017，14（1）：e1002207.
[13] 李承羽，赵晨，陈耀龙，等. 中医药临床指南 / 共识中推荐意见分级标准的制订[J]. 中医杂志. 2020，61（6）：486-492.

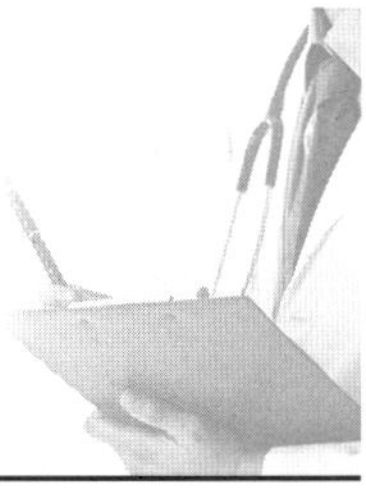

第三章　证据质量与推荐强度分级

第一节　证据质量与推荐意见分级简介

科学合理的证据分级及推荐强度标准能够为决策者进行快速决策提供有效参考。明确的推荐意见比证据级别对决策者的影响更为直接，可以帮助决策者在尽可能短的时间内了解采用某干预措施可能带来的利弊后果，从而增强决策者的信心。同时，证据质量是给出推荐意见的一个重要考量因素，对证据质量缺乏审慎评价易产生误导性的推荐意见，最终给患者造成伤害。因此，对指南的证据分级及推荐强度标准进行规范、采用科学透明且实用性强的证据质量及推荐强度分级标准是指南科学发展的必然要求。

全球许多组织和机构对证据质量和推荐强度的分级标准进行了规范，但这些标准不一，方法各异。笔者对这些分级标准进行了归纳总结，其发展大致有以下一些特点：①证据分级标准经历了三个阶段：单纯重视研究设计类型—研究设计类型与证据质量兼顾—证据体。②最高级别的证据由单个随机对照试验（randomized controlled trials，RCT）—多个 RCT 的 meta 分析—多个 RCT 的 meta 分析和高质量单个 RCT 并重转变。③推荐强度与证据级别不再一一对应。早期的标准常常将推荐强度与证据级别一一对应，高质量证据给予高级别的推荐，而后很多组织采用的标准在考虑证据质量的同时，结合证据的适用性、患者价值观与意愿等因素综合给出推荐意见，此分析理念下，高级别的证据有可能弱推荐，低级别的证据也有可能强推荐。④证据来源多样化，从临床问题的单一方面延伸到多个方面。⑤所采用标准从分散趋向统一。由各机构或组织自定标准逐渐向采用统一的更加科学的标准转变，尽管目前存在较多的标准，越来越多的指南制订机构或组织推荐采用 GRADE 或根据 GRADE 改编的标准。

本书第二章的第六节已经介绍了证据与推荐意见分级的演进及常见的证据与推荐意见分级，诸如 GRADE 系统、英国牛津循证医学中心（Center for Evidence-Based Medicine at the university of Oxford，OCEBM）证据分级系统、JBI 证据等级与推荐意见分级系统。另外，也特别对中医 / 中西医结合领域证据质量和推荐意见分级标准进行了总结与分析。因此，本章不再重复。

第二节　定性系统评价的证据分级方法——CERQual系统

一、CERQual系统介绍

2010年，CERQual（Confidence in the Evidence from Reviews of Qualitative research）证据分级工具最早开发于挪威知识转化中心，是由Claire Glenton、Simon Lewin教授联合Cochrane协作网、Campbell协作网、GRADE工作组和WHO等国际相关机构制订的定性系统评价分级系统，旨在为国际指南小组使用定性系统评价证据提供支持。2010年，WHO制订了关于卫生工作者在围产期角色转化的指南，主要探索如何使高水平的卫生工作者面向基层服务，以应对基层卫生工作者缺乏这一全球难题。因涉及工作群体的转化，可接受性和可行性是影响干预措施有效性的重要因素，因此指南制订小组决定全面分析可接受性和可行性的证据，并制作了3个相关的定性系统评价。作为一项开创性的工作，该小组遇到了定性系统评价中纳入的研究质量不一，结论互相矛盾，一些证据只来自特定地区或利益相关者的研究等问题，为分析这些因素对系统评价的影响，指南制订小组着手开发了针对定性系统评价证据的分级工具——CERQual。

CERQual中的证据信度是指系统评价结果与所研究问题真实情况的相符程度。其评定的标准目前需要研究者自行确定，整个评价过程应当透明并呈现在系统评价总结表中，最终分别以“高”“中”“低”“极低”4个等级表示系统评价证据级别。CERQual工具基于4个方面评价定性系统评价证据：①方法学局限性（methodological limitations）；②相关性（relevance）；③结果一致性（coherence）；④数据充分性（adequacy of data）。

二、方法学局限性

方法学局限性指原始研究设计和实施中存在的问题，需借鉴相关的定性研究方法学质量评价工具评价每一个纳入研究。“定性研究”范畴囊括大量的研究问题和多样的研究设计。评价定性研究方法学质量时，会遇到很多相关问题。如：研究结果的效度有多大？研究结果准确度的变异性有多大？研究结果的应用范围有多广？因定性研究中研究问题和研究设计的多样性，及不同学科构建和评价定性研究的方法不同，不能简单地将评价定量研究的方法应用到定性研究中。故研究者们已致力于构建评价定性研究方法学质量的理论和方法，涵盖了定量和定性研究者共同的关注点，并能有效地用于评价各种定性研究。

鉴于定性研究设计无证据等级之分，其方法学局限性应基于每一个研究的方法学优劣来评价。CERQual借鉴CASP（critical appraisal skills programme）评价定性研究的方法学局限性，但不排除使用其他定性质量评价工具。因系统评价的结果由众多原始研究数据支撑，故评价方法学质量如何影响研究结果时，应考虑每一个纳入研究的方法学局限性，并基于此给出方法学局限性的总体评价。当纳入原始研究有重大方法学缺陷时，系统评价结果的信度便会降低。原始研究的方法学局限性可能仅影响系统评价的某一特定结局指标，但对另一结果却可能没有影响。此部分评价结果对系统评价的意义在于：当针对某个特定问题的系统评价所纳入研究的方法学质量低时，表明需要开展更多关于此类问题的高质量原始研究或更清晰地报告所用的研究方法。

三、相关性

相关性指纳入研究的研究目的、研究对象等与系统评价要解决问题的相符程度。一般情况下，定性系统评价的纳入标准与研究问题相一致，因此纳入研究的相关性较强。但也有相关性较低的情况，可归纳为：①间接相关，例如研究人们对禽流感的看法，但因缺乏相关研究，故纳入猪流感的相关研究；②部分相关，如研究欧洲地区幼儿园儿童的生活模式，但只纳入挪威地区的研究；③相关性不确定，即纳入研究与定性系统评价需要解决的问题相关性不大，或对相关性的解释不明。出现以上情况时，系统评价结果的信度将会降低。

相关性不强的评价结果对系统评价的意义：①提示针对该研究问题需要在不同环境下开展更加多样化的原始研究及对研究结果作出更好的报告；②也可能提示系统评价所关注的问题在特定环境下并不突出或非普遍现象。

四、一致性

一致性是指综合结果与相应原始研究结果的相符程度及是否解释了原始研究结果的差异。特定的合并模型要能通过原始研究提供的资料或作者（原始研究或系统评价的作者）提出的假说来解释。当原始研究中出现无关或反常情况，不支持甚至与系统评价结果相悖，且此不一致难以解释时，系统评价结果的信度降低。合理解释研究结果间的差异是评价一致性的关键，其理论基础可以是内部产生的（如源自原始研究）、外源性的（如基于已建立的概念或理论）或原创的（如系统评价作者在综合结果过程中提出的理论）。这种差异有时很难被解释，从而出现不一致的情况，包括：①有效数据不足；②没有深入探讨无关或反常情况的原因；③系统评价作者对该领域了解不充分，不能给出合理的解释；④系统评价中提及的理论有缺陷或不完整；⑤系统评价的研究样本不理想。对研究样本及探讨无关或反常情况原因的评价也可能出现在方法学局限性部分。对一致性的评价有助于作者明确自身合并模型的适用程度，使其能对该模型和反常案例作出更加合理的解释。需要指出：CERQual的目的不是消除不一致性，原始研究资料间的共性和差异对综合结果的得出都有重要意义，综合结果时作者不应只看到一致的部分而忽略一些有重要意义的反常案例。

一致性的评价结果对系统评价有 3 方面意义：①系统评价作者应考虑能否从有差异的结果中提出有关问题的新假说或理论；②当特定系统评价结果缺乏一致性时，可能提示该领域需要更多的原始研究，且应及时更新系统评价；③当系统评价通过抽样方式纳入研究时，系统评价的更新可以通过重新设计抽样方法来探索结果不一致的原因。

五、数据充分性

数据充分性指针对定性系统评价某一结果，对其相关资料的丰富性和数量作出的综合评价。数据丰富是指原始研究能提供充分详细的信息来描述研究状况使其易于理解，如理解参与者对特定话题的观念和经验。数据单薄则不易于理解研究状况，也将降低系统评价结果的信度。原始研究数量不足或研究人群过少，观察结果不足时，也会降低系统评价结果的信度，因此时无法确定是否存在其他研究得出了相似的结果。

评价数据充分性时，需要综合考虑其丰富性和所提取资料的数量（研究数量、研究人群和观察结果等），任何一方面的缺陷都会降低系统评价结果信度。但对此尚无固定的评判准则，研究者可从数据的饱和原则去考虑，也可通过评价其他研究资料对系统评价结果的影响程度对数据充分性作出评价。另外，评价者也应关注反常案例。需注意：评价数据充分性并非旨在增加原始研究的数量，更多的是让评价者关注哪些地方资料不足或存在局限性。少量而概念丰富的研究或许比数量大但数据稀缺的描述性研究更有说服力。

数据充分性的评价结果对系统评价的意义：①当数据不充分时，提示该领域需要更多的相关原始研究；当原始研究发表时，需要及时更新系统评价。②数据不充分也提示可能该系统评价关注的问题过窄，应考虑适当扩大问题范围，或纳入更多解决相似问题的原始研究。这可能关联到相关性的评价。

六、总体评价

单独评价以上 4 个部分后，综合各部分的评价结果给出证据等级——高、中、低、极低，各个评级的意义如表 3-2-1 所示。首先将所有系统评价结果的初始证据级别视为高级别，再依据上述 4 个方面进行降级，得出定性系统评价单个合成结果的最终证据级别。即在无其他因素影响证据信度的情况下，系统评价的每一个结果都应被认为是所研究问题真实情况的高度反映。需指出：总体评价是针对系统评价单个结果的总体评价，而非针对系统评价所有结果。应注意 4 部分之间的相互作用，避免重复降级。具体评级需要由多名研究人员（包括方法学专家）讨论后决定。

表 3-2-1 定性系统评价结果信度的 CERQual 评级意义

信度级别	意义
高	我们很有把握研究结果真实反映客观现象
中	我们有中等把握研究结果真实反映客观现象
低	我们有有限把握研究结果真实反映客观现象
极低	我们没有把握研究结果真实反映客观现象

整个评价过程应当透明，最后需呈现在预先设计的定性系统评价结果总结表（Summary of Qualitative Findings Table）中。这里的“定性结果总结表”与在 Cochrane 系统评价中使用的“结果总结表”相似——总结描述综合结果及其证据分级和纳入研究情况，提供定性证据信度评级的解释。

定性研究系统评价通过了解研究对象的态度、信念、经验、观点等主观问题，阐述干预措施的可接受性、可行性和公平性等证据，可帮助明确指南范围，评估干预措施的可接受性，评估干预措施的可行性，明确指南应用过程中的注意事项。定性研究系统评价以它独特的研究角度和人文因素弥补定量研究系统评价不足，日后必将成为循证指南中不可缺少的一部分。

七、案例解读

以 2012 年 *WHO Recommendations: Optimizing Health Worker Roles to Improve Access to Key Maternal and Newborn Health Interventions Through Task Shifting*（《优化卫生人力资源，提高围产期母婴健康》）（Optimize MNH）指南中提出的"助产士是否应对产妇在产后或者产时进行输卵管结扎？"为例，展示如何应用定性综合证据参与 WHO 指南制订。评估该项目所提出的问题，检索针对此研究项目的系统评价，并从措施的利弊、资源利用、干预可接受性、干预可行性进行多方面评价。

背景：通过合理分配医务人员的工作任务，有望改善医疗健康体系。如：通过增加医疗培训的次数，使"中等技术"医疗人员增加其技能，从而完成"高等技术"医疗人员的部分工作。这样的任务转移策略可以优化卫生工作者人力资源，对在短期内缺乏改善卫生体系能力的国家尤为适用。

P：产妇；

I：助产士进行输卵管结扎手术；

C：由其他卫生人员干预或不干预；

O：手术时长，术中并发症，术后病死率；

S：在卫生保健资源匮乏的中低收入国家。

评估步骤如下：①检索现有定量研究证据，评价措施的利弊、资源利用，并用 GRADE 分级系统对所获定量证据进行分级（表 3-2-2）；②检索现有定性研究证据，评价措施的可接受性和可行性，并采用 CERQual 分级系统对所获定性证据进行分级（表 3-2-2）；③综合定量和定性分级结果，对此干预给出合理推荐意见（表 3-2-3）。

表 3-2-2 EtD 证据框架

评估步骤	标准	判断	研究证据
利弊平衡	干预的预期效果大吗？	不 □ 可能不 □ 不确定 ☑ 可能是 □ 是 □	在一篇 *Optimizing the delivery of contraceptives in low-and middle-income countries through task shifting: a systematic review of effectiveness and safety*（评估中低收入国家实行分娩工作任务转移的有效性和安全性）的系统评价中，研究者纳入一篇泰国的研究，比较助产士行输卵管结扎与医生行输卵管结扎有效性和安全性。 手术时长：助产士手术时间较长，但这一差异并无临床意义，证据质量中； 术中并发症：助产士与医生相比，无明显差异，证据质量低； 术后病死率：助产士与医生相比，无明显差异，证据质量低
	干预预期效果可信度大吗？	极低 ☑ 低 □ 中 □ 高 □ 无直接证据 □	
资源利用	所需资源少吗？	不 □ 可能不 ☑ 不确定 □ 可能是 □ 是 □	主要资源需求： （1）资源：实行助产士行输卵管结扎术策略； （2）培训：对助产士进行输卵管结扎术培训； （3）监督管理：由医生或年资高的助产士定期进行监督； （4）术前准备：手术器械、麻醉剂、缝线、手术室、抢救设备； （5）转诊：手术失败或产生严重并发症需将病人送至转诊中心；

续表

评估步骤	标准	判断	研究证据
可接受性	措施可以被关键利益相关者接受吗?	不 □ 可能不 □ 不确定 ☑ 可能是 □ 是 □	在一篇 *A systematic review of qualitative evidence on barriers and facilitators to the implementation of task-shifting in midwifery services*（《促进助产士任务转移项目》）的系统评价中，并没有证据评价助产士行输卵管结扎术的可接受性，研究者不确定关键利益相关者对此干预的可接受性。 间接证据：其他的助产士接生干预措施中，此系统评价提出以下几点： 助产士的上司、培训者和助产士本身都认为助产士拥有良好的学习实践能力去学习新医疗手段和实践新临床技能（中可信度）。助产士也可能因社会地位提高，增加机遇和提高工作满意度而受到鼓舞（中可信度）。 然而，助产士可能不愿意承担产科护理之外的任务，如计划生育和促进性健康等任务。可能是因为这超出了他们的工作范畴，增加了工作负担（中可信度）。 尽管和助产士密切合作的医生对助产士态度都很好，但医生还会怀疑助产士担任多角色后的工作能力（中可信度）。 因助产士和其他卫生保健人员的角色分工不清晰、责任不明确，地位和权力差异也可能导致糟糕的工作关系和"抢饭碗"现象（高可信度）
可行性	措施可以实行吗?	不 □ 可能不 □ 不确定 ☑ 可能是 □ 是 □	实行助产士行输卵管结扎手术这一策略需要更改当前法律和相关规定。 实施干预需要相对完备的设施，包括手术器械、手术设备和抢救设备等。对助产士做培训和定期监督，且及时转诊病人到高水平机构都有必要。但 Colvin 的系统评价结果表明：在助产士任务转移项目中，对助产士持续的支持、培训和监督往往不足（中可信度）

表 3-2-3 指南推荐决策表

<table>
<tr><td rowspan="2">推荐意见</td><td>我们不推荐实施此项目 □</td><td>我们推荐在个别地区实施此项目 □</td><td>我们推荐实施此项目 □</td></tr>
<tr><td colspan="3">我们推荐此项目在个别地区实施，此项目应在以下情况下被评估应用：
①成立一项良好实施的助产士工作制度
②拥有良好的转诊系统或即将投入使用的转诊系统
在这次讨论中，专家组认可助产士进行的输卵管结扎术</td></tr>
<tr><td>理由</td><td colspan="3">这项干预措施可能有效，且可以惠泽卫生资源匮乏的人群以降低不平等的待遇。但这项干预措施存在不确定性，因可行性和可接受性未知</td></tr>
<tr><td>实施注意事项</td><td colspan="3">不宜实施</td></tr>
<tr><td>监测和评估</td><td colspan="3">无</td></tr>
<tr><td>研究推荐</td><td colspan="3">仍需评估助产士行输卵管结扎术的有效性和可行性的研究</td></tr>
</table>

参考文献

[1] 拜争刚. 循证社会科学[M]. 上海：华东理工大学出版社，2019：95-99.

[2] HIGGINS J P，GREEN S.Cochrane handbook for systematic reviews of interventions [M]. Chichester，England：Wiley-Blackwell，2008：125-139.

[3] 赵瑞，拜争刚，黄崇斐，等. 质性研究系统评价在循证指南制定中的应用价值[J]. 中国循证医学杂志，2016，16(7)：855-859.

[4] 张宏伟. 定性研究的基本属性和常用研究方法[J]. 中国中西医结合杂志，2008(2)：167-169.

[5] 孙皓，时景璞. 循证医学中 PICO 模型的扩展及其在定性研究中的应用[J]. 中国循证医学杂志，2014，5：505-508.

[6] 赵坤，郭君钰，杨光，等. Campbe 图书馆简介[J]. 中国循证医学杂志，2015，1：120-124.

[7] 黄崇斐，拜争刚，吴淑婷，等. 定性系统评价的撰写方法介绍[J]. 中国循证医学杂志，2015，15(9)：1106-1111.

[8] 钟珍梅，刘少堃，赵舒煊，等. 提高定性研究合成报告透明度(ENTREQ)的指南解读[J]. 循证医学，2015，15(5)：309-313.

[9] 拜争刚，刘少堃，黄崇斐，等. 定性系统评价证据分级工具——CERQual 简介[J]. 中国循证医学杂志，2015，15(12)：1465-1470.

[10] 李佩玲，常健博，许影，等. 如何撰写 Campbell 系统评价[J]. 中国循证医学杂志，2015，15(5)：617-620.

[11] BOHREN M A，HUNTER E C，MUNTHE-KAAS H M，et al. Facilitators and barriers to facility-based delivery in low-and middle-income countries：a qualitative evidence synthesis[J]. Reproductive Health，2014，11(1)：71.

[12] BOHREN M A，VOGEL J P，HUNTER E C，et al. The Mistreatment of Women duraing Childbirth in Health Facilities Globally：A Mixed-Methods Systematic Review[J]. PLoS Med，2015，12(6)：e1001847.

[13] COLVIN C J，DE HEER J，WINTERTON L，et al. A systematic review of qualitative evidence on barriers and facilitators to the implementation of task-shifting in midwifery services. Midwifery，2013，29(10)：1211-1221.

[14] 袁蓓蓓，孟庆跃，贾莉英. 系统综述在卫生政策分析中的应用[J]. 中国卫生政策研究，2011，4(8)：11-15.

[15] 拜争刚，刘少堃，黄崇斐，等. 定性系统评价证据分级工具——CERQual 简介[J]. 中国循证医学杂志，2015，15(12)：1465-1470.

[16] POLUS S，LEWIN S，GLENTON C，et al. Optimizing the delivery of contraceptives in low-and middle-income countries through task shifting：a systematic review of effectiveness and safety. Reprod Health，2015，12：27.

第三节 GRADE 系统

一、GRADE 基本概念

科学的证据分级与推荐强度对指南的制订、实施具有重要意义。证据是循证医学的核心，GRADE 证据质量分级和推荐强度系统是证据发展史上的里程碑事件，它突破了单从研究设计角度考虑证据质量的局限性，对推荐建议分级时将证据质量和其他因素(例如患者选择、资源可利用性等)综合进行考虑。

2000 年，包括 WHO 在内的 19 个国家 / 国际组织的 60 多名循证医学专家、指南制订专家、医务工作者和期刊编辑，共同创建了 GRADE 工作组，旨在通力协作，制订出国际统一的证据质量和推荐强度分级方法。2004 年，GRADE 工作组正式推出了 GRADE 系统（the grading of recommendations assessment，development and evaluation，GRADE）并在当年推出了证据分级 GRADEpro 软件。为使其证据分级及推荐强度方法学更加便捷地推广和使用，GRADE 工作组于 2013 年正式推出了一款在线工具 GRADEpro GDT 即“循证实践指南研发工具”。GRADE 方法详细说明了一种构建问题，选择感兴趣的结局指标并评估其重要性，评价证据体质量，并将证据与患者的价值观和偏好相结合，以形成最终推荐意见的方法学。

（一）GRADE 方法的优势

与目前存在的其他证据分级标准相比，GRADE 方法具有以下优势：①它由一个具有广泛代表性的国际指南制订小组制订；②明确界定了证据质量和推荐强度；③清楚评价了不同治疗方案的重要结局；④对不同级别证据的升级与降级有明确、综合的标准；⑤从证据评级到推荐意见强度全过程透明；⑥明确承认患者价值观和意愿；⑦就推荐意见的强弱，分别从临床医生、患者、政策制订者角度做了明确实用的诠释；⑧适用于制作系统评价、卫生技术评估及指南开发。GRADE 方法制订推荐意见的原理可见图 3-3-1。

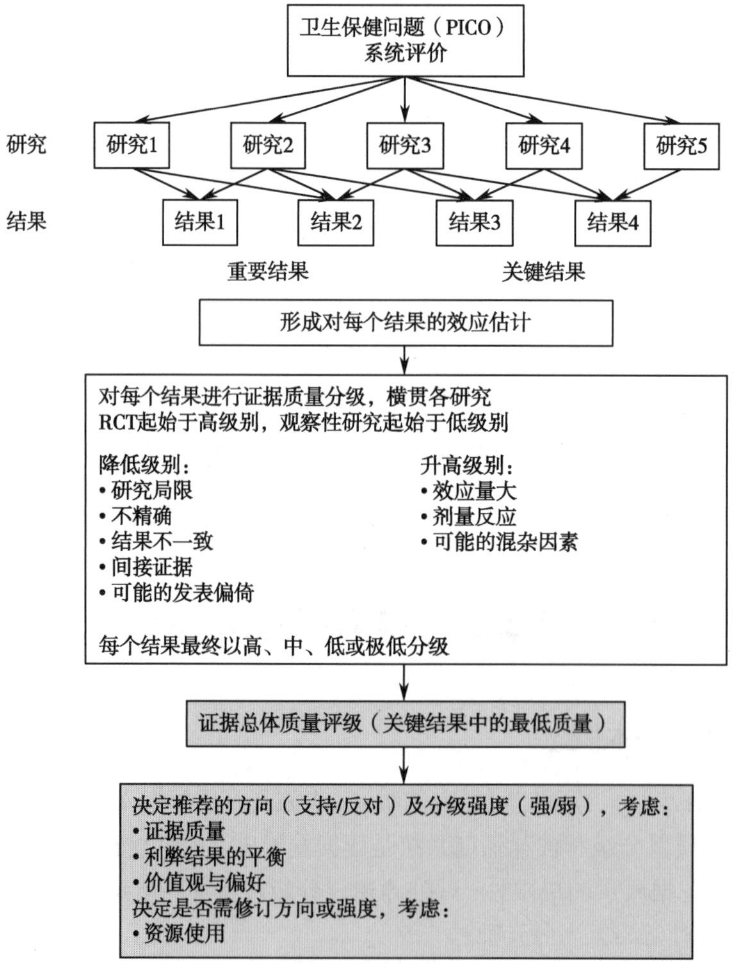

图 3-3-1　形成推荐的 GRADE 过程原理

注：无阴影的框是针对系统评价和指南制订的通用步骤，有阴影的框专门针对指南。

（二）GRADE 方法对证据质量和推荐强度的定义与分级

GRADE 方法为系统评价和指南提供了一个证据质量评价的体系，同时为指南中的推荐强度评级提供了一种系统方法。“证据质量”在指南中被定义为在多大程度上确信效应估计值支持作出推荐，“推荐强度”为在多大程度上确信干预效果利大于弊或者弊大于利。最后将每一结局相对应的证据质量评定为“高、中、低和极低”四个等级，具体见表 3-3-1。GRADE 方法将推荐强度分为“强推荐”和“弱推荐”两个等级，具体见表 3-3-2。在使用 GRADE 方法时，指南小组用“强推荐”表示他们确信相关的干预措施利大于弊。用“弱推荐”表示干预措施有可能利大于弊，但他们把握不大。对于不同的决策者，推荐强度也有不同的含义（表 3-3-3）。

表 3-3-1　GRADE 证据质量分级的详情表

证据级别	具体描述	研究类型	总分	表达符号 / 字母
高级证据	我们非常确信真实的效应值接近效应估计	RCT，质量升高 2 级的观察性研究	≥0 分	⊕⊕⊕⊕ /A
中级证据	对效应估计值我们有中等程度的信心：真实值有可能接近估计值，但仍存在二者大不相同的可能性	质量降低 1 级的 RCT，质量升高 1 级的观察性研究	−1 分	⊕⊕⊕○ /B
低级证据	我们对效应估计值的确信程度有限：真实值可能与估计值大不相同	质量降低 2 级的 RCT，观察性研究	−2 分	⊕⊕○○ /C
极低级证据	我们对效应估计值几乎没有信心：真实值很可能与估计值大不相同	质量降低 3 级的 RCT，质量降低 1 级的观察性研究，系列病例观察，个案报道	≤−3 分	⊕○○○ /D

表 3-3-2　GRADE 证据推荐强度的详情表

推荐强度	具体描述	表达符号 / 数字
支持使用某项干预措施的强推荐	评价者确信干预措施利大于弊	↑↑ /1
支持使用某项干预措施的弱推荐	利弊不确定或无论高低质量的证据均显示利弊相当	↑ ? /2
反对使用某项干预措施的弱推荐		↓ ? /2
反对使用某项干预措施的强推荐	评价者确信干预措施弊大于利	↓↓ /1

表 3-3-3　GRADE 中推荐强度的含义

强推荐的含义
对患者——几乎所有患者均会接受所推荐的方案；此时若未接受推荐，则应说明
对临床医生——应对几乎所有患者都推荐该方案；此时若未给予推荐，则应说明
对政策制订者——该推荐方案一般会被直接采纳到政策制订中去
弱推荐的含义
对患者——多数患者会采纳推荐方案，但仍有不少患者可能因不同的偏好和价值观而不采用
对临床医生——应该认识到不同患者有各自适合的选择，帮助每个患者作出体现他价值观和意愿的决定
对政策制订者——制订政策时需要充分讨论，并需要众多利益相关者参与

（三）GRADE 方法中影响证据质量和推荐强度的因素

1. 影响证据质量的因素　GRADE 方法对证据质量进行分级的方法始于研究设计，它将随机对照试验定为高质量证据，观察性研究定为低质量证据，然后列出 5 个可能降低证据质量的因素以及 3 个可能提高证据质量的因素。具体详见表 3-3-4。

表 3-3-4　影响证据质量的因素

可能降低随机对照试验证据质量的因素及其解释	
偏倚风险	未正确随机分组；未进行分组方案的隐藏；未实施盲法（特别是当结局指标为主观性指标，其评估易受主观影响时）；研究对象失访过多，未进行意向性分析；选择性报告结果（尤其是仅报道观察到的阳性结果）；发现有疗效后研究提前终止
不一致性	如不同研究间存在大相径庭的结果，又没有合理的解释原因，可能意味着其疗效在不同情况下确实存在差异。差异可能源于人群（如药物在重症病人中的疗效可能更显著）、干预措施（如较高药物剂量的效果更显著），或结局指标（如随时间推移疗效减小）的不同。当结果存在异质性而研究者未能意识到并给出合理解释时，需降低证据质量
间接性	间接性可分两类：一是比较两种干预措施的疗效时，没有单独的研究直接比较二者的随机对照试验，但可能存在每种干预与安慰剂比较的多个随机对照试验，这些试验可用于进行二者之间疗效的间接比较，但提供的证据质量比单独的研究直接比较的随机对照试验要低。二是研究中所报告的人群、干预措施、对照措施、预期结局等与实际应用时存在重要差异
不精确性	当研究纳入的患者和观察事件相对较少而导致置信区间较宽时，需降低其证据质量
发表偏倚	如果很多研究（通常是小的、阴性结果的研究）未能公开，未纳入这些研究时，证据质量亦会减弱。极端的情况是当公开的证据仅局限于少数试验，而这些试验全部是企业赞助的，此时发表偏倚存在的可能性很大
降级标准：以上五个因素中任意一个因素，可根据其存在问题的严重程度，将证据质量降 1 级（较为严重）或 2 级（非常严重）。证据质量最多可被降级为极低，但注意不应该重复降级，譬如，如果分析发现不一致性是由于存在偏倚风险（如缺乏盲法或分配隐藏）所导致时，则在一致性这一因素上不再因此而降级	
可能提高观察性研究证据质量的因素及其解释	
效应值很大	当方法学严谨的观察性研究显示疗效显著或非常显著且结果高度一致时，可提高其证据质量
负偏倚	当影响观察性研究的偏倚不是夸大，而可能是低估效果时，可提高其证据质量
剂量 - 效应关系	当干预的剂量和产生的效应大小之间有明显关联时，即存在剂量 - 效应关系时，可提高其证据质量
升级标准：以上三个因素中任意一个因素，可根据其大小或强度，将证据质量升 1 级（如 *RR* 大于 2）或 2 级（如 *RR* 大于 5）。证据质量最高可升级到高证据质量（A 级）	

2. 影响推荐强度的因素　推荐强度反映了指南专家组在多大程度上确信干预的理想效果超过了针对该推荐意图的患者范围内的不良反应，反之亦然。而决定推荐强度共有四个关键因素，分别是利弊平衡、证据质量、价值观和意愿以及成本（表 3-3-5）。

表 3-3-5　推荐强度的决定因素

因素	说明
利弊平衡	利弊间的差别越大，越适合作出强推荐；差别越小，越适合作出弱推荐
证据质量	证据质量越高，越适合作出强推荐
价值观和意愿	价值观和意愿差异越大，或不确定性越大，越适合作出弱推荐
成本（资源配置）	一项干预措施的花费越高，即消耗的资源越多，越不适合作出强推荐

（四）GRADE 方法在各种研究领域中的应用

目前 GRADE 方法已经被广泛传播，出现在各个研究领域。最开始 GRADE 方法最成熟的应用领域是干预性和观察性研究的系统评价和治疗性临床实践指南，GRADEpro 软件也是针对干预性研究而开发的。但现在 GRADE 方法在诊断性研究系统评价和诊断性临床实践指南中的应用也已经得到了长足的发展。而且国内外学者对 GRADE 方法在病因研究、预后研究、成本 - 效果研究、动物实验系统评价、网状 meta 分析和护理等领域的应用也展开了积极的探索。

（五）GRADE 方法的分级工具

1. GRADEpro 简介　GRADE 工作组推出了一款简易、透明的软件 GRADEprofiler（GRADEpro），大大方便了 GRADE 系统方法学的普及与应用。近 10 年来，GRADE 方法学得到了广泛推广与应用，在证据分级和指南制订过程中发挥了越来越重要的作用。GRADEpro 适用于随机对照试验、非随机对照试验和其他类型观察性研究的证据体的质量评价，主要针对干预性研究证据的质量分级。GRADEpro 最初研发是为 Cochrane 系统评价（cochrane database of systemic review，CDSR）创建结果总结表（the summary of findings table，SoF），它还能创建 GRADE 证据概要表（GRADE evidence profile，EP）和评价概观表（overview of reviews table，OoR）。现在，随着 GRADE 系统的广泛推广，GRADEpro 也用于非 Cochrane 系统评价中。

2. GDT 简介　为适应计算机网络的飞速发展，使 GRADE 系统证据分级及推荐强度方法学更加便捷地推广和使用，GRADE 工作组于 2013 年正式推出了一款在线工具 Guideline Development Tool（GRADEpro GDT）——“循证实践指南研发工具”，希望通过 GDT 致力于将干预和诊断类实践指南制订过程中的重要数据和流程进行整合，更方便研究者使用。目前该在线工具经过数次更新，其在整体页面风格，研究问题及相关结局指标的录入、导出与结果展示，利益冲突的管理，证据到推荐的相关文件表格的产生，结果的在线共享与传播等方面均进行了更新。更新后的 GRADEpro GDT 在线工具更智能化和透明化，完善了证据质量分级及循证实践指南制订过程，促进了指南制订的科学化和体系化。

（六）GRADE 方法中证据的呈现形式——证据概要表和结果总结表

临床实践指南和严格基于证据报告的卫生技术评估的关键一步都是证据总结，即对每一结局的质量分级及效应量估计。GRADE 工作组已开发出一套专门方法来呈现可得证据的质量、与质量评级有关的判断及备选方案对所关注结局的影响。现在我们将总结这些方法，并称这些方法为 GRADE 证据概要表和结果总结表。

证据概要表（表 3-3-6）除有结果总结表的内容外还包含了详细的质量评价，即除有对每个结局的结果总结外，还包含了对决定证据质量的每个因素的清晰评价。结果总结表（表 3-3-7）包含了对每个结局的证据质量评价，但没有该评价所依托的详细评判信息。

随着临床实践指南的制订与实施逐渐受到社会的关注，越来越多的临床实践指南被发布及传播。证据与推荐意见分级方法学是指南制订方法学的核心环节，目前 GRADE 方法作为证据与推荐意见分级的最新发展，也越来越多地被引入应用。GRADE 方法学也一直在迎接挑战，积极拓宽使用范围。

表 3-3-6　证据概要表

证据质量评价（certainty assessment）						事件发生数 / 样本量（event/ № of patients）		效应量（effect）		证据质量（certainty）
研究数（№ of studies）	研究设计（study design）	偏倚风险（risk of bias）	不一致性（inconsistency）	不直接性（indirectness）	不精确性（imprecision）	其他偏倚（other considerations）	干预组（intervention）	对照组（control）	相对效应［relative（95% *CI*）］	绝对效应［absolute（95% *CI*）］	

表 3-3-7　结果总结表

人群（patient or population）：
干预（intervention）：
环境（setting）：
干预（intervention）：
比较（comparison）：

结局指标（outcomes）	绝对效应［anticipated absolute effects（95% *CI*）］		相对效应［relative effect（95% *CI*）］	样本量（研究个数）［№ of participants（studies）］	证据质量［certainty of the evidence（GRADE）］	备注（comments）
	干预组风险（risk with intervention）	对照组风险（risk with control）				

二、GRADE 在干预性系统评价中的应用

研究设计对于判断证据质量至关重要，识别研究设计是进行证据质量分级的第一步。在 GRADE 方法中将没有重大缺陷的 RCT 提供的证据定义为高质量，而没有特殊优势或重要缺陷的观察性研究提供的证据定义为低质量证据。因为干预性系统评价提供的原始证据等级为高质量，所以主要考虑降级。

GRADE 方法提出干预性系统评价中降低证据质量的五个因素为偏倚风险、不一致性、不精确性、间接性和发表偏倚，即从这五个方面考虑随机对照试验合成的证据体质量是否令人满意。

（一）偏倚风险

在偏倚风险方面，如未正确随机分组，未进行分配方案的隐藏，未实施盲法，研究对象失访过多且未进行意向性分析，选择性报告结果，发现有疗效后研究提前终止等都是可能降低证据质量的原因。值得注意的是每一项针对某一特定结果的研究，在某种程度上都存在偏倚风险。系统评价作者必须根据研究的局限性对结果的证据质量是否降级作出全面判断。总的来说，降级要保守：①当存在非常严重的问题时，如所有研究均未采取分配隐藏和盲法，且患者失访超过 50%，才有可能降低 2 级。②对研究局限性的评估应适用于特定结果所纳入的研究，而不是系统评价所有的纳入研究。③在决定是否因偏倚风险而降低质量等级时，不应采用对各个研究取平均值的方法。④不同结局指标的质量分级标准可能有所不同，即偏倚的重要性在不同结果间可能存在差异。比如，未对评价者设盲对全因死亡率没有影响，但是可能对运动功能的结果评价有较大的影响，所以运动功能的证据级别可能会因为未采用评价者盲法而降低证据质量。

（二）不一致性

第二个降级因素是不一致性，如某结局纳入的不同研究间存在大相径庭的结果，又没有合理的解释原因，可能意味着其疗效在不同情况下确实存在差异。差异可能源于人群（如药物在重症患者中的疗效可能更显著）、干预措施（如较高药物剂量的效果更显著），或结局指标（如随时间推移疗效减小）。当结果存在不一致性而研究者未能意识到并给出合理解释时，需降低证据质量。

如图 3-3-2A 所示，虽然点估计值分布在无效线两侧，但置信区间重叠程度大，故可认为纳入研究间结果一致，不降级。图 3-3-2B，很明显研究结果间差异很大，置信区间重叠程度差，相应的 I^2 值也会较大，这时常需因不一致性降级。图 3-3-2C 的置信区间重叠少，I^2 值也会较大，但它是疗效小与疗效大的差异。制作系统评价时，更有可能因结果的不一致性而降低证据级别。但是指南制订者可能认为不同效应量的区别不影响临床决策，故不降级的可能性较大。这里需要特别注意，如果效应量大小的不同可以明确地归类为不同亚组人群的差异，如不同药物剂量、不同患者基线群体，则此种效应量的差异不需要考虑降级而是要考虑进行亚组分析，相应地进行不同亚组的结果解释及推荐意见制订。但是亚组的判断需要有充分的理由。

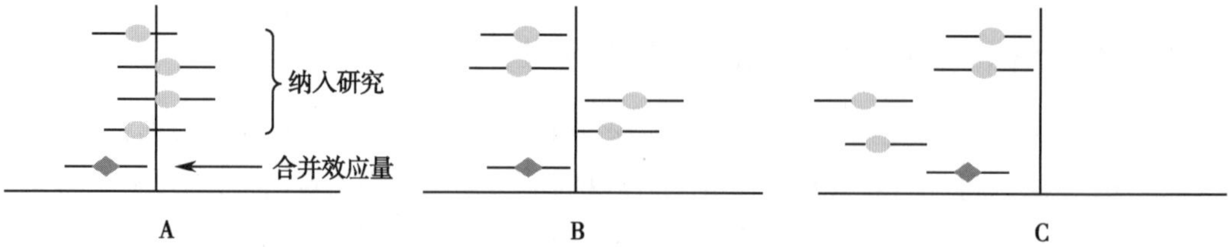

图 3-3-2 不一致性降级因素分析

注：椭圆形：纳入研究效应量；菱形：合并效应量；横线：置信区间；竖线：无效线。A：I^2 值小不一致性不降级；B：I^2 值大不一致性降级；C：I^2 值大不一致性不降级。

（三）不精确性

首先，通过证据体合并结果的置信区间的宽窄进行判断，一般而言，当研究包含相对较少的样本或事件发生数较少时，效应估计值具有比较宽的置信区间，其结果不精确的可能性较大。在这种情况下，由于结果的不确定性，影响证据体质量，可能需要指南制订者对证据体进行降级。其次，通过计算纳入研究的样本总量是否满足最优信息样本量来进行判断。但需要注意的是，系统评价者和指南制订者对不精确性的判断标准不一。

制订指南时，证据质量是指指南制订者对效应估计能足以支持某一特定推荐的信心程度。对于指南制订者，因不精确降低证据质量需确定影响临床决策的阈值，并在有利结果和不利结果之间进行权衡。确定临床阈值需要基于明确严谨的临床判断。建议指南制订者在决定是否因不精确性降低指南证据质量时考虑以下几个方面：

首先，考虑置信区间的边界是否与其决策阈值处于同一侧。如图 3-3-3A，在同一侧则不需要因为不精确性降级，因为合并效应量的结果足够支持一个推荐。图 3-3-3B，图 3-3-3C，置信区间跨越推荐和不推荐之间的临床决策阈值，则因不精确性降低证据质量。

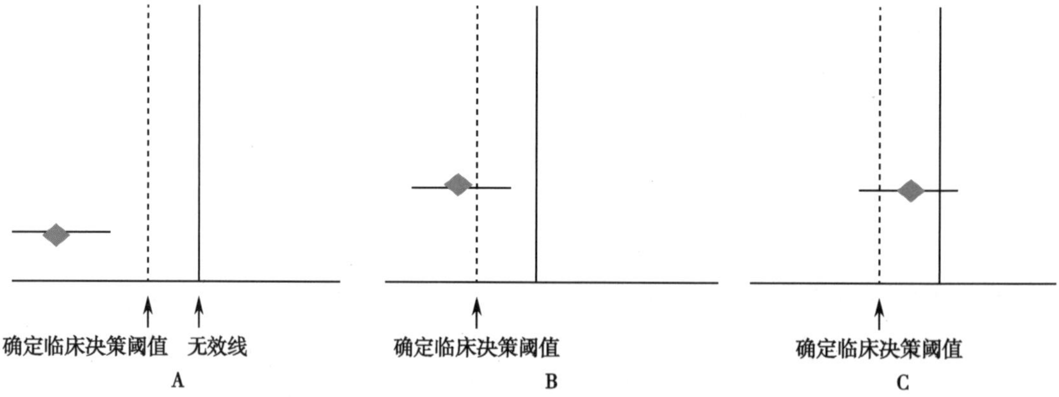

图 3-3-3 不精确性降级因素分析（1）

注：菱形：合并效应量；A：不精确性不降级；B：不精确性降级；C：不精确性降级。

假设预防卒中的不同干预措施，两组对于卒中风险干预的率差为 1.3%，置信区间为 0.6%～2.0%（图 3-3-4）。转化成 NNT 结果为 71，即需要治疗 71 人才能避免一例卒中的发生。或最少需要治疗 50 人，最多治疗 167 人，才能预防一次卒中。如果指南制订者认为干预药物没有严重副作用，服用便利，成本相对低廉，这时相应的临床决策阈值可能设定为减少 0.5% 的卒中风险，或 NNT=200（即此图中的虚线），这样此干预措施值得推荐。也不会因为不精确性降级。

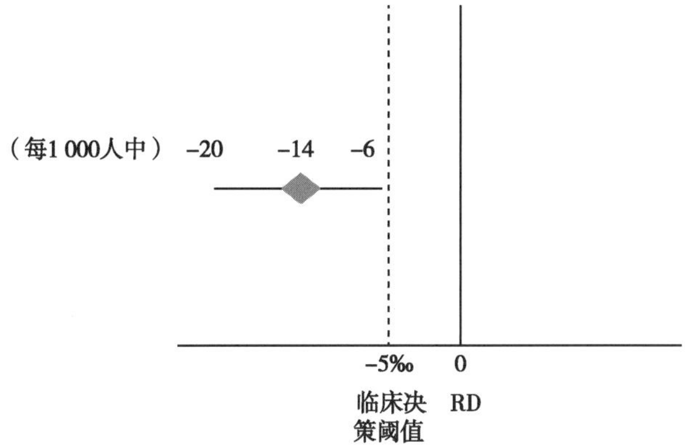

图 3-3-4 不精确性降级因素分析（2）

注：菱形为合并效应量。

但如果该药物有严重的毒副作用，则指南制订小组可能不会积极进行推荐，除非卒中两组率差减少至少为 1%，即 NNT=100。在这种情况下，由于置信区间跨过临床阈值，置信区间包含了治疗效果小于该阈值的部分，但因为 1.3% 的点估计值仍然符合阈值，故仍可推荐进行干预，但指南制订者会因不精确性将支持该推荐意见证据的质量降低 1 个等级。

其次，除临床决策阈值外，还需要考虑特定结局指标下样本含量是否满足最优信息样本量。若不满足，则因为不精确性降级。总的来说，如果系统评价中纳入样本量少于单个研究样本量计算所产生的患者总数，则考虑将不精确性降级。但是是否因最优样本量不满足而进行不精确性降级，不能一概而论。例如，对 β 受体阻滞剂预防非心脏手术患者心血管事件 RCT 的 meta 分析表明，β 受体阻滞剂使患者卒中风险加倍，*RR* 为 2.22；95% 置信区间为 1.39%～3.56%。最低的风险是增加了 39% 的卒中风险，故大多数患者不愿意使用 β 受体阻滞剂，合并效应量的置信区间应该没有跨过临床阈值。再按照公式进行最优信息样本量计算，取 α=0.05，β=0.20，两组率差 0.25%，基线卒中风险 1% 为对照，需要样本量为 43 586。该篇研究两组样本量共计 1 万左右，很显然，不满足最优信息样本量标准。这时指南制订者可能需要综合考虑，比如考虑到纳入原始研究质量较高，正确成功地实施了随机分配方法，预后因素在两组间平衡。另外已有研究指出每组 2 000 样本，共计 4 000 例患者对于低基线风险的情况即可保证组间平衡，基于目前此研究的样本量及较高的纳入研究质量，不进行不精确性降级也是可行合理的。

制作系统评价时，证据质量是指人们对效应估计值的信心。系统评价的作者进行不精确性考量的时候一般不需要考虑临床阈值。只需要考虑最优信息样本量及置信区间是否包含无效线。

精确性判断的时候需要注意以下几点：①临床决策阈值的判断需要专业医生结合干预的利弊综合判断。②不首选经验法则（rule-of-thumb threhold）来确定效应量大小进而估计能够达到足够精度的样本量，比如对于连续变量常常根据 α（0.05）、β（0.20），效应量 0.2，计算得每组 200，共计 400 的总样本量。但 GRADE 并不强推荐用此标准，建议根据实际情况，确定效应阈值来进行样本量计算。③不精确性的判断在指南和系统评价中的含义和用法有所不同。

（四）间接性

当有直接证据时，指南制订者对结果更有信心。直接证据包括直接比较指南制订者感兴趣的干预措施，提供给指南制订者感兴趣的人群，并衡量对患者重要的结果的研究。故间接性考察“已有的研究数据与拟回答的临床问题之间的差异”，更适合于指南制订过程。在系统评价过程中，谨慎降级。

如所关注人群与系统评价中研究人群是否一致，即人群外推性，系统评价所研究干预措施是不是可以在应用人群中准确实施，测量的结局能否代表患者的最终结局及是否存在间接比较等。举例说明。

第一种类型的间接性是所关注人群与参与相关研究人群间的差异。例如，世界卫生组织指南制订小组在制订禽流感病毒感染治疗指南时，当时没有禽流感病毒的治疗研究证据，但高质量的 RCT 证明了抗病毒治疗季节性流感的有效性。专家小组认为，季节性流感的生物学特性与禽流感的生物学特性有较大不同（禽流感机体对抗病毒药物的反应可能远不如季节性流感），因此，由于间接性，证据质量降低 2 个等级。

第二种是干预措施也可能存在间接性，如果干预措施不能在与提供数据的研究同样严格或技术复杂程度的条件下实施，指南制订者应考虑因间接性降低证据质量级别。例如，综合卫生干预、精密仪器干预、对人员配备要求很高的技术向发展中国家、低级别医院或社区推广时要特别考虑干预措施是不是可以保真、精确、顺利地进行推广，否则因间接性降级的可能性则很大。

GRADE 明确指出进行系统评价和制订指南都应该始于感兴趣的重要结局。当存在结果测量的时间范围与关注的时间范围不一致时，存在替代结局指标时均可能因间接性降低证据质量。

临床研究中当直接测量干预措施的效果比较困难时常常选用替代结局指标。未经验证的替代结局指标产生临床决策可能会导致极其严重的后果。只有当干预措施的治疗效果可以明确可靠地通过替代结局指标预测患者关键结局时，才可以应用替代结局指标进行推荐意见的制订，否则可能因为间接性而降级。文献中列出了在当前临床研究中常见的替代结局指标，如果暂没有证据证明替代结局指标与患者重要结局指标的相关性，则因间接性降低证据质量是合理的。依据间接比较、网状 meta 分析的结论进行推荐意见的制订时可能因为间接性而降级，间接比较中实验设计的诸因素和方法学质量本身的差异是否会影响最终的研究结果，需要评价者深入分析。

（五）发表偏倚

很多研究（通常是样本量小的、阴性结果的研究）未能公开发表，则未纳入这些研究时，可能得到有偏倚的研究结论，证据质量亦会减弱。极端的情况是当公开的证据仅局限于少数试验，而这些试验全部是企业赞助的，此时发表偏倚存在的可能性很大。如果高度怀疑发表偏倚，则降低证据质量是合理的。如图 3-3-5，此系统综述评价了静脉给予镁剂对于急性心肌梗死的干预效果，此研究虽有足够数量的纳入文献进行漏斗图的绘制，但此漏斗图明显不对称，更多的研究出现在合并效应量的左侧，使得左右两边文献数目明显不一致，发表偏倚极有可能是漏斗图不对称的原因。因此，由于发表偏倚而降低证据质量是合理的。

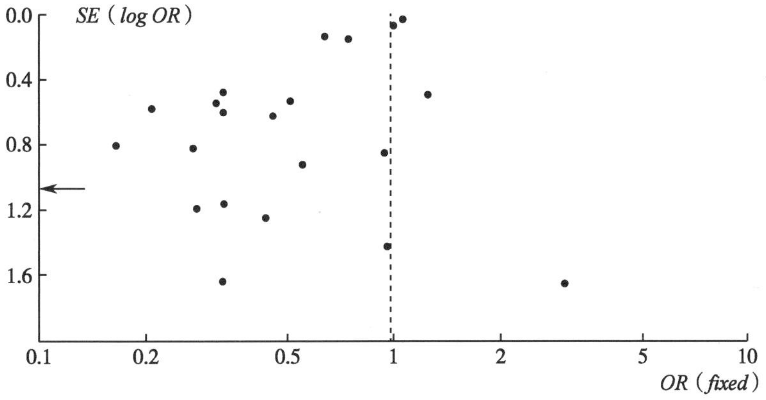

图 3-3-5　发表偏倚降级因素分析

以上介绍了干预性研究中证据质量降级的五个因素。这五个因素中任意一个因素，可根据其存在问题的严重程度，将证据质量降 1 级或 2 级。证据质量最多可被降级为极低，但注意不应该重复降级，譬如，如果分析发现不一致性是由于研究间不同的偏倚风险所导致时，则只在偏倚风险降级，而不需再不一致性上降级。

在应用 GRADE 方法时，需注意以下几点：① GRADE 的证据质量分级不是对单个临床研究或系统评价的分级，而是针对报告了某个结局指标的证据体的质量分级。这种分级是建立在系统评价基础上的。即使系统评价最终仅纳入了一个研究，但其中报告了不同的结局指标，证据质量分级仍然应针对不同结局指标分别进行。此时，降级的五个因素里面，不一致性不适用，因为只有一个研究，而其他四个降级因素均适用。②对随机对照试验应重点考虑降级，因为如果设计无缺陷，本身就是最高级别，无须升级，如果设计有缺陷，则应降级。③对于不精确性和不一致性这两个条目，在指南和系统评价中的含义和用法有所不同。④如果结局指标较多，首先应按它们对患者的重要性进行排序，最多纳入 7 个指标，并分为 3 个等级：关键结局、重要结局、一般结局。当一项干预措施可以同时影响多个结局时，该干预措施的总体证据质量则取决于关键结局的证据质量或者它们中证据质量较低的那个。

三、GRADE 在观察性系统评价中的应用

GRADE 证据系统的推出突破了以往单纯按照研究设计划分证据质量等级的局限性，综合考虑系统评价纳入研究的偏倚风险、发表偏倚、不一致性、间接性、不精确性、效应量大小、剂量 - 反应关系以及混杂因素等。观察性研究（observational study）又称非实验性研究（non-experimental study），是指没有加入研究人员的任何干预（试验的或其他方面）措施，允许事件自然发展的研究过程，其中主要包括的研究类型有队列研究、病例对照研究和横断面研究等。医学研究中有很大部分是观察性研究，多用于评估教育项目或研究可能造成疾

病或损害的危险因素，由于人的内在特点或实施条件涉及医学伦理等原因，这类研究通常不能实现随机化。因此，与随机对照试验相比，观察性研究更容易受到偏倚风险影响，发生选择性偏倚的风险大于实验性研究。所以，GRADE 一般将来自观察性研究的证据定位低质量证据。但在某些特定情况下，观察性研究所提供的证据也能升级为中等甚至高质量的证据。

运用 GRADE 方法进行证据质量分级，一般将观察性研究的证据定为低质量。但是有时指南制订者对一些研究的效应估计有较高的把握度。因此，GRADE 提出了观察性研究证据质量升级的方法。证据质量升级的三个因素是：①存在很大的效应量：当方法学严谨的观察性研究表明效果显著，相对风险度至少降低或增加 2 倍时，GRADE 建议考虑将证据质量升高 1 级；当效果非常显著，如相对风险度至少降低或增加 5 倍时，考虑将证据质量升高 2 级。②存在剂量 - 反应关系：这种关系的存在可能会增加研究者对观察性研究结果的信心，从而提高其证据质量。③所有合理的混杂或其他偏倚增加指南制订者对估计效应的把握度时，即影响观察性研究的偏倚不是夸大而是减小其暴露效果时，可以提高证据质量。

另外，在很多情况下，观察性研究被认为仅能提供低质量证据的原因是其无法在分析中校正未测量或未知的对结局有影响的因素，而这些因素往往可能造成暴露组和非暴露组间分布不均衡。但当某些严谨的观察性研究精确测量与关注结局相关的预后因素，同时也对这些因素在两组组间分布的差异进行分析以校正其效应时，则可以考虑升高证据质量的级别。系统评价及 meta 分析的方法学质量评价工具 AMSTAR 于 2017 年进行了更新，AMSTAR 2 适用于随机对照试验（randomized controlled trials，RCT），或非随机干预研究（non-randomised studies of the effects of interventions，NRSI），或两者都有的系统评价，其第 11 条目强调对 NRSI（如，观察性研究）结果进行合并时，需要对调整效应量而不是原始数据进行统计合并。此外，当调整效应量不可行时，需要验证原始数据合并的合理性。也就是说指南制订者想要对一篇观察性系统评价进行升级，首先就是要评价其方法学质量，只有当它的方法学合理，严谨和质量高时，才会考虑进行证据质量升级。故如果纳入的原始研究未对可能的混杂因素进行校正，或者系统评价未对调整效应量进行合并，或者未验证原始数据合并的合理性，即若证据评价者认为原始研究的方法学质量或待评价的系统评价的方法学质量存在重要缺陷时，则不适合进行升级因素的分析，即纳入研究及系统评价方法学的严谨性是进行升级因素考虑的先决条件。

同时在考虑升高证据质量的理由之前，也必须考虑到 GRADE 的其他降级因素，若观察性研究在不精确性、不一致性、间接性和发表偏倚中的任何一方面存在严重的缺陷，则很少会作出升级的决定。

（一）效应量大

证据质量升级的最常见原因就是效应量大（最常见的效应量为 *RR* 和 *OR*）。当医生对于一些临床治疗方案（例如髋关节置换术用于减轻严重骨关节炎的疼痛和功能限制，肾上腺素用于预防过敏反应死亡，胰岛素用于预防糖尿病酮症酸中毒死亡等）有着绝对的信心时，可在应用 GRADE 证据质量分级时，认为这些治疗方案的证据是高质量的证据，即便这些证据来自观察性研究或非系统的临床观察。例如 20 世纪一项肺癌与吸烟有关的系统评价表明吸烟与不吸烟发生肺癌的风险比（*RR*）为 8.43（95%*CI* 7.63，9.31）。这个例子最显著的特点是效应量大。虽然治疗或干预效果来自观察性研究或公共卫生干预的研究，但其较大的效应量及其他基于人群的流行病学证据值得指南制订者将证据质量升高至少 1 级。

此外，如果因效应量大而升高证据质量时，还需要考虑与效应量大小有关的因素包括起效迅速、潜在的疾病（状态）趋势。例如，当认为髋关节置换术的效应量大时，其实不仅是因为治疗反应的大小，还因为髋关节骨性关节炎的自然史是逐步恶化，但通过手术能够迅速、无一例外地能够逆转这一趋势。与已知的疾病趋势相比，对治疗的迅速反应也可被视为效应量大。但需注意如果观察的结局为主观指标时（例如在骨科的手术后管理中，疼痛评分是一个很重要的结局指标，但是这个指标受到患者和护士主观影响较大，或者对于精神科患者进行精神状态等的评分时，可能会在很大程度上受到患者本身和评价者的主观影响），这时即使效应量很大，系统评价作者和指南制订者在作出因果推断时也应谨慎。

（二）剂量 - 反应关系

流行病学研究中，通常需要了解某种暴露（干预）水平的变化与结局指标发生风险的潜在关系，从而达到对该结局进行有效预防或干预的目的，这种关系即剂量 - 反应关系。例如，研究发现果蔬的摄入量的增加与全因死亡率降低风险显著相关，*HR* 为 0.95（95% *CI* 0.92～0.98），同时还观察到每日摄入小于 5 份水果蔬菜，全因死亡率会随着果蔬的份数的增加而降低，摄入量大于 5 份或更多份时全因死亡率并未进一步降低，但还是可以认为全因死亡率与果蔬摄入量在达到阈值之前是存在剂量 - 反应关系的（图 3-3-6）。这一剂量 - 反应关系使指南制订者有理由相信干预措施是真实而显著的，故有充分理由进行升级。

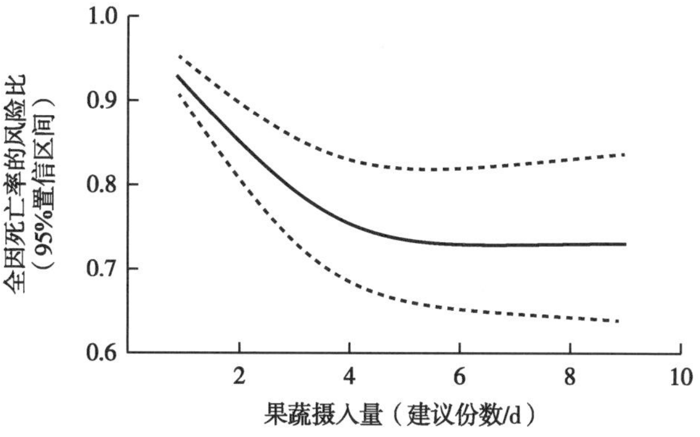

图 3-3-6　水果和蔬菜摄入量和全因死亡率之间的剂量 - 反应关系

（三）混杂偏倚

混杂偏倚是由于一个或多个外来因素的存在，掩盖或夸大了研究因素与疾病（或事件）之间的联系，从而部分或全部地歪曲了两者之间的真实联系。引起混杂偏倚的外来因素称为混杂因素（confounder）。混杂因素必须具下述特点：①与所研究疾病的发生有关，即混杂因素是该疾病的危险因素或保护因素之一；②与所研究的暴露因素有关；③不是所研究的暴露因素与疾病病因链上的中间环节或中间步骤。

混杂偏倚可以分为正混杂和负混杂。正混杂导致过高地估计暴露与疾病的联系强度，负混杂导致过低地估计暴露与疾病的联系强度。当影响观察性研究的偏倚不是夸大，而可能是低估效果时，或者当偏倚是夸大，高估结果时，而结果不存在关联时都可以考虑提高证据的质量。也就是说合理的混杂可增加估计效应的可信度。一般来说严谨的观察性研究会精确测量与关注结局相关的预后因素，也会对这些因素在干预组与对照组间分布的差异进行分析以校正其效应。虽然在一些特殊情况下是无法将其中的混杂因素校正的，但仍可以明显地看出这些混杂因素可能低估了干预措施显而易见的疗效。

例如，对某单位 45～54 岁年龄组的健康工人（男性和女性各 1 000 名）观察 3 年，以了解锻炼气功对发生冠心病有无保护作用。其中 300 名男工人和 100 名女工坚持锻炼气功，各自分别有 30 人和 5 人在观察期间患了冠心病。同时，其余不锻炼气功的男性和女性工人中分别有 140 人和 90 人在同期患了冠心病。

$$RR_{粗}=\frac{(30+5)/(300+100)}{(140+90)/(700+900)}=0.61$$

如按照性别分层

$$RR_{男}=\frac{30/300}{140/700}=0.5 \qquad RR_{女}=\frac{5/100}{90/900}=0.5$$

在研究气功锻炼与冠心病的关系时，假定气功可减少冠心病的发生，因而可以作为一个保护因素。而根据已有的专业知识，性别与患冠心病有关，而且男性比女性患冠心病的机会要大。通过计算可以发现未分层的 $RR_{粗}>RR_{男}$（或 $RR_{女}$），因此性别在此项研究中产生的偏倚是负混杂。负混杂的产生是因为练功组中男性的比例 75%（300/400）远比非练功组的 44%（700/1 600）高得多，而男性性别是患冠心病的危险因素。在未分层的粗资料中，练功组中男性发病的比例要比非练功组大，使描述气功预防冠心病的真实效应被减小。所以如果遇到这种研究的系统评价，如果在没有降级因素的存在下，可以考虑对此结局进行升级。

当观察性研究未能证实关联时也存在类似情况。例如 1998 年发表于《柳叶刀》的一篇关于疫苗接种和孤独症之间关联的研究，该研究指出接种疫苗可能会导致孤独症（目前该文章因其利益冲突和研究方法的科学性已经于 2010 年被杂志撤稿），但在随后的观察性研究中却未能证明两者之间具有关联性。虽然在实验的过程中存在经验确认的偏倚，如与该文章发表前诊断为孤独症儿童的父母相比，文章发表后诊断为孤独症儿童的父母可能更容易回忆起孩子的接种经历或者说更偏向认为他们的孩子接种过疫苗。但即便如此，仍被证明这两者之间无关联，所以就可以推测，非孤独症儿童的父母与孤独症儿童的父母相比，情况也是如此。也就是说尽管在研究中存在回忆偏倚的情况，而且这种偏倚在一定程度上是使实验结果更加接近于有关联，不过即使在这种情况下结果仍旧为阴性结果或者说即使校正了这个偏倚得到的结果也一定会是阴性结果，因此可以将该阴性结果建议升高证据质量。

以 Stark 和 Mantel 对新生儿唐氏综合征（Down syndrome）的研究为例，人群监测资料提示孩子出生顺次（同一母亲所生孩子的出生顺序）与唐氏综合征存在联系，随着出生顺次的上升，唐氏综合征患病率也在上升（例如，第二胎比第一胎的患病率要高，第三胎比第二胎的患病率高，依次提升)，似乎出生顺次是唐氏综合征的危险因素。但进一步研究发现，随着分娩年龄的增加，唐氏综合征的发病率也逐渐上升。按不同分娩年龄组分层后发现“控制了母亲分娩年龄这一混杂因素后，出生顺次与唐氏综合征发病率无关”。所以这个混杂因素夸大了研究的结果，导致研究认为出生顺次是唐氏综合征发病率的危险因素，这个研究的证据质量就不能升级。

随机对照试验的系统评价提供的证据一直被认为真实性和可靠性最强的，是卫生保健系统实践活动中设计最精密、最能科学地反映干预效果的证据，在指南制订中也占据了重要地位。但是由于临床问题的复杂性，随机对照试验并不能适用于所有的临床问题，例如是否地中海饮食能够改善老年人的认知功能，回答此问题适合的研究方案是观察性研究而非实验性研究。所以观察性研究有其不可替代的地方，虽然观察性研究的初始证据质量处于低等级，但是也能在特定情况下进行升级。但必须强调的是对于观察性研究的升级首先要考虑研究方法的科学和严谨，并且要考虑五个降级因素的影响，在此基础上再着重考虑升级。

四、GRADE 在诊断系统评价中的应用

诊断试验系统评价是支持临床实践指南推荐意见制订的证据来源之一，特别是疾病诊断或程度评估方面常需要借助于此进行诊断策略选择。诊断试验系统评价是通过系统搜集现有原始研究，按照特定的纳入、排除标准筛选文献，对其进行严格质量评价后，经定性描述和 / 或定量合成分析判断某一种诊断方法或策略的诊断准确性和重要性的研究方法。目前，根据诊断试验观察的结局指标不同，可将诊断试验分为诊断干预性试验研究和诊断准确性试验研究(图 3-3-7)。诊断干预性试验研究是评估诊断性试验作为一种干预措施对使用或不使用该诊断试验患者结局(如病死率、致残率、生活质量)的影响，其根据是否将研究

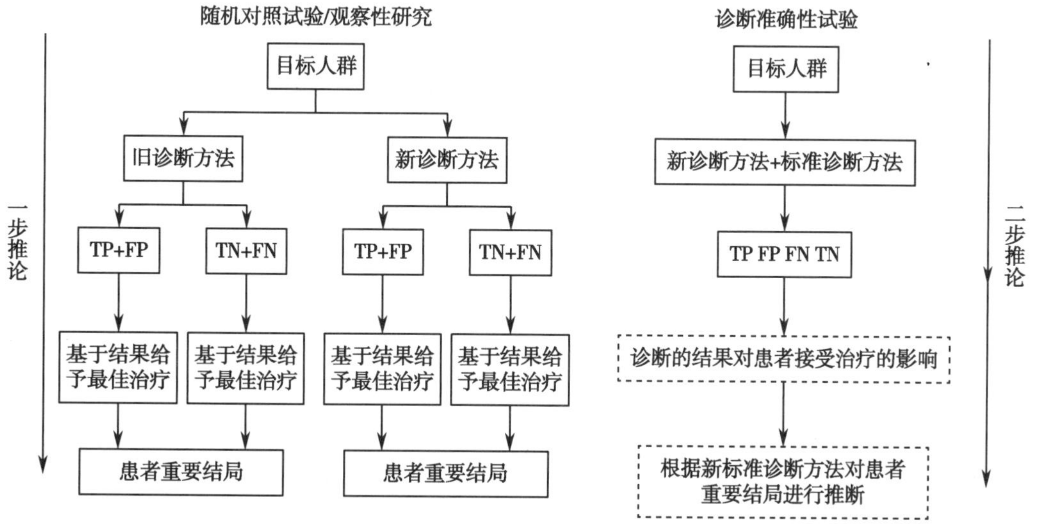

图 3-3-7 诊断试验研究类型

注：TP，true positive，真阳性；FP，false positive，假阳性；TN，true negative，真阴性；FN，false negative，假阴性。

对象进行随机分组分为诊断随机对照试验、诊断观察性研究，其中随机对照试验被认为基于患者重要结局指标判断诊断试验效果的优选试验设计；诊断准确性试验研究是判断诊断试验真实性的研究，诊断实验中的真实性是指待评价诊断试验与金标准的相符程度。结局指标通常为真阳性、假阳性、真阴性、假阴性，试验设计一般为横断面研究。GRADE 是基于患者的重要结局（如死亡率、发病率、生活质量）对证据体进行质量分级。若对诊断干预性研究系统评价进行证据分级，可直接以其关注的患者重要结局指标为证据体进行质量分级，其分级原理见表 3-3-8；若对诊断准确性试验的系统评价进行证据分级，则对以其试验结局灵敏度、特异度和受试者工作特征曲线下面积（summary receiver operating characteristic curve，SROC curve）等为证据体进行质量分级，就诊断试验的准确性而言，证据的起始质量为高，其分级原理见表 3-3-8。

表 3-3-8　GRADE 在不同诊断试验系统评价类别中的分级原理

分级过程		诊断干预性试验系统评价		诊断准确性试验系统评价
		随机对照试验	观察性研究	横断面研究
GRADE	起始证据质量	高	低	高
	分级因素	降级因素： 偏倚风险、间接性、不一致性、不精确性、发表偏倚，详细解读同随机对照试验系统评价	升级因素： 效应量大、剂量 - 效应反应、负偏倚，详细解读同观察性研究	降级因素： 偏倚风险、间接性、不一致性、不精确性、发表偏倚

下面以 2017 年发表在中国耳鼻咽喉头颈外科的系统评价《窄带成像技术诊断喉癌价值的 Meta 分析》为例进行讲解。该系统评价评估了窄带成像技术相较白光成像在喉癌诊断中的优势，窄带成像技术与白光成像分别与金标准比较判断其诊断喉癌的价值。该文只选用窄带成像技术与金标准比较的数据进行证据分级。此时，PICO 问题如下，P：临床上经初步诊治后疑诊为喉癌的患者；I：窄带成像技术；C：手术病理学检查；O：真阳性、假阳性、真阴性、假阴性；S：诊断准确性试验。本例分析中只关注诊断试验的准确性，故不因为这些结局指标只是与患者重要结局相关的中间结局指标而降级。窄带成像技术诊断喉癌的灵敏度、特异度 meta 分析结果分别见图 3-3-8、图 3-3-9。

（一）偏倚风险（risk of bias）

此条目主要考量系统评价纳入的原始研究方法学质量，包括在研究设计、实施、测量环节中出现的各种偏倚。目前，多采用 QUADAS-2 评价其方法学质量。QUADAS-2 由病例的选择、待评价试验、金标准、病例流程和进展情况 4 个领域组成，根据每部分纳入的相关标志性问题的回答“是”“否”或“不确定”，可对应将偏倚风险等级判定为“低”“高”或“不确定”。若上述 4 个方面都存在重要偏倚，则证据质量降 1 级或 2 级。有学者认为若仅为某个领域，或虽然某几个领域都存在偏倚，但对结局指标影响不严重时，可酌情考虑降 1 级或不降级。

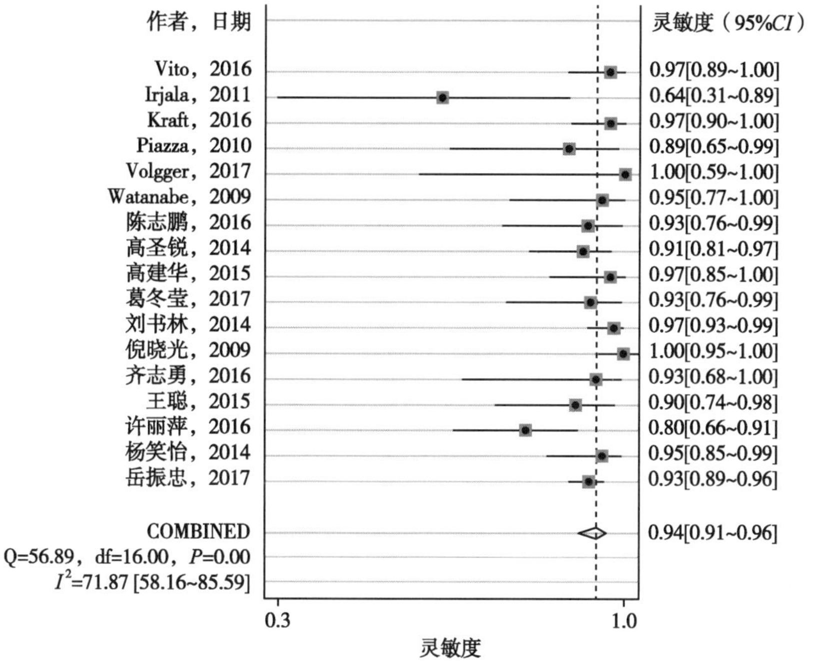

图 3-3-8　窄带成像诊断喉癌的灵敏度

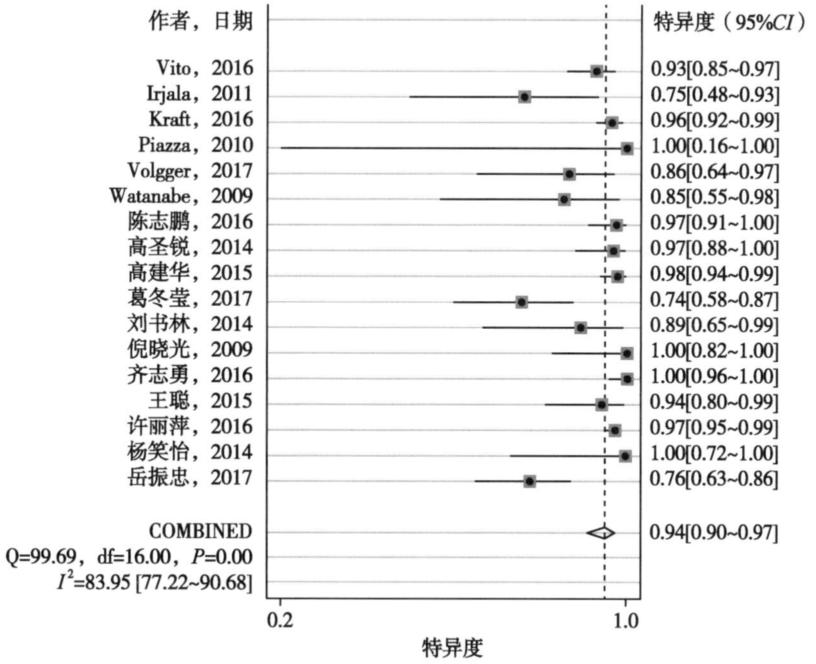

图 3-3-9　窄带成像技术诊断喉癌的特异度

本案例中，经 QUADAS-2 评价后（图 3-3-10），原始研究偏倚风险较小，在真阳性、假阳性、真阴性、假阴性 4 个结局指标上均不考虑降级。

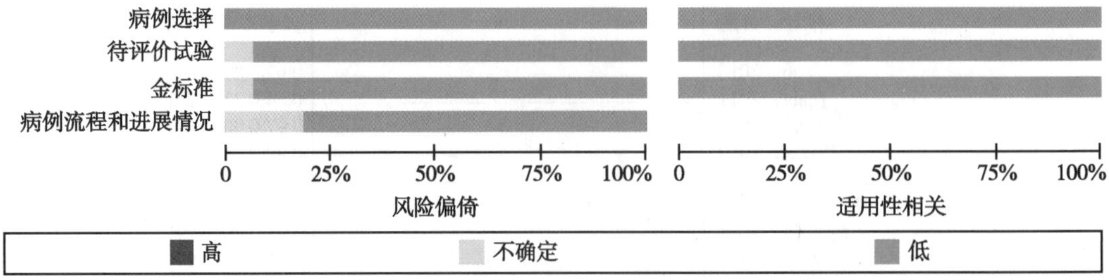

图 3-3-10 风险偏倚条形图

注：若偏倚风险评价为高风险，则用红色表示。因本案例中没有被评为高风险，因此图中无红色示意。

（二）间接性（indirection）

“间接性”主要是衡量纳入的原始研究与系统评价预回答的临床问题的相符程度。比如系统评价纳入的人群与实际待应用此诊断标准的人群可能存在不一致；待评价诊断试验（策略）之间存在不一致；对照的诊断试验（策略）或金标准之间存在差异；通过相同的金标准间接比较不同诊断试验之间的诊断准确性。由于诊断准确性试验关注的结局指标真 / 假阳性和真 / 假阴性，在结局指标方面可不考虑这个降级来源。

该案例纳入研究均为窄带成像技术与手术病理检查的直接比较，金标准均为手术病理检查，待评价诊断试验均为窄带成像技术，若指南制订也是面向初步诊治后疑诊为喉癌的患者进行院内确诊，则不存在人群的间接性。窄带成像技术使用的机器型号不同（ENF 或 Evis），以机型为亚组进行分析后，使用 Evis 机型进行喉癌诊断时灵敏度更高，可能会对结果产生重要影响。如果指南制订者认为喉癌的诊断应尽可能提高灵敏度，即漏诊的后果严重，尽可能保证诊断出所有患者则可能更倾向于选择灵敏度高的研究，则此亚组分析具有较重要意义，同时指南制订者还需考察此亚组分析属于研究前提出假设还是研究后提出假设，亚组分析显示的差异是否有外部证据支持，亚组分析的差异是否在其他重要结局指标得到验证。如果指南制订者分析后认可此亚组分析的结论则可以根据亚组分析的结果进行推荐意见的制订。反之，则极有可能因为间接性进行降级。

此外，系统评价纳入的原始研究研究对象人群年龄范围为 20～95 岁，跨度较大。有研究显示，在英国人群，喉癌在男性比女性更常见，男性的诊断率是女性的 5 倍多；喉癌在老年人中比在年轻人中更常见，40 岁以下的人很少见。实际指南制订中研究者需根据指南制订面向的待诊断人群进行分析，即系统评价纳入研究的研究对象与临床环境中实际接受诊断的人群是否相符，若相符，或指南面向的人群也确实存在年龄的巨大差异，则可以不降级。若有研究支持，该指南制订待确诊喉癌患者年龄均集中在一个较小的范围，则系统评价所提供证据可能存在间接性。

（三）不一致性（inconsistency）

“不一致性”是指系统评价纳入的原始研究之间存在的差异性，包括临床不一致性、方法学不一致性和统计学不一致性。不一致性的判断可通过点估计值的差异大小以及 95% 置信区间重叠程度，若不同研究间置信区间的重叠度好，则说明纳入研究的异质性小，不考虑降级。也可通过 I^2 检验和 Q 检验，若异质性检验结果显示 $I^2>50\%$ 且 $P<0.1$，则怀疑存在

较大异质性，考虑降1级。

本案例中，图3-3-8和图3-3-9分别显示灵敏度、特异度合并结果，纳入研究之间置信区间可重叠性较差，其异质性检验结果分别为I^2=71.87，P=0.00；I^2=83.95，P=0.00。尽管该系统评价作者考虑异质性来源可能是不同的操作内镜机型、文献的研究类型有关，并进行了亚组分析，但未呈现亚组分析的异质性检验结果，无法断定是否真正解决了异质性带来的结果差异。因此，真阳性、假阴性、假阳性和真阴性4个结局指标在“不一致性”这个领域各降1级。

这里证据分级者需特别注意不能简单地依靠I^2的大小来判断是否进行不一致性的降级，应对明显导致异质性的个别研究进行深入分析，如果有确定的原因解释为什么此研究偏离其他研究置信区间（导致置信区间重叠程度较小），则可能不需要降级。如图3-3-8中的lrjala 2011研究结果与其他研究结果差别较大（置信区间明显偏离），如果通过分析判断lrjala 2011的研究存在导致区别于其他研究的某个特征，此特征又是明显导致窄带成像结果产生影响或降低对喉癌检测的敏感性时，则即便合并结果呈现明显异质性，也可能没有充足的理由进行降级。

还有一点，证据分级者需要注意间接性降级与不一致性降级的分析有时有重叠的部分，比如纳入研究患者的年龄跨度较大，即可能是间接性降级的原因，也可能为导致不一致性的原因，实际证据分级时不可以重复降级。

（四）不精确性（imprecision）

此条目主要考量的是系统评价纳入的不同研究合并结果的精确程度。诊断性试验系统评价的不精确性可从纳入研究的样本总量和合并结果的95%置信区间宽窄进行判断。前者是指纳入研究的样本总量应达到开展同样一项诊断性试验检验效能所需的最小样本量，目前比较常用的诊断性试验样本含量的估算方法包括公式计算法、画图法、查表法，若经计算后发现样本总量不满足最低标准，则考虑降级；后者需要基于临床专家针对某项诊断性试验给出的能够接受的置信区间绝对宽度进行判断，若某项诊断试验合并的结果超出临床专家可接受的置信区间绝对宽度范围，则可能考虑降级。

假如临床医生要求窄带成像技术诊断喉癌的灵敏度和特异度具有相似的准确性，且对其可接受的置信区间下限均为0.90。本案例中灵敏度的中位数为0.93，特异度的中位数为0.96，以灵敏度为参数经公式计算所需样本量为1 186，以特异度为参数经公式计算所需样本量为284，为保证诊断试验的准确性均达到预期值，理论最小样本量为1 186，本案例纳入样本总量为2 205，满足最低理论样本量标准。图3-3-8显示灵敏度合并结果为0.94［95%*CI*（0.91，0.96）］，图3-3-9显示特异度的合并结果为0.94［95%*CI*（0.90，0.97）］，两者置信区间的下限均高于临床专家可接受的阈值下限。因此，真阳性、假阳性、真阴行和假阴性4个结局均在“不精确性”这个领域上不降级。

（五）发表偏倚（publication bias）

“发表偏倚”是判断符合系统评价纳入标准的相关文献的纳入是否全面（如是否检索灰色文献、是否检索在研试验、是否进行语言或数据库的限制等）。发表偏倚常用的检验方法包括漏斗图法、Begg’ s检验、Egger’s检验、Deeks’ 检验。

本案例中，Deeks' 漏斗图结果显示，P=0.648（>0.05），表明漏斗图对称，存在发表偏倚的可能性较低，可考虑不降级。

五、GRADE 在动物实验系统评价中的应用

近年来，系统评价方法逐渐被应用于动物实验在内的基础医学领域。1993 年第一篇动物实验系统评价发表后，相关研究的发表呈逐年递增趋势。动物实验系统评价可让公众更好地了解动物生物学的合理性，不仅可促进其结果向临床研究或临床应用的转化，降低转化风险，且有利于基础研究领域的资源整合。特别是当研究问题涉及潜在危害及无期望的益处（如毒理学），动物实验也许是唯一可提供相关数据的证据来源。同时，对于一些突发卫生事件，当缺乏来自人体研究的证据时，基于动物实验的系统评价可为卫生决策者提供决策依据。

目前，对于如何制订动物实验系统评价计划书、如何制订广泛而全面的检索策略、如何评价纳入研究的偏倚风险以及如何进行 meta 分析均有了标准的方法和报告规范。但需要注意的是，在进行决策时，证据体的总体质量起着至关重要的作用，因此也有必要对动物实验系统评价的证据体质量进行分级评价。

2004 年，GRADE 工作组提出了用于分级、评价临床证据体质量的工具——GRADE 系统。之后 GRADE 在不同领域不断拓展，GRADE 工作组的动物实验小组正在研发基于 GRADE 的动物实验证据体分级、评价的标准 / 指南。尽管最终指南尚未发布，但该小组及一些学者均已提出并发表相关理论，加之已有部分动物实验研究开始采用 GRADE 对其系统评价整体质量进行分析评价。因此，此部分内容将详细介绍 GRADE 在动物实验系统评价中应用的原理、方法及面临的挑战。

以下介绍 GRADE 在动物实验系统评价中的实施过程。

（一）适用范围

GRADE 主要适用对干预性、定量研究系统评价的分级和评价。临床前干预性动物实验中研究者可以主动控制干预措施，通常被用来验证医疗干预的有效性和安全性，如在临床前阶段开发、了解疾病干预机制，与临床干预性试验在设计、实施等方面具有相似性。因此，本章节将主要探讨如何将 GRADE 用于评估临床前干预性动物实验证据的可信度。但值得注意的是该框架不一定适用于毒理学和环境健康领域的动物研究证据分级。

（二）GRADE 在动物实验系统评价中的基本原理和注意事项

临床前干预性动物实验在实验设计和实施等方面与临床干预性试验具有一定的相似性。因此，在此领域依然将随机对照试验作为高质量证据。而对于其他设计类型的研究分级，如非实验性（即观察性）动物研究、在健康环境下评估暴露的生态影响等，需进一步讨论。GRADE 在临床前动物实验证据中的应用原则依然遵循 GRADE 的基本原则。总体而言，对于动物随机对照实验而言，主要考虑其降级因素包括：偏倚风险、不一致性、不精确性、发表偏倚和间接性。但需要特别考虑以下问题：①如何将动物实验结果向临床转化（GRADE 中称为间接性）；②动物物种内和物种间的一致性；③升级因素（何时升级或如何确定升级因素）。

（三）GRADE 在动物实验系统评价中的评级步骤

1. 降级因素

（1）偏倚风险：若实验在设计或实施等方面存在缺陷，则会产生错误结果的风险。GRADE 在动物实验系统评价中的第一步就是对每一个结局的偏倚风险进行评估。虽然已有很多工具可用于评估动物实验的偏倚风险，但 2014 年由荷兰动物实验系统评价研究中心基于 Cochrane 偏倚风险工具（Cochrane risk of bias）系统地制订的动物实验研究的偏倚风险评价工具，即 SYRCLE（systematic review centre for laboratory animal experimentation，SYRCLE）工具，是目前唯一一个专门针对动物实验内在真实性进行评估的工具。临床随机对照试验和干预性动物实验偏倚风险工具的主要差异详见表 3-3-9。

表 3-3-9　临床随机对照试验和干预性动物实验偏倚风险工具的主要差异

偏倚类型	领域	具体描述		差异
		Cochrane ROB 工具	SYRCLE 工具	
选择性偏倚	序列产生	由于不充分 / 不正确的方法导致选择性偏倚的产生	随机序列的产生方法是否充分 / 正确	两者一致
	基线特征相似性		组间基线是否相似或是否在分析阶段对混杂因素进行调整	新增条目：将动物进行随机分配在动物实验中并非标准做法。而且大部分动物实验的样本量相对较小，重要的基线特征差异有可能出现。因此，在动物实验中，评估实验组和对照组基线特征的相似性就显得尤为重要
	隐藏分组	由于隐藏随机分配序列的方法不充分 / 不正确，使得可以预知干预措施分配情况，最终导致选择性偏倚的产生	隐蔽分组的方法是否充分、正确	两者一致
实施偏倚	动物安置随机化		实验过程中动物是否被随机安置	新增条目：在动物实验中，通常由研究者 / 动物饲养者负责动物的安置方式，即确定动物笼放置的位置。由于安置的条件（光线、温度、湿度等）会在一定程度上影响实验的结果（特定的生化指标和行为等）。因此，在实验过程中，随机安置实验动物是降低实施偏倚的重要措施之一
	盲法（研究者或受试者）	未对研究者和受试者施盲 / 盲法实施不恰当，使其知晓受试者的干预措施，导致实施偏倚的产生	实验中是否对动物饲养者和 / 或研究者施盲，以使其不知晓动物所接受的干预措施	两者一致

续表

偏倚类型	领域	具体描述		差异
		Cochrane ROB 工具	SYRCLE 工具	
测量偏倚	随机性结果评估		是否随机选择动物用于结果评估	新增条目：随机选择动物用于结果评估的主要原因是多数生物存在昼夜节律现象。未随机选择动物用于结果评估会影响实验效果的方向和大小。此外，随机结果评估对于保证盲法在结果测量中的有效实施亦非常重要
	盲法（结果测量）	未对结果测量人员施盲 / 盲法实施不恰当，使其知晓受试者的干预措施，导致测量偏倚的产生	是否对结果测量人员施盲	两者一致
减员偏倚	不完整结果数据	由于对失访、退出等数据的数量、性质或处理方法不恰当，导致检验性偏倚的产生	不完整的数据是否被充分 / 正确报告	两者一致
报告偏倚	选择性报告	由于选择性报告研究结果导致选择性报告偏倚的产生	研究报告是否与选择性结果报告无关	两者一致
其他偏倚	其他偏倚来源	由于其他一些原因导致的偏倚（除上述偏倚类型和领域之外的偏倚来源）	是否报告导致高偏倚风险的其他问题	两者一致

（2）不一致性：不一致性通常通过考虑置信区间的重叠程度、各个纳入研究效应量的大小和方向、异质性检验的 P 值和 I^2 值（描述在效应评估中是异质性引起的百分率变化而非抽样误差）来评估。在探索了所有可能解释异质性的假说之后，若各纳入研究结果间的异质性仍不可解释，GRADE 分级方法则建议证据降级。如异质性可从纳入动物种属、干预措施、比较措施或纳入研究偏倚风险等不同方面解释，则 meta 分析应该提供或实施恰当的亚组分析。如果纳入研究间偏倚风险差异可解释不一致性，则建议仅纳入低偏倚风险的研究。

目前，对不一致性的评估仍存在一些挑战。首先，由于动物实验属于探索性实验，异质性是可被预期的。部分异质性可能被实验人员刻意引入，在这种情况下，鉴于这部分异质性可解释，在评估一致性时可以不考虑。因此，不一致性的核心在于：①如何归纳和解释异质性。②如何解释 I^2 值。其次，异质性可能源于种属，应注意来自物种内和物种间两方面的不一致。如当分析中所有种属动物都显示出相同的效应方向时，那么不同物种间（包括人）的干预效应更加有力。在这种情况下，即使结果总体上有异质性，也不会降低一致性。在不一致性方面，动物实验系统评价证据分级的标准与临床试验系统评价证据分级相似。当点估计值的方向一致、置信区间重叠程度高，则考虑不存在不一致性。在探讨了可能的不一致性来源后，结局评估仍存在大的不一致性时，则考虑降低证据等级。不一致性程度的判断可基于点估计值的相似性、置信区间的重叠程度以及统计学标准（包括异质性检验和 I^2）。

（3）不精确性：与基于临床试验系统评价证据体精确性评价的标准相似，动物实验系统评价中对证据体的精确性评估也主要从以下两个方面考虑：①样本是否达到最优信息样本量（optimal information size，OIS）；②置信区间的宽窄程度。动物实验系统评价可基于 OIS 和置信区间宽窄判断是否因不精确性降级。如果结果所基于的动物数量少或事件发生率低，则会导致其置信区间变宽。

在动物实验中最重要的问题是如何计算 OIS 并设定临床相关有意义的阈值。在干预性动物研究中，实验单位通常为笼而非个体动物。虽然这类似于基于人群的随机试验，但如何将不同实验单位考虑到 OIS 的计算中仍需要进一步探索。2013 年，Charan 等整理并发布了动物实验样本量的计算公式可作为参考之一，具体公式见表 3-3-10。

在解释临床前动物实验研究结果时，通常认为效应量的方向比其大小更为重要。因此，对于精确性的判断主要基于置信区间是否包含了无效值。对于效应量的大小可考虑进行分级，如 SMD<0.2 为小，0.2～0.5 为中，>0.8 为大。目前还没有严格、清晰的判断标准，建议如果置信区间包含了两个或多个级别，则可考虑降级，同时需要给出合理的解释。此外，也可基于药物疗效的效应量设定阈值以判断精确性。目前 GRADE 系统中就如何确定临床决策阈值仍然存在挑战，因此，对于动物证据临床阈值的相关性和转化性将是一个巨大的挑战。此外，类似于临床试验，对未实施 meta 分析的动物实验系统评价如何描述 / 评价其精确性也是目前必须要面临的重要挑战之一。

表 3-3-10　动物实验样本量计算公式

结局数据类型	公式	备注
连续性数据	样本量 $=2\times SD^2\times(Z_{\alpha/2}+Z_\beta)^2/d^2$	（1）SD 为之前同类研究或预实验的标准差 （2）$Z_{\alpha/2}=Z_{0.05/2}=Z_{0.025}=1.96$（数值来源于 Z 值表），即 I 类错误概率为 5% 时的 Z 值 （3）$Z_\beta=Z_{0.20}=0.842$（数值来源于 Z 值表），即 II 类错误检验效能为 80% 时的值 （4）d 为效应量，即两组均值的差值
二分类数据	样本量 $=2\times(Z_{\alpha/2}+Z_\beta)^2\times P\times(1-P)/(p_1-p_2)^2$	（1）$Z_{\alpha/2}=Z_{0.05/2}=Z_{0.025}=1.96$（数值来源于 Z 值表），即 I 类错误概率为 5% 时的 Z 值 （2）$Z_\beta=Z_{0.20}=0.842$（数值来源于 Z 值表），即 II 类错误检验效能为 80% 时的值 （3）p_1-p_2 为两组事件发生率的差值 （4）P 为合并的发生率，即（干预组发生率 + 对照组发生率）/2

（4）发表偏倚：Sena 等基于发表在 *CAMARARDS* 上的急性缺血性卒中动物实验系统评价发现：约 1/7 的原始动物实验未被发表，这些未发表的原始动物实验导致的数据缺失使得系统评价结果比实际值高估了 30%。Korevaar 等的研究显示，近 30% 已发表的动物实验系统评价未对发表偏倚进行评估。因此，科学评估发表偏倚对解读动物实验系统评价结果

的可信度具有重要意义。但对于动物实验而言，目前尚缺乏类似临床试验的注册制度，同时大多数动物实验纳入样本数量较少，因此如何对其发表偏倚进行评估尚未形成共识，仍存在巨大挑战。在保证动物实验系统评价检索策略广泛而全面的前提下，考虑到动物实验系统评价的特殊性，除了可以借鉴运用漏斗图、Egger's 检验、Begg's 检验等多种统计方法对发表偏倚进行评估外，如出现以下问题，则需要高度怀疑发表偏倚的可能性：①当纳入的研究多数为小样本研究，且结果均为阳性。②纳入的研究结果均为阳性，且均接受了药厂的资助却没有准确恰当的利益冲突声明。③动物实验相关证据以会议摘要、计划书、或以详细报告了其方法学部分等形式出现，但其全文结果无法获得（例如在正式期刊发表等）。④同一动物实验研究的不同发表形式（如期刊论文、书籍相关章节、毕业论文等）撰写的内容和重点方面存在明显区别。⑤动物实验的结果是以系统评价团队无法翻译的语言撰写。⑥现有研究显示动物实验的资助方、期刊编辑或其他资助方在其结果的呈现形式、类型等方面起到明显的主导作用。

（5）间接性：GRADE 系统中对动物实验系统评价提出了两个层面的间接性（图 3-3-11）：第一层面是从临床前动物实验向临床前 PICO 的间接性，从以下 4 个方面考虑：①研究对象或疾病模型的间接性：a. 临床前条件与临床场景的匹配性；b. 评估疾病表型的多种表现；c. 物种：多种物种被检测；不同物种间结果的可比性；d. 动物模型与患者在临床场景下疾病、干预措施、性别、年龄与共病等情况的匹配度；e. 动物属性特点的基线。②干预措施的间接性：a. 复杂干预参数的优选；b. 治疗时机与临床实践场景的匹配度；c. 治疗方法 / 疗程与临床实践场景的匹配度；d. 对治疗措施的定义；e. 实验操作 / 干预与临床情景的理论关系；f. 治疗反应的机制途径；g. 基于验证试验评估分子通路；h. 与临床相关共病的治疗相互作用。③对照措施的间接性：a. 恰当的对照组；b. 间接的比较；c. 对照组特征与以往研究结果的可比性。④结局指标的间接性：a. 所选择结果测量的特征和有效性；b. 评估晚期 / 临床相关时间点的结果。

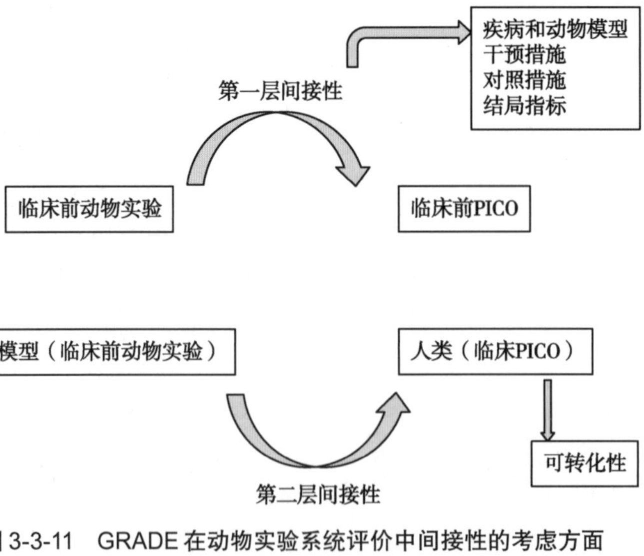

图 3-3-11 GRADE 在动物实验系统评价中间接性的考虑方面

第二层间接性是从动物模型（临床前动物实验）到人类（临床 PICO）的间接性，这也称为可转化性。如在动物实验中，通常会将组织学损伤和细菌移位作为衡量功能丧失和感染并发症的指标。然而，这些都是重要结局指标的替代结局，组织学损伤并不一定意味着功能丧失。此外，对于动物模型而言，其选择是一个很大的挑战。如一个表达与人相同的转移蛋白的“低级”动物模型（转基因小鼠）比一个表达特定物种转移蛋白（猪）的“高级”动物模型能更好地反映临床病理生理学吗？不同的动物模型疾病间接代表着疾病的不同方面，但很少有一个模型能反映临床疾病的各个方面，且目前尚无指南说明哪种动物模型能更好地反映疾病和临床情况。

图 3-3-12 总结了基于上述 5 个降级因素对动物实验系统评价证据进行分级的原理和方法。

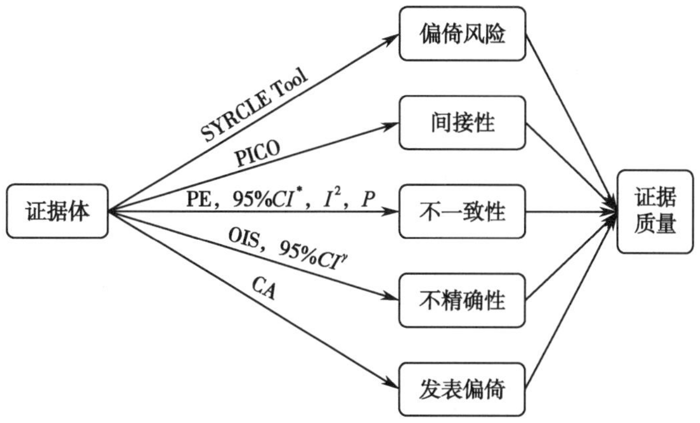

图 3-3-12　GRADE 在动物实验系统评价中的应用原则

注：PE，point estimates，点估计值；OIS，optimal information size，最优信息样本量；CA，comprehensive assessment，综合评估；*95%*CI* 重叠程度小或无重叠；γ 为 95% *CI* 过宽。

2. 升级因素　在 GRADE 系统中，观察性研究的起始证据级别为低质量，然而在某些情况下，证据质量从低升级为中（甚至可能高）是合理的。虽然临床前动物研究存在升级可能性，但其升级的概念与临床观察性研究却有所不同，如在不同物种间得到的效应的方向和大小一致，则可以升级。此外，在环境健康领域，如动物种属和模型的结果一致时，也可作为是升级因素之一。但问题是不同动物物种间的一致性是作为升级因素，还是作为不一致性或间接性 / 可转化性的一部分还值得今后进一步研究探讨。

3. 从证据质量到推荐的转化

（1）基于动物实验系统评价证据进行临床试验转化：动物实验系统评价的结果为阳性时，如果证据质量越高，则对动物实验结果进行临床转化越有信心。即当证据质量为高或者中时，则建议可以进行临床转化；当证据质量为低或者极低时，则建议开展高质量的动物实验进一步确证结果。当动物实验系统评价的结果为阴性时，如果证据质量越高，则越确信动物实验结果不应该进行临床转化。即当证据质量为高或者中时，则建议不应该基于该动物实验结果开展后续的临床试验；当证据质量为低或者极低时，则建议开展高质量的动物实验进一步确证结果（图 3-3-13）。

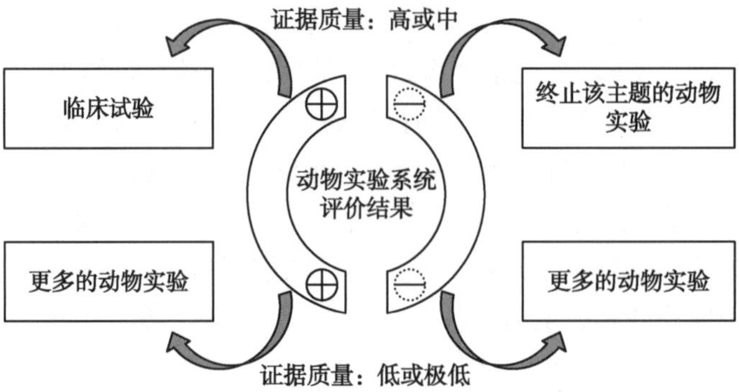

图 3-3-13　基于证据质量等级进行动物实验的临床转化

注：⊕动物实验系统评价结果为阳性，⊖ 动物实验系统评价结果为阴性。

（2）基于动物实验系统评价证据进行卫生决策：一般情况下，基于动物实验系统评价得到的证据不能直接应用于临床或公共卫生决策。然而在突发公共卫生事件中，如严重急性呼吸综合征（severe acute respiratory syndrome，SARS）、埃博拉（Ebola）出血热等，需要基于实证研究进行卫生决策，但此时缺乏人体研究。在这种情况下，动物实验的证据将为卫生决策者提供重要依据。例如：SARS 暴发后，世界卫生组织指示 SARS 治疗专家组对当前 SARS 的动物实验研究和病例报告进行系统评价，确定可用于治疗 SARS 的可能方案，以防备 SARS 再次暴发时，卫生系统能够及时反应并控制疾病发展。

GRADE 的基本框架适用于对临床前干预性动物实验系统评价证据分级，但一些条目细则需要进一步改进，部分条目的内涵有所变化。当前仍存在较大的挑战和需要进一步探讨的领域包括：①如何计算 OIS 和定义临床相关阈值（不精确性）；②如何定义种属内和种属间的一致性（不一致性）；③如何规范和定义可转化性（间接性）；④如何确定和定义升级标准等。因此，今后有必要建立临床前干预性动物研究 GRADE 分级框架，以更好地解释动物研究系统评价的结果和评估证据质量，从而降低动物实验结果向临床转化时的风险。此外，积极发挥 GRADE 从证据到决策的作用，在重大疾病或罕见病暴发中发挥其作用，为临床决策和指南制订提供依据。

通过 GRADE 工具的科学使用，可以避免动物实验领域资源的过度集中，更好地分配科研资源，提高科研投入的经济效益。GRADE 在动物实验系统评价中的应用尚处于起步阶段，仍需要方法学专家、基础科研工作者、临床医生等多学科团队完善其方法学体系。

目前，GRADE 系统在基础研究领域的传播水平不足。目前动物实验系统评价数量远远少于临床研究的系统评价，在已发表的动物实验系统评价中应用 GRADE 方法的研究少之又少。这可能与 GRADE 的起源与传播有关，未来在动物实验研究领域不仅要重视系统评价的发表，更应该重视 GRADE 的应用。始终明确的是，系统评价的目的不是描述性地综述现有的证据，而是要通过基于证据的质量评价给予基础科研工作者、临床工作者甚至临床决策者方向性的指引。

六、GRADE 系统在网状 meta 分析中的应用

网状 meta 分析是集成多种混合干预效应于一体的证据形式。网状 meta 分析的最大优

势在于可以量化比较同类疾病的不同干预措施，合并直接比较和间接比较证据，并按照某一结果指标的优劣排序，从而优选最佳的方案。尽管 GRADE 系统在传统 meta 分析上应用较为成熟，但由于网状 meta 分析具有干预措施多、证据链复杂、证据剥离难度大等特征，致使 GRADE 系统在网状 meta 分析中的推进难度大，进程较慢。2014 年，GRADE 工作组（the GRADE Working Group）在英国医学会期刊 *BMJ* 首次介绍了 GRADE 方法用于网状 meta 分析证据质量分级的应用指南。近年来，GRADE 工作组发表了系列论文，对该方法进行了进一步的完善和补充。本部分旨在对 GRADE 方法用于网状 meta 分析证据质量分级的前沿和进展进行介绍，以期为相关研究人员提供参考。

（一）网状 meta 分析简介

临床医生和患者决策时，常会从多个干预措施中选择最佳治疗方案。不断增多的药物和治疗方案使医生和患者选择困难，增加临床决策难度。随机对照试验的系统评价是临床实践指南和循证卫生决策的金标准。但它通常只能比较 2 种干预措施。20 世纪 90 年代，研究者从不同研究中提取不同干预措施的数据，比较不同干预措施间的疗效差异，即为原始间接比较。1997 年，Bucher 等提出了调整间接比较的方法，即当多个干预措施在不存在直接比较的情况下，基于其与共同对照干预措施比较的 meta 分析结果，从而得出不同干预措施之间的相对疗效差异。2002 年，Lumley 等提出了网状 meta 分析，并提供直接比较和间接比较的合并方法；当存在直接比较时，可将直接和间接比较结果进行合并，进而提高结果的精确性和统计学效能。Song 等提出了网状 meta 分析的 3 个统计学假设，即同质性假设（用于传统 meta 分析）、可传递性假设（又称"相似性假设"，为区别于传统 meta 分析研究之间的相似性，后文统一采用"可传递性"）（用于调整间接比较）和一致性假设（用于直接比较与间接比较证据、不同路径的间接比较证据合并）。2014 年，GRADE 方法用于网状 meta 分析证据分级的论文相继发表。2015 年，网状 meta 分析的报告规范 PRISMA- 网状 meta 分析发布，标志着网状 meta 分析已经初步建立成熟的理论方法体系。

（二）网状 meta 分析术语

网状 meta 分析，除了包含传统 meta 分析的专业术语外，还包含其特定的术语，这些术语对于了解网状 meta 分析及内部证据合并具有一定帮助。笔者将常见的专业术语汇总至表 3-3-11，具体如下。

表 3-3-11　网状 meta 分析特定专业术语表

英文专业词汇	对应中文词汇	词汇解释
ranking	排名	根据治疗的相对有效性或安全性对治疗进行排序。排序越靠前，其有效性与安全性越高
direct estimates	直接比较	基于头对头比较提供的效果评估
indirect estimates	间接比较	基于一个或多个桥梁干预的两次或更多次头对头比较所提供的效果评估
network	网络	针对临床状况结局的试验集合，这些试验可以通过直接和间接比较来计算所有治疗方案与安慰剂或标准治疗方案之间的相对效果

续表

英文专业词汇	对应中文词汇	词汇解释
loops	环	两个或更多的直接比较构成的闭合环路
intransitivity	不传递性	因研究特征的差异可能会改变直接比较中的治疗效果，而构成间接评估的比较的效果也会因直接比较间的患者特征、桥梁干预、干预措施的管理程度及结果测量等差异而引起偏差
heterogeneity	异质性	头对头比较间效果评估的差异
incoherence	一致性	直接与间接比较间效果评估的差异

（三）网状 meta 分析 GRADE 证据分级步骤

目前网状 meta 分析主要基于 RCT 这一临床研究类型，因此网状 meta 分析中应用 GRADE 的基本原则主要是考察 5 个降级因素：即纳入研究的方法学质量（risk of bias，偏倚风险），研究关注的人群、干预措施和结局指标的外推性（indirectness，间接性），不同研究间结果的一致程度（inconsistency，不一致性），不同研究合并结果的精确程度（imprecision，不精确性），对符合标准研究纳入的全面程度（publication bias，发表偏倚）。

结合网状 meta 分析的特殊性和 GRADE 在网状 meta 分析的最新研究成果，其证据分级步骤如下：第一步，将直接证据、间接证据和网状 meta 分析证据的效应量和置信区间分开呈现。第二步，不考虑不精确性因素，对每一个比较组的直接证据质量进行分级；若直接证据分级等级为“高”，且对网状 meta 分析结果的贡献大于等于间接证据，则无须进行间接证据质量分级，直接基于直接证据质量评估网状 meta 分析证据质量；否则，需进行间接证据质量分级。第三步，基于形成间接证据一阶环路的直接证据质量（不考虑不精确性因素），采取就低原则决定间接证据质量，此外尚需考虑不可传递性。第四步，基于直接证据和 / 或间接证据等级，考虑不一致性和不精确性，最终确定和呈现网状 meta 分析的证据质量。GRADE 分级流程见图 3-3-14。

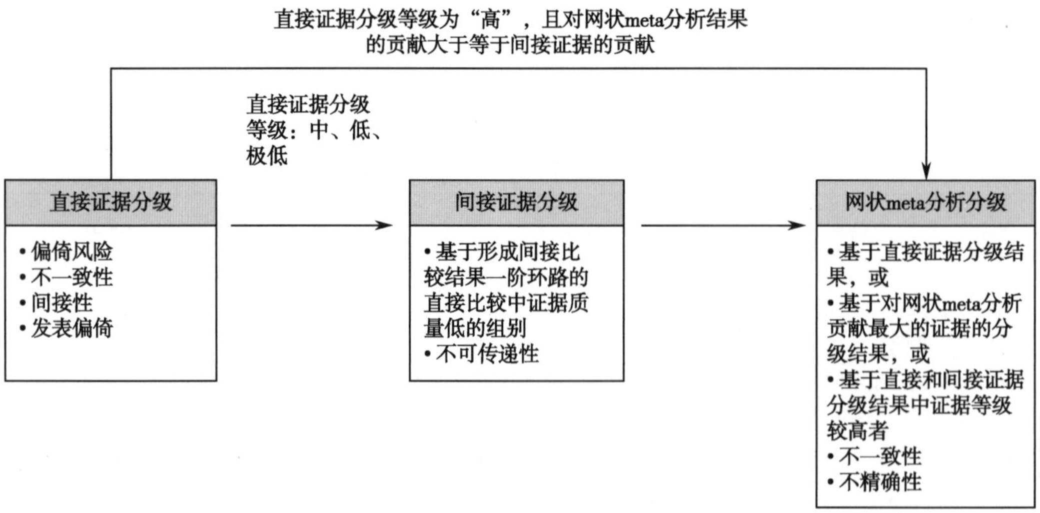

图 3-3-14　网状 meta 分析 GRADE 分级流程

（四）网状 meta 分析 GRADE 分级注意事项

1. 直接证据分级时间接性降级需慎重。网状 meta 分析中，直接比较证据的等级评定与传统头对头证据质量的评定是一致的，包括风险偏倚，不一致性，间接性与不精确性，此处不做赘述。GRADE 工作组建议对间接性的降级需要谨慎，因为理论上任何两个相关试验之间都会存在间接性，只有存在重大间接性才会考虑降级，并且分级者需要对降级理由给予详细说明。

2. 对直接和间接证据质量分级时无须考虑“不精确性”。GRADE 工作组推荐在对系统评价进行分级时主要通过检查 95% 置信区间作为决定不精确性的最佳方法。根据先前推荐的方法，网状 meta 分析的不精确性需要基于直接证据和间接证据对不精确性的判断，然后取二者证据质量高者作为网状 meta 分析的不精确性分级结果。然而该方法有待进一步完善，假设直接证据和间接证据对网状 meta 分析结果贡献相等，且直接证据和间接证据分级均为“中”，根据先前推荐方法，这里网状 meta 分析证据质量应该评定为“中”。但设想两种情形，第一种是当导致直接证据降级的因素是由于偏倚风险、不一致性、间接性或者发表偏倚时，该方法是适用的。然而，第二种情形是假定降级因素仅仅是因为不精确性，其他降级因素均无严重问题时，由于网状 meta 分析合并了直接证据和间接证据结果，其精确性均高于直接和间接证据，针对网状 meta 分析的结果不应该对不精确性进行降级。因此在第二种情形下 GRADE 分级结果应当为“高”。

3. 当直接证据质量等级为“高”且对网状 meta 分析结果的贡献大于等于间接证据时，无须对间接证据质量进行分级。为简化 GRADE 在网状 meta 分析中的应用，使其更具可操作性，GRADE 工作组考虑当直接证据质量为“高”，且其对网状 meta 分析的贡献大于等于间接证据时，可直接基于直接证据的质量决定网状 meta 分析的质量等级，无须再对间接证据质量进行分级。然而当直接证据对网状 meta 分析的贡献较间接证据小时，即使直接证据质量等级为“高”，也应当考虑间接证据质量等级。GRADE 工作组推荐通过置信区间的宽窄判断直接证据和间接证据对网状 meta 分析结果的贡献度，置信区间较窄的证据对网状 meta 分析的贡献度较大。另一种可选的判断证据贡献度的方法是采用 Stata 软件或者 R 软件制作贡献矩阵图，然而该方法只适用于频率学的网状 meta 分析，目前尚不能实现贝叶斯网状 meta 分析的贡献矩阵图的制作。此外，还应考虑网状 meta 分析的不一致性，当直接证据和间接证据存在不一致性时，考虑直接证据和间接证据对网状 meta 分析结果的贡献度尤为重要。比如，当直接证据除置信区间较宽之外，其他降级因素无严重问题，此时直接证据等级为“高”；间接证据因存在偏倚风险和间接性降级时，其证据等级为“低”；然而由于间接证据的置信区间较窄，贡献度较大，此时网状 meta 分析的证据等级为“低”；同时考虑直接证据和间接证据之间存在不一致性，尚需再降 1 级；因此该网状 meta 分析的最终分级结果为“极低”。

4. 间接证据质量分级时需考虑不可传递性。处理间接证据质量分级的过程中，需要注意不同组别之间在人群基线特征、共同对照及结果测量方面是否存在明显差异，即不可传递性，这种差异会降低间接比较结果的可信程度。

5. 网状 meta 分析证据分级时对不一致性降级需谨慎。在 GRADE 方法分级步骤的基础上，还需要考虑直接比较和间接比较结果的不一致性。如果直接比较和间接比较的一致性较好，那么上述的分级结果就是网状 meta 分析结果的最终证据质量，如果二者结果存在严重不一致，则网状 meta 分析结果的最终证据质量还需要再降低 1 级。然而，对不一致性降级需要谨慎，需要明确引起不一致性的原因，避免重复降级。导致不一致性产生的原因很多，基于 GRADE 降级的因素，可将其划分为 3 类（图 3-3-15）：①直接证据和 / 或间接证据的效应量可能会受到直接比较研究设计局限性（偏倚风险或发表偏倚）的影响；②直接证据或间接证据的效应量均可能受到直接比较间接性的影响；③不可传递性可能会导致间接证据效应量出现偏差，从而导致直接证据和间接证据的不一致。

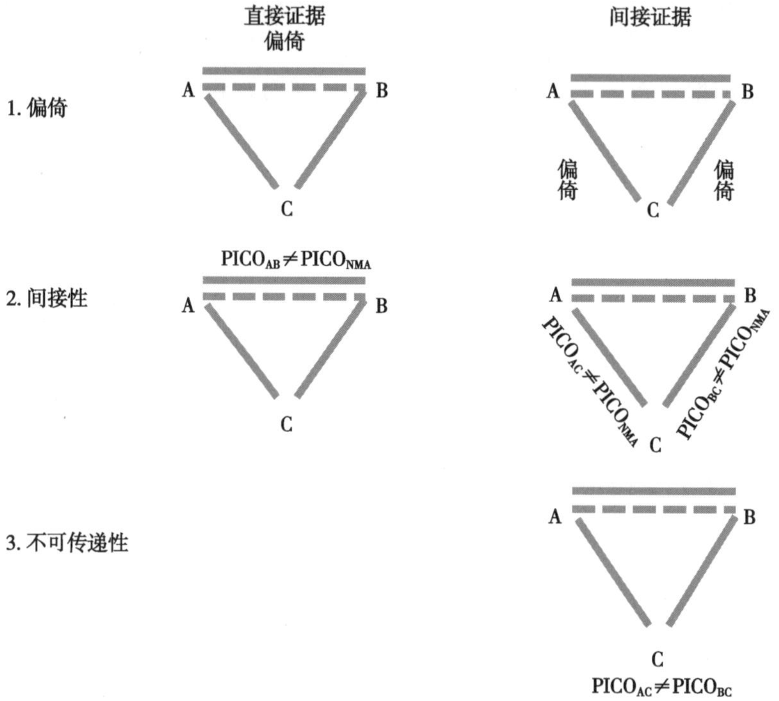

图 3-3-15 不一致性产生的原因

在对不一致性进行评估时，可从以下 3 个方面进行考量：①直接证据和间接证据的点估计值；②95% 置信区间；③直接证据与间接证据差异的统计学检验结果。基于以上 3 个方面，如果直接证据和间接证据不存在不一致性，则无须降级。如果存在不一致性，则需进一步考虑直接证据和间接证据对网状 meta 分析效应量的贡献度；此时，如果网状 meta 分析效应量主要来自直接证据或间接证据，那么可认为不一致性对网状 meta 分析结果的影响较小，可不降级；相反，如果直接证据和间接证据对网状 meta 分析效应量的贡献相当，则需要因为两者存在的不一致性而降级（图 3-3-16）。需要注意有时候会出现直接比较与间接比较的证据质量差异很大，但是结果的一致性较好，对于这种情况可能的解释是相关的降级因素虽然存在但没有对结果产生大的影响。

6. 稀疏网络中网状 meta 分析不精确性的判断需谨慎。在稀疏网络的网状 meta 分析中，由于数据不足及研究之间采用共同的异质性参数，可能会导致网状 meta 分析结果的置

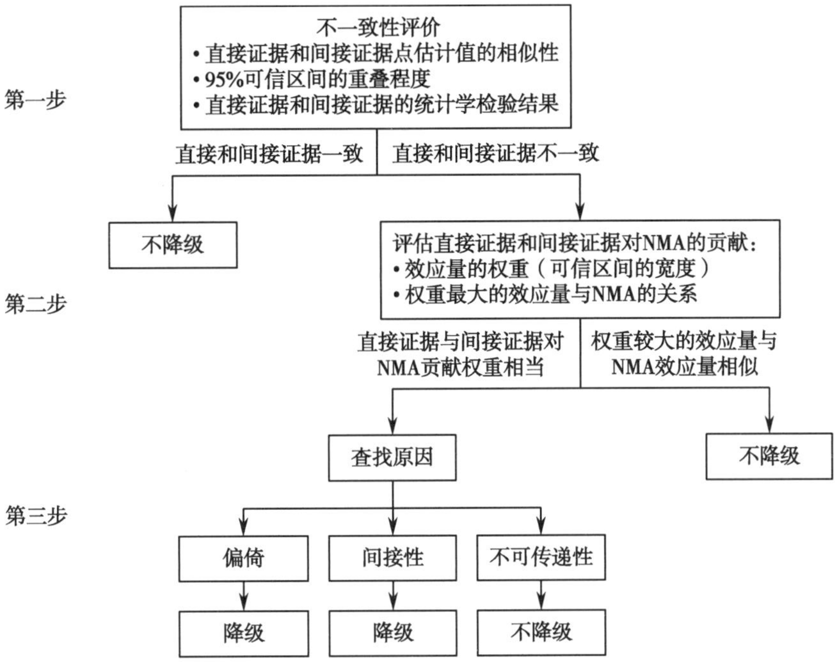

图 3-3-16　不一致性分级流程

信区间较直接证据更宽。此时，GRADE 工作组推荐采用不同的模型对网状 meta 分析进行敏感性分析，避免对网状 meta 分析精确性的错误判断。

固定效应模型与随机效应模型：由于随机效应模型考虑了研究间的差异，针对同一比较组，研究间的异质性越大，相较于固定效应模型，采用随机效应模型合并的置信区间相对更宽。而网状 meta 分析更侧重于解决一个广泛的临床问题，因此数据分布可能不满足固定效应模型的模型假设。网状 meta 分析研究者也认为假设不同比较组研究间异质性相同是不现实的，或者说在稀疏网络中无法得到一个可靠结果，并且会导致某些网络估计值的置信区间变宽，因此可合理假设：进行网状 meta 分析时使用固定效应模型而非随机效应模型，其研究间的异质性为 0，结果更为合理。

选择不同的统计模型会对网状 meta 分析的结果产生很大影响。以比较 5 种抗心律失常药物与安慰剂治疗院外心脏骤停患者有效性的网状 meta 分析为例，比较不同统计模型对网状 meta 分析结果的影响（图 3-3-17）。由图 3-3-17 可知，尽管间接证据极其不精确，对网状 meta 分析的贡献较小，但在使用模糊先验的贝叶斯随机效应模型时，假设所有比较的研究间的异质性相同，从而导致网状 meta 分析结果的置信区间异常宽，这种置信区间的“虚假宽泛”可能是由于不恰当的假设研究间异质性相同而导致的。然而，此时采用固定效应模型会得到更为可靠的结果。在这种情况下对网状 meta 分析证据质量进行分级时，会由于网状 meta 分析严重的不精确性对证据质量进行降级，这会使该证据对于决策制订不再有用。为此，GRADE 工作组建议网状 meta 分析的作者可考虑使用频率学固定效应模型、贝叶斯固定效应模型或信息先验的贝叶斯模型进行敏感性分析，避免过宽的置信区间及由于使用不恰当的统计方法而误导结果推论。

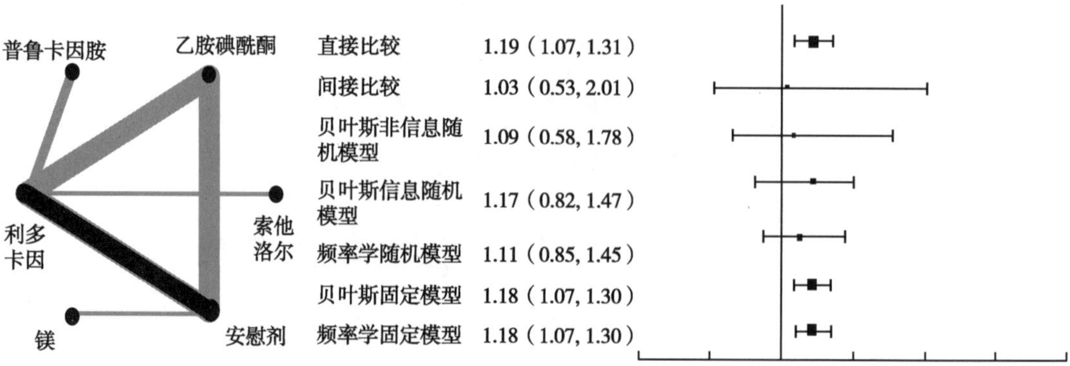

图 3-3-17 不同模型比较案例

（五）网状 meta 分析应用 GRADE 的案例分析

为了更清楚地呈现 GRADE 方法在网状 meta 分析中的应用，本部分以复苏液体对脓毒血症患者死亡率影响的贝叶斯网状 meta 分析为例，进一步阐述其分级步骤。该网状 meta 分析共纳入了 14 个 RCT，比较 4 种复苏液体（白蛋白，羟乙基淀粉，晶体液和明胶），其网状关系见图 3-3-18。

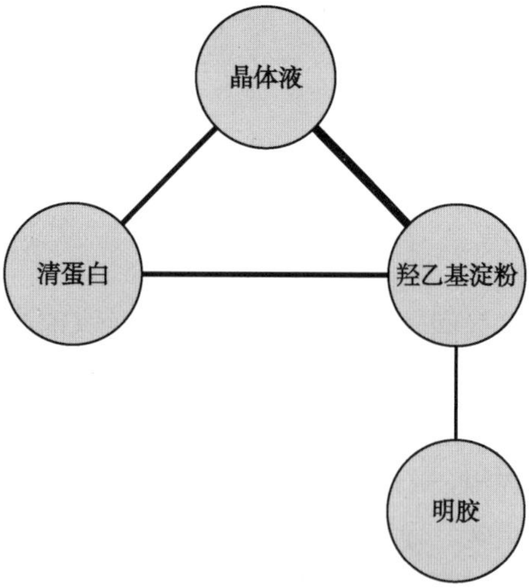

图 3-3-18 案例分析的网状关系

第 1 步，将直接证据、间接证据和网状证据比较的效量和置信区间分开呈现。

通常情况下，比较直接证据，间接证据的统计检验效能较低，置信区间的范围也较宽；且间接证据经过的共同对照越多，分析的误差也随之增大。由此可看出直接证据和间接证据对网状最终证据质量影响程度不一样。因此，在对网状 meta 分析进行证据质量分级之前，首先需要将直接证据和间接证据的效应量和置信区间结果分开呈现，便于分别对直接证据和间接证据进行质量分级。

目前存在多种方法可以计算间接证据的效应量和置信区间，此处采用节点分析法（node splitting）进行计算。以“白蛋白 vs. 晶体液”对脓毒血症患者死亡率的影响为例，进行节点分析后，可得出其直接证据 *OR*=0.81［95% *CI*（0.64，1.03）］；间接证据 *OR*=1.13［95%*CI*（0.18，5.14）］。表 3-3-12 为 4 种复苏液体 6 个比较组直接证据、间接证据和网状证据的效应量 *OR* 及其 GRADE 证据分级结果。

第 2 步，不考虑不精确性因素，对每一个比较组的直接证据质量进行分级。

在本案例中，针对复苏液体对脓毒血症患者死亡率的影响，存在 4 个直接比较，4 个直接比较在偏倚风险、不一致性、间接性和发表偏倚上均无严重问题，在不考虑不精确性因素情况下证据质量均为“高”，见表 3-3-12。

第 3 步，基于形成间接证据一阶环路的直接证据质量（不考虑不精确性因素），采取就低原则决定间接证据质量。

表 3-3-12 案例分析中死亡率的效应量和证据分级结果

比较组	直接证据		间接证据		网状证据	
	OR（95%*CI*）	证据质量	*OR*（95%*CI*）	证据质量	*OR*（95%*CI*）	证据质量
羟乙基淀粉 vs. 晶体液	1.14（0.99，1.30）	高	0.81（0.13，5.14）	低[a]	1.13（0.99，1.30）	高
清蛋白 vs. 晶体液	0.81（0.64，1.03）	中[b]	1.13（0.18，7.32）	低[a]	0.83（0.65，1.04）	中[b]
明胶 vs. 晶体液	NA	—	1.24（0.61，2.55）	低[a]	1.24（0.61，2.55）	低[a]
清蛋白 vs. 羟乙基淀粉	1.40（0.35，5.56）	低[a]	0.71（0.54，0.94）	高[b]	0.73（0.56，0.95）	高
明胶 vs. 羟乙基淀粉	1.09（0.55，2.19）	低[a]	NA	—	1.10（0.54，2.22）	低[a]
明胶 vs. 清蛋白	NA	—	1.51（0.71，3.20）	低[a]	1.51（0.71，3.20）	低[a]

注：[a]不精确性非常严重；[b]不精确性严重；NA，不适用。

间接证据质量分级首先需要遴选最佳的闭合环路。间接证据结果可以通过一个共同对照（如图 3-3-18 中“明胶 vs. 清蛋白”可通过“明胶 - 羟乙基淀粉 - 清蛋白”环路，又称一阶环路）或多个共同对照（“明胶 vs. 清蛋白”也可通过“明胶 - 羟乙基淀粉 - 晶体液 - 清蛋白”环路，又称二阶环路）计算获得；共同对照越多，则结果可信度越差。通常情况下，一阶环路对间接证据结果的贡献权重最大，为优选的最佳路径。选择最佳路径后，需要对路径中每个直接证据分别进行证据质量分级，然后选择其中证据水平低的证据等级作为该间接证据的质量等级。

如上述案例中，对“明胶 vs. 清蛋白”的间接比较，优选“明胶 - 羟乙基淀粉 - 清蛋白”环路，见图 3-3-18，参考 GRADE 对干预性系统评价证据质量分级的原理和方法，分别对“明胶 vs. 羟乙基淀粉”和“羟乙基淀粉 vs. 清蛋白”这两个直接比较证据质量进行分级。在不考虑不精确性因素情况下，两组的分级结果均为“高”，因此“明胶 vs. 清蛋白”间接证据质量等级均为“高”（不考虑不精确性和不可传递性），见表 3-3-11 和图 3-3-18。在对 6 个比较组进行可传递性评价后，均不存在严重的不可传递性，因此无须降级。

第 4 步，基于直接证据和 / 或间接证据等级，考虑不一致和不精确性，最终确定和呈现网状 meta 分析结果的证据质量。

网状 meta 分析中对于任意两种干预措施效果的比较，一般有 3 种情形：①只有直接证据；②只有间接证据；③同时存在直接证据和间接证据。对于前两种情况，两种干预措施比较的证据质量取决于直接证据或间接证据质量。在本案例中，一些干预措施只存在间接证据（如明胶 vs. 白蛋白），在不考虑不精确性情况下，其间接证据等级就是网状 meta 分析的证据水平。相对复杂的是第 3 种情形，即直接和间接证据同时存在。该情形下若直接证据和间接证据对网状 meta 分析结果的权重相当，在不考虑不一致性和不精确性情况下，建议将证据级别较高的证据等级作为网状 meta 分析结果的初步证据质量。如直接比较结果的证据质量为“中”，间接比较的证据质量为“低”，则网状 meta 分析结果初步的证据质量为“中”。如此考虑的原因主要是：基于直接比较和间接比较的网状 meta 分析结果因为样本量的增加而更加精确，一定程度上增加了结果的可信度，此外高质量证据对临床实践和决策的意义更大。若直接证据与间接证据对网状 meta 分析结果的贡献权重有差异，在不考虑不一致性和不精确情况下，建议将贡献较大的证据级别作为网状 meta 分析结果初步的证据质量。如案例中“清蛋白 vs. 羟乙基淀粉”对比组，其直接证据的 95%*CI* 为 0.35～5.56，置信区间较宽；间接证据 95%*CI* 为 0.56～0.96，置信区间较窄；间接证据对网状 meta 分析的贡献较直接证据大，因此在不考虑不一致性和不精确性情况下，以间接证据质量作为网状 meta 分析证据质量分级，“清蛋白 vs. 羟乙基淀粉”网状 meta 分析的初步证据质量分级为“高”。进一步考虑直接证据和间接证据是否存在不一致性，本案例中均不存在不一致性，因此无须降级。最后考虑网状 meta 分析效应量的不精确性是否对网状 meta 分析证据质量进行降级；“清蛋白 vs. 羟乙基淀粉”网状 meta 分析效应量为 *OR*=0.73［95%*CI*（0.56，0.95）］，无须对不精确性降级；因此，该比较组网状 meta 分析最终证据质量为“高”，见表 3-3-13。

为了增加 GRADE 用于评估网状 meta 分析证据质量的效率，GRADE 工作组建议，当直接证据对网状 meta 分析结果的贡献大于间接证据，且不考虑不精确性情况下，直接证据的质量分级为“高”，此时无须再对间接证据质量进行分级，网状 meta 分析证据不考虑不精确性和不一致性的分级结果为“高”，以此简化 GRADE 证据分级步骤，节约证据质量分级的时间。

表 3-3-13 网状 meta 分析复苏液对脓毒症患者死亡率证据质量分级

干预措施	羟乙基淀粉 vs. 晶体液	清蛋白 vs. 晶体液	明胶 vs. 晶体液	清蛋白 vs. 羟乙基淀粉	明胶 vs. 羟乙基淀粉	明胶 vs. 清蛋白
			直接证据			
偏倚风险	不严重	不严重	NA	不严重	不严重	NA
不一致性（异质性）	不严重	不严重	NA	不严重	不严重	NA
间接性	不严重	不严重	NA	不严重	不严重	NA
发表偏倚	未测量	未测量	NA	未测量	未测量	NA
初步评估结果	高	高	NA	高	高	NA
是否大于间接证据贡献权重？	是	是	NA	否	是	NA
是否需要评估间接证据？	否	否	NA	是	否	NA
不精确性	不严重	严重	NA	是	否	NA
直接证据评估结果	高	中	NA	低	低	NA
			间接证据			
共同对照	清蛋白	羟乙基淀粉	羟乙基淀粉	晶体液	NA	羟乙基淀粉
直接证据 1	高	高	高	高	NA	高
直接证据 2	高	高	高	高	NA	高
就低原则	高	高	高	高	NA	高
不可传递性	不严重	不严重	不严重	不严重	NA	不严重
初步评估结果	高	高	高	高	NA	高
不精确性	非常严重	非常严重	非常严重	不严重	NA	非常严重
间接证据评估结果	低	低	低	高	NA	低

续表

干预措施	羟乙基淀粉 vs. 晶体液	清蛋白 vs. 晶体液	明胶 vs. 晶体液	清蛋白 vs. 羟乙基淀粉	明胶 vs. 羟乙基淀粉	明胶 vs. 清蛋白
			网状证据			
直接和间接证据中较高质量的证据	高	高	高	高	高	高
不一致性	不严重	不严重	NA	不严重	NA	NA
不精确性	不严重	严重	非常严重	不严重	非常严重	非常严重
网状 meta 分析评估结果	高	中	低	高	低	低

注：NA，不适用。

七、GRADEpro GDT 工具的使用

实践指南开发工具（guideline development tool，GDT）是 GRADE 工作组于 2013 年推出的一款基于 GRADE Profiler（GRADEpro）软件扩展的在线工具。GRADEpro GDT 支持为系统评价创建简明的汇总表（证据概要表和结果总结表），促进临床实践指南的制订，并为公共卫生政策和决策提出建议。GRADEpro GDT 工具旨在支持医疗卫生指南透明完整的制订流程，其操作内容涵盖团队组成和管理，证据体的分类评价、主题和建议的生成、文件的编写和指南的传播。同时，GRADE 工作组接下来将停止 GRADEpro 软件的更新，重点完善和推广 GRADEpro GDT 在线工具。近些年来，GRADEpro GDT 在线工具随着实践指南制订的规范化和系统化而不断更新。因此，掌握 GRADEpro GDT 工具的使用方法对于系统评价的证据分级以及循证指南的制订十分重要。

再次结合 *Heart* 上 2014 年发表的论文 *Meta-analysis of secure randomised controlled trials of β-blockade to prevent perioperative death in non-cardiac surgery* 演示介绍如何使用此工具。

（一）GRADEpro GDT 的注册和登录

首先，登录 GRADEpro GDT 工具的官方网站。该工具目前最佳的支持浏览器是谷歌浏览器以及 Mac 系统自带的 Safari 浏览器，当然 Microsoft 及其他的浏览器也能兼容，也可在线使用，另外也可通过 Google App 离线使用。登录到官网的首页之后，点击“Log in”进行注册，点击“Create an account”即可完成账号注册，按要求输入相应信息，注册完毕后自动调整到登录界面，登录账号后即可进入欢迎页面。根据操作系统的语言环境，GRADEpro GDT 在线工具可自动选择与操作系统相同的语言，用户也可自行选择操作语言。目前 GRADEpro GDT 工具可支持中文、英语、日语等在内的共九种主要的语言。因为英语在该系统中兼容性最好，故建议研究者选择英文作为该在线工具的使用语言，其他语言在使用时可能会出现异常的情况，所以示例也以英文为主。欢迎界面中有对更新后的 GRADEpro GDT 工具三大功能的介绍以及 GDT 的使用指南：①建立证据概要表（主要针对系统评价证据体的证据质量分级）；②生成指南（主要针对指南制订）；③证据传播与共享（主要是将证

据概要表发布到GRADE工作组的证据概要数据库以及传播指南至手机终端App)。

(二) GRADEpro GDT工具具体操作流程

1. GRADEpro GDT 工具操作界面　GRADEpro GDT 因为是在线的工具,所以会不时更新一些功能,提高用户体验,但最基本的功能一直延续下来,本节内容参照最新版本(截至 2021 年 3 月 1 日)。GRADE pro GDT 工具可手工录入(点击“New project”)或者直接导入文件(点击“Import project”)。目前支持导入的文件可以是 GRADE profiler 软件生成的“.grd”文件,也可以是 RevMan 软件生成的“.rm5”文件。

2. 创建项目　点击操作界面右上角“New project”,出现创建新项目的窗口,在“Name”中可录入项目名称“Meta-analysis of secure randomised controlled trials of β-blockade to prevent perioperative death in non-cardiac surgery”,完成后点击“Create project”完成新项目的建立。随后即可出现项目的操作页面,该页面分为左右两栏,左边是项目栏,右边则是操作及信息显示区。项目栏从上至下分别是“Project Setup”(选择该指南形成从证据到推荐表格的模板)、“Tasks”(制订指南工作时间表)、“Team”(录入指南工作小组成员及在线管理成员利益冲突声明)、“Scope”(明确指南的题目、范围、内容等具体信息)、“References”(指南的参考文献)、“Prognosis”(与本指南相关的预后问题)、“Comparisons”(证据体的质量分级)、“Multi comparisons”(在单个推荐框架内比较多个干预)、“PanelVoice”(团队对单个证据决策进行投票)、“Document sections”(指南文本的预览)和“Dissemination”(指南的传播)。

3. GRADEpro GDT 工具证据分级的操作　在项目创建完成后,用鼠标点击“Comparisons”项目栏,在右侧有三个按钮点击其中的“Add management question”录入干预性和观察性系统评价关注的临床问题信息,另外的两个“Add diagnostic question”和“Import question(s)”分别是录入诊断类系统评价关注的问题和直接导入数据的按钮。GRADEpro GDT 工具会给出通用的模板:“Should……VS ……be used for/in……”。当操作者填入相关信息后,“Table title”则会自动出现相应信息。“Setting”是为了给“质量评价”条目中的“其他考虑(other considerations)”提供参考,此部分填写的内容应为证据的来源,如“住院患者、门诊患者、研究所在地”等。“Author(s)”中录入评价者的姓名。本例中录入的问题是“服用 β 受体阻滞剂与安慰剂在非心脏手术患者中的全因死亡率”。在点击保存之后可以点击最右边的向下的箭头进行问题的修改或者删除,也可以通过手动功能自行编辑题目,操作者仅需点击保存后的标题,然后点击标题右边的编辑按钮,点击“Switch to manual”按钮,选择“Chang to manual editing”则输入框被激活,操作者可自行录入指南关注的临床问题。录入完成后点击右上角磁盘状的保存按钮,即可完成项目基本信息的录入。

问题录入后,需要针对该问题的证据体进行证据质量分级。单击录入的研究问题,即可进入结局指标录入界面。以本例结局指标“All-cause mortality”为例,点击“Add outcome”,录入结局指标名称;在“Short name”中填写“Outcome”的缩写名(也可以不填);在“Assessed/measured with”中填写相应结局指标的测量方法;选择结局指标的类型(“Type”)、是否合并(“Pooled”)和录入随访的时间(“Length of follow up”),保存后即可进行证据质量评价。

在这里要注意的是如果数据类型是生存分析，在“Type”里面有生存分析的选择，选择后会出现一个选择框，可以选择“An event（e.g. death，exacerbation）”和“An non-event（commonly event-free survival）”。

点击“No of studies”下方空白栏，可输入该证据体纳入原始研究的数量；点击“Study design”下方空白栏，可选择研究类型（如果选择观察性研究会出现第 2 个选择项，里面是观察性研究的不同类型，下面还会出现一个勾选的方框，是用来判断研究是否经过 ROBINS-1 评价）；点击每个升降级栏目下方空白栏，即可对证据体按五个降级因素或三个升级因素进行证据质量评估，右键点击可录入对降级或升级的解释。完成证据质量评价后，即可直接出现证据等级，此指标会随着“Downgrade quality of evidence”中选项的判断相应地呈现为“HIGH → MORDERATE → LOW → VERY LOW”的变化，随着“Up-grade quality of evidence”中选项的判断呈现为“LOW → MORDERATE → HIGH”的变化。此外，在“No of patients”“Effect”两个栏目中可录入干预组和对照组总人数及事件发生数、相关效应量及共置信区间。最后需要根据专业的临床知识并结合系统评价 /meta 分析实际情况对结局的重要性进行判断：①1～3，重要性有限结局（not important）；②4～6，重要结局（important）；③7～9，关键结局（critical）。这就完成了证据概要表（GRADE evidence profile）的构建。此处需注意的是，GRADEpro GDT 工具在间接性评价方面需根据 PICO 的原则来辅助判断证据体是否存在间接性。点击“Indirectness”下面的空白栏，然后点击“Assess Directness”，则出现间接性评价的表格，操作者可从“Population”“Intervention”“Comparator”“Directcomparison”和“Outcome”五个方面分别对间接性进行评价，并最终在“Final judgment about indirectness across domains”判断总体是否具有间接性。所有的“Upgrade quality of evidence”因素及“Publication bias”条目均会在“Other considerations”中呈现。

4. 证据概要表和结果总结表的导出　完成对证据体的评价后，可点击右侧的表格形状的按钮，可以切换多种形式的表格，选择不同的 SoF 表格、GRADE evidence profile 表格或互动表格（interactive SoF），然后点击右上角“Exporttable”按钮导出表格，可选择表格的格式和表格的方向，点击“Download”即可导出结果（图 3-3-19）。

Author(s):
Question: B–blockers compared to placebo for mortality of patients undergoing non–cardiac surgery
Setting:
Bibliography:

Certainty assessment							No of patients		Effect		Certainty	Importance
No of studies	Study design	Risk of bias	Inconsistency	Indirectness	Imprecision	Other considerations	β–blockers	placebo	Relative (95% CI)	Absolute (95% CI)		
All-cause mortality												
9	randomised trials	not serious	not serious	not serious	not serious	none	129/5 264 (2.5%)	162/5 265 (3.1%)	RR 1.27 (1.01 to 1.60)	8 more per 1,000 (from 0 fewer to 18 more)	⊕⊕⊕⊕ HIGH	CRITICAL

CI: Confidence interval; **RR:** Risk ratio

图 3-3-19　GRADEpro GDT 工具导出的证据质量等级证据概要示例

（三）GRADEpro GDT 项目的存档和删除

完成项目或未完成项目需要共享给别人或者想要删除重新编写的话点击 GRADEpro GDT 工具的操作界面上项目的设置按钮，左面是项目的基本信息，右面的按键分别是“Edit”可编辑项目的题目，“Archive”可将项目存档，“Copy”可复制整个项目，“Send copy”可直接将项目副本通过邮箱发送，“Delete”可删除项目。

拓展阅读㈠

GRADE 遵守程度与严谨度评分之间呈正线性关系

2021 年 2 月，澳大利亚学者在 *Journal of Clinical Epidemiology* 上发表文章 *Guidelines rarely used GRADE and applied methods inconsistently: A methodological study of Australian guidelines*（指南很少使用 GRADE 且应用方法不一致：澳大利亚指南的方法论研究），提出在国家卫生与医学研究委员会（National Health and Medical Research Council，NHMRC）倡导 GRADE 方法后，澳大利亚对 GRADE 的使用正在增加。但是，在 NHMRC 临床指南门户网站中检索的所有澳大利亚临床实践指南中，遵循 GRADE 方法的指南仍然很少。不过在 15 部遵循 GRADE 方法中发现 GRADE 遵守程度与制订的严谨性评分之间呈正线性关系。文章还发现随着对 GRADE 方法学遵守情况的增加，AGREE Ⅱ指南评价工具的领域 3 的评分也随之增加。这进一步表明，GRADE 的使用与更严格的方法学指导方针相关。文章提到与未遵循 GRADE 的指南相比，遵循 GRADE 的指南被认为具有较高的质量，并且更有可能被推荐。GRADE 作为指南准则制订方法的国际标准，目前已被全球众多组织使用或认可。这项研究的结果表明，尽管指南实施与 GRADE 指南之间存在不一致，但澳大利亚指南制订者正在采用 GRADE 方法。

拓展阅读㈡

删失数据对偏倚风险评估的影响分析

2021 年，GRADE 团队发表 GRADE 指南系列文章 *rating the certainty in time-to-event outcomes-study limitations due to censoring of participants with missing data in intervention studies*（时间 - 事件结局的确定性评级 - 干预性研究中存在缺失随访数据而删失的受试者而导致的研究局限性），该文章提出在研究截止前或既定的观察时间段内出现删失可能会影响生存分析结果。删失（censoring）是除感兴趣结局事件外的对立生存结局，删失独立（independent censoring）是进行生存分析的前提假设，它表示在各个研究组内，已发生删失的受试者和仍处于观察期的受试者发生删失的概率应相同，每个删失的发生是随机的，删失的发生与受试者特征、随访时间的长短、分组和结局发生无关。缺失随访数据引起的删失，可能会违背删失独立假设，导致高估或低估生存概率，影响 *HR* 估计值。研究者可以对比各组删失的时间分布（早期删失和末期删失）、各组删失的比例以及删失原因的差异大小，从而评估偏倚风险的程度。

拓展阅读(三)

GRADE 为选择 GRADE 证据质量分级确定性的目标提供指导

2021 年，GRADE 工作组的第 32 篇文章 *GRADE guidelines 32: GRADE offers guidance on choosing targets of GRADE certainty of evidence ratings* 在国际期刊 *Journal of Clinical Epidemiology*（*JCE*）上发表。

GRADE 工作组此前已经就证据质量分级的确定给出了相应解释，该文章进一步阐述了如何使用语境化（contextualization）方法确定证据质量分级。GRADE 工作组发现在处理如何解决阈值与范围的问题时，语境化方法十分重要。特别是对于系统评价和卫生技术评估研究者而言，如果受众最关注的是是否有效应或是否有重要效应，研究者会选择一种最低程度的语境化方法。

决策依赖于语境化的程度，阈值和点估计值与阈值的关系。该文章通过实例帮助解释如何使用最小或部分语境化方法给出最佳的证据质量分级。GRADE 工作组认为制作系统评价和卫生技术评估的研究者需要明确什么是证据质量的分级。证据质量分级的确定取决于语境化程度、阈值以及点估计值与所选阈值的关系。当 95% 置信区间跨越多个可能的阈值时，确定证据质量分级的必要性不强。

如果关注的是是否有效应（an effect）或是否有重要的效应（an important effect），研究者应选择最小情境化（minimally contextualized approach）的方法。如果受众关注的是效应的大小[例如，极小的（trivial）、小的（small）、中等的（moderate）或大的（large）]，研究者就可以使用部分情境化（partially contextualized approach）的方法。

零效应（null effect）和小效应（small effect）阈值是最小情景化方法的可能阈值，而小、中等或大效应（small，moderate or large effect）阈值为部分情景化方法提供了范围的边界。小效应阈值也称为最小重要差异（minimally important difference，MID）。如图 3-3-20 用最小或部分情境化方法进行证据质量评价。

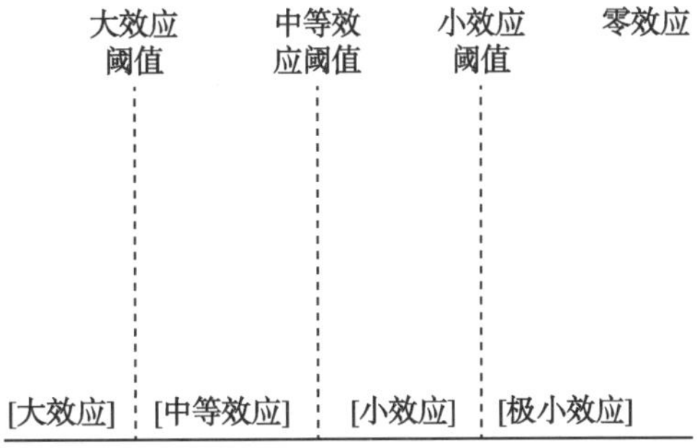

图 3-3-20　最小或部分情境化方法进行证据质量评价

拓展阅读(四)

网状 meta 分析证据质量分级：CINeMA 在线应用程序简介

与标准 GRADE 方法学体系不同（GRADE 方法建议单独对直接证据、间接证据和网状 meta 分析证据进行分级），CINeMA 将网状 meta 分析作为一个整体，综合考虑以下 6 个领域即研究内偏倚（偏倚风险）、研究间偏倚（发表偏倚或报告偏倚）、间接性、不精确性、异质性和不一致性，再对网状 meta 分析证据质量进行分级。针对以上每个领域，可根据其严重程度分为不严重（no concern，不降级）、严重（some concern，降 1 级）和非常严重（major concern，降 2 级），最终网状 meta 分析的证据质量等级与 GRADE 体系一致，分为高、中、低和极低。CINeMA 通过调用 R 软件的 netMeta 程序包，计算网状 meta 分析的贡献矩阵，基于纳入网状 meta 分析的每个研究对网状 meta 分析结果的贡献度，判断研究内偏倚和间接性两个领域；根据文献检索的全面性、既往实证研究和统计分析的完整性，对研究间偏倚判定为“可疑”（suspected，降级）和“未检测”（undetected，不降级）；不精确性和异质性的判定规则是基于置信区间或预测区间是否包含无效线和预先指定的最小临床重要差值；不一致性判定则是通过局部和网络整体的不一致性检验结果。

CINeMA 在线应用程序可通过其官方网站直接访问：https://cinema.ispm.unibe.ch/。登录该网站后，在“My Projects”菜单下，用户需上传“.csv”文件格式的研究数据。上传的数据应包含纳入的每个研究的总体偏倚风险和间接性判断的数据。偏倚风险是指从研究设计、实施、数据处理和分析、结果解释各个环节所产生的系统误差，导致研究结果和真实情况之间出现倾向性差异；间接性是指数据与目标研究问题之间存在的偏差。使用 CINeMA 在线应用程序对网状 meta 分析证据质量进行分级，能实现网状 meta 分析证据的在线分级，其半自动化过程极大简化和加速了网状 meta 分析的证据分级。然而该方法也存在诸多局限性，如目前只能实现单个结局的证据分级，若一个网状 meta 分析中存在多个结局，需要依次进行分级。此外，在证据分级过程中难免存在主观性，CINeMA 也不例外。本团队先后介绍了目前用于网状 meta 分析证据分级的两种方法，旨在为我国网状 meta 分析实践者提供指导和参考，然而这两种方法的相对优势和不足，目前尚无相关的方法学研究进行比较，使用者可根据自己的偏好进行选择。

拓展阅读(五)

基于网状 meta 分析的阈值分析（threshold analysis）可替代 GRADE 评价指南建议中对效应估计的信心

指南制订需要综合使用多种感兴趣的治疗方法的证据，通常使用网状 meta 分析。由于治疗效果的估计值可能是不精确的，或可能缺乏内部或外部有效性的证据，因此指南制订者需要评估基于网状 meta 分析提出的建议的稳健性。由于研究中的偏倚，抽样变异或相关性问题，观察到的估算值与实际值有所不同。GRADE 旨在使用一系列结构化的定性判断来评估支持建议的证据的质量。David M. Phillippo 等人认为，为网状 meta 分析提出的 GRADE 方法对于制订指南是不够的，因为没有考虑到证据对最终建议的影响。该研究团队推荐阈值分析作为一种替代方法。

阈值分析是卫生经济学中使用的一种标准形式的敏感性分析，它回答了这样一个问题："在建议改变之前，证据需要改变多少？"。在其基本形式下，网状 meta 分析制作者可以简单地重新运行网状 meta 分析，迭代地更新数据，直到达到新的推荐。这些数据的改变可以在两个层面上进行：改变单个研究的估计（研究水平阈值分析），或者改变两种处理之间对比（相对效果）的综合证据（对比水平阈值分析）。结果是一组阈值，这些阈值描述了每个（研究或对比）数据点在建议更改之前可以更改多少，以及修改后的建议将是什么。然后，研究人员可以判断证据在每个方向上的变化是否可能超过阈值，从而确定建议的稳健性。对于由于抽样变异引起的潜在变化，可以参考置信区间，以及该区间是否与阈值重叠。对于由于偏倚引起的潜在变化，需要判断潜在偏倚的合理大小和方向。如果判断证据不能合理地改变阈值，则认为该建议是稳健的。

参考文献

[1] GUYATT G, OXMAN A D, AKL E A, et al. GRADE guidelines: 1. Introduction-GRADE evidence profiles and summary of findings tables[J]. Journal of Clinical Epidemiology, 2011, 64(4): 383-394.

[2] GUYATT G, OXMAN A D, AKL E A, 等. GRADE 指南：Ⅰ. 导论——GRADE 证据概要表和结果总结表[J]. 中国循证医学杂志, 2011, 11(4): 437-445.

[3] 王行环. 循证临床实践指南的研发与评价[M]. 北京：中国协和医科大学出版社, 2016, 21-57.

[4] SCHÜNEMANN H, BROŻEK J, GUYATT G, et al.GRADE handbook [EB/OL]. [2021-03-04]. https://gdt.gradepro.org/app/handbook/handbook.html.

[5] GUYATT G H, OXMAN A D, KUNZ R, 等. GRADE: 从证据到推荐[J]. 中国循证医学杂志, 2009, 9(3): 257-259.

[6] SPENCER F A, IORIO A, YOU J, et al. Uncertainties in baseline risk estimates and confidence in treatment effects[J]. BMJ, 2012, 345(141): e7401-e7401.

[7] WEI D, TANG K, WANG Q, et al. The use of GRADE approach in systematic reviews of animal studies[J]. J Evid Based Med, 2016, 9(2): 98-104.

[8] 靳英辉, 赵赛, 陆翠, 等. 国内护理领域系统评价 /meta 分析证据质量如何？——基于 GRADE 指南的评价[J]. 中国循证医学杂志, 2013, 13(11): 1392-1396.

[9] 曾宪涛, 田国祥, 牛玉明, 等. GRADEprofiler 软件使用简介[J]. 中国循证心血管医学杂志, 2011, 12(3): 390-392.

[10] 邓通, 汪洋, 王云云, 等. 临床实践指南制订方法——GRADEpro GDT 在干预性系统评价证据分级中的应用[J]. 中国循证心血管医学杂志, 2019, 11(1): 7-11.

[11] BARKER T H, DIAS M, STERN C, et al. Guidelines rarely used GRADE and applied methods inconsistently: A methodological study of Australian guidelines[J]. J Clin Epidemiol, 2021, 130: 125-134.

[12] GUYATT G H, OXMAN A D, KUNZ R, et al. GRADE guidelines: 7. Rating the quality of evidence-inconsistency[J]. J Clin Epidemiol, 2011, 64(12): 1294-1302.

[13] GUYATT G H, OXMAN A D, KUNZ R, et al. GRADE guidelines 6. Rating the quality of evidence-imprecision[J]. J Clin Epidemiol, 2011, 64(2): 1283-1293.

[14] GUYATT G H, OXMAN A D, KUNZ R, et al. GRADE guidelines: 8. Rating the quality of evidence-indirectness.[J]. J Clin Epidemiol, 64(12): 1303-1310.

[15] GUYATT G H, OXMAN A D, MONTORI V, et al.GRADE guidelines: 5. Rating the quality of evidence-publication bias[J]. J Clin Epidemiol, 2011, 64(12): 1277-1282.

[16] BOURI S, SHUN-SHIN M J, COLE G D, et al. Meta-analysis of secure randomised controlled trials of β-blockade to prevent perioperative death in non-cardiac[J]. Heart, 2014, 100(6): 456-464.

[17] LI J, ZHANG Q, ZHANG M, et al. Intravenous magnesium for acute myocardial infarction [J]. Cochrane Database Syst Rev, 2007, 2: CD002755.

[18] GOLDKUHLE M, BENDER R, AKL E A, et al. GRADE Guidelines: 29. Rating the certainty in time-to-event outcomes—Study limitations due to censoring of participants with missing data in intervention studies [J]. Journal of Clinical Epidemiology, 2021, 129: 126-137.

[19] ZENG L, BRIGNARDELLO-PETERSEN R, HULTCRANTZ M, et al. GRADE guidelines 32: GRADE offers guidance on choosing targets of GRADE certainty of evidence ratings[J]. Journal of Clinical Epidemiology, 2021, 137: 163-175.

[20] GRIMES D A, SCHULZ KF. An overview of clinical research: the lay of the land[J]. Lancet, 2002, 359 (9300): 57-61.

[21] 曾宪涛，刘慧，陈曦，等. Meta 分析系列之四：观察性研究的质量评价工具[J]. 中国循证心血管医学杂志，2012，4(4)：297-299.

[22] 邓通，汪洋，黄迪，等. 临床实践指南制订方法——GRADE 方法理论篇[J]. 中国循证心血管医学杂志，2018(12)：1441-1445，1449.

[23] GUYATT G H, OXMAN A D, SULTAN S, et al. GRADE guidelines: 9. Rating up the quality of evidence[J]. Journal of clinical epidemiology, 2011, 64(12): 1311-1316.

[24] BALSHEM H, HELFAND M, SCHÜNEMANN H J, et al. GRADE guidelines: 3.Rating the quality of evidence[J]. Journal of Clinical Epidemiology, 2011, 64(4): 401-406.

[25] 张方圆，沈傲梅，曾宪涛，等. 系统评价方法学质量评价工具 AMSTAR2 解读[J]. 中国循证心血管医学杂志，2018，10(1)：14-18.

[26] LEE P N, FOREY B A, COOMBS K J.Systematic review with Meta-analysis of the epidemiological evidence in the 1900s relating smoking to lung cancer[J]. BMC Cancer, 2012, 12: 385.

[27] GLASZIOU P, CHALMERS I, RAWLINS M, et al. When are randomized trials unnecessary? Picking signal from noise[J]. BMI, 2007, 334(7589): 349-351.

[28] 李慧，陈耀龙，谢秀丽，等. 中医(中西医结合)临床实践指南制修订方法——证据质量分级[J]. 中华中医药杂志，2016，31(7)：2652-2656.

[29] 徐畅，曾宪涛，张超，等. 应用 R 软件 dosresMeta 程序包和 mvMeta 程序包实现剂量 - 反应关系 Meta 分析[J]. 中国循证医学杂志，2015，15(4)：479-483.

[30] WANG X, OUYANG Y, LIU J, et al. Fruit and vegetable consumption and mortality from all causes,

cardiovascular disease, and cancer: systematic review and dose-response Meta-analysis of prospective cohort studies[J]. BMJ, 2014, 349: g4490.

[31] KUMAR A, ROBERTS D, WOOD K E, et al. Duration of hypotension before initiation of effective antimicrobial therapy is the critical determinant of survival in human septic shock[J]. Critical Care Medicine, 2006, 34(6): 1589-1596.

[32] WAKEFIELD A J, MURCH S H, ANTHONY A, et al. Ileal-lymphoid nodular hyperplasia, non-specific colitis, and pervasive developmental disorder in children[J]. Lancet, 1998, 351(9103): 637-641.

[33] SCHÜNEMANN H J, OXMAN A D, BROZEK J, et al. Grading quality of evidence and strength of recommendations for diagnostic tests and strategies[J]. BMJ, 2008, 336(7653): 1106-1110.

[34] MEERPOHL J J, LANGER G, PERLETH M, et al. GRADE guidelines: 4. Rating the quality of evidence-limitations of clinical trials(risk of bias)[J]. Z Evid Fortbild Qual Gesundhwes, 2012, 106(6): 457-469.

[35] KIEN C, GARTLEHNER G, KAMINSKI-HARTENTHALER A, et al. GRADE guidelines: 9. Rating up the quality of evidence[J]. Z Evid Fortbild Qual Gesundhwes, 2013, 107(3): 249-255.

[36] 王云云，邓通，黄桥，等. 临床实践指南制订方法——GRADE 在诊断试验系统评价中的应用[J]. 中国循证心血管医学杂志，2019，11(3)：275-279.

[37] BROZEK J L, AKL E A, JAESCHKE R, et al. Grading quality of evidence and strength of recommendations in clinical practice guidelines: Part 2 of 3. The GRADE approach to grading quality of evidence about diagnostic tests and strategies[J]. 2009, 64(8): 1109-1116.

[38] 侯赟，折宁宁，张小兵. 窄带成像技术诊断喉癌价值的 Meta 分析[J]. 中国耳鼻咽喉头颈外科，2018，25(5)：279-284.

[39] HOOIJMANS C R, RITSKES-HOITINGA M. Progress in using systematic reviews of animal studies to improve translational research[J]. Plos Med, 2013, 10(7): e1001482.

[40] ROBERTS I, KWAN I, EVANS P, et al. Does animal experimentation inform human healthcare? Observations from a systematic review of international animal experiments on fluid resuscitation[J]. BMJ, 2002, 324(7335): 474.

[41] LEENAARS M, HOOIJMANS C R, VAN VEGGEL N, et al. A step-by-step guide to systematically identify all relevant animal studies[J]. Lab Anim, 2012, 46(1): 24-31.

[42] GUYATT G, OXMAN A D, AKL E A, et al. GRADE guidelines: introduction-GRADE evidence profiles and summary of findings tables[J]. J Clin Epidemiol, 2011, 64(4): 383-394.

[43] KRAUTH D, WOODRUFF T J, BERO L. Instruments for assessing risk of bias and other methodological criteria of published animal studies: a systematic review[J]. Environ Health Perspect, 2013, 121(9): 985-992.

[44] SENA E S, VAN DER WORP H B, BATH P M, et al. Publication bias in reports of animal stroke studies leads to major overstatement of efficacy[J]. Plos Biol, 2010, 8(3): e1000344.

[45] TER RIET G, KOREVAAR D A, LEENAARS M, et al. Publication bias in laboratory animal research: a survey on magnitude, drivers, consequences and potential solutions[J]. Plos One, 2012, 7(9): e43404.

[46] PUHAN M A, SCHÜNEMANN H J, MURAD M H, et al. A GRADE Working Group approach for rating the quality of treatment effect estimates from network Meta-analysis[J]. BMJ, 2014, 349: g5630.

[47] ANDREWS J，GUYATT G，OXMAN A D，et al. GRADE guidelines：14. Going from evidence to recommendations：the significance and presentation of recommendations [J]. J Clin Epidemiol，2013，66（7）：719-725.

[48] BRIGNARDELLO-PETERSEN R，BONNER A，ALEXANDER P E，et al. Advances in the GRADE approach to rate the certainty in estimates from a network Meta-analysis[J]. J Clin Epidemiol，2018，93：36-44.

[49] BRIGNARDELLO-PETERSEN R，MUSTAFA R A，SIEMIENIUK R A C，et al. GRADE approach to rate the certainty from a network Meta-analysis：addressing incoherence[J]. J Clin Epidemiol，2019，108：77-85.

[50] PHILLIPPO D M，DIAS S，WELTON N J，et al. Threshold Analysis as an Alternative to GRADE for Assessing Confidence in Guideline Recommendations Based on Network Meta-analyses[J]. Ann Intern Med，2019，170（8）：538-546.

第四章　临床实践指南的改编

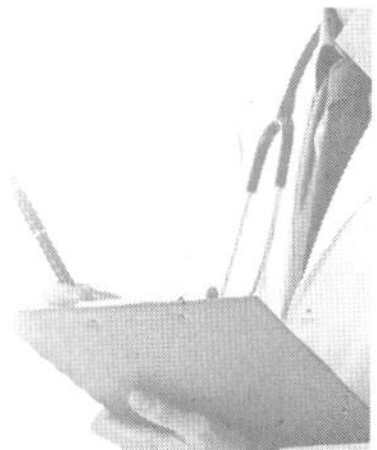

第一节　临床实践指南改编简介

一、背景与意义

临床实践指南是医务人员在循证医学理念指导下开展规范化高质量卫生保健服务的重要保障。然而，制订新指南是一项花费巨大、耗时久长的项目，并且指南开发人员可能面临许多资源和能力限制。在此背景下，部分国家和 / 或地区的机构不能完成相应指南的制订工作，以致临床实践缺乏科学的指导。另一方面，部分主题的指南又可能被不同国家和 / 或地区反复制订，进而造成资源浪费。因此，考虑到经济、时间和人力等因素，采纳现有高质量指南是一种明智的选择。当现有的高质量指南能够满足当地需求时，将该指南（或其中选定的建议）进行改编以应用于当地可能更为实际。然而，采纳现有指南需要考虑到国家间的文化和组织差异，即使是基于相同的综合证据也可能导致不同建议。这说明为一种情境制订的建议可能不适用另一种情境，无法不做调整就直接应用。

指南改编（guideline adaptation，GA）是推动最佳证据向临床实践转化的重要方法之一。国际指南联盟（Guidelines International Network，GIN）将指南改编定义为对某种文化和 / 或某个机构制订的指南进行修改以应用于另一种不同情境中。Fervers 等人将指南改编定义为一种考虑支持或修改某一情境中制订的指南以应用于另一情境中的系统方法，作为制订新指南的替代方法或指南应用过程的起始步骤，并保留循证的基本原则。Abdul-Khalek 等基于 Fervers 等和 GRADE ADOLOPMENT 方法的研究将指南改编定义为：一种考虑支持或修改某一情境中制订的指南以应用于另一情境中的系统方法，并作为制订新指南的替代方法。

指南改编有助于提升推荐建议的可接受性和可实施性。指南改编通常是由当地的最终用户（例如，由地方政府、医院和 / 或临床医生）发起的，而不是由国际或国家层面的指南制订者（例如，世界卫生组织）。为提升指南改编的有效性，指南改编者应该考虑到当地情境的一些重要方面，如语言、资源能力（人力和物力）、疾病流行、医疗环境以及利益相关者的文化和伦理价值观等。如果不考虑当地情况，现有高质量指南建议中的干预措施可能无法实施。例如，在不充分了解信息和通信技术在地方卫生系统中的使用情况下建议广泛使用这些技术，对卫生系统来说可能是负担而不是助益。通过改编指南和建设能力以理解和应用推荐的干预措施，对于成功采用这些措施至关重要。不仅需要对指南建议进行改编以适应当地情况，而且不同情况下也可能需要不同的实施策略。

二、指南改编类型

目前，指南改编类型主要有非正式改编和正式改编两种。非正式指南改编在没有使用既定框架的情况下发生。例如，当黎巴嫩的一家医院考虑改编有关腰痛的指南时，没有使用正式的改编框架。医院指南改编人员简单地从文献中找出国际指南，根据 AGREE 进行比较后，将最佳指南翻译成当地语言进行实施。非正式改编也可以在个体提供者或患者层面上进行。苏丹的医生对国际指南进行了改编以适应他们国家的病人和保健系统。在这项研究中接受访谈的一名医生说，“我不能开这种在苏丹没有的新药，我们遵循指南但有所修改”。国际指南所建议的高频率检测在资源不足的环境中也可能不切实际，例如，一些患者可能需要长途跋涉才能进行检测。这种改编形式在某些情况下是可行的，但是如果实施的干预超出了原始循证建议的范围，就会带来风险。正式改编一般是通过指南改编小组和现有框架进行指南改编。正式的改编框架为指南改编提供了一种系统的方法。创建这些框架是为了提升指南改编的方法学严谨性和改编后指南的质量。由于正式框架应用的复杂性，这种类型的指南一般通过团队合作完成。与非正式改编方法相比，正式框架可以评估支持改编后指南中建议的证据。

三、指南改编方法和框架

遵循标准化的方法或框架是在指南改编过程中确保质量和有效性的一种方法。现有文献报道了许多指南改编的方法，包括 ADAPTE、GRADE-ADOLOPMENT、指南整合和应用方法（a guideline adaptation and implementation planning resource，CAN-IMPLEMENT）、Alexandria 中心循证临床实践指南改进版 ADAPTE（The adapted ADAPTE by the Alexandria Center for evidence-based clinical practice guidelines）、Alberta 大使项目（Alberta ambassador program，AAP）、系统指南评价（systematic guideline review，SGR）等。这些框架在指南改编委员会的结构上有所不同，有一些建议两个委员会（组织者和指南开发者），而后来的框架往往有更复杂的结构。改编过程的步骤也有很大差异，特别是在如何选择改编小组和如何评价原始材料方面。虽然小组协商一致意见是最常见的过程，但各框架在如何形成改编后建议方面也有不同。在八个框架中，外部审查的要求和改编后指南的更新计划几乎是相同的。框架通常建议推广改编后指南的书面版。本章将对 ADAPTE、GRADE-ADOLOPMENT、CAN-IMPLEMENT 进行详细介绍。

参考文献

[1] DARZI A，ABOU-JAOUDE E A，AGARWAL A，et al. A methodological survey identified eight proposed frameworks for the adaptation of health related guidelines［J］. J Clin Epidemiol，2017，86：3-10.

[2] WANG Z，NORRIS S L，BERO L. The advantages and limitations of guideline adaptation frameworks［J］.

Implement Sci，2018，13（1）：72.

[3] ABDUL-KHALEK R A，DARZI A J，GODAH M W，et al. Methods used in adaptation of health-related guidelines：A systematic survey[J]. J Glob Health，2017，7（2）：20412.

[4] 陈耀龙，张先卓，周奇，等. 临床实践指南的改编[J]. 协和医学杂志，2020，11（1）：102-108.

[5] FERVERS B，BURGERS J S，VOELLINGER R，et al. Guideline adaptation：an approach to enhance efficiency in guideline development and improve utilisation [J]. BMJ Qual Saf，2011，20（3）：228-236.

[6] 王小钦. 改编国外临床指南的方法[J]. 上海医药，2020，41（9）：23-26.

[7] MAROUN C E，AOUAD M T，DER SANDEN M W G N-V，et al. International clinical guidelines at the American University of Beirut，Physical Therapy Department：strategy of implementation and evaluation[J]. Internet J Allied Health Sci Practice，2010，8（4）：1-9.

[8] ELSADIG H，WEISS M，SCOTT J，et al. Use of clinical guidelines in cardiology practice in Sudan[J]. J Eval Clin Pract，2017，24（1）：127-134.

第二节 临床实践指南改编方法——ADAPTE

ADAPTE 最初由 ADAPTE 工作组于 2007 年正式推出，并于 2009 年进行了更新。ADAPTE 工作组是一个由研究者、指南改编者和指南实施者等组成的国际协作组织，旨在通过改编现有的临床实践指南促进指南改编和应用。该小组的主要工作是开发和验证通用的改编过程，以形成有效的、高质量的改编后指南和提升使用者对改编后指南的认可度。ADAPTE 协作项目由两个专注于指南改编的独立小组组成：ADAPTE 小组和实践指南评估和改编周期（the practice guideline evaluation and adaptation cycle，PGEAC）。2005 年在法国里昂举行的国际指南联盟（Guidelines International Network，GIN）会议上，Beatrice Fervers 和 Ian Graham 代表这两个小组，就指南改编发表了一次全体会议，论证了两个小组相关方法的兼容性。基于概念和基本原则的相似性以及在过程中的共同性，两个小组决定联合起来，成为 ADAPTE 工作组。随着 ADAPTE 手册和资源工具包的开发和评估，ADAPTE 工作组的主要目标已经实现。2010 年，该组织要求 GIN 继续保证该领域工作的连续性。

ADAPTE 包括 3 个阶段，9 个模块和 24 个步骤。3 个阶段分别为准备、改编和完成阶段。9 个模块分别为准备框架、确定健康问题、检索和筛选指南、评价指南、决策和选择、起草指南初稿、外部审核、计划未来的更新、产生最终指南。另外，ADAPTE 还包括 18 个工具以支持其应用。例如工具 2（指南检索来源和策略）列出了常用的指南网站的具体名称和网址以供检索；工具 3（利益冲突声明）给出了指南制订者利益冲突声明的模板；工具 13（证据的检索和选择）列出了详细的评价证据检索是否全面以及判断偏倚来源的清单。这些工具可帮助用户在改编指南时使用。ADAPTE 最早由北京大学公共卫生学院流行病与卫生统计学系胡晶、詹思延教授等在 2012 年引进我国。见图 4-2-1。

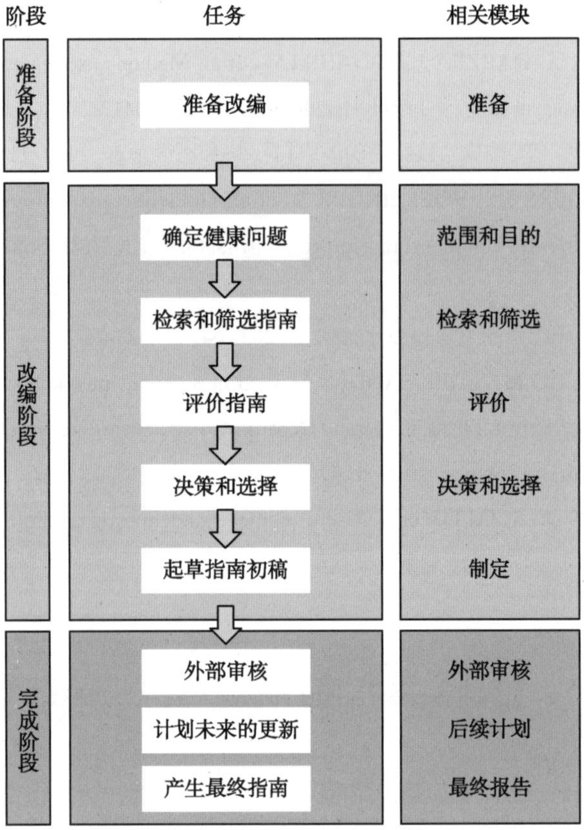

图 4-2-1　ADAPTE 流程

一、准备阶段

（一）确定指南改编是否可行

通过指南网站、专业机构网站等初步检索是否已经存在相关的国际指南。在某些情况下，可能是决定采用某一篇特定指南，而不是寻找大量可能的原始指南。如果没有与主题领域相关的指南存在，就需要决定那些有资源的组织是否应该制订一份新指南。

（二）成立组织委员会

组织委员会将督察指南改编过程。在准备阶段，委员会的职责主要包括指南改编范围确定、组织和管理结构（例如，工作组或多学科小组成员）、职权范围和改编计划制订。在本文中，“小组”是指承担指南改编任务的多学科指南改编小组。组织委员会的成员也可以是指南改编小组成员。与制订新指南相同，指南改编也需要多学科人员的参与，不仅要包括临床专家，还要纳入方法学专家、流行病学家、卫生经济学专家以及患者代表等。

（三）明确指南改编的选题

在某些情况下，某一特定主题的指南需求已经确定。在其他情况下，指南改编小组可能需要自行选择一个主题。有许多标准可以用来确定最佳实践和指南改编的领域和优先级。这些标准包括：某一疾病的患病率；干预不足、过度或误用；与病情相关的负担（例如，系统负担、经济负担或病人负担)；实践变化情况，以及当前实践的基线数据是否可用；不同实践相关的成本；指南影响实践的可能性；改善护理质量和 / 或患者结局（如生存或生活质量）的潜力；现存相关高质量循证指南。

（四）确保指南改编所需要的资源和技能

除了确保现有指南能够支持改编之外，还需要有足够的资源来完成这一过程，这些资源包括：小组成员能够确保召开至少一次面对面会议和电话会议；小组成员在会议之外已经审查了所有文件；会议费用支持；小组成员评估指南的酬金；指南的汇总、储存、归档和会议协调的项目管理人员和行政支持；实施指南的费用支持。

指南质量评价过程的可信性，在很大程度上取决于小组成员的可信性。参与人员以及他们为小组带来的技能是重要的。小组应包括受指南影响的主要利益相关者，并具备以下技能：主题领域的临床知识；个人在主题领域的经验；政策 / 管理专业知识；方法学专业知识；信息检索技术；管理技能；指南实施专业知识；易化技能。如果指南涉及多个专业领域，那么多学科团队是很重要的。多学科参与确保了与指南应用、推荐建议支持证据和患者影响相关的问题都将被考虑在内。

（五）完成准备阶段的任务

需要考虑以下方面：

1. 职权范围　由组织委员会或小组制订，并可包括待完成工作的范围、成员组成方式、所需的承诺时间以及小组开会的频率。必须与所有小组成员分享职权范围，以便他们理解并同意他们参与这一进程。

2. 利益冲突声明　建议所有小组成员填写及签署利益冲突声明，并注意任何潜在偏倚或既得利益 / 利益冲突。如果这种潜在利益冲突可能带来影响，则应明确如何处理这种影响。

3. 共识过程　组织委员会或小组应决定小组成员将如何进行决策，以及这一过程将如何在指南终稿中报告。

4. 潜在的认证机构　委员会应决定是否让某人或某组织认可修订后的指南。建议让认证机构的代表作为小组成员或作为指南草案外部审查专家参与该过程。

5. 指南作者身份　应该决定谁将负责编写修订指南草案和最终报告，以及作者身份的确定原则。

6. 传播和执行策略　应考虑可能出版的出版物，例如在本组织网站上出版和 / 或向期刊提交供出版的手稿。应在整个改编过程中考虑改编后指南的最终执行情况，例如，在审查可能的建议时，应考虑执行情况。

（六）撰写指南改编计划书

计划书应包括引言、主题领域、小组成员、资格证书、利益冲突声明、职权范围、改编指南预计完成时间、会议时间安排、资助基金等。

二、改编阶段

（一）确定健康问题

指南改编主题确定后，明确具体的健康问题非常重要。建议采用 PIPOH 界定健康问题，即 P（population，目标人群 / 疾病），I（intervention，干预措施），P（professions，指南使用者），O（outcomes，结局）和 H（health care setting，卫生保健场所）。

（二）检索指南和其他相关内容

在检索时，应尽可能全面检索相关指南。国外临床指南最主要的发表途径是指南网站，所以建议检索时首先从指南网站开始。其中，美国国立指南文库（National Guideline Clearinghouse，NGC）以其拥有数量众多的高质量指南、完善的检索和独特的指南比较功能而著称，在检索时一般列为首选。除了指南网站，还可以通过文献数据库、专业机构网站、常用网络搜索网站进行补充检索。除了检索指南，有时还需要检索其他相关文件，例如最近发表的系统综述或卫生技术评估报告，这些文件可以用来判断是否需要对指南中的证据进行更新。

（三）筛选检索到的指南

这一步是为了选择指南以进一步评价。应对检索到的指南所涉及的健康问题进行初步评估，以排除那些明显与所界定的健康问题无关的指南。可以制订相应的纳入和排除标准对检索到的指南进行筛选，比如只纳入英语或者是近 5 年制订的指南。如果现有指南不能覆盖指南改编的健康问题，小组需要考虑扩大检索范围、修改健康问题或制订新指南。

（四）对检索到的大量指南进行评价、选择

通过下述步骤 1～5 对指南进行各方面的评价，达到对指南进行评价和删减的目的。

1. 评价指南质量　目前有许多评价工具能够用于临床指南的质量评价。临床指南研究与评估系统Ⅱ（Appraisal of Guidelines for Research and Evaluation Ⅱ，AGREE Ⅱ）是AGREE 国际协作组织（The AGREE Collaboration）2009 年制订的临床指南研究与评估系统（Appraisal of Guidelines for Research and Evaluation，AGREE）基础上发展而来，并于 2013 年和 2017 年进行了更新。AGREE Ⅱ涉及范围和目的、参与人员、严谨性、清晰性、应用性、独立性 6 个领域，共包括 23 个主要条目和 2 个总体评估条目。每个主要条目都采用 1～7 分评分，1 分代表很不同意，7 分代表很同意，然后计算每个维度的标准化总分。最后是两个总体评估条目，一是指南总体质量评分，采用 1 分～7 分评分，1 分代表最低质量，7 分代表最高质量；二是我愿意推荐使用该指南，包括是、是（修订后使用）和否三个选项。AGREE 于 2007 年由北京大学公共卫生学院流行病与卫生统计学詹思延教授在国内首次介绍，AGREE Ⅱ于 2012 年由中国中医科学院广安门医院骨科谢利民教授引入我国。

2. 评价指南更新情况　对实践指南有效性的研究表明，在快速发展的领域，支持指南的证据可能在短短三年内就过时了，这取决于该领域的研究进度。如果指南传递的是过时的信息，那将不再对临床实践具有指导作用。因此，评价指南的更新情况也是非常重要的一个方面。可以通过检索指南的出版日期、指南中引用原始研究的发表时间以及指南中图书馆的检索日期来判定指南是否纳入最新的研究证据。比较快捷的方法是采用 MEDLINE、Cochrane 系统综述数据库等快速检索指南出版之后有无相关系统综述发表。如果一个指南的质量较高，但是评价更新情况时发现证据已经过期，此时必须要对其证据进行更新。

3. 评价指南内容　AGREE 工具评价指南推荐建议形成的方法学质量和报告质量。已经有研究指出指南的方法学质量和推荐建议的有效性可能会存在不一致的情况，因此如果想对指南作出总体评价，对推荐建议的临床内容进行评价也是不可忽视的内容。临床内容评价一般由相关专业领域 1～2 位有经验的临床专家进行。

4. 评价指南一致性　一致性评价包括以下三个方面：①检索策略和支持推荐建议的证据；②支持推荐建议的证据和指南制订者对其的总结和解释；③证据解释和推荐建议。这个过程需要临床专家和方法学专家共同进行。

5. 评价推荐建议的可接受性或可行性　该步骤是评价每一个推荐建议在医生和患者中的可接受程度以及应用推荐建议的灵活程度，包括以下 7 个方面：①指南中推荐建议针对的人群是否和改编后指南的目标人群相符；②干预措施是否符合患者的观点和偏好；③干预措施在所要应用到的临床环境中是否可以采用；④实施推荐建议所需要的专业技能是否在目标环境下同样具备；⑤是否有立法、文化等差异阻碍推荐建议的实施；⑥推荐建议是否与应用情境中的文化和价值观兼容；⑦实施该建议所获得的好处是否使其值得实施。

6. 汇总评价结果　将步骤 1～5 的所有评价结果列出以备选择指南。

7. 选择指南和推荐建议以形成改编后指南　综合考虑所有的评价结果并从所评价的指南和推荐建议中进行选择，选择结果一般包括以下 5 个方面：①拒绝整份指南：在审查了所有的评价结果之后，小组决定拒绝整份指南。决定应基于小组如何衡量评价结果，例如指南的 AGREE 评价均较低，指南过期或指南推荐建议不适合当地应用。②接受整份指南及所有推荐建议：在审查了所有评价结果后，小组接受了当前的指南。③接受指南中的证据总结：在审查了所有的评价结果后，专家组决定接受对证据（或部分证据）的描述，但拒绝对证据的解释和推荐建议。④接受某些推荐建议：在审阅指南的推荐建议后，小组决定接受哪些建议，拒绝哪些建议，这些建议可能来自一个或多个指南。⑤修订某些推荐建议：在审阅指南中的推荐建议后，指南改编小组决定哪些建议是可以接受的，但需要修改。例如对推荐建议增加新的证据，或者需要修改文字等。

8. 起草改编指南的初稿　初稿一般包括以下内容：概览、引言、范围和目的、潜在用户、健康问题、推荐建议、支持证据和信息、外部审查和咨询过程、定期检查和更新计划、纳入指南汇总信息、实施注意事项、术语表、参考文献、致谢、小组成员名单及其证书、利益冲突声明、基金列表、附件等。

三、完成阶段

1. 将初稿发送给指南的潜在用户进行外部审核　外部审核者应该涵盖所有的利益相关者，包括临床和方法学专家、政策制订者、指南针对的患者及公众代表等。在审核过程中，外部审核者的身份应该保密。审核内容包括询问是否同意初稿，哪些地方需要进一步修订，是否会将这个指南应用于具体的临床实践中，指南如何影响或改变当前的实践等。指南改编小组需要综合考虑所有反馈意见，并考虑是否需要修改当前的推荐建议。

2. 咨询相关的认证机构　考虑到改编后指南的广泛传播，建议争取相关的专业组织或学会对指南的正式认可。相关专业组织的认可能够增强指南在组织成员中的可接受性。认可可以是组织对指南与其成员相关性的简单承认，也可以是在组织内将改编后指南作为政策实施的正式流程。例如，一家医院批准在其某个部门实施一份指南，可能会投入资源支持该指南，包括可能需要的任何额外的员工培训等。全国性组织可以在传播过程中将指南作为资源提供给其成员，或者发布在其网站上。

3. 咨询原指南的制订者　当修订了原指南中的推荐建议时，建议将改编后指南返回原指南制订者进行审阅。

4. 对原指南进行致谢　规范引用改编后指南中的所有参考文献，必要时在改编后指南的最终版本中对所有引用到的原指南进行致谢，并确保获得相关的版权许可。

5. 计划改编指南未来的更新　需要明确更新计划，在何时或者是何种情况下改编后指南需要更新以及如何更新。指南更新需要两个阶段的过程，识别新证据和确定是否需要更新。新的证据可以通过文献综述和/或专家咨询来确定。是否需要基于新证据对指南进行更新，取决于它对指南推荐建议的影响程度。根据变化的程度，应将更新后的指南发送给相关专家、利益相关者和政策制订者，供外部审查。

6. 产生最终高质量的改编指南　最终的改编指南应确保指南的潜在用户容易获得。另外，指南的最终目的是要应用于临床实践，因此不论是在制订指南或是改编指南的过程中都要采取相关措施以促进指南的执行，包括采用清晰简略的语言表述、采用用户易于接受的格式等。AGREE Ⅱ可作为改编后指南的质量评价工具。

参考文献

[1] 王小钦. 改编国外临床指南的方法[J]. 上海医药，2020，41（9）：23-26.

[2] FERVERS B，BURGERS J S，HAUGH M C，et al. Adaptation of clinical guidelines：literature review and proposition for a framework and procedure[J]. Int J Qual Health Care，2006，18（3）：167-176.

[3] The ADAPTE Collaboration. Guideline adaption：a resource toolkit[R]. Perthshire：The ADAPTE Collaboration，2009.

[4] 胡晶，陈茹，谢雁鸣，等. 科学和规范的改编临床实践指南[J]. 中国循证儿科杂志，2012（3）：226-230.

第三节　临床实践指南改编方法——GRADE-ADOLOPMENT

GRADE-ADOLOPMENT 是由 GRADE 工作组基于国际标准化的指南制订流程开发的适用于改编指南的方法，源于沙特阿拉伯王国卫生部制订一份国家级新指南的项目。上述项目开始于 2012 年 6 月，指南制订于 2013 年 7 月开始实施。GRADE-ADOLOPMENT 最早由兰州大学循证医学中心王子君教授、兰州大学第二临床医院姚亮教授、甘肃省人民医院临床循证医学研究所陈耀龙教授等于 2018 年在国内报道。具体流程见图 4-3-1。

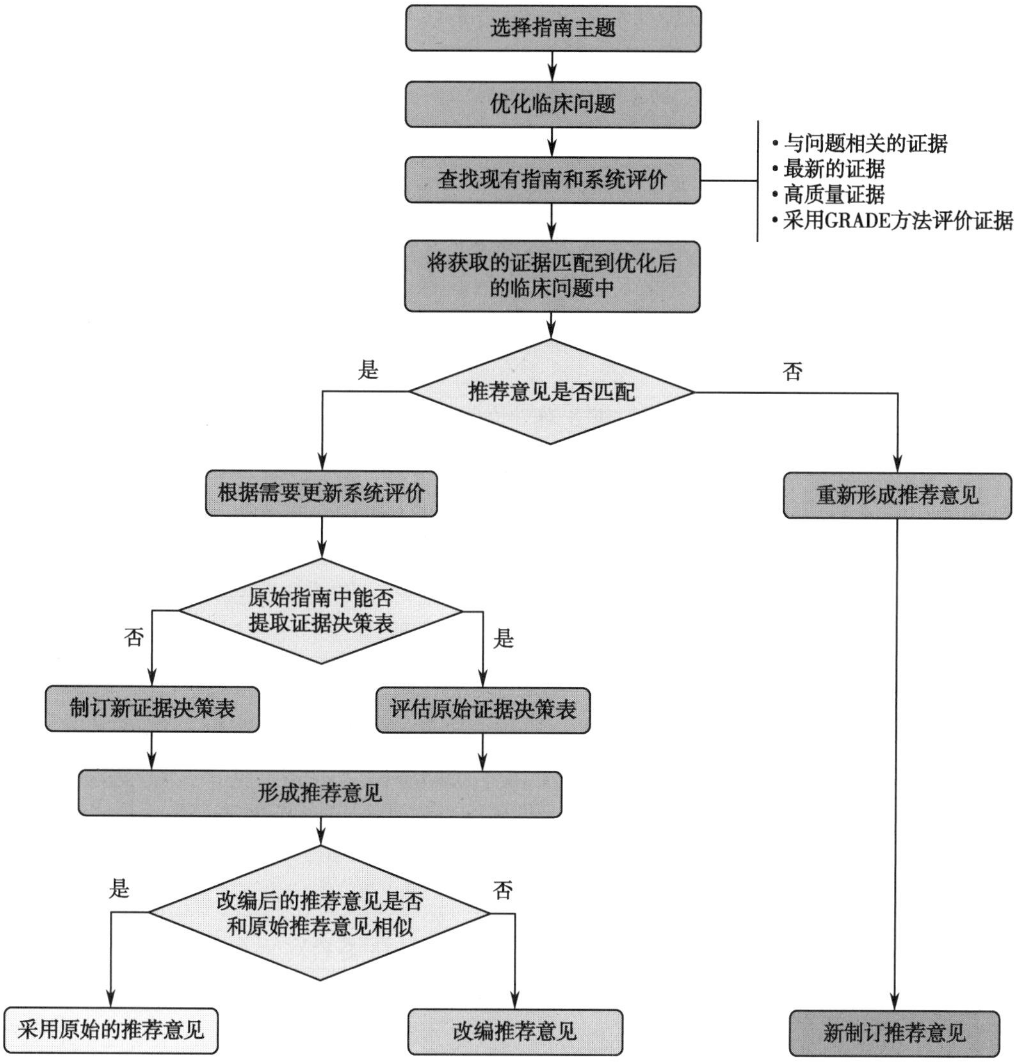

图 4-3-1　GRADE-ADOLOPMENT 指南改编流程

GRADE-ADOLOPMENT 主要包括 3 个方面内容：采用现有推荐建议、改编推荐建议和制订新推荐建议。①采用现有推荐建议：GRADE 证据决策表要求指南小组成员考虑影响推荐建议的方向、推荐强度和实施效果的影响因素，并达成共识。指南小组成员在评估原始推荐建议的证据时，需要判断这些推荐建议是否需要修改，如指南小组成员就原始推荐建议的方向和强度达成共识，认为不需要修改，则该条推荐建议就可被直接采纳。如果指南小组认为推荐建议与实际实施的环境存在差异，则需要改编推荐建议。无论是直接采纳还是改编推荐建议，指南小组均需要为每一条推荐建议制作 GRADE 证据决策表，并以此为基础，判断是否有必要修改推荐建议。②改编推荐建议：指南小组在评估 GRADE 证据决策表后，也可认为原始的推荐建议需要修改，因而在原有的推荐建议基础上，提出新的推荐建议。在形成 GRADE 证据决策表及从原始推荐建议中提取信息时，应记录指南小组成员未就原始推荐建议达成共识的原因。③制订新的推荐建议：在改编指南的过程中，有时会发现原始指南针对的某一问题因为证据不足，没有形成推荐建议，但在证据更新时发现了新证据，此时则需要重新制订推荐建议。

GRADE-ADOLOPMENT 流程

尽管改编指南相对于制订全新的指南所需要的时间和资源会少一些，但改编指南仍需要有指南制订和证据合成方面的专业人员及标准化的改编方法：需要有专门的文献检索人员负责文献的更新，系统评价专业人员负责证据综合，指南小组会议的主持者负责协调和安排指南改编的计划和进度。GRADE-ADOLOPMENT 指南改编流程共包括 8 个步骤。

（一）成立指南工作组

GRADE 方法学专家领导指南改编工作，负责与指南制订小组沟通，进行文献检索，更新系统评价，形成证据决策表初稿，以及主持指南制订小组会议等。指南制订小组应是多学科团队，一般 5～10 人，包括患者代表。制订小组的主要职责是对每个主题中健康问题的优先性进行排序，进行适合当地情境的证据综合，在指南会议上形成推荐建议，以及撰写供同行评议的指南初稿。所有工作组的成员在参与指南工作前均需要按照 WHO 标准发表利益冲突声明。

（二）遴选指南主题

一般由 GRADE 方法学专家先整理一些备选的指南主题，然后根据当地的卫生和文化背景进行遴选和补充，再由 GRADE 方法学专家评估指南改编的可行性。遴选主题首先来源于有 GRADE 方法分级的现有指南，然后是证据总结表和证据概要表，最后是附有原始检索策略的系统评价，以便获取有价值的信息。

（三）优先化健康问题

针对之前提出的健康问题，指南制订小组通过问卷调查对问题的重要性进行打分。GRADE 工作组采用 9 分法对问题的重要性进行赋分（1 分代表最不重要，9 分代表最重要）。指南制订小组的成员在对问题重要性打分时需要考虑到患者的价值观、干预措施的有效性、法律因素（如有些干预在特定宗教信仰的人群中不能进行）以及资源的可及性（如推荐的干预措施在当地普及度差）等因素。根据每个问题的重要性得分的均数或中位数进行排序，从而确定健康问题的优先顺序。为确保指南主题下推荐建议的全面性，还应包括重要问题的补充问题（如完整诊断策略所需的相关问题）。排好序的健康问题会再次提交给指南制订小组成员，以确认没有疏漏。

（四）利用 GRADE 证据决策表

完成 GRADE 证据决策表是改编指南推荐建议的重要环节。GRADE 证据决策表包含关于推荐建议利弊权衡的证据总结，健康问题的重要性，患者的偏好和价值观，资源利用与成本，干预措施的可行性和可接受性，以及干预措施在具体实施环境中的公平性。根据健康问题重要性的优先顺序，针对每个问题，分别制作 GRADE 证据决策表，并检索现有的高质量指南、系统评价和卫生技术评估等。如果检索到的系统评价发表年份过旧，则需要对上述证据体进行更新。此外，还需要补充检索当地证据，以便形成符合当地实情的推荐建议。

（五）更新系统评价和查找当地数据

如果纳入的系统评价的检索时间距指南制订已超过3个月，则GRADE方法学专家需要根据原始系统评价的检索策略对其进行更新。针对患者偏好与价值观，以及干预措施的成本，GRADE方法学专家可通过快速评价相关研究作出综合分析。对于反映当地患者偏好与价值观、资源利用及疾病的流行病学特征的研究和数据信息，则由熟悉当地情况的指南小组成员完成。

（六）制作GRADE证据概要表和证据决策表

GRADE方法学专家会针对每一个健康问题制作GRADE证据结果总结表和证据概要表。GRADE证据概要表总结了备选干预措施的相对效应以及每个结局指标的证据质量等信息。每个证据表均需要有资深的GRADE方法学专家进行同行评审，然后再由GRADE方法学专家制作成GRADE证据决策表。GRADE证据决策表可结构化干预措施的基线风险、患者偏好与价值观、资源利用和成本、卫生公平性、可行性和可接受性等信息。具体制作GRADE证据表和决策表时可采用指南制订工具（Guideline Development Tool，GDT）工具。

（七）形成推荐建议和推荐强度分级

改编后的指南推荐建议需召开指南小组会议进行讨论，指南会议一般由1名方法学专家担任主席并主持，另外有1～2名副主席协调工作。指南会议主要是讨论和评审GRADE证据决策表及通过共识和投票的方式形成推荐建议。推荐建议的倾向和推荐强度可采用GRADE决策表记录。指南会议要达成的共识还包括对推荐建议实施、监测和评估的考虑，以及当地研究需要。

（八）完成指南改编工作

指南改编的内容包括直接采用现有指南的推荐建议，结合当地证据改编的指南推荐建议及制作新的推荐建议。基于上述的内容，通过检索现有指南、系统评价、卫生技术评估及当地证据，并应用GRADE方法对上述证据体重新进行严格评价和整合，按照排序好的临床问题，制作GRADE证据表和决策表，并在指南会议上讨论和共识，最终确定新推荐建议的方向和推荐强度，如此则基本上完成了指南的改编工作。指南改编有3个重要环节：①查找高质量的现有临床指南和相关系统评价，该部分主要由系统评价和指南方法学专家进行；②为每一条推荐建议制作GRADE证据决策表，该步骤涉及查找现有指南和系统评价中的证据决策表，并根据补充检索的证据对决策表进行更新，为后续推荐建议的产生提供支持；③最终对推荐建议的应用、改编和重新制订，均取决于指南小组预期对原始推荐建议的修改程度。

参考文献

[1] 王小钦. 改编国外临床指南的方法[J]. 上海医药，2020，41(9)：23-26.

[2] SCHÜNEMANN H J，WIERCIOCH W，BROZEK J，et al. GRADE Evidence to Decision (EtD) frameworks for adoption，adaptation，and de novo development of trustworthy recommendations：GRADE-ADOLOPMENT[J]. J Clin Epidemiol，2017，81：101-110.

[3] 王子君，姚亮，刘练，等. GRADE 指南改编方法“ADOLOPMENT”介绍[J]. 中国循证医学杂志，2018，18(1)：109-115.

第四节 临床实践指南改编方法——CAN-IMPLEMENT

指南整合和应用方法（a guideline adaptation and implementation planning resource，CAN-IMPLEMENT）于 2012 年由加拿大 Queen's 大学的 Margaret B. Harrison 教授带领的研究团队提出，旨在聚焦现有的临床实践指南，并基于知识 - 行动框架（knowledge-to-action framework）对其进行整合、引入、应用及评价，以促进指南向临床实践的转化。因此，CAN-IMPLEMENT 不同于其他循证实践模式、框架、方法，仅强调对临床实践指南这一关键证据资源的转化和利用，而不是纷繁复杂的所有类型的证据资源。这有助于简化知识转化的过程，便于临床实践者掌握该方法，从而更方便、快捷地促进指南的临床转化。2017 年，CAN-IMPLEMENT 由复旦大学护理学院胡雁教授带领的循证护理团队引入我国。该方法最早由复旦大学护理学院傅亮博士、胡雁教授等于 2017 年进行汉化。

2008 年 1 月—2012 年 4 月，加拿大抗癌联盟（the Canadian partnership against cancer）的指南整合研究小组（the Canadian guideline adaptation study group）对 ADAPTE 进行了逐步评价。该小组通过目的选样的方法，随访了在不同恶性肿瘤专业领域中应用 ADAPTE 的案例，并且每个案例都会在方法学、管理、易化（facilitation）和运行方面获得如何使用 ADAPTE 的帮助。案例研究发现，临床实践指南转化仅靠指南整合是不够的，还必须同时做好指南应用的工作，并且需要专业的易化、方法学的支持，以及管理、记录该过程的辅助工具。基于案例研究的经验，指南整合研究小组在保留 ADAPTE 原始性和严谨性的同时，对其进行了调整和完善，并将其融入知识 - 行动框架中，从而形成了 CAN-IMPLEMENT。CAN-IMPLEMENT 在指南整合之前增加了一个启动步骤，从管理维度描述了在起始阶段指南整合的领导者和管理者如何获得可能的支持。例如，不仅描述了该做什么，而且通过给出具体任务和辅助工具，认可和强调了如何去做的重要性，使其更具可操作性。此外，CAN-IMPLEMENT 还在 ADAPTE 基础上增加了指南传播和指南应用的内容，以及相应的工具包。

CAN-IMPLEMENT 以知识 - 行动框架为理论指导，同样分为知识产生和知识转化两个部分，其中知识产生部分与知识 - 行动框架中相同，但知识转化部分被划分为了明确实践问题（指南整合）、制订解决方案（指南临床引入）、评价和维持证据应用（指南应用及评价）三个阶段，并在明确实践问题中借鉴了 ADAPTE 以具体指导如何确定问题 / 明确知识与实践的差距 / 检索、评价、选择知识。此外，CAN-IMPLEMENT 中的齿轮代表知识转化过程中关键点的转移：齿轮 A 表示明确实践问题的开始，齿轮 B 表示向制订解决方案的过渡，齿轮 C 表示向评价和维持证据应用的转变，齿轮 D 表示对指南应用结局进行结构化评价的时间点。见图 4-4-1 和表 4-4-1。

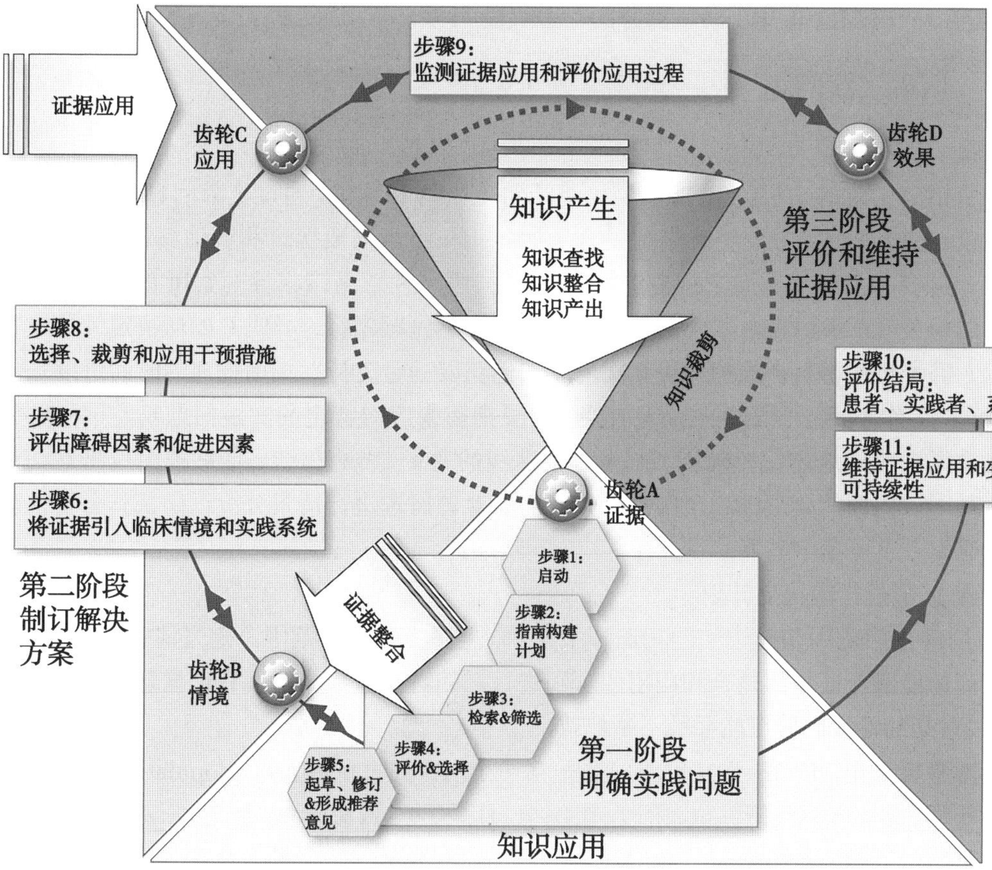

图 4-4-1　指南整合和应用方法

表 4-4-1　CAN-IMPLEMENT 的步骤

阶段	步骤
第一阶段 明确实践问题 （指南整合）	步骤 1 启动：阐明指南构建的动机、目的和范围； 步骤 2 形成指南构建计划：①明确指南范围和健康问题；②确定指南整合的可行性；③成立指导委员会和工作小组，确定利益相关人群和必需的资源；④确定共识形成的过程；⑤撰写指南整合的工作计划； 步骤 3 检索和筛选：检索现有的指南及相关系统评价等证据；筛选检索结果并记录； 步骤 4 评价和选择：评价指南的严谨性、时效性、一致性、可接受性和可用性；决策和选择达成共识； 步骤 5 起草、修订和形成推荐建议：①起草本土化指南；②进行内部评审和修订；③进行外部评审并获准正式应用；④形成指南终稿；⑤更新和维护：制订更新计划
第二阶段 制订解决方案 （指南临床引入）	步骤 6 将证据引入临床情境和实践系统：①明确权限和资源，并制订应用计划；②进行差距分析；③从实践者的角度分析指南； 步骤 7 评估障碍因素和促进因素：了解使用者；分析实践环境； 步骤 8 选择、裁剪和应用干预措施：制订相应的解决方案或干预措施，并进行预测试
第三阶段 评价和维持证据应用（指南应用及评价）	步骤 9 监测证据应用和评价应用过程：评价结构和过程； 步骤 10 评价结局：评价对组织机构、患者、医务人员和费用的影响； 步骤 11 维持证据应用和变革的可持续性：使证据流程化、常规化

CAN-IMPLEMENT 知识转化部分的三个阶段 11 个步骤如下：

一、明确实践问题

步骤 1：启动

阐明指南构建的动机、目的和范围：基于特定人群和情境，通过文献回顾、专家会议、质性访谈、问卷调查等方法明确指南整合主题。工作小组需要探讨和明确其权限、信誉和合法性。需要考虑的问题如下：该指南是地方性、区域性还是国家性的？所有的指南使用者和利益相关者都考虑在内了吗？相关机构之间的优先顺序有差异吗？如何决定领导权和管理权？哪个机构将负责维护和更新指南？如何获取基金支持？指南构建的时间进度是什么？此外，工作小组还需要明确下列问题：需要指南来应对特定的实践问题吗？该问题已经通过数据被明确地定义和确认了吗？基于基线的变革、影响和结局能够被衡量吗？利益相关者赞同该问题的紧迫性和现实性吗？或需要对该问题进行情景分析以确认其必要性和重要性吗？

步骤 2：形成指南构建计划

1. 明确指南范围和健康问题　选择主题后，需要明确指南范围。定义清晰的、结构化的健康问题能够保证指南整合和应用的顺利进行。随着小组成员对现有证据熟悉程度的不断加深，最初的健康问题可能会被不断修改。

指南整合采用 PIPOH 界定健康问题。第一个“P”代表目标人群（population），即疾病和患者特征，具体内容包括部位、阶段、组织学、性别、年龄、临床情况、遗传、心理社会 / 文化。“I”代表干预措施（intervention），包括预防 - 促进、筛查、诊断、预后、治疗、评价、护理、随访、康复、临终关怀、遗传咨询，以及针对组织机构的干预措施。第二个“P”代表专业人员 / 患者（professionals/patients），即指南使用者，包括医务人员、利益相关者、患者。“O”代表结局（outcome），具体有患者结局、系统结局、公共卫生结局。“H”代表实践情境（healthcare setting），即指南应用的临床情境，如组织机构类型。

2. 确定指南整合的可行性　初步检索现有指南以帮助指南工作小组确定指南整合是否可行。指南一般较少发表在杂志上或者收录到文献数据库中，因此，需要检索国家指南网、专业学会网站等。如果目前尚没有与主题相关的指南，或者现有的指南还不够充分，那么必须确定所在单位是否有检索原始研究并进行 meta 分析的资源，以制订新指南。对现有指南内容进行快速浏览可以重新审视主题范围和健康问题。

3. 成立指导委员会和工作小组，确定利益关联人群和必需的资源　指南构建的工作通常分为 2 个层面：一是组织机构，即指导委员会；二是工作小组。指导委员会监督整个指南整合的过程，具体职责包括确定指南构建的范围、组织管理结构、共识方法、职责范围，以及制订指南整合的工作计划。工作小组的数量、规模和组成通常由指导委员会决定。工作小组的成员一般控制在 8～10 人，既保证专业和 / 或地区代表性，又便于成员有效地参与和沟通。如果指南要解决的问题涉及多个领域，则需要组建一个多学科指南构建团队。

此外，建议所有的指南构建团队成员签署利益冲突声明，并且需要考虑到指南构建团队中所有成员的潜在偏倚或既得利益对于指南整合的影响。利益冲突包括与医药公司或其他公司之间的关系，其产品或服务与指南整合主题相关。经济利益或经济关系、所有权、雇佣关系、合同关系、债权人或顾问关系都被认为是需要声明的利益冲突。大多数指南评价过程都包括利益冲突声明，否则将影响指南的可信程度和成功应用。当出现利益冲突时，应就如何处理该利益冲突达成共识，如禁止其参与推荐建议的讨论和 / 或投票。

4. 确定共识形成的过程　在指南整合的过程中，许多问题都需要工作小组成员之间达成共识。常见的共识点包括：权限范畴、指南优先顺序、主题范围、健康问题、职责范围、利益相关者、批准机构、检索策略、筛选指南的纳入 / 排除标准、评价员间的 AGREE 评分等。工作小组还需要就推荐建议的支持证据的强度达成共识，并最终决定接受或修改哪些推荐建议以满足具体临床情境的要求。

达成共识需要做好充分的前期准备，以及定义明确的沟通方法。此外，决策的方法学必须在完成的指南中注明，并且所有的决策都应记录在案以确保过程的透明性。达成共识的方法有非正式的共识方法和正式的共识方法，正式的共识方法包括德尔菲法、改良的德尔菲法、名义群体法、共识会议和投票等。

5. 撰写指南整合的工作计划　指导委员会讨论并制订一份详细的指南整合工作计划。一份正式的工作计划通常包括：引言 / 背景，主题范围和健康问题，指导委员会和工作小组成员，利益冲突声明，指导委员会和工作小组联系方式，指导委员会和工作小组职责范围，基金和资源保障，指南整合的时间进度表和截止日期，会议安排等。撰写并遵循一份详细的工作计划有助于提高指南整合的系统性、严谨性和透明性。

步骤 3：检索和筛选

该步骤主要是通过系统地检索已发表文献和灰色文献（非公开出版的文献），以查找特定主题的相关指南。基于明确的纳入标准和排除标准能够避免不相关指南的检出。

1. 检索现有的指南及相关系统评价等证据　通过全面检索以查找指南整合主题相关的所有指南，建议工作小组与经验丰富的健康科学图书馆员或信息学专家一起检索。在制订新指南时，检索原始研究是一个反复的过程，单次检索无法解决指南范围内的所有问题。指南整合的检索与之类似。当现有的指南不能涵盖所有的问题时，工作小组必须决定是否修改主题范围、健康问题。必要时应扩大检索范围，以查找相关的系统评价、卫生技术评估报告、研究论文，并形成推荐建议。

2. 筛选检索结果并记录　筛选的限制条件包括语言（如仅英语 / 汉语）、出版时间、出版类型等，可以缩小筛选范围。在筛选阶段，必须有明确的纳入标准和排除标准（如特定人群、干预措施、情境、内容等不符）以协助评价员遵循统一的方法纳入或排除文献。

采用系统的方法筛选文献并记录，筛选顺序为标题、摘要、全文。针对每一条文献，评价员都要标出为什么纳入或排除，以及工作小组如何达成共识。如果评价员对文献有任何不确定，则将该文献纳入下一阶段的评价，因为下一阶段将会提供更多的信息，如摘要或全文。对于有争议的文献，需要各位评价员之间达成共识。每一份指南的制订机构、作者、发布日期、检索周期、制订国家、使用语言等信息都需要记录。

步骤 4: 评价和选择

该步骤主要是基于透明的流程作出以下决策：通过评价指南的质量、发布时间、内容、一致性、可接受性和可应用性，确定哪些原始指南是相关的，以及哪些推荐建议能够被有效地整合。工作小组主要负责以下任务：①详细评价现有指南的推荐建议和证据描述；②基于综合评估和小组共识决定接受、拒绝或修改推荐建议。

1. 评价指南的严谨性、时效性、一致性、可接受性和可用性　①评价指南的方法学严谨性：采用 AGREE Ⅱ评价指南质量，包括 6 个维度 23 个条目，内容涉及范围和目的、利益相关人群、编写的严谨性、呈现的清晰性、适用性、编写的独立性。AGREE 提供了评价临床实践指南方法学质量的框架，但是没有评价推荐建议的临床情境。②评价指南的时效性：医学进展日新月异，指南中的证据可能很快就会过时。即使纳入的是最新指南，检索截止日期和指南发布日期之间也会有延迟。因此，必须审查纳入指南的发布日期和检索周期，确定最新证据已经包含在内。如果原始指南的质量较高，但是证据描述已经不是最新的，则需要更新证据描述。③评价指南一致性：检索策略和证据描述；证据之间的一致性，以及指南构建者如何总结和解释这些证据；证据描述和推荐建议之间的一致性。④评价指南可接受性和可应用性：即评价推荐建议是否适合在实践中应用。推荐建议的可接受性和可应用性主要取决于文化、情境的差异，并且卫生服务、专业知识、资源、人群特征、信仰、价值判断都需要考虑在内。在第二阶段，工作小组将详细分析实践情境和系统，并且制订相应的行动计划将证据应用于实践。

2. 决策和选择，达成共识　指导委员会和工作小组召开面对面会议，深入交换意见以决定纳入哪些推荐建议。在面对面会议无法召开时，可以采用电话会议的形式，前提是所有参与者都有充足的机会获得信息和作出决策。关于如何达成共识，第一阶段步骤 2 中已经给出了许多共识形成的方法。此外，记录推荐建议的选择和修改过程也是至关重要的。

步骤 5: 起草、修订和形成推荐建议

该步骤主要是形成指南初稿，为外部评审做准备。在外部评审之前，指导委员会和工作小组需要先进行内部评审和修订。外部评审人员包括医务人员、患者、政策制订者、决策者、组织机构代表和管理者。外部评审的目的是：①确保指南使用者有机会反馈意见；②允许管理者和政策制订者考虑指南相关的资源和影响；③获得指南使用者的参与和支持；④为应用做准备；⑤作为整合后指南的第一次传播。

1. 起草本土化指南　基于前面步骤的产出，工作小组将撰写出指南初稿，其内容包括概览、引言和导论、范围和目的、目标用户、适用患者、健康问题、推荐建议、证据描述、外部评审和评审过程、更新计划、总结文件、应用注意事项、专业术语、参考文献、致谢、工作小组成员及其利益冲突声明、基金来源、附件。

推荐采用 GRADE 进行证据质量评价和推荐强度评级，目前该方法已经被世界许多组织机构广泛采纳。GRADE 提供了一个系统而透明的框架用以明确问题，确定所关注的结局，总结针对某问题的证据，以及从证据到形成推荐或作出决策。

2. 进行内部评审和修订　内部评审需要反复进行，可以由工作小组评审，也可以邀请临床专家或利益相关者参加。当多位小组成员同时进行评审时，文件管理将会是一个很大的问题。因此，建议在开始阶段就建立一套结构化的管理方案（包括评价规范、周转时间、文件命名规则、版本日期、反馈流程等），或者将文件共享在能够自动命名和归档的共享空间上。

3. 进行外部评审并获准正式应用　指南初稿形成后，邀请所有利益相关者的代表进行评审。工作小组需要准备一系列问题以明确推荐建议的清晰性、优缺点、和修改建议，并且不同的利益相关者可能需要准备不同的问题。不论他们是否会在实践中应用该指南，或者该指南是否会影响他们当前的实践，了解他们对指南整合的信任程度都是非常重要的。工作小组需要记录和讨论所有的反馈，并对整合后指南的修改进行描述。

指南的应用应获得所在组织或机构的知情同意，以保证该组织机构的成员更好地接受指南。批准可以分为组织机构简单地承认该指南，或者将该指南采纳为实施政策。例如，一个全国性的组织机构可以将整合后的指南作为资源发布在其网站上提供给其成员或发布在其网站上。

咨询原始指南的作者并致谢，形成指南初稿过程中使用的所有文献都必须在参考文献中列出。工作小组必须确认整合后指南中的内容是否需要获得原始指南作者的许可，这些信息一般可以在原始指南的版权声明中获得。某些情况下，可以将指南初稿发送给原始指南的作者以征求其反馈意见。

4. 形成指南终稿　指南终稿中一般有为医务人员准备的应用工具，以及为患者或利益相关者准备的附加信息。引入新的工具或流程可能会带来新的应用问题，因此需要尽量在早期解决，或者在指南评审、批准阶段由利益相关者解决。在国家级指南中，关注临床情境的差异性是非常重要的。差异性的解决需要考虑应用工具、文件或方法的灵活性和本土化。

5. 更新和维护，制订更新计划　为了确保最佳实践的实施，必须保证指南的推荐建议是最新的。指南更新有 2 个步骤：①查找新的证据；②确定新的证据是否足以更新推荐建议。如果新的证据在结局、资源或技术、损益等方面影响了原有的推荐建议，则必须更新指南。指南更新的程度取决于查找到的新证据，可能的变化包括：终止指南，删除部分推荐建议，增加新的健康问题，更新推荐建议。

二、制订解决方案

步骤 6：将证据引入临床情境和实践系统

1. 明确权限和资源，并制订应用计划　在第一阶段的步骤 1 和步骤 2 中，确保将主要的利益相关者纳入指南整合指导委员会和工作小组具有战略意义。也需要其他参与者的贡献、影响或技能以实施应用计划。还应考虑哪些人可能在实践、管理、系统和政策层面给予帮助，或者需要什么资源、授权、支持和卫生服务伙伴。

考虑成立指南应用的任务小组或核心团队，成员包括指南构建者、医务人员、患者、决策者和管理者。在任务小组或核心团队中纳入指南构建者，能够增强任务小组的力量和交接效率，并且有助于制订可行的应用计划。指南构建者了解指南中的证据和证据的优缺点，并且已经思考过如何将其应用到实践情境中。其独特的优势能够维持指南应用的运作，以及确保推荐建议的持续性和清晰性。与此同时，指南应用可以与机构中的质量改进或安全管理相联系。如果指南构建的主题是质量问题，如不良事件，则将有助于指南应用的开展。

2. 进行差距分析　将证据引入临床情境要求任务小组重新审视实践问题，以充分发掘和聚焦实践中可能的变革，包括：①应用计划，如患者人数、单中心 / 多中心、延续护理等；②需要谁参与，如职称、学科、部门、机构；③卫生服务的变革，如设备、培训、转介模式、政策 / 流程。

为了更好地制订应用计划，首先有必要了解当前实践与最新推荐建议之间的差异。基于指南构建的主题，任务小组可能已经收集、记录和讨论了许多变革的问题。之前的会议记录和指南构建文件中也已经包含了特定人群、干预措施和临床情境等有价值的信息，推荐建议的可应用性也已经详细讨论和解决，这些都有助于进一步深入了解当前的实践和期望的实践。

更多的信息可以通过访谈、焦点小组、研讨会、问卷调查等正式和非正式的方法进行收集。一些机构有完善的临床管理流程和方法来进行临床审查，如专职人员和管理数据库。此外，对 3 个月内有代表性的患者进行一次快速审查能够充分明确当前实践与指南推荐建议的范围和差异。为了进行差距分析，任务小组需要收集具体的临床情境信息，即如何描述当前实践的特征。调查的范围和复杂性将基于个人卫生保健背景和推荐建议而有所不同。

步骤 7：评估障碍因素和促进因素

1. 从实践者的角度分析指南　在这一要素中，任务小组需要考虑推荐建议的特征和指南构建的过程。指南应用的促进因素有使用者对构建者的信任程度；将潜在使用者纳入构建过程；没有利益冲突；以及透明的构建过程包括严谨的文献检索和客观的证据综合。其他障碍因素或促进因素还包括推荐建议与现有常规之间的兼容性，复杂或方便程度，以及变革的相对优势（如成本或风险 / 利益比）。

2. 了解使用者　当指南使用者对指南提出看法时，涉及其自身的障碍因素也就随之显现了。了解指南使用者是非常重要的，包括意识、知识、技能、态度、期望、动机。任务小组必须清楚当前医务人员的行为和实践常规。这些信息可以通过调查或观察获得，但是态度和期望相关的信息可能需要熟练的引导获得。此外，确保所有指南使用者都有充分的机会表达他们的观点。患者是最重要的指南使用者之一，但他们的观点常常被忽略。患者的知识、认知和期望显著影响其对新变革的依从性。作为指南使用者的一员，患者的利益和关切也必须在应用计划中得到评估和解决。

3. 分析实践环境　许多文献中都报道了临床情境中的障碍因素，提出了文化和领导的重要性，并且明确了社会、组织、经济和政策等多方面的影响因素。这些环境因素包括组织机构的规章制度、临床情境的硬件设施和医务人员的工作负荷。文化因素和社会因素也会影响某一创新的成败，包括组织文化、风俗信仰、政策、个性、领导、同伴影响，以及权威部门的批准。此外，经济因素、医疗法律问题等都会促进或阻碍指南的应用。

步骤 8：选择、裁剪和应用干预措施

制订相应的解决方案或干预措施，并进行预测试：该步骤主要是汇总有关障碍因素和促进因素的信息，并以此制订相应的解决方案或干预措施。干预措施的应用包括解决具体障碍因素（障碍因素管理）、沟通变革（知识转化），以及推动现有应用计划以促进指南应用。建议任务小组选择能够解决具体问题的干预措施，如某位医务人员障碍因素的解决。这是一个循环往复的过程，在大规模应用之前，需要对干预措施进行预测试。预测试过程需要决策者、医务人员和应用团队的共同参与。

三、评价和维持证据应用

步骤 9：监测证据应用和评价应用过程

证据引入临床情境后，就进入了转型或过渡时期，原来的护理实践慢慢转变为新的循证实践。根据指南推荐建议与临床情境的影响范围和复杂程度，过渡期所需的时间可能很短，也可能持续几个月。

评价结构和过程：在开始阶段，证据应用会增加医务人员的工作量，而相关的监测工作可能会被认为是一种额外的负担，因此必须形成有效的、可靠的评估机制。任务小组需要考虑机构开展监测工作的能力，并且尽可能找到一种简单有效的方法。应用计划和质量改进之间有着密切的联系。许多指南手册建议咨询现有的质量改进团队以协调、优化现有的资源和机制。同时，建议将指南纳入评价指标体系中，通过提供指南应用效果的实时反馈数据，指导一线医务人员保持临床实践的变革。

任务小组可以确定许多不同的评价指标，从指南应用的保真度到时间 / 花费的经济学评价。理想情况下，评价计划应同时包括结构（如设施、设备）和过程（如应用的证据、技能、实践现状）。采用多种评价指标有助于全面反映证据应用的情况，如量性指标和质性指标。量性指标包括率、百分比、数量等，质性指标是对变革的现状描述。

步骤 10：评价结局

评价对组织机构、患者、医务人员和费用的影响：任务小组需要建立一套评价指标以明确证据应用的效果。在第二阶段的环境评估和差距分析中，任务小组已经审查了临床实践现状。上述过程中的指标对于确定指南应用和应用结局的相关指标非常有用。结局评价包括结构、过程和结果三种类型，涉及组织机构、患者、医务人员和费用四个维度。结构指标是指物理环境、医务人员比例、政策、教育项目、设备等，过程指标主要有知识、态度、技能，结局指标包括目标的完成情况。

步骤 11：维持证据应用和变革的可持续性

使证据流程化、常规化：变革的维持是证据应用的难点，可以通过流程、常规等进行固化。流程涉及证据应用所需的资源，如设备、医务人员；证据应用的兼容性，如目标、规则、流程、技术等。证据应用成功的基本要求是将推荐建议嵌入到实践常规中，并且能够有效维持。然而，某一主题的新证据会不断出现，这就要求医务人员对相应的常规进行调整。因此，证据应用的维持并不是依赖于单一因素或策略，而是综合方法和持续反馈。

拓展阅读

8 种不同指南改编理论框架比较

框架名称	委员会的构成	方法	更新	推荐意见的形成	外部评审	确定卫生问题	检索	步骤
ADAPTE 更新版（2011 年）	由指导委员会和指南制订小组构成的双重委员会	• 检索现有指南 • 评价现有指南 • 改编现有指南	是	专家共识	咨询目标用户、相关认证机构和原指南制订者	改编前选好主题。指导委员会确定的研究问题并按照 PIPOH 格式进行呈现	Cochrane library 数据库、指南相关数据库、政府机构和癌症临床学会在内的 26 个指南网站	24 步
PGEAC（2005 年）	由主要利益相关者组成的当地跨学科指南评价小组	• 确定具体的临床领域 • 检索和评价现有指南 • 采用或改编指南	是	专家共识	由本地从业人员、其他利益相关者和决策者进行审查和评价	基于疾病流行率、疾病负担、成本、实践的差异等因素进行问题的遴选	PubMed 数据库、指南相关数据库和指南制订机构官网	10 步
SGR（2009 年）	未报告	• 检索现有指南 • 评价现有指南 • 将不同指南的推荐意见整理成标准化的证据表（包括推荐意见、证据水平等）	否	专家共识	由患者代表进行审查和进行试点测试	不适用（慢性心脏病是本次改编的主题）	MEDLINE、Cochrane library、DARE 和 HASTAT 数据库	9 步
AAP（2011 年）	由指导委员会、咨询委员会和指南制订小组构成	• 提出具体的临床问题 • 检索及确定现有的指南 • 评价现有指南 • 指南制订小组每月通过视频会议进行指南的改编	是	专家共识	由临床专家、方法学专家和未参与指南制订的指南潜在使用者进行审查	对当地从业人员的知识空白进行评估，并对各主要病例组之间知识空白进行系统评价	未报告检索的数据库	3 阶段 11 步

续表

框架名称	委员会的构成	方法	更新	推荐意见的形成	外部评审	确定卫生问题	检索	步骤
CAN-IMPLEMENT（2012 年）	两个或两个以上的委员会（包括指导委员会及指南制订小组）	● 与 ADAPTE 的步骤相似 ● 指南制订小组的不同小组委员会同时完成了改编过程的某些步骤 ● 注重改编指南的实施	是	专家共识	由受推荐意见影响的利益相关者进行审查	改编前选好主题。指导委员会确定的研究问题并按照 PIPOH 格式进行呈现	MEDLINE、NGC、特定协会和指南制订组织网站和谷歌搜索引擎等	3 阶段 11 步
MAGIC（2013 年）	由编辑委员会和指南各章的编辑构成	● 遴选一部公认的采用 GRADE 分级标准的高质量指南 ● 遴选指南中与改编环境相关的推荐意见进行采用 / 改编	是	编委会 1 位领域专家和 1 位方法学专家审阅指南，选择采用和 / 或改编的推荐意见。小组就推荐意见的修改与原指南编辑进行协商	由所有相关的医学专业组织、地方卫生部和原指南制订小组进行审查	指南主题由当地卫生局提出	不适用	5 步
Adapted ADAPTE（2015 年）	由指导委员会和指南制订小组构成的双重委员会	以 ADAPTE 和 CANIMPLEMENT 框架为基础，修改形成新的框架，以增加改编过程的及时性和清晰性	是	专家共识	和 ADAPTE 一致	指导委员会确定的研究问题并按照 PIPOH 格式进行呈现	PubMed、DynaM-ed 和 BMJ Best Practice	3 阶段 24 步
GRADE-ADOLOPMENT（2017 年）	由 McMaster 大学的方法学小组和指南制订小组构成（多学科背景的当地专家和患者代表组成）	● 当地作者确定临床问题 ● 确定解决该问题的推荐意见 ● 选择使用 GRADE 分级标准的指南并构建证据决策表	不适用	证据决策表以及指南小组共识	否	指南主题由当地卫生局提出	不适用	8 步

参 考 文 献

[1] HARRISON M B，VAN DEN HOEK J. for the Canadian Guideline Adaptation Study Group. CAN-IMPLEMENT：a guideline adaptation and implementation planning resource［R］. Ontario：Queen's University School of Nursing and Canadian Partnership Against Cancer，2012.

[2] HARRISON M B，GRAHAM I D，VAN DEN HOEK J，et al. Guideline adaptation and implementation planning：a prospective observational study［J］. Implement Sci，2013，8：49.

[3] 傅亮，胡雁，周英凤，等. CAN-IMPLEMENT：指南整合和应用方法［J］. 中国循证儿科杂志，2017（1）：69-73.

[4] 陈耀龙，张先卓，周奇，等. 临床实践指南的改编［J］. 协和医学杂志，2020，11（1）：102-108.

[5] DARZI A，ABOU-JAOUDE E A，AGARWAL A，et al. A methodological survey identified eight proposed frameworks for the adaptation of health related guidelines［J］. J Clin Epidemiol，2017，86：3-10.

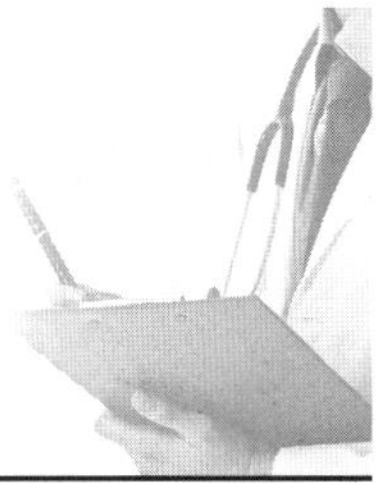

第五章　快速建议指南的制订

第一节　快速建议指南制订的背景及现状

前面的章节已经系统介绍了标准临床实践指南的制订方法，包括计划、制订、发布、更新等一系列过程，一般需要两年左右的制订周期。耗时长将严重影响指南的及时推广与实施。当面对突发公共卫生事件，如突发传染性疾病，如严重急性呼吸综合征（severe acute respiratory syndrome，SARS）、禽流感、新型冠状病毒肺炎等，亟需指南提供循证卫生建议。但标准临床实践指南的制订周期长，无法满足突发公共卫生事件的卫生保健服务需求。

基于以上背景，各指南制订组织开始探索更为合理的指南制订方法，从而更加有效地应对此类问题。世界卫生组织（WHO）于 2006 年提出了快速建议指南（rapid advice guidelines）的概念和方法。截至 2020 年，WHO 已针对甲型禽流感病毒、儿童结核、人类免疫缺陷病毒（HIV）、儿童隐球菌、埃博拉病毒等引起的突发公共卫生事件制订了 9 部快速建议指南，见表 5-1-1。

表 5-1-1　WHO 已制订的 9 部快速建议指南基本信息

序号	题目	发表时间	制订周期	临床问题数	推荐意见数量	篇幅
1	快速建议指南：散发性人类感染甲型禽流感病毒药物管理	2007 年	3 个月	10	27	11 页
2	快速建议指南：使用抗逆转录病毒药物治疗孕妇和预防婴儿艾滋病毒感染	2009 年	2 个月	7	7	15 页
3	快速建议指南：针对成人和青少年的艾滋病毒感染的抗逆转录病毒疗法	2009 年	7 个月	8	24	28 页
4	快速建议指南：儿童结核病的治疗	2010 年	未知	7	10	27 页
5	快速建议指南：成人、青少年和儿童 HIV 感染者合并隐球菌感染的诊断、预防和管理	2011 年	11 个月	6	17	44 页
6	应对丝状病毒疾病暴发的个人防护装备指南	2014 年	未知	5	12	12 页

续表

序号	题目	发表时间	制订周期	临床问题数	推荐意见数量	篇幅
7	指南和系统评价：关于埃博拉病毒中手卫生和氯的使用	2014年	未知	未知	3	14页
8	关于艾滋病毒和婴儿喂养的最新情况指南：母乳喂养的持续时间以及为改善艾滋病毒携带者母亲的喂养习惯的卫生服务机构支持	2016年	未知	7	7	68页
9	快速建议指南：寨卡病毒宫内暴露相关新生儿及婴幼儿并发症的筛查、评估和治疗	2016年	6个月	6	21	15页

当前，快速建议指南的制订方法仍处于探索阶段。国内尚未有关于快速建议指南的制订手册发布。国内外已经发布的快速建议指南并非完全按照相关流程和规范所制订。以下章节关于快速建议指南的制订方法主要依据 *WHO Handbook for Guideline Development*（2014）中的相关内容。

第二节　快速建议指南的定义及制订方法

一、快速建议指南的定义及特点

WHO 指南主要有四种类型，包括标准指南、汇编指南、暂行指南以及应对紧急情况或紧急需求而制订的指南。应对紧急情况或紧急需求而制订的指南可能需要在数小时、数天、数周或数月内制订完成，它们的目的和制订方法会依据指南要求的时间范围不同而发生变化，因此又可以大致分为紧急 / 快速反应指南（emergency/rapid response guidelines）及快速建议指南（rapid advice guidelines），前者需要在数小时至数天内完成，一般在突发公共卫生事件需要 WHO 作出响应时产生，而一旦该突发公共卫生事件持续时间较长，则需要将前者转化为后者或直接制订快速建议指南。

快速建议指南指的是，为应对突发公共卫生事件，在 1～3 个月内以循证指南的形式提供及时的指导。快速建议指南的制订小组必须遵循标准指南制订的基本步骤，但是为了加快进程，可进行适当调整以适用于紧急情况。

快速建议指南必须符合最低方法学标准，推荐意见也应该基于证据。可以从标准指南的过程和方法中修改用于其制订的过程和方法，以适应在紧急情况下所需的较短的时间要求。

二、快速建议指南的适用情况

应在指南制订的初始计划阶段考虑是否需要制订快速建议指南以及是否合适。在决定是否需要制订快速建议指南而不是标准指南，或者推迟标准指南的制订时，WHO 建议考虑以下问题：

（一）此公共卫生事件是否紧急？

需要检查推动快速建议指南需求的公共卫生事件是否紧急，明确紧急情况的类型及其对公共卫生的风险。紧急情况可分为与自然、技术或冲突相关的事件，可能是突发紧急情况（例如地震、海啸、化学危机）或者是渐进的紧急情况（例如疾病逐步暴发、武装冲突情况恶化、干旱或者食品不安全）。所有的紧急情况类型都有可能持续较长时间。

可使用 WHO《突发公共卫生事件快速风险评估》手册来评估紧急情况的风险。突发公共卫生事件是所有暴发或进展迅速的可能对人类健康造成负面影响且需要立即开展评估并采取行动应对的事件。风险整合了危害发生的可能性及其发生后果的严重性，按照级别进行分类，以风险矩阵的形式呈现。WHO 将紧急情况分为 1 到 3 级。1 级为预计公共卫生后果最小的情况，3 级为涉及一国或者多国的事件以及需要大量地区和 / 或国际响应的显著公共卫生后果。例如新型冠状病毒肺炎（corona virus disease 2019，COVID-19，简称新冠肺炎），在 2020 年 1 月 30 日被 WHO 认定为“国际突发公共卫生事件”，2020 年 3 月 11 日，WHO 正式宣布新冠肺炎疫情已有全球大流行特征，全球超 40 个国家为应对新冠疫情宣布进入紧急状态。

（二）此公共卫生事件是否是新出现？

需要考虑此公共卫生事件是否是新出现的，包括：①首次出现的新事件：例如，新的流感病毒，严重急性呼吸综合征（severe acute respiratory syndrome，SARS）病毒、中东呼吸综合征（the Middle East respiratory syndrome，MERS）病毒或者地震；②之前发生过的事件在不同环境下引起新的问题。例如，自然灾害；病症变化，如 2014 年在西非暴发的埃博拉病毒感染；或者长期武装冲突加之疾病暴发。

若满足以上两种类型中的一种就判定为新出现的公共卫生事件，可考虑制订快速建议指南。如果该事件不是新出现的，则可能已有适用于此紧急情况的相关高质量指南，则可以直接采用或改编该指南，以快速解决指南关注的问题，不再适用制订新的快速建议指南。

（三）是否迫切需要解决不确定的事情？

当在特定情况下，不确定做什么时，指南会给出说明。快速建议指南也不例外。WHO 工作人员可能不确定提供什么建议或者该领域存在很大的不确定性。这时需要思考需要用多快的速度解决这种不确定性。

（四）该事件预计持续时间是多久？

快速建议指南的目的是为迫切需求提供基于证据的推荐意见，该推荐意见可在紧急情况出现的 1～3 个月内实施。如果一开始即判断事件可能持续超过 6 个月，则可能不适合使用快速建议指南。

（五）快速建议指南是否会立即实施？

只有存在能够在紧急情况下实施推荐意见的情况下，才制订快速建议指南。在开始指南制订过程前，需仔细考虑多种因素，包括现有的卫生系统和其他基础设施、已提议干预措施的可接受性、涉及的培训要求和可用的资源等。

快速建议指南适用情况的评估流程图如图 5-2-1。在着手制订快速建议指南之前，必须明确需求；拟制订指南的范围必须易于掌控；必须拥有包括专业知识和资金在内的足够资源；且传播和实施计划必须到位。

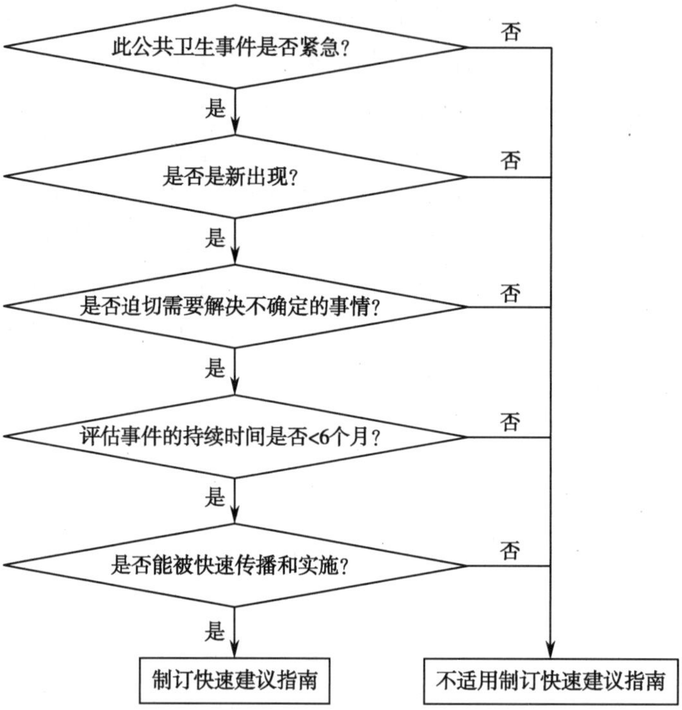

图 5-2-1 快速建议指南适用情况的评估流程

三、快速建议指南的制订

快速建议指南制订的基本步骤同第二章标准指南的制订。除此之外，快速建议指南的制订仍有以下需要注意的地方：

（一）指南计划书

快速建议指南的制订通常面临着时间紧迫且人员不断变动的情况，此时，详细且实时更新的指南计划书至关重要。

（二）指南制订工作组

应快速组建指南制订工作组并邀请有代表性的成员。应尽早确定工作组成员，包括主席、指南指导委员会、指南制订小组（包括系统评价小组、共识组）、外审组、秘书组、编辑组等，并确保所有成员有时间全力参与指南的制订，同时收集利益声明表。条件允许的话，应配备若干名随时待命的指南制订小组成员，对提议的指南范围和关键问题提供反馈。应特别注意的是，突发公共卫生事件常常带来道德、社会和法律的困境，因此在人员配置上，将在这些领域以及公平性、性别和人权相关方面拥有专业知识的人士纳入指南制订小组非常重要。

（三）指南范围及问题

快速建议指南的范围必须缩小且可执行。

提出PICO问题并评估结果的重要性。PICO问题应优先考虑更高优先级的问题，且不探讨解决包括疾病的定义、负担、流行分布情况、与干预起效的病理生理机制等背景问题。

（四）快速检索文献并综合证据

推荐意见需建立在当前最佳证据基础上。所有指南通常都从严格制作和报告的系统评价中获取证据。但常规或者标准系统评价制作耗时通常较长，所需的时间依主题的复杂性和可用资源而定，从6个月到1年以上不等。在紧急公共卫生情况下，重新开展常规或者标准系统评价时间上可能不太可行。

快速系统评价（rapid reviews）是使用快速和/或改良的系统评价方法制作出的证据评价类型，作为简约式方法出现，用于快速综合证据，通常用于帮助卫生保健领域的决策制订者迅速作出决定。快速系统评价保留了证据综合领域共有的核心内容，包括：谨慎确定范围和制订拟通过系统评价解决的问题；透明性；可重复性；仔细评估纳入系统评价的信息质量；努力将每个阶段的偏倚降至最低以及清晰呈现目标使用者需求的信息。

为加速系统评价的制作，对比标准系统评价，快速系统评价常有以下特点：

1. 检索标准限制性更多。通常检索不超过2或者3个数据库，如果时间允许且有资源，可补充检索资源。制订检索策略时，应考虑一些常见的标准限定，如日期、语言、研究设计、是否可获得全文等，以最大程度提高效率。同时应与指南指导小组成员和信息专家探讨当前检索策略潜在的局限性，以优化查准率和查全率之间的平衡。如果时间允许，应浏览所有纳入研究的参考文献，以便补充相关研究，确保未忽略关键出版物。

2. 运用渐进式方法重点查找高质量证据。在大多数情况下，需将重点放在从相关和高质量的“现成”系统评价或者指南中确定和概括证据。在没有系统评价或meta分析的情况下，也可以依次考虑高质量的RCT、类实验和/或观察性研究等原始研究。此外，根据每一阶段的结果，快速系统评价会进行更多反复和分层检索。因此，快速系统评价纳入的出版物和研究设计类型，以及所检索的数据库，会随着证据基础的拓展而变化。

3. 为筛查文献和数据分析与综合提供更具目的性和迭代性的程序。

4. 对meta分析的重视程度更小。快速系统评价对证据综合的方法主要为叙述总结。除非时间和资源充裕，否则无法对快速系统评价的原始研究进行定量综合，即meta分析。但是，应报告之前发表的meta分析结果。

5. 报告简明、精要。

迄今为止，有关快速系统评价的定义以及何时、如何进行快速系统评价，目前尚无公认的回答。并且，对于快速系统评价如何在偏倚和可信度方面与标准系统评价对比，快速系统评价指南制订和实施的方式以及此类指南对健康结局的影响知之甚少。因此，对快速系统评价的态度应该是谨慎的，有关快速系统评价更为详细的介绍参见本书第二章第五节。

鉴于新证据匮乏，用于制订快速建议指南的证据除了基于快速系统评价还可基于病例收集或专家证据（expert evidence）。专家证据指的是在特定领域知识渊博或技术熟练的人所提供的观察结果和经验反馈。专家证据不同于专家意见（expert opinion），需要提供支撑结论的事实。需要对专家证据进行系统地收集，并在形成推荐意见的会议召开前，将专家证据提供给共识组成员。如果对证据总结得当，可以采用与病例报告或病例系列研究相同的方式对专家证据进行评价。例如对突发传染病来说，可以用来制订推荐意见和说明干预效果的研究证据非常少，在制订指南时可以请专家给出他们接触过的患者数量，并对各种干预措施的效果进行预估，然后使用结构化表格对上述信息进行收集整理并作为调查结果总结提交给指南共识组（有关专家证据的介绍详见第二章第四节）。

（五）形成推荐意见

形成推荐意见的方法与制订标准指南所使用的方法相同，但需注意：

1. 形成推荐意见的共识会议应尽早做准备，提前落实会议的场所、确定共识组成员时间、安排行程、收集利益声明表并管理利益冲突。这些会务工作需要大量的时间，应早做安排、专人负责。若由于时间和资源限制无法进行面对面会议，可举行线上会议。但形成推荐意见的共识会议应首选面对面会议。

2. 在快速建议指南中，很少能够收集原始数据或者患者对干预或结局的价值观和偏好，也很少有时间就资源的使用收集详细的信息。尽管证据可能很少，但是应收集容易获取的其他数据。形成推荐意见的其他因素必须透明且建立在证据的基础上，如有可能，应考虑公平性、人权和性别的因素。

（六）指南初稿

指南文件应简明且符合最终使用者的需求。指南的编辑、排版速度要快。在此过程中，应尽早确定所需的编辑人员及排版样式，节省发表所需的时间。

指南中应说明这是快速建议指南并应该从该角度解释，对指南的来龙去脉进行简短描述。讨论部分应说明快速建议指南的整个过程会引入哪些潜在的偏倚以及该快速建议指南的局限性。未来研究的需求也应重点描述。因为对于突发公共卫生事件，数据及证据可能均较少，对后期研究需求的描述非常有助于之后相关研究的开展，也将有助于后期指南的更新。

（七）外部同行评审

在快速建议指南中，同行评审应加快速度，其过程将显著短于标准指南的同行评审过程，评审员可能有48～72小时的时间完成评审。

除此之外，若能联系到突发公共卫生事件相关的主要外部组织，应邀请其对指南初稿进行评审，这样能够在指南传播和实施过程中促进多方的参与度和补充，并使指南在发表之前有问题提出和解决的机会。

（八）实施

快速建议指南的大部分研究证据是在受突发公共卫生事件影响不同的环境和人群中产生的。因此，此类证据可直接用于当前情形的程度可能受到限制。指南实施时应考虑指南实施的环境因素会如何改变干预的利弊，可能有哪些阻碍和促进因素影响指南的实施及效果。证据的综合应在指南制订的所有阶段符合当地情况。

（九）更新

在快速建议指南制订之初，技术部门必须考虑它的可能使用期。所有指南需保持更新且与当前最佳证据保持一致，这一点尤其重要，但是突发公共卫生情况下难以实现，因为新的数据不断出现，经验也在不断增长。快速建议指南的制订者，必须了解最新的信息并不断地评估此类信息可能会对指南中的推荐意见造成何种影响。如果经评估新出现的数据需要对现有的推荐意见进行修订，指南的制订者需做好修订准备。指南的相关文件应注明快速建议指南的使用寿命较短，尤其是当其在不断发展的新情况的初始阶段制订且仍然在收集数据时。

随后是否需要制订标准指南替代快速建议指南及何时替代，取决于快速建议指南的制订与基于系统评价的标准指南制订的相似程度、新信息的出现率、快速建议指南范围的狭窄程度、对其他问题推荐意见的需求及各类亚组人群的需求等。

第三节　快速建议指南的制订原则与研究和发布平台

国际指南协作网（Guidelines International Network，GIN）基于对国际指南开发组织发布的快速建议指南及制订手册的系统调查以及与 WHO 指南制订者的定性研究，在 2018 年提出了 GIN-McMaster 指南制订清单（guideline development checklist，GDC）扩展版——快速建议指南制订原则，包括 21 条原则，见表 5-3-1。

表 5-3-1　GIN-McMaster 指南制订清单扩展版——快速建议指南制订原则

指南制订清单主题	快速建议指南制订原则
组织、预算、规划和培训	1. 快速明确制订快速建议指南的时间限定以及应遵循的指南制订清单要点 2. 制订与快速建议指南相关的标准操作程序；起草计划书；尽早确定同行评审者；并尽早计划小组会议
设置优先领域	3. 确定推进快速建议指南的因素（例如，有关疗效 / 成本效益 / 安全性，紧急 / 危险情况等的新证据） 4. 确定是否需要临时指南和 / 或快速建议指南
指南制订工作组成员	5. 邀请相关个人参与指南指导委员会和制订小组 6. 快速建立专业指导委员会，按专业领域建立主题专家组
建立指南小组会议流程	7. 如果时间紧迫，应更加强调使用网络会议（单独或与面对面会议一同进行）
确定目标人群和遴选主题	8. 发布前提示目标人群注意快速建议指南
利益冲突及注意事项	9. 指南制订小组应制订一个快速实施利益冲突政策的流程
形成问题	10. 应解决数量有限的关键问题
考虑结局指标和干预措施的重要性，价值观、偏好和效用	11. 每个 PICO 的结果优先级排序过程应简短 12. 有关患者偏好和价值观的信息可通过多种方法获取，如定性文献或患者支持团体

续表

指南制订清单主题	快速建议指南制订原则
确定纳入的证据类型并检索证据	13. 在明确进行系统评价的制订时，应考虑所需和可利用的资源（时间和经济资源）。范围限定或快速系统评价应报告纳排标准和优先级
综合证据并考虑其他信息	14. 相关原始研究和专家共识经验，应在推荐意见表的证据中添加“其他相关信息说明”
制订推荐意见并确定其推荐强度	15. 使用会前投票和网络会议来加快制订过程
推荐意见的撰写以及考虑实施、可行性和公平性	16. 在小组会议上确定最终推荐意见的撰写
报告与同行评审	17. 明确并透明记录确定证据有限时使用的过程
	18. 应探讨推进内部和外部评审的办法，在快速建议指南中概述进程
传播与实施	19. 实施策略应在 PICO 的范围内
	20. 应概述并解决实施中的任何潜在障碍
更新	21. 在制订临时指南时，应确定实施快速建议指南或完整实践指南的日期；如若制订了快速建议指南，则应确定实施完整实践指南的日期

MAGIC（making GRADE the irresistible choice）是快速制订与传播高质量临床推荐意见的新兴方法体系，借鉴 GRADE 系统，能快速实现临床实践指南和决策辅助工具的创建、传播和动态更新。MAGIC 体系主要由 3 个关键系统构成：指南推荐快速制订体系、推荐意见的发布系统（即 MAGIC app）、证据生态系统。关于 MAGIC 的具体介绍详见第六章“动态临床实践指南的制订”。

指南推荐快速制订是 MAGIC 体系的核心，也是在快速建议指南制订时重点关注的内容，其通过主要利益相关方（如医疗服务提供者、方法学专家、患者、医学期刊等）共同协作，快速生产临床证据，形成快速可靠推荐。指南推荐快速制订体系有 3 个重要特征：①选择重要的、值得更新的临床问题，开展快速制订，尤其是围绕那些可改变临床实践的问题开展相关工作；②临床证据合成与指南推荐意见的快速制订需要在短时间内完成（通常第 45 天完成系统评价，第 60 天完成指南推荐意见）；③在可能改变实践的证据发表的 90 天内更新推荐意见和决策支持工具。

快速推荐的这部分内容已在 2016 年通过 *British Medical Journal*（*BMJ*）快速推荐合作项目（BMJ rapid recommendations）进行发布，其制订步骤进一步概括为：①监测和查找可能改变临床实践的证据；②执行主席启动制订流程，指南小组确定指南计划书（第 7 天）；③独立于指南小组的研究团队开展相应的系统评价（第 45 天）；④用 MAGIC 应用程序（making GRADE the irresistible choice app）制作快速推荐意见，并起草指南（第 60 天）；⑤将快速建议指南和快速系统评价提交同行评审（第 60 天）；⑥在全球范围内传播快速建议指南和快速系统评价（第 90 天）。

第四节 COVID-19 快速建议指南制订的实例解读

一、背景

2019 年 12 月，中国武汉出现“不明原因肺炎”；2020 年 1 月 7 日，经全基因组定序确认为“新型冠状病毒”；2020 年 1 月 12 日，世界卫生组织将其暂时命名为“2019-nCoV”(2019 新型冠状病毒)，2 月 11 日又将新型冠状病毒肺炎正式定名为 COVID-19（corona virus disease 2019）。新型冠状病毒肺炎（简称新冠肺炎）迅速蔓延，面对这一突发公共卫生事件，亟须指南的出现进行及时的卫生指导。

《新型冠状病毒（2019-nCoV）感染的肺炎诊疗快速建议指南（标准版）》是在新冠肺炎暴发早期紧急制订的指南，希望能够从疾病流行病学、病因学、诊断、治疗、护理、医院感染控制等方面给临床医师、社区居民等提供医疗护理及居家照护的相关指导。

二、方法学

（一）确定指南基本方法学

指南制订过程主要依照 WHO 针对紧急公共卫生事件的快速风险评估手册提供的快速建议指南方法学进行。

（二）组建指南制订工作组

一线诊治医师和护师、行政管理协调安排人员、指南制订方法学专家、系统评价及文献检索专业人员共同组成指南制订工作组，具体分为顾问专家组、共识专家组、证据专家组、方法学专家、秘书、撰写组等。

（三）确定指南的目标用户

发热门诊、急诊科、重症医学科、呼吸科等诊治与护理新冠肺炎患者的医师、护士，社区居民，公共卫生人员以及科研工作者。

（四）确定指南结构、主题及范围

由于时间所限，未进行指南 PICOS（patient，intervention，control，outcomes，study，PICOS）问题的调研，而是由武汉大学中南医院多位一线临床医师进行讨论，确定指南的结构，以及涵盖的主题和范围。

（五）证据来源

1．检索的证据来源 ①相关指南：考虑到新暴发的疫情没有直接证据，故参考学习 SARS、MERS 和流感相关指南及相应高级别证据，并同时参考国家卫生健康委发布的新冠肺炎诊疗方案以及 WHO 的新冠肺炎指南。②指南外高质量证据的查找：治疗性相关问题查找高质量系统评价、meta 分析、RCT；诊断性研究查找高质量系统评价、诊断准确性研究等。如果发现没有可用的 RCT，则依次查找高质量的观察性研究。③检索限制：因 SARS 研究集中在当年疫情发生后的几年，近期研究数量不足，故本次指南制订暂不限制检索年份。④检索资源：检索的数据库为：PubMed、Embase 和 Cochrane Library。检索的网站有：WHO（https://www.who.int/）、CDC（Centers for Disease Control and Prevention；https://www.cdc.gov/）、NICE（National Institute for Health and Clinical Excellence；https://www.nice.org.uk/）、中华人民共和国国家卫生健康委员会（http://www.nhc.gov.cn/）和国家中医药管理局（http://www.satcm.gov.cn/）。

2. 专家证据（一手资料的收集与汇总） 在本次新冠肺炎诊疗过程中，截至 2020 年 1 月 29 日 24 时，武汉大学中南医院共筛查 11 500 例患者，疑似 276 例，明确诊断 170 例（其中危重患者 33 例）。此过程积累了一定的诊疗经验，因此本指南整理病例 170 份，最终以专家证据（expert evidence）的形式成为指南重要证据资料，其呈现形式为医师共识过程参与及典型案例报告，医师共识形成文件“2019-nCoV 感染的肺炎医院救护经验与教训”（包含 9 条内容），典型案例报告为“武汉大学中南医院新型冠状病毒感染的重症患者案例分析”，包括病例救治经过及病例成功救治经验分享，分别作为附件呈现在指南文末。

（六）证据及推荐意见分级标准

指南参考 GRADE 系统的一般原则，并结合本次指南的特殊性综合确定证据等级与推荐意见的确定方法。当临床问题无高质量系统评价或 meta 分析支持时，依次选用高质量的 RCT、观察性研究或系列病例报告，同时参考本院专家证据及已有 SARS 等指南证据，此时原始研究不进行不一致性降级。

（七）推荐意见的确定

在所有证据收集并评估后，通过指南制订小组面对面会议达成共识。分歧较大的采用投票的方法最终确定。指南文本用“建议”“提供”等反映强推荐，用“考虑”反映弱推荐。强推荐并不意味着有足够的干预有效性，推荐意见的制订结合疾病的严重程度、患者意愿、安全性、经济性等因素综合考虑。本次指南制订过程中高度重视专家证据，共识过程中一线诊治医师对待推荐意见的一致性超过 70% 的专家证据设定为高质量证据。

（八）撰写和发布

该快速建议指南的中英文标准版分别在 2020 年 2 月 2 日、2 月 6 日在杂志上发表。2020 年 2 月 25 日该指南的中文完整版也进行了发表，完整版在标准版基础上增加了证据概述。

三、结果

（一）流行病学特征

指南通过当前证据回顾对新冠肺炎暴发范围、宿主、传播途径、病因学及发病机制、分子流行病学、潜伏期和感染期、影响预后的因素进行总结。

（二）疾病筛查和人群预防

对密切接触者及可疑暴露者提出了 6 条建议，其中 4 条为强推荐、2 条为弱推荐。对轻微症状疑似患者提供了判断参考标准并给出了共计 15 条居家隔离方案，其中对轻微症状疑似患者提出了 10 条建议，包括 6 条强推荐及 4 条弱推荐；对家庭照顾者提出了 5 条建议，均为强推荐（包含建议内 1 条弱推荐）。此外，还有对旅行人群的预防，为强推荐。

（三）疾病诊断

从临床表现、体格检查、影像学检查、鉴别诊断、实验室检测进行总结，并对 CT 影像学检查及核酸检测给予强推荐建议。

（四）治疗

包括治疗原则、治疗方案、药物治疗、中医中药治疗、重症患者治疗、阶段评估及治疗效果评估、出院标准。其中治疗方案共计 4 条建议，均为强推荐。药物治疗中提出了 3 条建议，均为弱推荐。

（五）医院感染预防与控制

指南给出了患者 / 疑似患者隔离与限制指引清单及个人防护指引清单，均为强推荐。

（六）疾病护理

对居家隔离患者、普通住院患者及危重症患者的护理进行了总结。

四、讨论

该指南声明了其局限性：第一，时间紧迫，不能充分考虑所有临床问题。第二，所查找获得的证据存在较大的间接性。第三，因为部分推荐意见基于现有参考指南和专家经验的证据，故有低或极低质量证据产生强推荐的情况，因此当高质量证据出现后，这些强推荐很可能需要修改。

五、更新

2020 年 9 月 4 日该指南的英文更新版发表，2020 年 10 月 28 日指南的中文更新版《新型冠状病毒肺炎药物预防、诊断、治疗与出院管理循证临床实践指南（更新版）》发表。更新版指南是完全按照标准指南制订过程进行制订，通过系统检索有关 COVID-19 预防及诊疗的直接证据，使用 GRADE 方法评估证据质量并制订推荐意见，报告格式按 PICO 问题进行分类，每个 PICO 里含人群、干预、对照和结局四个部分。针对新型冠状病毒肺炎药物预防、诊断、治疗与出院管理 4 个主题，聚焦公众最为关注的 29 个 PICO 问题，最终形成 34 条推荐意见，其中 6 条强推荐，14 条弱推荐，3 条弱不推荐，11 条为基于共识的建议。

六、结语

通过前面的介绍，与标准指南相比，快速建议指南主要有以下不同：①制订周期：标准指南通常制订周期为 6 个月到 2 年；而快速建议指南需要在短时间内完成制订，通常为 1～3 个月内，通过适当加快标准指南的部分步骤，如加快评审、发表等来完成。②指南范围和 PICO 问题：快速建议指南目标明确、适用范围窄且需具有可执行性，PICO 问题一般仅考虑优先级较高的关键问题。③证据来源：鉴于新证据匮乏，用于制订快速建议指南的证据可基于快速系统评价、病例收集或专家证据。④更新：在应对紧急情况之后需对快速建议指南进行合理评估，以确定是否需要更新或完善成标准指南，或者宣布其不再适用。

虽然快速建议指南的制订发生在存在紧急事件且时间紧迫的情况，但仍应把握以下核心原则和标准：①最大程度上减低偏倚；②采用透明的过程和明确且可重复的方法；③注重目标人群的需求以及受推荐意见影响的个人和人群的利益；④需要有指南制订方法和指南主题领域专业知识的人参与；⑤指南的局限性，包括使用寿命短，需按照透明的方式说明，相关技术部门必须承诺按需更新推荐意见。

快速建议指南应用的条件较为严格，应用价值也还需要进一步的评价和证据支持。但快速建议指南可以在面对突发公共卫生事件或其他紧急卫生需求时较为快速地制订指南，在短期提供相应的推荐意见指导临床医师和患者应对疾病，能提供及时的卫生指导，因此快速建议指南的重要性不言而喻。但目前，快速建议指南还处于发展阶段，如何提高指南的制订速度同时保证指南制订的规范性，是需要指南制订方法学专家们不断思考的问题。随着人工智能的发展，在文献检索、文献筛选、偏倚风险评估、数据提取及数据分析等系统评价过程及证据向推荐意见转化等指南制订过程中均已有人工智能参与的身影，一批自动化、智能化的工具或平台正在不断出现来加速临床实践指南的制订。随着未来人工智能在指南制订领域的不断发展或验证，或许人工智能辅助下的指南制订将大大助力于快速建议指南的发展。

参 考 文 献

[1] World Health Organization. WHO handbook for guideline development［EB/OL］. 2nd ed.［2021-03-16］. https://apps.who.int/iris/handle/10665/145714.

[2] KOWALSKI S C，MORGAN R L，FALAVIGNA M，et al. Development of rapid guidelines：1.Systematic survey of current practices and methods［J］. Health Res Policy Syst，2018，16（1）：61.

[3] MORGAN R L，FLOREZ I，FALAVIGNA M，et al. Development of rapid guidelines：3.GIN-McMaster Guideline Development Checklist extension for rapid recommendations［J］. Health Res Policy Syst，2018，16（1）：63.

[4] 王小琴，陈耀龙，杨楠，等. 快速建议指南及其制订方法介绍［J］. 中国循证医学杂志，2015，15（9）：1103-1105.

[5] 陈耀龙，张先卓，王玲，等. 突发公共卫生事件下快速建议指南的制订［J］. 中国循证医学杂志，2020，20（5）：504-510.

[6] SCHÜNEMANN H J，HILL S R，KAKAD M，et al. Transparent Development of the WHO Rapid Advice Guidelines［J］. PLOS Medicine，2007，4（5）：e119.

[7] 孙鑫，李玲，李舍予，等. 促进高质量临床实践指南快速制订与有效使用：MAGIC 体系与中国行动［J］. 中国循证医学杂志，2020，20（1）：2-6.

[8] SIEMIENIUK R A，AGORITSAS T，MACDONALD H，et al. Introduction to BMJ Rapid Recommendations［J］. BMJ，2016，354：i5191.

[9] 靳英辉，詹庆元，彭志勇，等. 新型冠状病毒肺炎药物预防、诊断、治疗与出院管理循证临床实践指南（更新版）［J］. 解放军医学杂志，2020，45（10）：1003-1031.

[10] 靳英辉，蔡林，程真顺，等. 新型冠状病毒（2019-nCoV）感染的肺炎诊疗快速建议指南（完整版）［J］. 医学新知，2020，30（1）：35-64.

[11] 靳英辉，蔡林，程真顺，等. 新型冠状病毒（2019-nCoV）感染的肺炎诊疗快速建议指南（标准版）［J］.

解放军医学杂志，2020，45（1）：1-20.

[12] JIN Y H，CAI L，CHENG Z S，et al. A rapid advice guideline for the diagnosis and treatment of 2019 novel coronavirus（2019-nCoV）infected pneumonia（standard version）[J]. Mil Med Res，2020，7（1）：4.

[13] JIN Y H，ZHAN Q Y，PENG Z Y，et al. Chemoprophylaxis，diagnosis，treatments，and discharge management of COVID-19：An evidence-based clinical practice guideline（updated version）[J]. Mil Med Res，2020，7（1）：41.

[14] JIN Y H，YAO X M，ZENG X T. Development of rapid advice guideline and standard and continuous updating guideline：experiences and practice [J]. Mil Med Res，2021，8（1）：10.

第六章　动态临床实践指南的制订

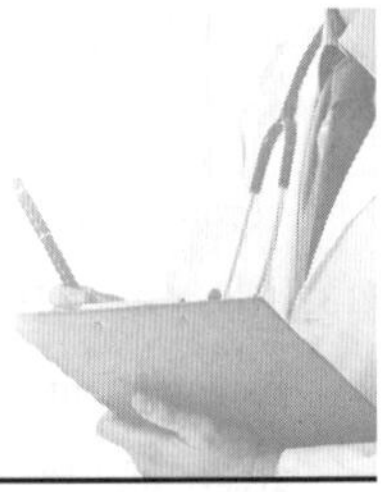

第一节　动态临床实践指南简介

一、动态临床实践指南定义

在研究发表率相对较高的领域，大部分系统评价经过1～5年左右就需要更新，且有些系统评价在发表的时候都已过时。基于这些系统评价的指南推荐也需要更新。为解决该问题，指南制订组织往往在指南发表后的一定时间来更新整部指南。但是现行模式具有以下重要的局限性：指南的更新需要涉及很多过程且耗费很多时间。指南的推荐在更新的过程中，部分推荐可能就已经过时了。然而，对于有些推荐而言，指南制订团队虽然花费了很多时间和努力更新，但这些推荐也不会改变，造成了团队工作的浪费。因此，国际研究者在动态系统评价（living systematic reviews）的基础上提出了动态指南（living guideline）的概念。

动态指南是以最新证据为基础，为临床实践的诊断和治疗问题，系统制订的具有指导性意见的文本。这些指导性意见旨在纳入最新的研究证据，从而帮助医疗服务提供者或患者作出最明智的决定。一般来讲，动态指南是一种优化的指南制订过程，而不是一种新的指南制订方法。指南制订小组在获得最新证据后立即在原有指南的基础上更新相关推荐或建议，允许只更新单个或几个推荐，这些推荐称为动态推荐（living recommendations）。动态指南应遵守高质量指南的制订方法的所有要求，或在高质量指南的基础上进行，且明确提出指南更新的单位是推荐而不是整部指南。

动态推荐更新的方法学和过程应与制订传统高质量循证指南的方法同样严谨。动态指南强调更新应基于动态系统评价提供的最新证据，明确提出指南更新的最小单位是单个推荐，旨在提高推荐更新的效率，为决策者提供及时且可信的建议。因此，动态指南不是新的指南制订方法，而是在特定条件下优化的指南制订流程或者更新方案。

二、动态指南使用条件或范围

传统标准临床实践指南和动态指南是可以相互转化的。国外研究者认为标准临床实践指南转化为动态指南适用于以下几种情况：①推荐涉及重要需要优先处理的临床问题，如涉及疾病患病率、病死率、致残率较高，疾病干预的方法多样，备选的干预措施或者诊断工具较多；②相关领域的研究进展较快，预期有多个研究正在进行或者有正在进行的大型研究可能在指南的制订过程中会发布研究结果；③新出现的证据很可能改变现有推荐：如无相关证据、现有证据质量较差或级别较低，当有相关证据出现时可以填补现有证据空白，或者提高现有证据级别，那么基于这些证据的推荐也极有可能改变，很多情况下这些推荐为弱推荐。

在以上条件全部满足时，动态指南的必要性凸显，值得指南制订组织将标准临床实践指南转换成动态指南或者即时推荐。当以上条件不满足时，指南制订组织同样也可以将动态指南转变为标准指南。值得注意的是，虽然动态指南更新的最小单位是单个推荐，如果指南中存在相互依存的推荐，单个推荐改变时，相关的指南推荐可能也会随之改变。在制订动态指南时，指南制订者应检查更新的推荐对相互依存推荐是否适用，是否需要同时进行更新。笔者认为对于全部推荐都是强推荐且基于高质量证据的指南，指南制订组织或团体没有必要将标准临床实践指南转化成动态指南。

在制订动态指南时，指南制订团队还应该设置触发传统指南转化为动态指南的阈值。阈值的设定应该根据指南的特点和潜在证据的情况进行确定。如果阈值的设定太保守，将丧失动态指南保持推荐基于最新证据的优势；如果阈值设定的太激进，将会浪费指南制订团队的时间，产生低质量的推荐意见，同时也会为指南的推广引用带来问题。笔者建议动态指南阈值的设定应该结合现有证据和推荐情况，由全体指南制订成员讨论确定。

三、动态指南制订的重要因素

当指南制订者决定将标准的指南转变成动态指南时，需要以下要素来支撑动态指南的制订：动态系统评价、即时的证据总结表、即时证据向推荐转化的表格、动态指南制订委员会、即时的同行评议、即时发表和传播以及即时预算来支持。

动态系统评价需要实时监测所有相关的证据情况，确保系统评价的结果持续更新，用于整合所有相关的最新证据。动态系统评价主要目的是保持证据是最新的，是制订动态指南的基石。与动态指南类似，动态系统评价并不是新的系统评价方法学，任何系统评价均可以转换成动态系统评价，但并不是所有的临床问题和临床场景需要进行动态系统评价。当系统评价的结果对制订决策影响较大；相关领域研究进展很快，有新证据持续出现；现有证据级别较低（特别是低或者极低时），新出现的证据很大程度上可以改变现有证据时，需要进行动态系统评价。若以上条件不满足时，可以将动态系统评价的状态转换成一般的系统评价。动态系统评价的制订方法学与传统系统评价的制订相同，只是将传统的系统评价进行持续不间断的更新，同样涉及系统评价计划书的撰写、计划书注册、检索（包括新证据的监测，如加拿大麦克马斯特大学的证据提醒系统）、数据提取、数据分析、撰写、投稿、外部评审以及发表等步骤，可以借助相关机器学习的算法和工具完成。这需要系统评价团队在短时间内完成证据合成，往往需要招募更多的研究者实施动态系统评价。

动态指南制订需要指南制订团队和动态系统评价团队密切且高效的合作。动态指南制订团队通过动态指南获取最新的证据后，需要根据传统指南制订的要求制订即时证据总结表和即时证据向转化的表格，根据这些信息，指南制订小组确定推荐的强弱和方向。动态指南制订小组成员需要将制订动态指南放在个人需要处理事务的优先位置，能够在短时间内为推荐讨论会安排时间。动态指南制订小组成员可能是动态变化的，也需要指南制订协调小组动态管理指南制订小组成员的利益相关性，确保动态指南更新动态推荐透明且可信。

四、动态指南的发表和传播

动态指南的发表和传播具有很多挑战。动态指南旨在纳入最新的研究证据，从而帮助医疗服务提供者或患者作出最明智的决定，要求动态指南的发表和传播也具有时效性。但是，目前做到动态指南及时和高效的发表和传播仍具有很大的挑战。根据动态指南的概念，制订指南的平台应该允许指南制订团队修改更新单个或者几个推荐意见。另外，还需要确保使用指南的用户能够清楚方便地发现更新版的指南和旧版指南的不同，包括指南制订小组信息、最新推荐意见及其所基于的证据总结表和证据向推荐转化表格，并且提供比较最新推荐意见和以往的推荐意见及其所基于证据的工具。理想的情况下，应该把动态指南更新的推荐意见与医疗机构的电子系统或者临床决策工具链接，确保动态指南的使用者可以及时应用相关的推荐意见。在动态指南的发表过程中，还涉及更新版与旧版作者署名和更新发表在数据库中引用问题，这些需要动态指南制作团队达成共识，并取得发表平台和杂志的认可。

五、动态指南制订和发表的平台介绍

MAGIC（making GRADE the irresistible choice）是一个非营利的组织，由挪威奥斯陆大学 Per Olav Vandvik 教授和加拿大 McMaster 大学 Gordon Guyatt 教授于 2009 年共同提出建立一套方法体系，旨在构建可信的数字化证据生态系统。2019 年 MAGIC 中心与中国循证医学中心（四川大学华西医院）研究者合作，建立了中国 MAGIC 中心，通过构建一系列的临床实践指南，推动中国临床实践指南的制订和有效使用，制作出的临床指南可在 *BMJ*、*Journal of Evidence-Based Medicine* 或中国循证医学杂志上发表。

MAGIC app 是这一证据生态系统中的核心平台，为指南制订者提供了数字化和结构化的推荐意见，同时整合了 GRADE 证据总结表、证据向推荐转化表、临床辅助决策工具，并实现了指南实时更新和高效传播等功能。虽然 MAGIC app 主要用于制作快速推荐，但该平台满足制订动态指南及其发表和传播的要求。国际上已经有研究团队使用 MAGIC app 制订和发表了相关动态指南，涉及新型冠状病毒肺炎的治疗和预防，并发表在 *BMJ* 杂志上。因此，指南制订者可以与 MAGIC 组织或中国 MAGIC 中心联系获取授权，使用 MAGIC app 平台进行动态指南的制订。虽然 MAGIC 相关平台提出了将最新推荐嵌入医疗机构电子病历或辅助临床系统的设想，但涉及各个国家的信息平台发展以及潜在的数据安全性考虑，这方面仍需要大量的改善或推动工作。我们国家的学者也应该根据中国的特殊情况，开发适合中国的动态指南制订、发表和传播平台。

拓展阅读

BMJ 快速推荐文章解读——SGLT-2 抑制剂或 GLP-1 受体激动剂用于成人 2 型糖尿病：临床实践指南

2021 年 5 月 11 日，*BMJ* 以封面文章的形式发表了由中国临床医生牵头制订的新型降糖药物 SGLT-2 抑制剂和 GLP-1 受体激动剂治疗 2 型糖尿病的国际临床实践指南。该指南为 BMJ 与 MAGIC 合作开发的快速推荐之一，依托 GRADE 方法，并贯彻 BMJ 快速推荐的价值观，即以患者为中心。该指南提倡医患共同决策，同时提供了在线交互式医患共同决策工具，供一线临床医生和 2 型糖尿病患者使用。

指南招募了一个国际指南小组，包括来自全球的 2 型糖尿病患者伴侣、从事 2 型糖尿病诊疗的临床医生、方法学专家等。首先由指南专家确定临床场景及问题，并对结局重要性打分。最终聚焦的临床问题为：将新型降糖药物 SGLT-2 抑制剂和 GLP-1 受体激动剂添加到常规护理（生活方式干预和 / 或其他糖尿病药物）对具有不同心血管和肾脏预后风险的 2 型成人糖尿病患者有什么获益与风险。为解决这一临床问题，专家组确定需要进行三项相关联的系统评价：①新型降糖药物 SGLT-2 抑制剂和 GLP-1 受体激动剂的疗效强度及安全性证据评价；②2 型糖尿病患者基线风险的评估与分组；③2 型糖尿病患者的价值观与偏好。研究团队针对以上三个问题进行了广泛检索，针对问题 1 制作了 SGLT-2 抑制剂和 GLP-1 受体激动剂治疗 2 型糖尿病随机对照试验的系统评价和网状 meta 分析；针对问题 2 系统回顾了全球 2 型糖尿病心脑肾风险预测模型，并优选其中外部验证最充分且效果最佳者（RECODe 工具），通过使用 RECODe 计算器模拟典型患者来估计基线风险；针对问题 3，对 SGLT-2 抑制剂和 GLP-1 受体激动剂患者价值观和偏好的相关系统评价信息非常有限，因此，专家组召集了一个由 7 名患者伴侣组成的焦点小组，以更好地了解益处、危害的大小，以及患者在决定是否添加 SGLT-2 抑制剂和 GLP-1 受体激动剂时所考虑的重要实际问题。

最终指南专家组应用 GRADE 方法批判性地评估证据（对于每个风险类别，所有益处和危害结果的证据），对不同 2 型糖尿病患者风险与获益进行权衡，并从患者角度提出建议（包括强 / 弱，支持 / 反对），通过会前专家组匿名调查及会议期间为达成共识的充分讨论、必要时的投票等促进达成共识，提出最终建议。

指南根据 2 型糖尿病患者的心脏及肾脏并发症风险情况划为 5 个分层，提倡用药前与患者沟通共同决策，最终形成 5 条主要推荐意见。

该指南从 2 型糖尿病患者的角度出发，采用最新证据合成的方法，选取对患者有价值的研究终点评估两种新型降糖药物 SGLT-2 抑制剂和 GLP-1 受体激动剂的疗效与安全性，是 MAGIC 中国中心成立以来首个标志性成果。

参考文献

[1] SHOJANIA K G，SAMPSON M，ANSARI M T，et al. How quickly do systematic reviews go out of date?

A survival analysis [J]. Ann Intern Med，2007，147（4）：224-233.

[2] AKL E A，MEERPOHL J J，ELLIOTT J，et al. Living systematic reviews：4.Living guideline recommendations [J]. J Clin Epidemiol，2017，91：47-53.

[3] 张迁，王琪，后亮瑛，等. 动态指南制订方法及案例介绍[J]. 中国循证医学杂志，2021，21（1）：1-6.

[4] ELLIOTT J H，SYNNOT A，TURNER T，et al. Living systematic review：1.Introduction-the why，what，when，and how [J]. J Clin Epidemiol，2017，91：23-30.

[5] 许吉，邓宏勇. 动态系统评价简介[J]. 中国循证医学杂志，2020，20（2）：244-248.

[6] 孙鑫，李玲，李舍予，等. 促进高质量临床实践指南快速制订与有效使用：MAGIC 体系与中国行动[J]. 中国循证医学杂志，2020，20（1）：2-6.

[7] LI S，VANDVIK P O，LYTVYN L，et al. SGLT-2 inhibitors or GLP-1 receptor agonists for adults with type 2 diabetes：a clinical practice guideline [J]. BMJ，2021，3（73）：n1091.

[8] PALMER S C，TENDAL B，MUSTAFA R A，et al. Sodium-glucose transport protein 2（SGLT-2）inhibitors and glucagon-like peptide-1（GLP-1）receptor agonists for type 2 diabetes：A systematic review and network meta-analysis of randomised controlled trials [J]. BMJ，2021，3（72）：m4573.

[9] BUCHAN T A，MALIK A，CHAN C，et al. Predictive models for cardiovascular and kidney outcomes in patients with type 2 diabetes：systematic review and meta-analyses. [2021-03-17]. https://heart.bmj.com/content/early/2021/04/07/heartjnl-2021-319243.long.

第二节 动态临床实践指南制订的实例解读

一、新型冠状病毒肺炎药物治疗的动态指南

（一）背景

新型冠状病毒肺炎（简称新冠肺炎）的大流行对全世界造成深远影响，涉及一系列的重要临床决策，且最新证据也不断地涌现。传统的指南制订往往需要较长时间，临床工作者对临床指南的需求对指南制订者提出了巨大的挑战。在这种情况下，需要指南制订者密切关注最新出现的证据，快速将证据向推荐意见转化，适合进行动态指南的制订。

（二）动态指南制订组织者和方法学框架

世界卫生组织（WHO）、MAGIC 证据生态系统和英国医学杂志（*BMJ*）共同参与并支持了新冠肺炎动态指南的制订。MAGIC 为指南的开发提供了方法学的支持，并与 WHO 和 BMJ 共同发表和传播该指南，为临床医生、患者和相关政策制订者提供界面友好且基于最新证据的指导性意见。指南制订团队遵守 GRADE（grading of recommendations assessment，development and evaluation）、*WHO Handbook for Guideline Development* 和美国医学研究院和指南制订国际协作网络（Guideline International Network，GIN）提出的方法学框架和要求。

（三）动态指南制订小组成员的招募和利益冲突管理

WHO 在国际上召集了 28 个专家组成指南制订小组，讨论针对抗病毒药物的推荐意见。

其中，24 个小组成员为专业相关的专家，包括临床医生、方法学专家和相关的科学家，4 名为新冠肺炎康复后的患者。方法学主席（方法学专家）和临床主席（临床专家）负责主持相关学术会议并指导指南制订小组的讨论。方法学主席和 MAGIC 团队为指南制订小组成员的邀请提供了意见，力求每位指南制订小组成员把动态指南的制订放在最需要做的事情上，同时尽量保证在性别、地理位置、专业知识和患者代表方面做到平衡。专家邀请后，由方法学团队和 *BMJ* 共同管理和审核每位指南制订小组成员的利益相关性，并将相关的内容进行存档备查。

（四）证据合成－动态系统评价的制订

指南制订小组要求研究团队针对新冠肺炎的药物治疗进行动态系统评价和网状 meta 分析，为动态指南提供了最新的证据。动态系统评价制订团队，从周一到周五每天检索 WHO 新冠肺炎数据库、美国疾病预防控制中心数据库和灰色文献数据库，且每月检索 6 个中文数据库，包括：万方、中国生物文献数据库、维普、中国医学期刊网、中国国家基础知识数据库等以及其他国家的数据库。动态系统评价的检索过程使用了机器学习的算法协助发现最新的随机对照试验。然后经过，背对背的筛查、文献质量评估和数据提取后，进行网状 meta 分析，使用 GRADE 框架评估证据的总体质量。

（五）证据向推荐转化

指南制订团队的目标是在一个月内完成从检索到新的证据到最后的推荐意见发表的所有工作。根据动态系统评价的结果，指南制订团队和系统评价团队合作制订动态证据总结表和证据向推荐转化的表格。根据 *WHO Handbook for Guideline Development*，动态指南制订小组成员在考虑最新的证据后，在协商一致基础上制订推荐意见。若在指南制订的讨论会上，小组成员之间无法达成共识，将采用投票的方式确定最后的推荐意见。在讨论开始前，指南制订小组同意使用大多数小组成员的意见（简单大多数原则）来确定推荐的方向，但需要至少 80% 投票通过，指南制订小组才能制订强推荐。该动态指南的主要受众为临床医生，次要受众是患者和制订医疗决策者。指南制订小组在制订推荐时，考虑了单个个体患者的意愿和价值观，同时考虑了很多背景因素，如干预措施的可行性、可接受性等。

（六）动态指南的外部评审、发表和传播

动态指南文稿完成后，由 WHO 组织外部评审团队进行同行评审，最后 WHO 的发表评审委员会批准了最后指南的发布。新冠肺炎防治动态指南第 1 版在 2020 年 9 月发表，对类固醇皮质激素的应用作了相应推荐；2020 年 11 月份发表第二版的指南，对抗病毒药物的使用给出了建议。该指南同时发表在 WHO 的官方网站、*BMJ* 的快速推荐专栏以及 MAGIC app 平台，相关的动态系统评价发表在 *BMJ* 和 MedRxiv 预印版本平台。

二、其他动态指南的尝试

世界卫生组织（WHO）、MAGIC 证据生态系统和英国医学杂志（*BMJ*）采用类似的方法学和流程在 2021 年 3 月份发表了药物预防新冠肺炎的动态指南。美国血液病学会也使用动态指南的制订流程，针对新冠肺炎患者如何使用抗凝药物预防血栓给出了建议。其他很多学术机构或学术期刊，如澳大利亚新冠肺炎临床证据工作组、Cochrane 协作网和内科学

年鉴也发表了新冠相关的动态系统评价或动态推荐。新冠肺炎大流行使人们意识到动态系统评价和动态指南的重要性，可能成为两者快速发展的里程碑事件。

三、结语

动态指南是以最新证据为基础，针对临床实践的诊断和治疗问题，系统制订的具有指导性意见的文本，旨帮助医疗服务提供者、患者或政策制订者作出最明智的决定。高质量动态指南同样需要遵守循证临床实践指南制订的方法学要求。动态指南并不是新的指南制订方法学，而是一种优化的指南制订过程，动态指南允许只更新单个或几个推荐，产生动态推荐。动态指南的制订过程，需要满足一定的内部和外部条件，如需要动态系统评价的支持、指南制订团队和系统评价团队的高效合作，以及有效的发表和传播平台等。动态指南作为新兴的概念，很多制订的要素中仍存在大量的挑战，流程优化和平台建设仍在进一步的发展中。这在中国特定的环境中显得更为突出，虽然我国学者与国外研究团队合作，引进了中国 MAGIC 中心，可以使用 MAGIC app 平台制订动态指南，但是这种模式是否适合我国，以及所产生的临床指南的后效评价尚需要进一步研究。应该考虑开发适合我国的动态指南制订、发表和传播平台。相信随着学术机构和期刊合作的不断加强，动态指南制订流程会日趋成熟，其应用范围和场景会越来越多，可为临床实践提供最新可信的建议。

参 考 文 献

[1] SIEMIENIUK R，ROCHWERG B，AGORITSAS T，et al. A living WHO guideline on drugs for covid-19[J]. BMJ，2020，370：m3379.

[2] WHO. Therapeutics and COVID-19：living guideline，17 December 2020 [EB/OL]. [2021-03-17]. https://www.who.int/publications/i/item/therapeutics-and-covid-19-living-guideline.

[3] MAGICapp. WHO Living Guidelines：Therapeutics and COVID-19[EB/OL]. [2021-03-17]. https://app.magicapp.org/#/guideline/nBkO1E.

[4] SIEMIENIUK R A，BARTOSZKO J J，GE L，et al. Drug treatments for covid-19：living systematic review and network meta-analysis [J]. BMJ，2020，370：m2980.

[5] LAMONTAGNE F，AGORITSAS T，SIEMIENIUK R，et al. A living WHO guideline on drugs to prevent covid-19 [J]. BMJ，2021，372：n526.

[6] CUKER A，TSENG E K，NIEUWLAAT R，et al. American Society of Hematology 2021 guidelines on the use of anticoagulation for thromboprophylaxis in patients with COVID-19[J]. Blood Adv，2021，5(3)：872-888.

第七章　患者版临床实践指南的制订

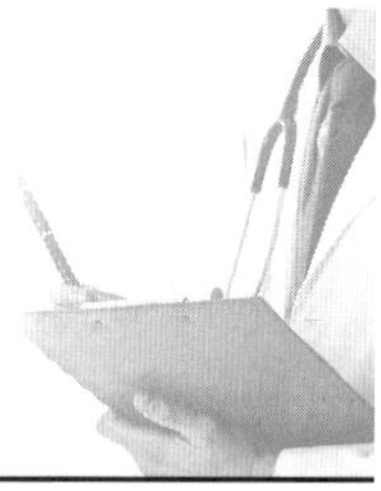

随着社会的发展，医学模式的转变，患者越来越重视自身在医疗决策中的权利和地位，患者有权利也应该有机会参与到医疗相关决策中去。患者及家属参与医疗决策，有助于为患者制订出针对性更强、更能代表患者意愿的诊疗、护理方案，从而有效减少医患冲突和矛盾。但医学是一门专业性非常强的科学，普通患者及家属由于疾病相关知识的缺乏，可能并不具备参与医疗决策全过程的知识储备和能力。在对医学相关知识的了解程度极端不对等的情况下，患者在医疗决策中的地位和作用被弱化。因此，患者对疾病相关知识的了解程度是影响患者参与医疗决策的重要因素。而当前患者获取医学疾病相关知识的渠道相对较少，网络传播的疾病相关知识又缺乏一定的时效和可靠性，临床实践指南由于专业性太强而难以被大众理解并使用，在这种情况下，患者版临床实践指南的作用便凸显出来了。

第一节　患者版临床实践指南概述

一、患者版临床实践指南概念

患者版临床实践指南（patient version of guidelines，PVG）简称“患者版指南”，是在循证医学理念指导下，以患者及家属关注的疾病相关诊疗、护理、预后等问题为中心，通过查找相关最新、最佳研究证据构建的，兼具专业和科普属性，可为患者及公众阅读和使用的指南。患者版指南以其专业、科学、科普的疾病诊治、护理和康复等信息，可以为患者及家属、照顾者、医务工作者、医疗卫生政策的制订者等人群使用。

二、患者版指南与临床实践指南

患者版指南最初是作为临床实践指南的衍生材料，由临床实践专业指南转化而来。把为医务专业人员编制的指南的建议及其原理“转译”为患者和公众更容易理解和使用的版本。现在，患者版指南的制订也可以不依托某一部具体的临床实践指南，而是严格参照指南制订方法学，从患者的角度出发，通过确定主题、查找证据、形成推荐意见等流程来构建患者版指南。

患者版指南与临床实践指南（clinical practice guidelines，CPG）相比，两者的最终目的都是为了更好地指导、规范医疗相关决策，最大限度地改善患者结局；两者的制订过程都是基于循证医学的理念及方法，针对某一具体问题，查找证据，并最终给出相应的推荐意见，制订过程科学、规范、透明。但患者版指南在制订过程中，从确定主题到形成推荐意见的每一步，更关注于患者及公众的参与、决策、意愿与体验。患者版指南可视为一种健康教育的工具，通过制订适于患者及公众阅读和理解的内容，提高患者对疾病相关知识的认知，从而促进其最大可能地参与医患沟通和共同决策。

三、患者版指南的作用

作为健康宣教的工具，提供科学、可靠的疾病相关知识。2015 年 7 月，国家卫生和计划生育委员会《健康科普信息生成与传播（试行）指南》明确要求，健康科普信息的生成，须遵循循证医学理念，寻求专业、可靠的证据支持。患者版指南作为一种工具，帮助医务工作者和相关政策制订者为患者、家属或其照顾者，尤其对于慢性病居家自我管理者，提供疾病相关饮食、运动及康复的指导，有利于其对疾病的理解和相关知识的应用，提高二级预防的效果，改善患者预后。

增强患者信心、促进医患沟通和共同决策、构建和谐医 / 护患关系。通过阅读患者版指南提供的疾病诊疗、护理、康复及自我管理等知识，患者、家属或照顾者在充分了解诊疗、护理方案的获益和风险后建立的价值观和意愿，可使其在诊疗、护理等方案选择时，处在积极参与的角色中。他们可能会对自己的选择感到放心和自信，提高其进行知情决策的比例，构建和谐的医 / 护患关系。

国际指南协作网（Guideline International Network，GIN）认为患者版指南还可以起到如下作用：①让患者了解优先事项；②向患者强调干预措施的好处和坏处以支持决策；③确定有充分证据表明危害大于益处的干预措施，从而减少对未经证明的干预措施的使用；④确定没有或仅有少量证据表明其危害和益处以及存在不确定性的干预措施；⑤指出其他的不确定因素，并强调病人自己的价值观和偏好在选择治疗方案时特别重要；⑥确定生活方式干预和病人可以采取控制病情的措施。

四、患者版指南的现状

目前，国际上已有多个组织开发了患者版指南，例如美国国家癌症综合网络（National Comprehensive Cancer Network，NCCN）、美国癌症协会（American Cancer Society，ACS）、美国医师学会（American College of Physicians，ACP）、苏格兰院际指南网络（Scottish Intercollegiate Guidelines Network，SIGN）等，主要涉及肿瘤、循环、内分泌等慢性病患者自我管理领域。我国对患者版指南的研究于近几年刚刚起步，主要集中在心血管疾病、癌症及糖尿病等慢病领域，内容涉及患者版指南的具体制订路线、患者价值观和偏好评估等方面。目前国内研究者对患者版指南的认知度较低，患者版指南的数量较少，患者版指南的制订方法、流程等领域还处于探索阶段。

第二节　患者版临床实践指南的制订方法

当前，国内外患者版指南的制订大致有两种思路。一种是直接转化现有临床实践指南。国际指南协作网（Guideline International Network，GIN）于 2012 年发布了第一部患者版指南手册，于 2015 年发布患者版指南制订指导手册，系统地描述了如何转化现有的临床实践指南，使之变为通俗易懂、易于被患者接受的患者版指南。另一种则不依托现有 CPG，参照 WHO、SIGN、NCCN、GIN 等组织的指南制订方法，从关键问题的确定开始，再到指南的撰写推广，严格按照指南制订流程来构建一部新的患者版指南，例如 SIGN 的患者版指南制订路线见图 7-2-1。患者指南正式文件及相关科普化版本，需基于地域特点，充分考虑国内患者的社会文化背景，确保指南的科学性和可推广性。在患者版指南发表后，应定时进行文献追踪，随时更新新证据，并对原来版本的指南重新进行审议和修订。

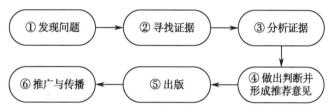

图 7-2-1　SIGN 的患者版指南制订路线

一、患者版指南制订团队成员组成

患者版指南制订团队一般由专家指导委员会、指南制订小组和患者代表等组成。PVG 专家指导委员会一般由 10～15 名具有丰富指南制订经验的临床专家、护理学家和方法学专家等多学科成员构成，并设立专业主席和方法学主席各 1 名。专家指导委员会的主要工作职责为：组建 PVG 制订工作组，并管理成员的利益冲突；指导确定 PVG 制订关键技术与方法，确定 PVG 的范围、目的、指导指南制订计划书的撰写；指导确定指南的适用人群，监督指导制订小组进行证据检索、评价，形成推荐意见的全过程；审阅、修订推荐意见和指南初稿，并负责处理外审反馈的修订意见。

PVG 制订小组由来自具有医学和循证相关背景，并有丰富的指南、系统评价等检索和制订经验的专业人员、患者代表和文字编辑人员组成。PVG 制订小组主要工作职责有：撰写 PVG 制订计划书初稿、开展文献回顾、利益相关者访谈、构建指南关键问题、进行证据的搜集、评价，制作专家共识决策表、PVG 外审相关事宜等。

由 CPG 直接转化而来的 PVG，可直接采用相应 CPG 的团队成员，但必须有患者或公众代表参加。

二、患者版指南的选题

患者版指南的选题是患者版指南制订过程中最初始又最为重要的步骤。患者版指南的范围、主题如果选择恰当，能够提高指南制订的效率，并使指南的制订过程更具可控性。通常来说，一部患者版指南由一个范围、几项主题和对应的多个具体的临床问题组成。如“心肌梗死二级预防非药物措施患者版指南”的范围是心肌梗死二级预防非药物干预措施，主题可分为：饮食、运动、体重管理等，每个主题下可以有多个具体的临床问题。目前，患者版指南范围 / 主题 / 关键问题的构建流程还未有统一的规范，但可借鉴临床实践指南确定范围、主题与关键问题的步骤进行，并根据患者版指南的特点，充分发挥患者及公众在患者版指南选题中的作用。

（一）参与患者版指南选题的人员

患者版指南选题的人员组成与临床实践指南类似，任何卫生专业人员和患者、照顾者及公众等都可以为患者版指南的范围和主题提出建议。但是患者版指南选题更加注重以患者为代表的指南目标使用人群的观点。由卫生专业人员与患者和 / 或公众一起开发的 PVG，有助于提高指南的可读性，并确保指南内容与患者及公众的疾病信息需求密切相关。患者版指南也可由患者或相关公众组织制作，并由指南制订专业人员进行审查。

（二）患者版指南选题的方法

1. 由 CPG 直接转化的 PVG　选题最理想的情况是由患者和卫生保健专业人员一起参与临床实践专业指南向患者版指南“转译”的开发过程。如欧洲《强直性脊柱炎管理患者版指南》的开发，邀请 18 名强直性脊柱炎患者参加了患者版指南转化小组，并由患者从原版临床实践指南中挑选、确定最受他们关注的 10 个关键主题及相关推荐意见，纳入患者版指南。拟纳入的主题一经确定，制订小组就将相关推荐意见进行科普化转译。此外，除了临床实践指南中给出的针对特定情况或问题的治疗方案外，患者和公众可能有更广泛的信息需求。指南制订者可以通过患者焦点小组访谈，进一步了解可能对患者日常生活有较大影响但患者版指南中未提及的其他问题。对应的问题可以直接在患者版指南中解答，也可以通过链接到其他来源的信息间接提供解答。患者版指南在回答专业指南推荐意见之外的问题时，需要明确说明这些资料不是以指南推荐意见为基础的，并详细说明信息的来源，如专家的意见或患者的经验等。

2. 不依托具体 CPG 的 PVG　任何组织及个人都可以通过指南制订组织或机构[如苏格兰院际指南网络（Scottish Intercollegiate Guidelines Network，SIGN）]的网站等平台向患者版指南制订团队提交患者版指南选题申请表，提出指南主题建议；然后，患者版指南制订团队会以选题标准为依据对提交的选题进行筛选。其中，选题标准会从疾病的危害程度、经济学因素、可行性、适宜性、证据的充分性、患者的可操作性等多方面进行考虑，范围 / 主题的宽度可宽可窄。患者版指南选题过程可运用多种类型的研究，从各角度挖掘患者版指南主题和具体问题的信息。目前常用的方法有：

（1）文献回顾：通过文献回顾，查阅、选择与指南主题相关的研究，并按照搜索到文献研究内容分组，提炼主题。如《中国乳腺癌患者生活方式指南》通过查阅乳腺癌及其他癌症患者相关的生活方式指南、系统文献回顾报告，按照既定的标准，筛选与乳腺癌预后相关的生活方式条目，提交指南专家组讨论后，纳入指南推荐范围。通过文献回顾筛选出的主题通常包括患者、服务使用者以及照护者对疾病经验、患者需求、患者偏好和满意度等方面的问题及需求。

（2）质性研究：在患者版指南选题时，还可以通过质性研究进行临床情景判断。如“心肌梗死二级预防非药物措施患者版指南”的选题（图 7-2-2），以小组访谈或者半结构式访谈的形式，访谈了包括卫生专业人员和患者、公众及照顾者等患者版指南所涉及的目标应用人群和适用人群。通过广泛听取这些利益相关方的观点，来了解患者、服务使用者及照护者的疾病相关知识需求。并对访谈内容进行归纳整理，从而提炼出需要指导的关键问题，再由利益相关者如患者、照顾者、医务工作者等对问题重要性进行评分，从而确定患者版指南拟解决问题的优先性。从而更加合理地确定患者版指南选题的内容。

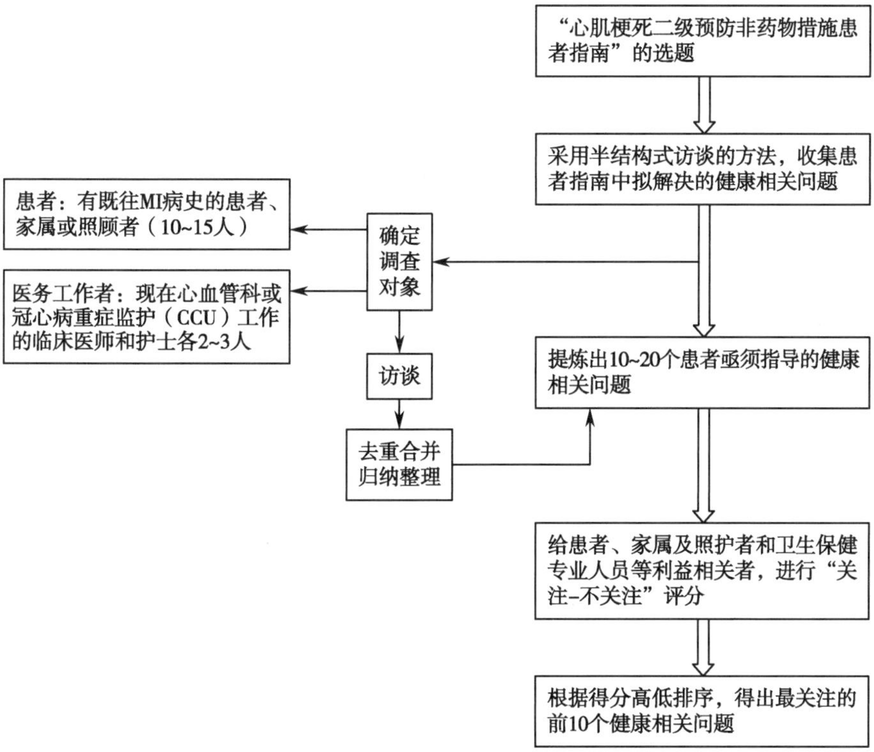

图 7-2-2　心肌梗死二级预防非药物措施患者版指南的关键问题构建策略

在拟定患者版指南关键问题时，可按照 PICO 模式，PICO 即人群（population）、干预措施（intervention）、对照（comparison）、结局指标（outcome）。其中，患者版指南关键问题的数量取决于主题和范围的宽度。在提出患者版指南每个关键问题时，应尽可能考虑可能影响干预结果和有效性的因素，患者版指南的关键问题构成了推荐意见的基础。一般来说，每部患者版指南的关键问题在 7～10 个之间比较常见。

3. 患者版指南选题需要考虑的因素　患者版指南的目标受众主要是患者、公众及照顾者，因此患者版指南在选题时可以重点关注一些患者需要与卫生专业人员沟通和共同决策的主题，如症状的管理、手术方式和药物治疗的选择等；以及慢性病如冠心病、高血压、糖尿病等的自我管理、二级预防等方面的内容。还需要考虑：该选题是否有足够的证据做基础？是否会给患者及公众带来更多经济负担？该选题是否会改善患者结局？是否能够延缓或降低疾病并发症发生率或死亡率？

三、指南计划书的撰写与指南注册

指南计划书的撰写有助于明确指南制订路线、流程，各个制订环节的具体技术和方法，明晰指南制订成员的职责和分工，确保指南制订过程的高效、可控。如发表在《中国循证医学杂志》的“心肌梗死二级预防非药物措施患者版指南”的计划书内容涵盖了：患者版指南项目组的人员构成和职责分工、指南的目标应用人群和使用人群、利益冲突声明和基金资助、指南拟解决健康管理问题的遴选和确定、证据检索、筛选与评价方法和推荐意见与专家共识等。指南计划书提交指南指导委员会，由委员会专家审核。也可将指南计划书发表在专业期刊杂志上，使指南制订过程公开、规范、透明。

为了能够更好地保证患者版指南的制订质量、避免重复工作，可以进行患者版指南的注册。患者版指南的注册信息，通常包括患者版指南的题目、指南类型、适用范围、目标用户、分级 / 共识方法、资金来源、制订单位、预计时间安排等。具体的注册平台及方法可参考本书前面临床实践指南的注册。

四、利益声明和基金资助

为了保证患者版指南制订的公正、客观性，要求所有参与指南制作的成员，指南专家组成员、制订组成员、患者代表等均应填写利益冲突声明表。并在制作患者版指南的过程中，对出现的利益冲突进行管理。在最终的指南文件中，还应将利益声明和利益冲突处理结果以附件的形式呈现出来。若患者版指南制订过程中接受了基金资助，应在指南中标注出资金来源的相关信息，并保证资金资助不会影响到推荐意见的形成。由 CPG 直接转化的 PVG，如果参与人员没有变动，可以直接从 CPG 的文件中调取利益声明表。

五、患者版指南证据检索的思路

在患者版指南制订查找证据时，通常会根据证据等级，从高等级的证据开始检索。查找证据的类型首先是临床实践指南和专家共识类的文献，检索的时限通常是近 5 年。检索常用的数据库包括中文数据库 CBM、CNKI 和万方，英文数据库 PubMed、Embase、Cochrane Library，以及专业的指南制订机构或协会的网站，如国际指南协作网（Guideline International Network，GIN）、美国国家指南文库（National Guideline Clearinghouse，NGC）、英国国家优化卫生与保健研究所（National Institute for Health and Clinical Excellence，NICE）、苏格兰校际指南网络（Scottish Intercollegiate Guidelines Network，SIGN）和 WHO 数据库等。请相关领域专家推荐主题相关的指南作为补充也是常用的做法。

若现有指南类的证据不足以回答指南中拟涵盖的健康相关问题，将考虑检索系统评价和 meta 分析类的证据。如果没有可用的系统评价，将考虑进行系统的原始研究如随机对照试验（randomised controlled trial，RCT）、观察性研究、质性研究等类型的检索。此时应依据临床问题的类型来选择相应研究设计的文献。

还有一些特殊情况，如没有检索到相关证据、直接证据等，这时，专家建议或患者经验可能是证据的来源。如患者在与医生预约之前应该做些什么，或者在与医疗卫生专业人员交谈时应重点关注哪些问题。参与患者版指南开发的患者可以根据自己的疾病体验与经历，或咨询更为广泛的患者人群，作出判断，并提供日常生活中如何处理这种情况的建议。在指南正式文件撰写时要明确标明，哪些信息不是基于对证据的系统搜索和评估，而是来源于专家建议或患者的经验。

证据检索、筛选、评价等相关的策略和结果等信息，应在正式指南文件中进行报告。证据的检索、筛选与评价方法详见本书其他章节。

六、整合证据、形成推荐意见并进行共识

（一）整合评价证据、形成推荐意见

根据患者版指南中拟定的关键问题，整合相应证据，选用证据与推荐意见分级工具对证据质量进行评价，并形成相应的推荐意见。目前常用的证据与推荐意见分级工具有：GRADE 证据质量分级工具、SIGN 的证据质量与推荐强度分级工具、OCEBM 证据分级标准工具和 JBI 证据预分级工具等。推荐强度与证据级别并非一一对应的关系，推荐意见的制订不能完全依赖证据质量。在考虑证据质量的同时，还要综合考虑干预措施的利弊、经济性、适用性，特别是患者的偏好和意愿等因素来给出推荐意见。因此，在形成推荐意见时，有可能因为患者及公众的意愿，导致出现高级别证据弱推荐或不推荐，或者，可能没有高质量的证据做基础，但由于干预措施较好地迎合了患者及公众的喜好而变为强推荐。

（二）专家共识、撰写全文

对新制订的患者版指南，制订“问题—推荐意见—证据”决策表，交由指南共识专家组进行共识，并根据专家共识意见撰写 PVG 初稿。对于由 CPG 直接改编的 PVG，确定要纳入的临床问题和推荐意见后，直接从专业 CPG 版本改写相应部分。

七、患者版指南的外审与修订

由临床专业指南转化而来的患者版指南，若补充了原有指南未涵盖的新内容应送外部评审。完全重新制订的患者版指南在正式发布之前要进行外部评审，公开收集专业医务人员和目标使用人群如患者及家属等对患者版指南的意见和反馈。参加外审的患者及公众在进行患者版指南评审时，可就相关推荐意见表达的明确性、图片的清晰度、是否符合阅读习惯、特定环境下的实施影响等方面作出全面评论。如果外部评审成员（包括患者及公众）对其中的一个或者多个推荐意见提出质疑，指南制订团队应重新开会讨论并对其进行修订，以保障患者版指南的推荐意见在目标使用人群中的认可度。

八、指南的制作与传播

（一）指南的撰写人员

患者版指南的撰写应由一名全程参与制作指南制订工作的成员负责，并请专业文字编辑工作者合作，将专业的语言翻译成通俗易懂的文字，以确保指南的表达顺畅、通俗，同时对文中插图和表格合理排版，使其更便于被群体大众所阅读和接受。患者代表及公众也可

以参与患者版指南报告撰写的过程，同时提供相关的意见及建议。

（二）提高指南可读性的建议

问题及推荐意见的描述方式：患者版指南的问题及推荐内容宜采用问答的方式和第二人称。例如“问题 1：高血压的并发症有哪些？”“问题 2：医务人员如何帮你判断心脏病发作？”“问题 3：什么情况下要去咨询专家？”等。问题中的语言应亲切、自然、富有亲和力，该方式更容易被患者及公众所接受，使患者更快进入患者角色，积极参与实践和自我管理。

使用图案标识：患者版指南可考虑多采用图案标识，使得指南内容通俗易懂，一目了然。例如在临床实践指南中，证据等级通常用英文字母 A/B/C 或罗马数字Ⅰ/Ⅱ/Ⅲ表示；而患者版指南可尝试采用浅显易懂、新颖多样的图案直观地代表推荐强度的等级。

选择合适篇幅：患者版指南框架简明，篇幅简短，简单易读。例如 SIGN 患者版指南篇幅均较临床实践指南简短，全部内容大概为 20～40 页，且字体较临床实践指南偏大，与临床实践指南相比，患者版指南照顾到患者和公众的需要，在患者健康教育、促进患者参与健康决策方面起到正向的积极作用。

（三）患者版指南的传播

对于由临床实践指南转化而来的患者版指南，建议与临床实践指南同时或先后发布与更新，建议两者相互关联且可获取；对于新制订的患者版指南，鼓励患者及公众参与患者版指南的传播，会使得指南更加通俗易懂且更加令人信服，从而提高人们对指南的存在和内容的认识，可以通过以下方式传播患者版指南：①发表在专业的期刊 / 杂志或指南制订机构的网站上。②利用媒体和科普网页：可以借助媒体的宣传提高患者版指南的知名度和影响力；与科普网站合作推广指南；另外一些广告材料，如海报等也能传播指南信息。③医院、社区等医疗保健场所：医院门诊、病房、社区卫生服务中心（站）、卫生院、保健院等在内的医疗或健康管理机构是健康教育的主战场，医务人员是宣传和推广患者版指南的主力军。④利用会议、培训及讲座：可以在有专业人士和患者组织参加的活动中推广该指南。如在为病人团体、医疗专业人士及医学生准备的讲座、会议及培训上展出，在患者组织和慈善机构的年会或其他地方性的活动中推广指南。

（四）患者版指南的报告规范

世界卫生组织的指南要求都要有执行总结、主体和附录。指南正文应包括简介、目录、制订方法、主要推荐意见和结论等内容。指南制作过程中所有的参与者，其参与的具体工作、利益冲突声明、工作单位等信息也应呈现。指南制作过程中的系统评价结果、GRADE 证据概要表、证据—决策框架表等结果，通常以电子版附件的形式呈现，以减少指南正文的篇幅，利于使用者查询和阅读。

近期，国际实践指南报告标准（the reporting tool for practice guidelines in health care，RIGHT）工作组发表了患者版指南报告清单（RIGHT for PVG）。该清单认为患者版指南的全文应从基本信息、背景、推荐意见和其他信息四个方面，共 12 个主题、17 个条目来报告其内容。患者版指南报告的核心内容包括：PVG 的标题、指南制订机构的联系信息、摘要，PVG 的主题、范围、目标用户，推荐意见及其强度、等级，患者可能与医疗专业人员讨论的主题，相关的基金资助和利益冲突声明等。如果是 CPG 转化的 PVG，还应提供源指南的链接。

参 考 文 献

[1] Guidelines International Network. About the G-I-N PUBLIC Toolkit：patient and public involvement in guidelines［EB/OL］.［2020-04-02］. https://g-i-n.net/document-store/working-groups-documents/g-i-n-public/toolkit/toolkit-2015.

[2] World Health Organization.WHO Handbook for Guideline Development［EB/OL］.［2021-02-09］. https://www.who.int/publications/i/item/9789241548960.

[3] SANTESSO N，MORGANO G P，JACK S M，et al. Dissemination of clinical practice guidelines：a content analysis of patient versions［J］. Med Decis Making，2016，36（6）：692.

[4] SIGN.Patient booklets［EB/OL］.［2020-04-02］. https://www.sign.ac.uk/patient-publications.

[5] WANG X，CHEN Y，AKL E A，et al. The reporting checklist for public versions of guidelines：RIGHT-PVG［J］. Implementation Science，2021，16（1）：1-10.

[6] NICE.Health services for people with sarcoma：Understanding NICE guidance-information for the public［EB/OL］.［2020-04-02］. https://www.nice.org.uk/ guidance/csg9/resources/health-services-for-people-with-sarcoma-pdf-21 88962109.

[7] 李艳，陈耀龙，陈静，等. 心肌梗死二级预防非药物措施患者指南的研制思路［J］. 中国循证医学杂志，2016，16（5）：617-620.

[8] NCCN.Kidney Cancer-NCCN Guidelines for Patients® Version 1.2015［EB/OL］.［2020-4-2］. https://www.nccn.org/patients/guidelines/ kidney/index.html.

[9] SIGN.Glaucoma Referral and safe discharge：A booklet for patients，their families and carers［EB/OL］.［2020-04-02］. https://www.sign.ac.uk/assets/pat144.pdf.

[10] EMSO.Stomach cancer：a guide for patients［EB/OL］.［2020-03-10］. https://www.esmo.org/content/download/6635/115239/file/EN-Stomach-Cancer-Guide-forPatients.pdf.

[11] KILTZ U，VAN DER HEIJDE D，MIELANTS H，et al. ASAS/EULAR recommendations for the management of ankylosing spondylitis：the patient version［J］. Ann Rheum Dis，2009，68（9）：1381-1386.

[12] SEPUCHA K R，ABHYANKAR P，HOFFMAN A S，et al. Standards for UNiversal reporting of patient Decision Aid Evaluation studies：the development of SUNDAE Checklist［J］. BMJ Qual Saf，2017，27（5）：bmjqs-2017-006986.

[13] FEARNS N，GRAHAM K，JOHNSTON G，et al. Improving the user experience of patient versions of clinical guidelines：user testing of a Scottish Intercollegiate Guideline Network（SIGN）patient version［J］. BMC Health Serv Res，2015，16（1）：37.

[14] MCCLURE J S. Informing patients：translating the NCCN guidelines. J Natl Compr Canc Netw［J］. 2011，9（Suppl 3）：S4-S5.

[15] 宁允，程侣，李文姣，等. 患者指南制订方法的思考——患者指南的选题［J］. 中国循证心血管医学杂志，2020，12（11）：1308-1310.

[16] 宁允，李文姣，程侣，等. 患者及公众参与患者指南制定的思考［J］. 中国循证心血管医学杂志，2020，12（8）：908-911.

[17] SIGN. Glaucoma Referral and safe discharge［EB/OL］.［2021-02-09］. https:// www.sign.ac.uk/our-guidelines/glaucoma-referral-and-safe-discharge/.

[18] 陈耀龙，荀杨芹，李博，等. 如何制订患者指南[J]. 协和医学杂志，2020，11（4）：453-458.

[19] 王小琴，童雅婧，何江华，等. 患者指南制订的基本原则和方法（一）[J]. 中国循证儿科杂志，2017，12（6）：476-478.

[20] 中华预防医学会妇女保健分会乳腺学组. 中国乳腺癌患者生活方式指南[J]. 浙江医学，2017，39（4）：239-242.

[21] 吴兆苏，霍勇，王文，等. 中国高血压患者教育指南[J]. 慢性病学杂志，2014，15（1）：1-30.

第八章　基层版临床实践指南的制订

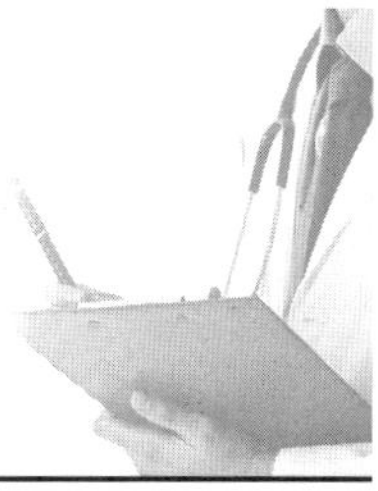

作为分级诊疗制度的核心内容，加强基层医疗卫生服务建设是合理配置医疗资源、促进基本医疗卫生服务均等化、保障满足群众就医需求的重要举措。深化医药卫生体制改革以来，我国基层医疗卫生服务体系逐步健全，基层卫生服务能力持续提升。截至 2019 年底，全国共有 3.6 万所乡镇卫生院、3.5 万个社区卫生服务中心（站），61.6 万个村卫生室，基层医疗卫生机构人员数达到 416.1 万人。2019 年，基层医疗卫生机构诊疗人次 45.3 亿人次，占全国医疗卫生机构诊疗人次的 52%，其中，乡镇卫生院诊疗人次同比提高了 5.3%，社区卫生服务中心诊疗人次同比提高了 8.2%。虽然取得了瞩目的成绩，但基层医疗服务水平参差不一，如何提高基层医务工作者的医疗服务水平仍是一个的亟待解决问题。临床实践指南是具有权威性和实践意义的医疗实践指导文件，制订适合基层医疗卫生机构使用的基层版临床实践指南对规范基层诊疗行为和改善患者临床结局具有重要意义。

第一节　基层版临床实践指南制订的现状

目前，各类临床实践指南的制订和推广应用已较为常见，但由于基层医疗机构资源相对匮乏、诊疗水平有限等原因，常规临床实践指南无法完全适用于基层医疗卫生机构，因此制订切合基层实际情况、适应基层医疗机构使用的基层版临床实践指南尤为重要。

近年来，制订发布的基层版临床实践指南逐渐增多，截至 2020 年 7 月，共有 58 篇最新基层临床指南发布，其中 2018 年以来发布的约占 82%。国内基层版临床实践指南的制订机构以行业学协会为主，体现了政府指导和行业学 / 协会主导的模式。例如，2017 年，中华医学会受国家卫生健康委委托制订《基层医疗卫生机构常见疾病诊疗指南》，目前已发布了支气管哮喘、2 型糖尿病、高血压、慢性腹痛、帕金森病等涵盖呼吸系统、内分泌系统、心血管系统、消化系统、神经系统等主要慢性病疾病的基层诊疗指南，且每个指南均包括完整版和实践版两个版本。中华中医药学会组织制订了消化性溃疡、功能性腹泻等基层版中医诊疗指南。除此之外，也有部分基层版指南由专家团体制订。在指南应用方面，超过 70% 的基层版指南为诊疗指南，少数为疾病预防、技术操作或药物使用指南。指南共涉及 19 种疾病，主要为消化系统、内分泌系统、呼吸系统和心血管系统疾病，涵盖了疾病的诊断、治疗和预防等内容。在指南制订小组的成员方面，由全科医生参与制订的指南不足一半，大部分未参考全科医生的意见。在制订的指南类型方面，目前已发布的基层版临床实践指南多数为基于专家意见形成的专家共识。已发布基层版临床实践指南及其基本信息详见表 8-1-1。

表 8-1-1 已发布基层版临床实践指南及其基本信息

编号	指南名称	发布时间	发布期刊	制订组织	关键词	全科医生是否参与制订
1	中国高血压防治指南(基层版)	2009 年	中华高血压杂志	《中国高血压防治指南》(基层版)编撰委员会、中华人民共和国卫生部疾病预防控制局、卫生部心血管病防治研究中心、高血压联盟(中国)	高血压	否
2	华法林临床应用中国专家共识(基层版)	2013 年	中华全科医师杂志	中华心血管病杂志编辑委员会、中国老年学学会心脑血管病专业委员会	华法林	否
3	中国 2 型糖尿病防治指南(基层版)	2013 年	中国全科医师杂志	中华医学会糖尿病学分会	糖尿病	否
4	中国支气管哮喘防治指南(基层版)	2013 年	中国实用内科杂志	中华医学会呼吸病学分会哮喘学组、中华医学会全科医学分会	支气管哮喘	否
5	阻塞性睡眠呼吸暂停低通气综合征诊治指南(基层版)	2015 年	中华健康管理学杂志	阻塞性睡眠呼吸暂停低通气综合征诊治指南写作组	COPD	否
6	中国高血压基层管理指南(修订版)	2015 年	中华高血压杂志	《中国高血压基层管理指南》修订委员会	高血压	否
7	社区获得性肺炎综合治疗指南(2015 年上海市基层版)	2016 年	中华糖尿病杂志	上海市中西医结合学会急救专业委员会	肺炎	否
8	2 型糖尿病合并血脂异常的他汀类药物治疗专家共识	2017 年	中华糖尿病杂志	中国医师协会全科医师分会	糖尿病	否
9	国家基层高血压防治管理指南	2017 年	中国循环杂志	国家基本公共卫生服务项目基层高血压管理办公室、基层高血压管理专家委员会	高血压	否
10	中国成人动脉粥样硬化性心血管疾病基本治疗路径专家共识(推荐草案)	2017 年	中国全科医学	中华医学会全科医学分会慢病管理专业学组	心血管疾病	否
11	基层糖尿病微血管病变筛查与防治专家共识	2018 年	中国医学前沿杂志(电子版)	中国微循环学会糖尿病与微循环专业委员会	糖尿病	否
12	基层医院腹膜透析技术与管理专家共识	2018 年	上海医学	《基层医院腹膜透析技术与管理专家共识》协作组	腹膜透析	否

续表

编号	指南名称	发布时间	发布期刊	制订组织	关键词	全科医生是否参与制订
13	支气管哮喘基层诊疗指南	2018 年	中华全科医师杂志	中华医学会、中华医学会杂志社	支气管哮喘	是
14	慢性阻塞性肺疾病基层诊疗指南	2018 年	中华全科医师杂志	中华医学会、中华医学会杂志社	COPD	是
15	国家基层糖尿病防治管理指南	2018 年	中华内科杂志	中华医学会糖尿病学分会、国家基层糖尿病防治管理办公室	糖尿病	否
16	常规肺功能检查基层指南	2018 年	中华全科医师杂志	中华医学会、中华医学会杂志社	肺功能检查	否
17	慢性肺源性心脏病基层诊疗指南	2018 年	中华全科医师杂志	中华医学会、中华医学会杂志社	COPD	是
18	咳嗽基层诊疗指南	2018 年	中华全科医师杂志	中华医学会、中华医学会杂志社	咳嗽	是
19	血脂异常基层诊疗指南	2019 年	中华全科医师杂志	中华医学会、中华医学会杂志社	血脂异常	是
20	胸痛基层诊疗指南	2019 年	中华全科医师杂志	中华医学会、中华医学会杂志社	胸痛	是
21	心脏骤停基层诊疗指南	2019 年	中华全科医师杂志	中华医学会、中华医学会杂志社	心脏骤停	是
22	消化系统常见病消化性溃疡中医诊疗指南（基层医生版）	2019 年	中华中医药杂志	中华中医药学会脾胃病分会	消化系统疾病	否
23	消化系统常见病慢性胰腺炎中医诊疗指南（基层医生版）	2019 年	中华中医药杂志	中华中医药学会脾胃病分会	消化系统疾病	否
24	消化系统常见病慢性非萎缩性胃炎中医诊疗指南（基层医生版）	2019 年	中华中医药杂志	中华中医药学会脾胃病分会	消化系统疾病	否
25	消化系统常见病溃疡性结肠炎中医诊疗指南（基层医生版）	2019 年	中华中医药杂志	中华中医药学会脾胃病分会	消化系统疾病	否
26	消化系统常见病功能性消化不良中医诊疗指南（基层医生版）	2019 年	中华中医药杂志	中华中医药学会脾胃病分会	消化系统疾病	否
27	消化系统常见病功能性腹胀中医诊疗指南（基层医生版）	2019 年	中华中医药杂志	中华中医药学会脾胃病分会	消化系统疾病	否
28	消化系统常见病复发性口腔溃疡中医诊疗指南（基层医生版）	2019 年	中华中医药杂志	中华中医药学会脾胃病分会	消化系统疾病	否
29	胃食管反流病基层诊疗指南	2019 年	中华全科医师杂志	中华医学会、中华医学会杂志社	消化系统疾病	是
30	糖尿病足基层筛查与防治专家共识	2019 年	中国糖尿病杂志	中国微循环学会糖尿病与微循环专业委员会	糖尿病	否

续表

编号	指南名称	发布时间	发布期刊	制订组织	关键词	全科医生是否参与制订
31	室性心动过速基层诊疗指南	2019年	中华全科医师杂志	中华医学会、中华医学会杂志社	室性心动过速	是
32	慢性心力衰竭基层诊疗指南	2019年	中华全科医师杂志	中华医学会、中华医学会杂志社	心力衰竭	是
33	慢性腹痛基层诊疗指南	2019年	中华全科医师杂志	中华医学会、中华医学会杂志社	腹痛	是
34	甲状腺功能亢进症基层诊疗指南	2019年	中华全科医师杂志	中华医学会、中华医学会杂志社	甲状腺功能亢进症	是
35	甲状腺功能减退症基层诊疗指南	2019年	中华全科医师杂志	中华医学会、中华医学会杂志社	甲状腺功能减退症	是
36	急性胰腺炎基层诊疗指南	2019年	中华全科医师杂志	中华医学会、中华医学会杂志社	急性胰腺炎	是
37	急性心力衰竭基层诊疗指南	2019年	中华全科医师杂志	中华医学会、中华医学会杂志社	心力衰竭	是
38	急性上呼吸道感染基层诊疗指南	2019年	中华全科医师杂志	中华医学会、中华医学会杂志社	呼吸道感染	是
39	急性气管 - 支气管炎基层诊疗指南	2019年	中华全科医师杂志	中华医学会、中华医学会杂志社	呼吸道感染	是
40	基层2型糖尿病筛查专家共识	2019年	全科医学临床与教育	中国医疗保健国际交流促进会基层卫生分会	糖尿病	否
41	高血压基层诊疗指南	2019年	中华全科医师杂志	中华医学会、中华医学会杂志社	高血压	是
42	肺结核基层诊疗指南	2019年	中华全科医师杂志	中华医学会、中华医学会杂志社	肺结核	是
43	非酒精性脂肪性肝病中医诊疗指南（基层医生版）	2019年	中西医结合肝病杂志	中华中医药学会脾胃病分会	脂肪性肝病	否
44	成人阻塞性睡眠呼吸暂停基层诊疗指南	2019年	中华全科医师杂志	中华医学会、中华医学会杂志社	COPD	是
45	成人社区获得性肺炎基层诊疗指南	2019年	中华全科医师杂志	中华医学会、中华医学会杂志社	肺炎	是
46	2型糖尿病基层诊疗指南	2019年	中华全科医师杂志	中华医学会、中华医学会杂志社	糖尿病	是
47	原发性骨质疏松症基层诊疗指南	2020年	中华全科医师杂志	中华医学会、中华医学会杂志社	骨质疏松症	否
48	预激综合征基层诊疗指南	2020年	中华全科医师杂志	中华医学会、中华医学会杂志社	预激综合征	是

续表

编号	指南名称	发布时间	发布期刊	制订组织	关键词	全科医生是否参与制订
49	幽门螺杆菌感染基层诊疗指南	2020 年	中华全科医师杂志	中华医学会、中华医学会杂志社	幽门螺杆菌感染	是
50	心房颤动基层诊疗指南	2020 年	中华全科医师杂志	中华医学会、中华医学会杂志社	心房颤动	是
51	消化系统常见病胃下垂中医诊疗指南（基层医生版）	2020 年	中华中医药杂志	中华中医药学会脾胃病分会	消化系统疾病	否
52	消化系统常见病急性胰腺炎中医诊疗指南（基层医生版）	2020 年	中华中医药杂志	中华中医药学会脾胃病分会	消化系统疾病	否
53	消化系统常见病急慢性胆囊炎、胆石症中医诊疗指南（基层医生版）	2020 年	中华中医药杂志	中华中医药学会脾胃病分会	消化系统疾病	否
54	头晕 / 眩晕基层诊疗指南	2020 年	中华全科医师杂志	中华医学会、中华医学会杂志社	头晕/眩晕	否
55	痛风及高尿酸血症基层诊疗指南	2020 年	中华全科医师杂志	中华医学会、中华医学会杂志社	痛风	否
56	帕金森病基层诊疗指南	2020 年	中华全科医师杂志	中华医学会、中华医学会杂志社	帕金森	是
57	肥胖症基层诊疗指南	2020 年	中华全科医师杂志	中华医学会、中华医学会杂志社	肥胖症	是
58	2 型糖尿病分级诊疗与质量管理专家共识	2020 年	中国医学前沿杂志（电子版）	中国研究型医院学会糖尿病学专业委员会分级诊疗与基层管理糖尿病学组	糖尿病	否

在指南质量方面，使用指南质量评价工具 AGREE Ⅱ（Appraisal of Guidelines Research and Evaluation Ⅱ，AGREE Ⅱ）从“范围和目的”“参与人员”“制订严谨性”“表达清晰性”“应用性”“编辑独立性”6 个维度对这些基层版临床实践指南进行了评价，结果提示指南的整体质量有待提升。范围和目的维度考察指南对总体目的、涵盖卫生问题及目标人群的描述是否清晰明了，仅有少数基层版指南详细阐明了总体目的及制订范畴，且明确指明目标人群为基层医师，其余指南仅简单提及指南涵盖的卫生保健问题。参与人员维度主要评价基层版指南在开发和应用层面对于参与人员的描述，包括开发者信息、指南使用者范围、目标人群意愿，大部分指南均着重于描述开发小组信息，且开发小组主要由相关领域专家组成，缺少循证医学专家、患者、公众的参与。制订严谨性维度主要评价基层版指南制订过程中所涉及的检索证据方法、选择证据标准、证据及证据体的质量等级及局限性、形成推荐意见的方法、推荐意见是否权衡利弊、证据与推荐的关联性等 8 个方面内容。该维度得分的高低是评价指南质量高低的重要内容，但仅有少数指南阐述了推荐意见和证据的关系，大部分均未描述推荐意见和证据的关系、专家外审等内容。表达清晰性维度主要评价基层版指南

推荐意见的明确性、是否列出不同的选择、推荐意见容易识别及提供应用推荐意见的工具的质量等，但仅有少数基层版指南的推荐意见较为明确，对推荐意见进行明确标识。应用性维度重点评价基层版指南在应用过程中的适应性和可行性，应当描述其应用的优劣势、应用时潜在的资源投入问题、应为推荐意见应用于实践提供建议和配套工具，虽然部分指南出版了实践版，便于其在基层的推广及实施，但大部分指南对该维度未进行描述，或描述不具体。编辑独立性维度主要侧重基层版指南开发成员的利益冲突描述与处理，包括声明赞助来源、利益冲突和处理方法，不足一半的基本版指南描述了指南制订小组成员间的利益关系，仅有1篇指南明确阐述赞助单位的利益关系。

我国基层版临床实践指南还存在一大问题，即基层医生对指南的了解与应用不足。有学者调查发现我国基层医生对《中国高血压防治指南》的知晓率为35%～97%，基层医务人员对其内容的理解、掌握和应用存在很大差异。指南在基层中的实施也面临挑战，一方面一些基层医疗卫生机构从业人员，尤其是偏远地区，无法获取指南或获取渠道有限，导致很多指南在基层难以实施；另一方面则是对医务人员的培训不够规范系统导致的。调查数据显示，《中国高血压防治指南》的培训率为29%～88%，而心肺复苏指南基层医生的培训率仅为12.5%。

第二节　基层版临床实践指南的制订方法

基层版临床实践指南的使用者是基层医生而非综合医院的医生，在制订基层版临床实践指南时，需充分考虑其使用者的特殊性，尤其是在诊疗水平有限、资源有限、经济条件较差的前提下，了解其能够开展的医疗工作，再有针对性地进行指南的制订，这是基层版指南的核心原则。考虑到基层版指南使用者和正式版指南不同，因此基层版指南不应当为原有专科临床实践指南的简易版或改编版，而是需要重新制订。制订基层版临床实践指南和正式版临床实践指南的方法学基本一致，仅在部分内容上存在细微区别，其主要制订方法可参考本书第二章内容，现就基层版临床实践指南制订过程中的注意事项进行说明。

一、指南范围、主题及问题的确定

因为制订指南要耗费大量的时间和经费，主题过大的指南有可能会导致制作过程失控，或者使制订出来的指南不具有临床指导意义，聚焦于明确的范围、主题、问题，才能保证指南制订的顺利进行。

并不是所有疾病都可以制订基层版临床实践指南，只有聚焦基层突出或共性的健康问题，才能充分利用有限的资源获得最大的卫生经济效益。2016年国务院《“十三五”深化医药卫生体制改革规划》提出，以常见病、多发病的诊断和鉴别诊断为重点，强化乡镇卫生院、社区卫生服务中心基本医疗服务能力建设；提升乡镇卫生院开展急诊抢救、二级以下常规手术、正常分娩、高危孕产妇初筛、儿科、精神疾病、老年病、中医、康复等医疗服务能力。不难看出，常见病、多发病、老年病、中医等内容是国家政策重点支持内容，也是基层版指南应当聚焦的范围。

基层医疗卫生机构不仅承担着患者诊断、治疗，同时往往也承担着患者的疾病管理等工作，因此基层版指南的主题应该包括疾病相关的全周期内容，包括疾病的预防、诊断、治疗、转诊、并发症、健康宣教、管理等内容。

在确定了指南范围、主题后，临床问题的确定直接关系到基层医务工作人员对指南的认可度。临床问题只有满足基层诊疗活动中常见的问题、医务人员关心的问题，才能有利于其在基层的推广应用，起到促进临床决策和规范医疗服务的作用。在确定临床问题时，首先可以对相关基层医疗卫生机构的医务人员进行访谈或实地调研，了解机构的医疗设备、药品等医疗资源配置情况，以及医务人员的诊疗水平和他们关心的问题，然后基于访谈或调研结果构建临床问题，在设置问题的评分选项时，可分别就可行性和重要性两个维度分别设置分值为1～5分，对应从“非常不重要”至“非常重要”，分别调查该条临床问题在基层环境下是否可行和是否重要。同时为避免未覆盖到重要的临床问题，也应当设置开放性问题，能够让基层医疗人员填写未覆盖的问题。最后就临床问题进行问卷调查时，应当覆盖社区卫生服务中心、乡镇卫生院、村卫生室、诊所等各种类型基层医疗卫生机构医疗人员，也应当尽量覆盖不同经济发展水平的地区。

值得注意的是，目前国内对基层的定义一般是指县级以下行政单位，基层医疗卫生机构指社区卫生服务中心、乡镇卫生院、村卫生室、诊所等，基层版临床实践指南一般适用于基层医疗卫生机构。但一些疾病，如膀胱癌、胆囊结石，可能需要通过外科手术进行治疗，无法在社区卫生服务中心、乡镇卫生院、村卫生室、诊所等这些基层医疗卫生机构开展，必须在县级及以上医疗卫生机构进行手术。因此，针对这些需要手术治疗的疾病制订“基层版”临床实践指南，以促进县级医疗卫生机构对这些疾病的诊疗是值得实践的。

二、指南制订参与人员的组成与分配

指南制订人员设计构成合理是保证指南质量的重要影响因素，同时也是指南评价的重要内容。基层医疗卫生机构及其医疗人员、患者是基层版临床实践指南的重要利益相关方。在构建指南工作团队时，除了考虑潜力利益冲突等原则外，应该着重强调指南制订参与人员的多学科性、考虑患者的价值观意愿，以及方法学专家的参与。

基层版临床实践指南应当考虑多学科性，注重基层全科医生的参与，以确保制订的指南符合基层医疗资源实际情况，能够解决基层诊疗中遇到的临床问题。荷兰从1989年开始，其全科医师协会就针对基层的情况撰写他们自己的指南，以更为有效地指导荷兰的全科医生。基层全科医生应该以合理的方式、以合适的形式参与到指南的制订过程中，比如作为指南制订小组的成员，或参与调研、深入访谈、焦点小组讨论、工作组会议等。同时，考虑到不同的经济发展水平会导致医疗资源和诊疗水平存在差异，在纳入基层全科医生时也应当尽量纳入不同发展水平地区的基层全科医生。

作为循证医学的三大要素之一，患者的偏好和价值观是影响推荐意见的重要因素。患者的观点比如对关键或重要结局指标的确定，与医生的观点常常不同。除考虑生活质量和身体功能改善等因素外，经济因素往往是基层患者在面临医疗卫生保健抉择时考虑的重要因素。组建指南制订小组时可以纳入基层患者，通过患者咨询、访谈，患者参与指南评审等方法识别患者观点。

缺乏方法学专家参与是目前基层版临床实践指南存在的问题之一。国外参与临床指南制订者大都包括循证医学专家，这使得指南更具有说服力，而国内的基层版临床指南的制订，参与人员并没有介绍有循证医学专家的参与，多是基于相关领域专家的经验及讨论制订。与其他指南相同，基层版临床实践指南的制订过程涉及诸多环节，循证医学等方法学专家的参与能够帮助指导解决指南制订过程中的方法学问题，提高指南的质量。

三、指南初稿的外审

与循证指南等其他类型临床实践指南一样，基层版临床实践指南在正式发布前也需要进行外审，外审内容、外审形式及流程等与其他类型临床实践指南类似。但需要强调的是，在指南意见征集和同行专家评审时，应当邀请不同地区的基层患者及基层医疗卫生人员作为外审成员向其征求意见，以广泛征集意见，从而保证指南在基层医疗卫生机构的适用性，也有利于指南制订小组向更广泛的基层人群介绍指南的初步结论及相关推荐意见，有利于指南的推广。

四、转诊

基层医疗卫生机构因医疗资源有限，诊疗水平不足，医疗卫生人员遇到不了解、无法诊断或处理的疾病时，往往根据自己的经验对患者进行转诊，而没有相应的规范，可能会延误患者病情。在制订基层版临床实践指南时，需要考虑转诊问题，建议基层医生在遇到不了解、无法诊断或处理的情况时，及时转诊至上级医院，同时应当列出哪些情况需要转诊，方便基层医疗卫生人员参考。例如，《成人社区获得性肺炎基层诊疗指南（2018 年）》中，分别就紧急和普通两种情况下列出了需要转诊的指征。原国家卫生计生委和国家中医药管理局于 2015 年发布的《高血压分级诊疗服务技术方案》中详细描述了转诊标准，并用图例的形式直观地呈现了转诊路径（图 8-2-1）。

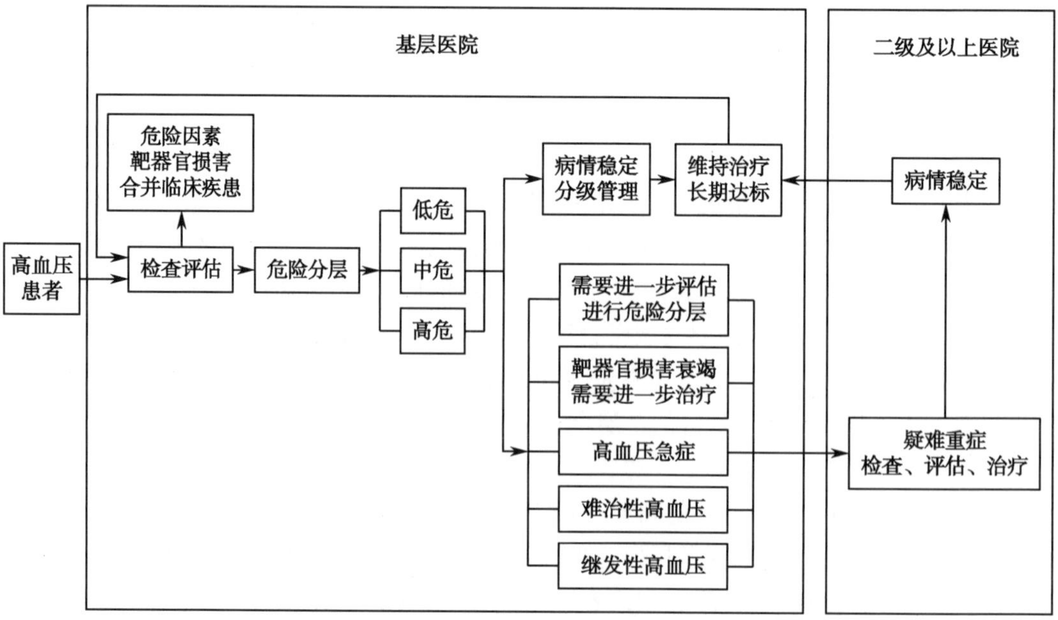

图 8-2-1 《高血压分级诊疗服务技术方案》转诊路径

五、指南的撰写、报告与发布

在正式版临床实践指南中，每一条推荐意见后都伴有解释说明、证据概述等内容对推荐意见进行补充说明，然而基层医疗卫生人员一般最关心推荐意见，过长的篇幅会影响其使用指南时的有效信息获取。因此，在基层版临床实践指南的撰写过程中，应当加强实用性，语言尽量简单易懂，使用图文并茂的方式对推荐意见进行汇总呈现，方便基层医生在临床工作中快速查阅。在指南中还应尽量减少基层医生难以读懂的表述如英文缩写等。例如，《2 型糖尿病基层诊疗指南（实践版·2019）》用流程图形式呈现了 2 型糖尿病的筛查、诊断、治疗和长期随访等健康管理流程。

临床实践指南以规范化的方式进行报告，不仅有利于提高指南的报告质量，还能有效促进指南的传播和实施。但目前国内发布的基层版临床实践指南的总体报告质量较低，大部分仅报告了前言、主要问题、推荐意见、指南制订者、利益冲突、参考文献，但在证据检索、证据与推荐意见的关系、指南外审等指南制订方法学方面均存在不足。为方便指南利益相关方、指南评审专家对指南作出全面、客观和快速的判断，有必要遵循（指南标准化会议（the conference on guideline standardization，GOGS）标准、AGREE 和 RIGHT 清单等指南报告学规范对指南进行报告。

如何提高基层医疗卫生人员对指南的可及性是促进指南实施的重要问题。目前，国内基层版临床实践指南主要通过学术期刊进行正式发布，一些条件有限的地区的基层医疗卫生人员可能无法及时获取。未来还需加大宣传，改变指南传统的推广方式，通过手册、图书、系列巡讲、视频教学、互联网传媒技术、全科医生在线学习模块以及临床决策工具等多种方式，提高指南的推广率，努力为基层医生提供多渠道、全方位的立体学习平台。同时，还需加大基层医务人员培养力度，通过采取“线下 + 线上”等方式，对基层卫生人员开展指南内容培训，提高其对指南的认识，使其在临床实践过程中真正理解并运用指南内容，切实提高基层医疗服务能力。

我国对基层版临床指南的需求很大，同时基层版指南的制订也面临着巨大的挑战。基层版指南的制订需要在遵循指南制订方法学基础上，进行深入的基层调研，加强多学科的沟通，收集目标人群的观点及意见，做到分层次和分级别，在充分考虑各地区经济发展水平及不同层次和级别基层医院医生的治疗水平的基础上，通过引导和细化，“量身定做”制订符合基层医疗实际情况的基层版临床实践指南，以切实提高基层医疗服务能力，促进基层卫生服务事业的发展。

参考文献

[1] 梁丹丹，刘洁，曾宪涛，等. 临床实践指南制订方法——证据的检索及评价[J]. 中国循证心血管医学杂志，2018，10(6)：641-646.

[2] 蒋品，唐海沁，何伟，等. 国内外慢性病基层临床指南现状分析[J]. 中国循证心血管医学杂志，2015，7(4)：439-443.

[3] 赵国桢，李袁，李彦楠，等. 基层版中医药临床实践指南制定的思考[J]. 中医杂志，2019，60(7)：568-

571.
[4] 陈耀龙，彭晓霞. 基层全科医生对临床实践指南的快速解读与应用[J]. 中华全科医师杂志，2017，16（1）：8-10.
[5] 国家卫生健康委员会. 关于做好高血压、糖尿病分级诊疗试点工作的通知[EB/OL]. [2021-2-22]. http://www.nhc.gov.cn/cms-search/xxgk/getManuscriptXxgk.htm?id=073b50bd7d2b4454872126f2bc830410.
[6] 中华医学会，中华医学会杂志社，中华医学会全科医学分会，等. 2 型糖尿病基层诊疗指南（实践版•2019）[J]. 中华全科医师杂志，2019，18（9）：810-818.

第九章　临床实践指南的评价

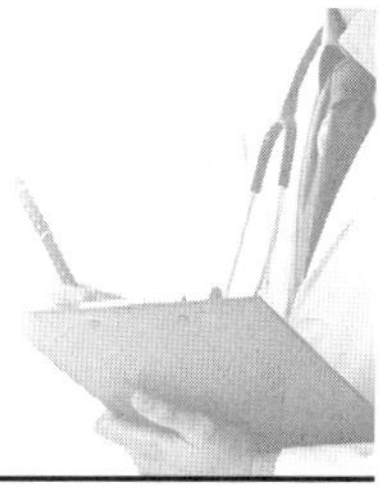

第一节　临床实践指南质量评价的现状

临床实践指南（clinical practice guideline，CPG）是在循证实践观念和方法的指导下，对特定临床情景中具体的问题所开展的系统评价进行提炼，以此帮助医务人员了解当前解决其所面临的临床问题的最佳证据。近年来，随着指南制订方法学的不断发展，国内外指南的数量不断增加，仅我国1年发表的指南数量即超过100部，每年全球同行评审期刊发表的英文指南数量超过1 000部。

作为指导性文件，临床实践指南是缩小当前最佳证据与临床实践之间差距的决策工具，高质量的指南可直接为医务工作者提供决策依据，提高卫生保健质量，改善患者预后，节约医疗资源，在卫生保健系统中扮演至关重要的角色。

然而，随着越来越多的国家和机构花费大量人力、物力、财力制订一系列的临床实践指南，指南制订的方法学严谨性、推荐意见参差不齐等问题也逐渐暴露。仍有很多指南在制订过程中未能遵循国际指南制订标准或流程，在合理构建临床问题和结局指标、系统检索和评价证据、基于包括证据等多方面因素形成推荐意见、科学管理利益冲突等指南制订的关键步骤规范方面有待提高。

因此，如何对已发表的指南进行全面检索和严格评价，并对推荐意见进行系统比较和分析，已成为指南领域科研工作者关注的新方向。指南的系统评价是“针对一个精确具体的临床问题，进行一个旨在识别所有相关文献的可重复搜索策略，拥有明确的纳入标准，对纳入文献进行批判性评价并形成透明的结果总结”。通过对临床实践指南质量评价文献分析发现，指南的系统评价开始时间相对较晚，其方法仍在进一步完善中，但发展速度很快，当前发表的指南质量评价文献在评价指南数量和专业分布上呈多样性，涵盖了内科、外科、妇产科、儿科、护理、检验、口腔等多个领域。

指南质量评价能够全面客观地呈现某一领域或具体临床问题的所有相关指南的现状和差异，有利于指南制订者制订更严谨更高质量的指南，了解该领域指南现状，避免重复工作，利于临床医务工作者遴选最适推荐，避免仅依据某一部或几部指南给出的建议而对临床实践造成误导和偏倚，有利于研究人员积极探索指南系统评价的制订标准，制订更有针对性的指南质量评价工具，从而提升医疗服务质量和效率。

拓展阅读

指南制订评估工具：PANELVIEW 工具

2020 年 10 月，加拿大 Wojtek Wiercioch 等人在 *Canadian Medical Association journal* 上发表了一篇题为 *Assessing the process and outcome of the development of practice guidelines and recommendations: PANELVIEW instrument development*（评估实践指南和建议的制订过程和结果：PANELVIEW 工具的开发）的文章。该文章旨在开发和验证一个通用工具，即 PANELVIEW 工具，从指南制订小组成员的角度评价指南制订的过程、方法和结果。

此研究通过系统检索得到了 17 篇文献，调查了 13 个指南制订小组的 62 名成员，联系了 19 个指南制订组织，查阅了 20 个源文件生成了原始条目。然后通过咨询指南制订小组的成员和方法学专家，对其反馈的有关条目措辞和回答选项进行了整合，最终形成了包含 15 个领域、34 个条目的 PANELVIEW 工具。研究采用 Likert 量表对每个条目进行了重要性评分（评分范围为 1～7 分，1 分为不重要，7 分为非常重要）。此外，研究工作组在 8 个国际指南制订小组中进行了 PANELVIEW 工具的可靠性的测试。

现有的评估指南可信度的工具依赖于指南制订者的报告，而报告可能没有反映指南制订过程中影响推荐意见可信度的所有相关细节，指南报告的完整性、透明度以及与所有制订小组成员的一致性有待考察。而 PANELVIEW 工具的重点是了解指南制订的过程、方法和结果的重要细节和透明度，其通过让指南制订小组成员（包括临床医生、患者和其他成员）参与评估指南制订的过程、方法和结果，来识别指南制订过程中可能影响指南推荐意见的因素，填补了现有指南评估工具的空白的同时也提高了指南制订过程的完整性和透明度，从而提升现有或新制订指南的质量。

网址：https://heigrade.mcmaster.ca/guideline-development/panelview

参考文献

[1] 陈耀龙，张静怡，张天嵩，等. 指南的系统评价：是什么，为什么，怎么做[J]. 协和医学杂志，2020，11（3）：320-324.

[2] IOM. Clinical practice guidelines we can trust[M]. Washington，DC：The National Academies Press，2011：15-16.

[3] 林夏，杨克虎，陈耀龙，等. 中国临床实践指南的现状与思考[J]. 中国循证医学杂志，2017，17（5）：497-500.

[4] JOHNSTON A，KELLY S E，HSIEH S C，et al. Systematic reviews of clinical practice guidelines：a methodological guide[J]. J Clin Epidemiol，2019，108：64-76.

[5] WIERCIOCH W，AKL EA，SANTESSO N，et al. Assessing the process and outcome of the development of practice guidelines and recommendations：PANELVIEW instrument development[J]. CMAJ，192（40）：E1138-E1145.

第二节　评价工具介绍

指南研究与评价工具（Appraisal of Guidelines for Research Evaluation，AGREE）最早发表于2003年，由AGREE协作网的国际指南制订人员和研究人员制定并发布，旨在开发一种能够评估临床实践指南质量的工具。自发布以来，AGREE工具已有诸多语种的翻译版本，被上百篇出版物引用，得到多家卫生保健机构的认可。为进一步加强工具的可靠度和用户可用性，AGREE协作网部分成员组建了AGREE研究联盟，对AGREE工具进行了修订，并于2009年发布AGREE Ⅱ工具。AGREE Ⅱ已经成为国际通用的方法学工具，用于指南的制订、报告和评价。

此外，为确保指南推荐意见应用于临床时的可信性或可实施性，在研究证据的基础上，国际临床实践指南和知识转化团队负责研发，并于2018年发布了指南研究与评估系统——最佳推荐意见的质量评价工具（Appraisal of Guidelines Research and Evaluation-Recommendations Excellence，AGREE-REX）。AGREE-REX是评价指南推荐意见质量的可靠工具，提供了一种制订和报告推荐意见的策略，旨在提升指南推荐意见的质量，是对AGREE Ⅱ的补充。

自2005年国内学者对AGREE Ⅱ工具进行介绍，将其正式引入中国，此后不断有学者对工具进行解读，并将其运用到国内的指南质量评价中。为结合中国实际情况，提高工具在国内的应用性，为中国指南的制订提供参考标准，为将来建立中国指南库提供入库标准，王吉耀教授团队在AGREE Ⅱ的框架下进行修改制订了更适于中国国情的中国临床指南评价体系——AGREE-China。

以下将对这三个工具进行详细介绍。

一、AGREE Ⅱ

AGREE Ⅱ工具适用于卫生保健机构中任意健康或疾病领域的指南，包括医疗保健、公共卫生、筛查、诊断、治疗或干预方面的指南，可以用来评价地方、国家、国际组织以及联合政府组织制订的指南。适用对象包括：卫生保健人员、指南制订人员、卫生决策者和相关教育工作者。指南建议由至少2位，最好4位评价人员进行评价，这样可以增加评价的可靠性。

AGREE Ⅱ工具由一个用户手册、6个领域（23个条目）和2个总体评估条目组成（表9-2-1），每一领域均阐述指南质量的某一独特维度，总体评估包括对该指南的总体质量进行评级，以及是否推荐在实践中使用该指南。各条目以及总体评分均以7分等距量表进行评分，1分表示完全不同意，即指南中无任何信息与该条目相关、这一概念报告极差或作者明确声明没有达到标准。7分表示完全同意，即指南报告质量极佳，满足了用户手册中所述的全部标准和考虑因素。2～6分表示不完全同意，即指南相关条目不符合全部标准或考虑因素，分数高低取决于报告的完整性和质量，满足的标准和考虑因素越多，指南在该条目的得分就越高。

每个领域得分等于该领域中每一条目分数的总和，各领域得分相互独立，并将得分标准化为该领域可能的最高得分的百分比（表9-2-2）。

评价者在充分考虑各评价条目的情况下还可对指南质量进行一个综合评价打分，并回答是否推荐该指南运用于临床实践，评价者有3个选项，“推荐”“推荐，但需要修订”“不推荐”。

表9-2-1 AGREE Ⅱ的领域和条目

领域	条目
范围和目的	1. 明确阐述指南的总目的
	2. 明确阐述指南涵盖的卫生问题
	3. 明确阐述指南的适用人群（患者、公众等）
参与人员	4. 指南制订小组包含所有相关专业人员
	5. 考虑到目标人群（患者、公众等）的观点和偏好
	6. 明确规定指南的适用者
制订的严谨性	7. 采用系统方法检索证据
	8. 明确阐述证据选择标准
	9. 明确阐述证据体的优点和局限性
	10. 明确阐述形成推荐意见的方法
	11. 形成推荐意见时考虑了对健康的益处、副作用和风险
	12. 推荐意见和支持证据之间有明确的联系
	13. 指南发表前经过专家的外部评审
	14. 提供指南更新过程
表达的清晰性	15. 推荐意见明确不含糊
	16. 明确列出针对某一情况或健康问题不同的选择
	17. 主要推荐意见清晰易辨
应用性	18. 明确阐述指南应用过程中的促进和阻碍因素
	19. 指南提供了将推荐意见付诸实践的建议和/或配套工具
	20. 指南考虑了应用推荐意见时潜在的资源投入问题
	21. 指南提供了监控和/或审计标准
编辑的独立性	22. 赞助单位的观点不影响指南内容
	23. 对指南制订小组成员的利益冲突予以记录和处理

表9-2-2 AGREE Ⅱ各领域得分的计算方法举例

如果4位评价者对领域一（范围和目的）评分如下：				
	条目1	条目2	条目3	总分
评价者1	5	6	6	17
评价者2	6	6	7	19
评价者3	2	4	3	9
评价者4	3	3	2	8
总分	16	19	18	53
最高可能得分 = 7（完全同意）× 3（条目）× 4（评价者）= 84				
最低可能得分 = 1（完全不同意）× 3（条目）× 4（评价者）= 12				
该领域标准化得分 =（实际得分 − 最低可能得分）/（最高可能得分 − 最低可能得分）×100%=（53−12）/（84−12）× 100%= 41/72×100%=0.569 4×100% = 57%				

（一）领域一：范围和目的（scope and purpose）

1. 条目 1——明确阐述指南的总目的　指南应详尽描述其总目的，指南预期的健康收益应落实到具体的临床或卫生问题，如：预防糖尿病患者的（长期）并发症；为糖尿病患者提供最有效的治疗和管理的指南。条目内容应包括卫生目的（即预防、筛查、诊断、治疗等）、预期的收益或结果、目标人群（如患者群体、社会等）。该条目信息主要在指南开头的段落或章节中呈现，常见章节有介绍、背景、范围、目的等。

2. 条目 2——明确阐述指南涵盖的卫生问题　指南应详尽描述指南所涉及的健康问题，特别是关键推荐意见（详见条目 17），条目内容主要包括目标人群（patient/ population）、干预或暴露（intervention or exposure）、对照（comparison）、结局指标（outcome）和卫生保健背景等，如：糖尿病患者一年应该测量多少次糖化血红蛋白？自我监测对 2 型糖尿病患者血糖控制有效吗？该条目信息主要在指南开头的段落或章节中，常见章节有介绍、背景、范围、目的等。

3. 条目 3——明确阐述指南的适用人群（患者、公众等）　指南应明确阐述所涵盖的目标人群，内容包括人群的年龄、性别、临床症状、疾病严重程度和并发症等，若有明确排除的人群，也应当加以说明，如糖尿病的管理指南只包括非胰岛素依赖型糖尿病患者，不包括有心血管并发症的患者。该条目信息主要在指南开头的段落或章节中，常见章节有患者群体、目标人群、相关患者、范围和目的等。

（二）领域二：参与人员（stakeholder involvement）

1. 条目 4——指南制订小组包含所有相关专业人员　指南制订各阶段涉及的专业人员，包括指导小组、筛选和评估证据的研究组、参与形成最终推荐意见的人员，但不包括参与指南外审的人员（详见条目 13）及指南的目标人群（详见条目 5）。指南应当列出小组成员的姓名、研究领域（如神经外科医生、方法学专家）、所在单位、地址和在指南制订小组中的职务。该条目信息主要在指南开头的段落或章节、致谢或附录中，常见章节有方法、指南小组成员列表、致谢和附录等。

2. 条目 5——考虑到目标人群（患者、公众等）的观点和偏好　指南制订应当考虑患者对卫生服务的体验和期望，制订者可通过问卷调查、文献综述等方法获取目标人群的观点和选择，可以让他们参与到指南制订或对草案的外审中。指南应报告患者 / 公众信息收集的结果，描述如何将收集到的信息用于指南的制订过程和 / 或推荐意见的形成。该条目信息主要在指南制订过程段落，常见章节有范围、方法、指南小组成员列表、外审和目标人群偏好等。

3. 条目 6——明确规定指南的适用者　指南应明确规定使用者，以使读者判断指南是否适用于他们。如腰痛指南的使用者包括全科医生、神经学家、整形外科医生、风湿病学家和物理治疗师。该条目信息主要在指南开头的段落或章节，常见章节有目标用户等。

（三）领域三：制订的严谨性（rigour of development）

1. 条目 7——采用系统方法检索证据　指南应提供搜集证据时完整的检索策略，包括检索数据库或其他证据来源、检索时间、检索词等。资料来源包括电子数据库（如 MEDLINE、Embase、CINAHL），系统评价数据库（如 the Cochrane Library、DARE），人工查找的期刊，会议论文集和其他指南（如 the US National Guideline Clearinghouse、the German Guidelines Clearinghouse）。检索策略应尽量全面并在实施时规避潜在的偏倚，描述时也应尽量详尽从而使其具有可重复性。该条目信息主要在指南制订过程的段落或章节，常见章节有方法、文献检索策略和附录等。

2. 条目 8——明确阐述证据选择标准　指南应提供检索获得证据的纳入、排除标准，并描述上述标准及使用这些标准的根据，具体包括目标人群特点、研究设计、对照、结局、语言、背景等。该条目信息主要在指南制订过程的段落或章节，常见章节有方法、文献检索策略、纳入/排除标准和附录等。

3. 条目 9——明确阐述证据体的优点和局限性　指南应明确提供证据的优势和劣势，并详细说明制订过程中是否使用了正规或非正规的工具/方法来评估单个研究可能存在偏倚的风险，具体包括证据体的研究设计、研究方法学局限性（抽样、盲法、分配隐藏、分析方法）、主要结果和次要结果的适当性/相关性、研究结果的一致性、研究结果的方向、优势相对于劣势的大小、对实践环境的适用性。该条目信息主要在指南制订过程的段落或章节，指南往往通过证据表来总结质量特征，部分指南分别在结果和讨论部分描述和解释证据。

4. 条目 10——明确阐述形成推荐意见的方法　指南应详细介绍形成推荐意见的方法以及作出最终决定的过程。如采用投票系统、非正式共识法、正式共识法（如德尔菲、Glaser 方法）。存在争议的部分以及相应的解决方法也应明确指出。具体包括推荐形成过程的描述（如改良的德尔菲的步骤）、推荐形成过程的结果（如用改良的德尔菲达成共识的程度、投票结果）、描述推荐形成过程如何影响结果（如德尔菲结果对最终推荐意见的影响，最终推荐建议和最后投票结果的一致性）。该条目信息主要在指南制订过程的段落或章节，也可能放在单独的文件或附录中，常见章节有方法、指南制订过程等。

5. 条目 11——形成推荐意见时考虑了对健康的益处、副作用和风险　制订指南的推荐意见时应考虑健康效益、副作用和风险，平衡利弊后给出合适的推荐意见。指南应当提供益处和危害/副作用/风险的支持数据，报告益处和危害/副作用/风险之间的权衡，推荐意见应当反映了对利益和危害/副作用/风险的考虑。该条目信息主要在指南制订过程的段落或章节，常见章节有方法、解释、讨论和建议等。

6. 条目 12——推荐意见和支持证据之间有明确的联系　指南应明确指出推荐意见和它们所依据的证据之间的明确联系，推荐意见能够和指南结果部分的证据摘要和证据表联系起来，每个推荐意见都应当可以链接到关键证据描述/段落和/或参考文献清单，指南的使用者能够识别与每个推荐意见相关的证据。常见章节有推荐意见、关键证据等。

7. 条目 13——指南发表前经过专家的外部评审　指南在发布前应当进行外审且制订小组的成员不能作为评审者。评审者可以是相关领域的临床专家、方法学专家以及目标人群（患者、公众等）的代表，并列出评审者的名单及信息表。指南应具体列出外审的目的和意图（如提高指南质量、收集对推荐意见草案的反馈意见、评估指南适用性和可行性、传播证据）、外审采用的方法（如评分表、开放式问题）、外审人员的描述（如人数、类型、单位）、外审收集的信息（如关键结果总结）、描述收集的信息如何运用于指南的制订过程和/或推荐意见的形成（如指南制订小组在形成最终推荐意见时考虑外审结果）。该条目信息主要在指南制订过程的段落或章节，常见章节有方法、结果、解释和致谢。

8. 条目 14——提供指南更新过程　指南应提供其详细的更新过程，包括是否会被更新、更新的方法、更新时间和周期。该条目信息主要在导言、指南制订过程或结尾段落，常见章节有方法、指南更新和指南日期等。

（四）领域四：表达的清晰性（clarity of presentation）

1. 条目 15——推荐意见明确不含糊　指南应明确阐述推荐意见在什么情况下、对何种患者适用，并应指出有无证据支持，具体内容包括：陈述推荐意见的目的（如提高生活质量、减少副作用）、明确适用人群（如患者、公众）和适用条件（如不适用于某类患者或病况）。例如：对于被诊断为急性中耳炎的 2 岁及以上患儿，如果疼痛持续超过 3 天，或即使使用了足量止痛药但依然疼痛加剧，则应该给他们开抗生素，用阿莫西林给药 7 天（附有剂量疗程）。反之，"抗生素应用于异常或复杂的病程"这样的推荐意见则为模糊。该条目信息主要在推荐意见中，常见章节有推荐意见、执行总结。

2. 条目 16——明确列出针对某一情况或健康问题不同的选择　疾病管理指南应考虑其涉及的疾病的筛查、预防、诊断或治疗存在的各种不同选择，并在指南中明确提出。例如：抑郁症的治疗建议可能包括以下治疗方案：①三环类抗抑郁药治疗；②选择性 5- 羟色胺再摄取抑制剂治疗；③心理疗法；④药物和心理疗法的联合治疗。该条目信息主要在推荐意见和支持证据中，常见章节有执行总结、推荐意见、讨论、治疗选择和替代治疗等。

3. 条目 17——主要推荐意见清晰易辨　为便于读者查找，指南应对所有的推荐意见突出显示、分类汇总，如采用表格、流程图、加粗和下划线等方式。常见章节有执行总结、结论和推荐意见等。部分指南还会提供关键推荐意见的快速参考指南。

（五）领域五：应用性（applicability）

1. 条目 18——明确阐述指南应用过程中的促进和阻碍因素　指南应明确指出指南应用过程中的促进和阻碍因素，具体包括：分辨了促进和阻碍因素的类型、收集促进和阻碍因素信息的方法（如来自主要利益相关方的反馈、指南全面推广前的试点测试等）、调查后发现的促进和阻碍因素的具体信息（如医生能够给出乳房 X 线检查推荐，但没有足够的设备来确保所有符合条件的人都能接受检查）、指出这些信息如何影响指南制订过程和 / 或推荐意见形成。该条目信息主要在指南的推广和实施中，常见章节有阻碍、指南实施和质量指标等。

2. 条目 19——指南提供了将推荐意见付诸实践的建议和 / 或配套工具　为利于指南的使用和推广，指南应该提供相关的配套文件和建议，如总结文件、快速参考指南、核对表、流程图、操作手册、培训工具、试点结果和经验教训、患者宣教传单、计算机辅助（条目 18）、阻碍因素分析和解决方案（条目 18）等。该条目信息可能在指南的推广实施部分，或者在推广实施部分相应的附加材料中。常见章节有工具、资源、实施和附录等。

3. 条目 20——指南考虑了应用推荐意见时潜在的资源投入问题　指南推荐意见的实施需要额外的资源投入，如需要更专业的工作人员、新的设备和昂贵的治疗药物，这些可能增加卫生保健的预算，指南应该讨论推荐意见对资源投入的潜在影响。具体包括：耗费成本的类型（如经济评价、药物获取成本）、获取成本信息的途径（如指南开发小组中有卫生经济学家、对特定药物采用了卫生技术评估)、成本信息(如每个疗程的特定药物的获取成本)、描述如何将收集到的信息运用到指南制订和/或推荐意见形成中。该条目信息可能在指南的推广实施部分和推荐意见的讨论和决策中,也可能在补充材料中。常见章节有方法、成本效益、获取成本和预算等。

4. 条目 21——指南提供了监督和/或审计标准　监督推荐意见的应用有助于指南的实施,指南的主要推荐意见中应有明确的监督和审计的标准,这些标准包括过程措施、行为措施、临床或卫生结果。指南应提供评估指南实施或推荐意见执行的标准、推荐意见实施效果的标准、监督频率和间隔的建议、如何监督的操作描述。例如:HbA1c<8.0%,舒张压<95mmHg,80% 的 50 岁人群应接受大便潜血试验进行结直肠癌筛查;或如果急性中耳炎持续 3 天以上,则应服用阿莫西林。该条目信息主要在指南审查和监督段落,也许会提供附加文件。常见章节有推荐意见、质量指标、审计标准等。

(六)领域六:编辑的独立性(editorial independence)

1. 条目 22——赞助单位的观点不影响指南内容　很多指南在制订过程中接受了外部资金赞助(如政府、专业协会、制药公司等),指南应明确提供赞助单位名称或资金来源,并明确申明资助机构的观点或利益不会对指南制订产生任何影响(或明确申明没有赞助)。该条目信息主要在指南制订过程或致谢部分,常见章节有利益冲突申明和资金来源。

2. 条目 23——对指南制订小组成员的利益冲突予以记录和处理　某些情况下指南制订小组成员中会存在利益冲突,例如,小组中某个成员研究的课题是指南所涉及的主题,且该课题得到了制药公司的赞助,在这种情形下就会产生利益冲突。所以指南应明确声明每一位指南制订小组成员是否存在利益冲突,提供利益冲突类型、获取利益冲突信息的方法、利益冲突信息具体描述、并描述该利益冲突如何影响指南制订过程和推荐意见形成。该条目信息主要在指南制订过程或致谢部分,常见章节有方法、利益冲突申明、小组成员和附录等。

二、AGREE-REX

AGREE-REX 作为 AGREE Ⅱ工具的补充,主要适用对象包括:指南制订者、指南证据应用者、政策制订者、卫生管理者、项目经理、专业组织、研究人员、指南数据库管理人员、教育工作者和其他有意为改进临床实践指南推荐意见的制订、报告和评价提供支持的人。

AGREE-REX 包括 3 个理论领域,共 9 个条目(表 9-2-3),聚焦于影响指南推荐意见质量的不同因素。每一个条目都有一个操作定义和详细的标准列表。每一个条目下有 2～10 个标准。

AGREE-REX 可用来评价单个(或若干个感兴趣的)推荐意见、一组推荐意见(相同主题或同类主题),或指南中的所有推荐意见。当用户认为指南推荐意见的质量参差不齐或只对改编、推广、实施部分或单个推荐意见有兴趣时,可以将 AGREE-REX 应用于单个或一组推荐意见。当用户认为指南中所有推荐意见的质量水平一致;对改编、推广、实施全部指南推荐意见有兴趣;或用户受资源和时间的限制,无法对每一个(或每一组)推荐意见进行单独评价时,可以将 AGREE-REX 应用于指南中的所有推荐意见。

表 9-2-3 AGREE-REX 的领域和条目

领域	条目
临床适用性	1. 证据 2. 用户适用性 3. 患者 / 人群适用性
价值观和偏好	4. 用户的价值观和偏好 5. 患者 / 人群的价值观和偏好 6. 政策 / 决策制订者的价值观和偏好 7. 指南制订者的价值观和偏好
可实施性	8. 目的 9. 地区适用性

AGREE-REX 中的每一个条目下都有 2 个评价表。一个用于评价整体质量（必填），另一个用于评价适用性（选填）。所有条目都使用 7 分等距量表进行评价。质量评价表评价条目的整体质量，1 分为最低质量，表示没有或未考虑与 AGREE-REX 条目标准相关的信息；7 分为最高质量，表示在形成推荐意见时对条目标准进行了充分仔细的考量；2～6 分表示在形成推荐意见时只考虑到了部分条目标准，或条目标准与推荐意见之间的最佳关联程度不确定。适用性评价表评价条目与适用环境的符合程度，考虑指南推荐意见是否适用于特定的临床环境时，可填写该表，1 分为完全不符合，表示没有与 AGREE-REX 条目标准相关的信息，或条目标准的解读与推荐意见的应用环境不相符；7 分为完全符合，表示推荐意见质量非常好，条目标准的解读与推荐意见的应用环境相符；2～6 分表示部分条目标准的解读与推荐意见的应用环境相符。

此外，AGREE-REX 中还有 2 个针对所有推荐意见的综合评价表（同样也是 1 个必填和 1 个选填）。用户可根据评价者对指南推荐意见的评价作出判断，评价在恰当应用环境下是否会推荐使用这些指南推荐意见（必填），在评价者应用环境下是否会推荐使用这些指南推荐意见（选填），评价者有 3 个选项："推荐""推荐，但需要修改"和"不推荐"。

评价者没有就评价分数进行面对面共识时，基于 AGREE-REX 工具可靠性评价的数据，至少需要 5 位独立的评价者，取所有评价者根据 7 分量表对每个条目赋分的平均值。评价者就评价分数进行面对面共识时，用户可以选择基于共识的 AGREE-REX 的条目分数。所有条目在领域内都具有相同的权重。评价者没有就评价分数进行面对面共识，或多名评价者就领域各条目的分数达成共识，领域分数计算方法有所不同，见表 9-2-4 示例。整体分数为所有 9 个条目的分数相加，使用表中公式将总分转化为最大可能得分百分比。如果条目分数是通过共识方法得出的，该公式同样适用。

表 9-2-4 AGREE-REX 领域得分的计算方法举例

如果 5 名评价者针对领域 1（临床适用性）各条目给出的评分如下：

	条目 1	条目 2	条目 3	总分
评价者 1	5	6	4	15
评价者 2	6	6	3	15

续表

如果5名评价者针对领域1（临床适用性）各条目给出的评分如下：				
评价者3	4	7	5	16
评价者4	5	5	4	14
评价者5	4	6	4	14
总分	24	30	20	74
最高可能得分 =7（最高质量）×3（条目）×5（评价者）=105				
最低可能得分 =1（最低质量）×3（条目）×5（评价者）=15				
该领域标准化得分 =（实际得分 - 最低可能得分）/（最高可能得分 - 最低可能得分）×100%=（74−15）/（105−15）×100%=59/90×100%=0.655 6×100%=66%				
如果多名评价者就领域1（临床适用性）各条目的分数达成共识：				
	条目1	条目2	条目3	总分
共识分数	4	6	4	14
标准化得分 =（共识分数 - 最低可能得分）/（最高可能得分 - 最低可能得分）×100%=（14−3）/（21−3）×100%=11/18× 100%=0.611 1×100%=61%				

（一）领域一：临床适用性

1. 条目1——证据　审慎地对待现有证据的质量和结果，从而产生高质量的推荐意见。报告内容应当包括：指南对与支撑证据研究设计相关的风险偏倚进行了评估；对结果一致性进行了描述（即各研究之间结果的相似性）；考虑了临床问题或卫生问题证据的方向性（即确切的干预措施、人群和利益结局）；表明了结果的精确性（例如个别研究或meta分析的置信区间宽度）；推荐意见的利弊程度；发表偏倚的可能性；存在混杂因素的可能性（如果适用）。

2. 条目2——用户适用性　用于评价推荐意见对用户实践环境的适用程度。在形成和报告推荐意见及相关说明时应考虑：指南是否解决了与用户相关的临床问题或卫生问题；用户的实践范围与目标患者 / 人群是否一致；用户的实践范围与推荐意见是否一致；推荐意见方向（支持或反对某具体行为）与利弊权衡是否一致；推荐意见的确定性或强度与利弊权衡是否一致。

3. 条目3——患者 / 人群适用性　用于评价推荐意见的预期结局与预期患者 / 人群的相关程度。指南包括与目标患者 / 人群相关的结局。这些结局通常被称为患者重要结局、以患者为中心的结局、患者报告结局或患者体验。在形成推荐意见和制订指南时应考虑：形成证据体时是否已考虑到相关结局；推荐意见会影响与患者 / 人群相关的结局（如提升良好的患者相关结局、减轻不良的患者相关结局）；指南是否报告了患者结局重要性的判定方法；指南对如何制订适用于单个（或一组）患者或特定人群（如根据年龄、性别、种族、合并症）的推荐意见的描述。

（二）领域二：价值观和偏好

1. 条目4——用户的价值观和偏好　指南用户（医疗保健提供者、政策制订者、管理者）推介推荐意见时，是基于对目标人群价值观和偏好（生存、副作用、生活质量、成本、便利性）的考量。在制订指南的过程中，考虑用户的价值观和偏好非常重要，因为用户的价值观和偏好会影响推荐意见是否会被接受并践行。应当考虑指南是否已对用户的价值观和偏好进行了探讨和考量；是否已考虑到了影响用户接受推荐意见的因素（例如是否接受学习新的临床技能或改变现有流程）；有无对推荐意见作出区分，有些推荐意见具有一定的临床灵活性，适合于不同的个体患者，便于临床决策，有些推荐意见则不太适合临床决策。指南应当描述临床上可接受的推荐意见的范围，包括首选方案（如果相关），并说明理由。

2. 条目5——患者/人群的价值观和偏好　患者/人群在接受推荐意见时，是基于个人价值观和偏好（生存、副作用、生活质量、成本、便利性）的考量。在制订指南的过程中，考虑患者或人群的价值观和偏好非常重要，因为他们会影响推荐意见是否会被接受和践行。应当考虑指南是否已对目标人群（包括患者、家属和/或护理人员）价值观和偏好进行了充分的探讨和考量；是否考虑到影响患者/人群接受推荐意见的因素（例如动机、依从性、期望、感知有效性）；指南有无根据患者的选择或价值观对决策过程的影响大小对推荐意见进行了区分；指南对协助患者作出决策是否有益进行了声明。

3. 条目6——政策/决策制订者的价值观和偏好　政策/决策制订者在制订卫生政策时，是基于对政策利益相关人群价值观和偏好（生存、副作用、生活质量、成本、便利性）的考量。政策利益相关者的价值观和偏好会对指南推荐意见在卫生保健系统中的实施（例如提供资源或资金支持）产生影响。在形成推荐意见时，指南是否对相关政策和决策者的需求进行了充分的探讨和考量；是否对推荐意见对政策和系统决策层面的影响进行了考量；是否对推荐意见对健康公平性和普适性的影响进行了考量；是否描述了如何使政策与推荐意见保持一致。

4. 条目7——指南制订者的价值观和偏好　指南制订者在制订推荐意见时，是基于对利益结局（生存、副作用、生活质量、成本、便利性）的考量。指南制订者的价值观会对利益结局的选择、指南制作方法、不同利益相关者观点的整合方法，以及利弊权衡的解释产生影响。指南应明确说明指南制订者在指南制订过程中的价值观和偏好；并明确说明指南制订者的价值观和偏好如何影响其对利弊权衡的解释；以及价值观和偏好的整合方法，包括对利益相关者（例如目标用户、患者/人群、决策者）的不同价值观和偏好的处理方法。

（三）领域三：可实施性

1. 条目8——目的　临床实践指南可以实现多种实施目标，例如影响医疗保健决策、促进临床讨论、提供制订或改进临床政策的理由，或明确反映临床或人群健康目标的措施。这要求指南推荐意见与指南实施目标一致（例如用于宣传、政策变化等），并且描述采纳推荐意见对个人（例如患者、人群、目标用户）、组织或系统的预期影响。

2. 条目9——地区适用性　用于评价指南推荐意见在应用环境、患者/人群以及医疗保健系统中实施时的适用性。说明了促进推荐意见实施的建议、工具和资源的指南更容易被采纳。具体内容包括：当前实践所需要的变化类型和程度；根据地区适应性的强弱对推荐意见进行区分；影响指南成功传播至关重要的相关因素；指南制订者考虑到了影响推荐意见是否被采纳的因素，并从以下方面为指南实施者提供建议：①如何针对地区情况制订推荐意见；②实施推荐意见所需的资源（例如人力资源、设备等）以及相关成本；③对推荐意见（如果适用）进行经济分析（例如成本效益或成本效用）；④实施推荐意见所需人员的能力和培训；⑤实施推荐意见和监管推荐意见接受情况所需的数据；⑥提供策略以提升各利益相关者对推荐意见的接受度；⑦可用于衡量推荐意见实施和质量改进的标准。

三、AGREE-China

AGREE-China 作为在 AGREE Ⅱ的框架下制订的具有实质性等效的中国临床实践指南评价体系，共包括 5 个领域（科学性 / 严谨性、有效性 / 安全性、经济性、可用性 / 可行性、利益冲突），共 15 个条目，1 条整体评价“指南的整体印象：强推荐、弱推荐、不推荐”（表 9-2-5）。每个条目的评分采用李克特（Likert）等级评分量表方法（0～5 分），根据条目的重要性的不同，给予不同的权重，可以计算不同领域的总分，也可以计算整个量表的总分，分数越高，质量越高。具体评分标准的细则和解释见表 9-2-6。

表 9-2-5　中国临床实践指南的评价标准

评价领域	评价条目和内容	分值	权重
科学性 / 严谨性	1. 指南制订小组由相关的多学科团队组成	5（完全符合）、4、3、2、1、0（完全不符合）	1
	2. 制订指南的背景、目的和应用对象	5（完全符合）、4、3、2、1、0（完全不符合）	1
	3. 正确、全面的文献检索策略进行证据检索，并提供了全部参考文献列表	5（完全符合）、4、3、2、1、0（完全不符合）	2
	4. 对检索到的证据进行质量评价，对证据 / 证据体进行分级	5（完全符合）、4、3、2、1、0（完全不符合）	2
	5. 说明了从证据到形成推荐意见的方法	5（是）、4、3、2、1、0（否）	2
	6. 列出了推荐意见的推荐等级	5（完全符合）、4、3、2、1、0（完全不符合）	1.5
	7. 发表前经过外部专家的评议	5（完全符合）、4、3、2、1、0（完全不符合）	1
	8. 有指南的更新计划	5（是）、3、0（否）	0.5
有效性 / 安全性	9. 推荐方案的有效性：同一临床问题，如有备选方案，列出备选方案；列出效应大小的具体数据	5（完全符合）、4、3、2、1、0（完全不符合）	2
	10. 推荐方案的安全性：推荐意见考虑了不良作用和安全性，列出安全性相关具体数据	5（完全符合）4、3、2、1、0（完全不符合）	2
经济性	11. 推荐意见考虑了卫生经济学问题	5（是）、3、0（否）	1
可用性 / 可行性	12. 指南表达清晰，推荐意见明确不含糊，容易理解	5（完全符合）、3、0（完全不符合）	1
	13. 指南容易获得和推广	5（完全符合）、4、3、2、1、0（完全不符合）	1.5
	14. 指南检索和评估了中国研究的证据	5（是）、3、0（否）	0.5
利益冲突	15. 指南制订过程有“利益冲突声明”	5（是）、3、0（否）	1
总分	—		—
你对该指南的整体印象	—	强推荐	—
		弱推荐	—
		不推荐	—

表 9-2-6 中国临床实践指南的评价标准评分细则

条目	评分标准说明
1	说明：指南制订小组一般不少于 10 人，多数由 10～20 人组成，成员主要包括：组长（由该领域的专家担任）、临床医师（包括专科医师和全科医师）、护理人员、临床流行病学家、循证医学专家、卫生经济学专家、信息学专家（文献检索）等相关的多学科专家。如有患者代表参加更佳。 0 分：只有 1 个行业专家制订； 1 分：2～5 个行业专家制订； 2 分：5 个以上行业专家制订； 3 分：多学科专家组成指南制订小组制订； 4 分：多学科指南制订小组参加人员中包括方法学专家； 5 分：上述基础上，明确说明了方法学专家的角色，以及在指南制订中所起的作用
2	说明：制订指南的背景和目的是什么，谁将使用该指南、应用于什么对象。 0 分：没有说明制订指南的背景、目的、使用者和应用对象； 1 分：说明了指南制订的必要性和疾病负担； 2 分：在上述基础上说明了国内外有无相同指南，本指南是改编还是原创； 3 分：在上述基础上详细描述指南制订的目的； 4 分：在上述基础上明确使用者（医师、护理人员或其他）； 5 分：在上述基础上明确应用对象（患者类别）
3	说明：有明确的临床问题，并形成 PICO 问题（P：人群 / 患者，I：干预措施，C：对照 / 比较，O：结局指标）。对证据的文献检索有明确的检索数据库或检索平台、时间范围、检索词、检索策略。①列出所有数据库；②有时间范围；③检索词，检索策略；④证据查全查准；⑤提供全部参考文献列表。 0 分：未提及检索策略和数据库，无任何参考文献； 1 分：仅有 PICO 问题或附有参考文献； 2 分：有 PICO 问题，并列出关键词和检索策略； 3 分：在上述基础上，列出与主题相关的必要的数据库，应包括中外基本数据库，如 PubMed、Embase、CINAHL、PsychoInfo、Cochrane Library、JBI 数据库、中国生物医学文献数据库、各专业学科数据库； 4 分：在上述基础上，有文献筛查标准、时间范围、文献是否公开发表等详细说明； 5 分：在上述基础上，提供检索流程和所有相关附件，并列出全部参考文献目录
4	说明：对检索到的证据进行综合，形成针对某个问题的证据体，然后对证据体进行证据质量评价和分级，一般采用 GRADE 证据分级系统，分为 A、B、C、D 级。或者采用牛津循证医学中心证据分级系统，分为Ⅰ、Ⅱ、Ⅲ、Ⅳ级。对证据体采用证据概要表进行描述，如对设计方案、研究方法、结果的一致性进行描述。 0 分：对证据没有任何质量评价和分级； 1 分：少量证据有质量分级，没有分级的定义和标准； 2 分：绝大部分证据有质量分级，没有分级的定义和标准； 3 分：全部证据有质量分级，但是没有分级的定义和标准； 4 分：有证据级别，并有证据级别定义； 5 分：有证据级别，并有证据级别定义，并附有证据概要表
5	说明：从证据到形成推荐意见应该有科学、正确的方法，如德尔菲法、名义群体法、共识形成会议法、投票系统等。形成推荐意见时不仅要考虑证据的等级，还要考虑本地的医疗环境、医疗条件、经济成本、患者价值观等进行利弊权衡，所以并非高等级的证据一定是强推荐意见。当证据不足或没有，或者存在争议的部分，明确指出相应的解决方法。 0 分：没有从证据级别到推荐意见的形成过程说明，也没有考虑证据以外的其他因素；

续表

条目	评分标准说明
5	1 分：有从证据级别到推荐意见的形成过程的说明，但是不具体，如投票情况；也没有考虑证据以外的其他因素； 2 分：有从证据级别到推荐意见的形成过程的说明，采用了正规的方法，并清晰写明形成过程，以及存在争议时的处理方法；或考虑到证据以外的其他因素； 3 分：有从证据级别到推荐意见的形成过程的说明，采用了正规的方法，并清晰写明形成过程和存在争议时的处理方法，并同时考虑到证据以外的 1 个其他因素，如医疗条件或者患者价值观等； 4 分：有从证据级别到推荐意见的形成过程的说明，采用了正规的方法，并清晰写明形成过程和存在争议时的处理方法，并同时考虑到证据以外的 2 个其他因素，如医疗条件、患者价值观或者经济条件等； 5 分：有从证据级别到推荐意见的形成过程的说明，采用了正规的方法，并清晰写明形成过程和存在争议时的处理方法，并同时考虑了上述的各种因素的利弊平衡
6	说明：推荐意见应该有非常明确的等级定义和等级，如强推荐或弱推荐。 0 分：全部推荐意见均没有推荐等级； 1 分：有明确的推荐等级的定义； 2 分：<50% 的推荐意见有明确的推荐等级； 3 分：50%～75% 的推荐意见有明确的推荐等级； 4 分：>75% 的推荐意见有明确的推荐等级； 5 分：每一条推荐意见，都有明确的推荐等级
7	说明：指南发表前应该有制订小组以外的专家小组进行审阅。 0 分：无专家审阅； 1 分：有专家审阅，但专家的相关性和权威性未进行说明； 2 分：有专家审阅，并说明专家的相关性和权威性，但未强调外部专家； 3 分：有外部专家审阅，但专家的相关性和权威性未进行说明； 4 分：有外部专家审阅，并说明专家的相关性和权威性，但未说明专家组成结构的合理性； 5 分：有外部专家审阅，说明其组成结构合理，并说明专家的相关性和权威性
8	说明：有指南更新的计划。说明现在的指南是否是更新版，准备多长时间更新一次。 0 分：没有指南更新计划； 3 分：有更新计划，但是无具体方案； 5 分：有具体的指南更新计划和方案
9	说明：对于同一临床问题，如果有不同的备选方案，应该都写清楚，方便不同的临床医师选择。对不同方案的效果要有客观的评价，有具体的数据支持。 0 分：对所有推荐方案的疗效均无明确的疗效说明和具体数据； 1 分：少量推荐方案（<25%）有明确的疗效说明和具体数据； 2 分：部分推荐方案（25%～50%）有明确的疗效说明和具体数据； 3 分：多数推荐方案（>50%～75%）有明确的疗效说明和具体数据； 4 分：绝大多数推荐方案（>75%）有明确的疗效说明和具体数据； 5 分：在上述基础上，有临床获益程度描述与评价标准
10	说明：制订推荐意见时不仅要考虑疗效，也要考虑不良反应和安全性，在指南中应该说明该推荐方案的安全性问题，会导致什么不良反应。 0 分：没有考虑各个推荐方案的安全性问题和不良反应； 1 分：很少的推荐方案（<25%）提及有不良反应，但没有具体数据； 2 分：部分（>25%）说明各个推荐方案的安全性问题，没有具体数据； 3 分：部分（>25%）说明各个推荐方案的安全性问题，有具体数据； 4 分：每个推荐方案均考虑了安全性问题，但没有具体数据； 5 分：每个推荐方案均考虑了安全性问题，有具体数据

续表

条目	评分标准说明
11	说明：推荐方案是否经过了卫生经济学的评价，如进行了成本 - 效果分析。推荐的方案应该是有效而经济的。 0分：无卫生经济学评价； 3分：提及卫生经济学，但没有具体数据； 5分：有卫生经济学评价，并有具体数据
12	说明：指南写作规范，条理清晰，推荐意见应该十分明确和详细，让人容易理解，不会引起误解。 0分：指南表达不清晰，不易理解，推荐意见含糊不清； 3分：指南表达尚清晰，可理解； 5分：指南写作规范，表达清晰，容易理解
13	说明：指南的全文在国内杂志发表，容易获得。指南包含了一些评估工具、评估标准、流程图等与指南推广应用相关的支持性工具。指南的推荐意见准确清晰，适合国内国情，容易推广。 0分：指南无法通过公共途径获得，指南可操作性不强，无支持性工具； 3分：指南的全文在国内杂志发表，推荐意见、推荐方案通俗易懂，有流程图等。指南有一定的可操作性，有一些支持性的工具作为附件； 5分：指南容易获得，具有可操作性，有完整的支持性的工具作为附件
14	说明：中国的指南应该纳入中国的研究证据，不能全部是国外研究。中国研究证据是指研究对象来自中国人群，包括发表外文期刊的中国研究，也包括入组了中国患者的国际多中心研究。 0分：没有检索国内研究证据； 3分：有国内研究证据，但没有系统完整检索，证据不全面； 5分：检索了国内的研究证据，并且纳入了研究证据，或者已经经过检索但是发现没有高质量的国内研究证据，有详细的说明
15	说明：指南制订小组成员应该说明有无利益冲突，如果有利益冲突，是否会影响到指南的推荐意见。 0分：没有“利益冲突声明”，或者指南中出现药物或器械的商品名、对赞助商的致谢； 3分：虽然没有“利益冲突声明”，但指南中未出现药物或器械的商品名、对赞助商的致谢，可能不会影响指南的推荐意见； 5分：有“利益冲突声明”，并且说明是否会影响到指南的推荐意见，指南中没有出现药物或器械的商品名，也无对赞助商的致谢
整体印象	说明：评价完成后，对该指南整体的印象，分为强推荐（临床上可应用性很好）、弱推荐（可应用性差）和不推荐

参考文献

[1] AGREE Next Steps Consortium（2017）. The AGREE Ⅱ Instrument［EB/ OL］.［2020-11-30］. http://www.agreetrust.org.

[2] AGREE-REX Research Team（2019）. The Appraisal of Guidelines Research & Evaluation-Recommendation Excellence（AGREE-REX）［EB/OL］.［2020-11-30］. http://www.agreetrust.org.

[3] 詹思延. 临床指南研究与评价工具简介［J］. 中国循证儿科杂志，2007（5）：375-377.

[4] 韦当，王聪尧，肖晓娟，等. 指南研究与评价（AGREE Ⅱ）工具实例解读［J］. 中国循证儿科杂志，2013，8（4）：316-319.

[5] 王吉耀，王强，王小钦，等. 中国临床实践指南评价体系的制订与初步验证［J］. 中华医学杂志，2018，98（20）：1544-1548.

第三节 我国呼吸系统疾病临床实践指南的质量评价

一、研究背景

随着社会经济的发展，大气污染、吸烟、肥胖、人口老龄化等问题愈发严重，这些问题与呼吸系统疾病发病也紧密相连。疾病的复杂性和各地区医疗资源分配的不均匀，给呼吸系统疾病的临床管理带来了严峻的挑战。临床实践指南对于减轻疾病负担具有重要意义，只有高质量的指南才能更好地规范医疗行为和提高医疗服务质量。本研究旨在评价近年来国内发布的呼吸系统疾病指南的质量，并进一步探讨影响指南质量的因素，为今后指南制订过程提供参考，以提高国内指南质量，更好地应用于临床实践。

二、评价方法

（一）纳入与排除标准

纳入标准：纳入截至 2020 年 10 月，中文发表的中国呼吸系统疾病相关的指南或专家共识（下文统称为指南），对罹患疾病的人群不设限制。并且，本研究只纳入关注疾病的诊断或治疗方面的指南。本研究对临床实践指南的定义遵循美国国家医学院在 2011 年给出的定义，即临床实践指南是基于系统的检索，考虑了治疗方式在人群中使用的优缺点，形成了有利于患者病情的最佳临床推荐建议的声明。

排除标准：由于新型冠状病毒肺炎指南制订过程紧急，其特殊性会对质量评价结果造成偏倚，所以本研究不纳入新型冠状病毒肺炎相关的指南。指南摘要或解读、国外指南的翻译版或改编版、临床路径或规范将被排除。

（二）文献检索策略

以“呼吸系统”“呼吸”“指南”和“共识”等作为检索词，系统检索了中国生物医学文献数据库、知网、万方和维普 4 个数据库，检索时间为建库至 2020 年 10 月 20 日。

（三）文献筛选与资料提取

由 2 名研究者独立筛选文献、提取资料，如有分歧，则咨询第 3 名研究者。文献筛选时首先阅读标题和摘要，对明显不相关的文献进行排除，当无法排除时，再仔细阅读全文以确定是否纳入。确定纳入的文献后，研究者利用预先制订好的信息提取表对文献进行资料提取，提取的信息包括：纳入指南的基本信息，如标题、制订机构、发表年份、发表类型、疾病类型、推荐类型、是否中医治疗、目标人群、基金来源、利益冲突、有无方法学专家参与、参考文献、外部评审、有无提及更新等；质量评价的关键要素，如循证方法、证据质量和推荐等级等。

（四）纳入指南的质量评价

采用 AGREE Ⅱ工具，由 2 名研究者独立地对纳入指南进行质量评价。评价内容涵盖 6 个领域，23 个条目和 2 个总体评价条目。鉴于“制订的严谨性”和“应用性”两个领域对指南在临床实践中发挥指导作用的重要性，本研究对其得分给予双倍权重，最后 6 个领域得分的加权平均数即为指南的最终得分。当最终得分等于或高于 60%，则认为该指南"推荐在临床上使用"；当得分等于或高于 30% 且低于 60%，则认为"修改后推荐使用"；而低于 30%，则认为"不推荐在临床上使用"。每个条目的最低分为 1 分，最高分为 7 分，计算各领域最终得分的公式为：各领域分值 =（实际得分 − 最小可能得分）/（最大可能得分 − 最小可能得分）×100%。本研究利用组内相关系数（intraclass correlation coefficient，ICC）评价研究者评分的一致性，当 ICC>0.8 时表示具有较好的一致性。

（五）统计分析

采用频数（百分数），中位数（范围）或均数（标准差）描述纳入指南的基本信息和 AGREE Ⅱ评分结果。利用 ICC 和 95% 置信区间描述研究者评分的一致性。

根据发表年份（2013 年前和 2013 年及以后）、发表类型（指南或专家共识）、主要疾病类型（肺炎、哮喘、慢性阻塞性肺疾病、阻塞性睡眠呼吸暂停低通气综合征）、推荐类型（诊断、治疗、诊疗）、是否中医治疗、目标人群（成人或儿童）、基金来源、利益声明、有无方法学专家参与、外部评审、参考文献、是否循证指南、有无证据质量和推荐等级等进行亚组分析。两分组的资料采用独立样本的 *t* 检验或 Mann-Whitney 秩和检验，三组及以上的资料采用方差分析或 Kruskal-Wallis 秩和检验。检验水准均为双侧 α=0.05。所有统计分析均在 R 软件 4.0.2 版本进行。

三、评价结果

（一）文献检索流程及结果

通过系统检索共获得 15 268 篇文献，经逐步筛选，最终纳入 178 部指南。文献检索流程详情及结果见图 9-3-1。

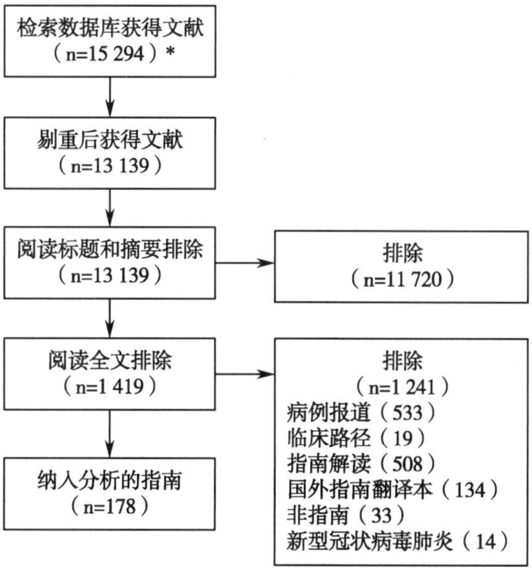

图 9-3-1　文献筛选流程及结果

注：* 所检索的数据库及检出文献数具体如下：中国生物医学文献数据库（7 528）、知网（1 205）、万方（5 690）和维普（871）。

（二）纳入指南的基本特征

在178篇符合纳入标准的指南中，98篇（55%）发表于2013年前；99篇（56%）自定义为指南，其余79篇（44%）为专家共识；涉及的呼吸系统疾病主要包括肺炎（16%）、哮喘（8%）、慢性阻塞性肺疾病（7%）、阻塞性睡眠呼吸暂停低通气综合征（7%）等；137篇（77%）既有诊断性推荐也有治疗性推荐，35篇（20%）只有治疗性推荐，6篇（3%）只有诊断性推荐；147篇（83%）不含中医治疗；129篇（72%）只关注了成人；27篇（15%）声明了基金来源；28篇（16%）声明了利益冲突；20篇（11%）有方法学专家参与；41篇（23%）没有附参考文献；8篇（4%）有外部评审；163篇（92%）没有提及更新；35篇（20%）是循证指南；37篇（21%）提供了证据质量；35篇（20%）提供了推荐等级。纳入指南的基本特征见表9-3-1。

表9-3-1　纳入指南的基本特征（n=178）

组别	频数（构成比/%）
发表年份	
2013年前	98（55）
2013年及以后	80（45）
发表类型	
指南	99（56）
专家共识	79（44）
主要疾病类型	
肺炎	29（16）
哮喘	15（8）
慢性阻塞性肺疾病	12（7）
阻塞性睡眠呼吸暂停低通气综合征	12（7）
推荐类型	
诊断	6（3）
治疗	35（20）
诊疗	137（77）
中医治疗	
是	31（17）
否	147（83）
目标人群	
成人	129（72）
儿童	49（28）
声明基金来源	
有	27（15）
无	151（85）
声明利益来源	
有	28（16）
无	150（84）

续表

组别	频数（构成比/%）
方法学专家参与	
有	20（11）
无	158（89）
外部评审	
有	8（4）
无	170（96）
参考文献	
有	137（77）
无	41（23）
循证指南	
是	35（20）
否	143（80）
证据质量	
有	37（21）
无	141（79）
推荐等级	
有	35（20）
无	143（80）

（三）AGREE Ⅱ评分结果

两名研究者评分的一致性很好，ICC 和 95% 置信区间为 0.98（0.97～0.98）。

AGREE Ⅱ评分结果中，“范围和目的”和“表达的清晰性”领域得分较高（58.6% 和 66.1%），“参与人员”“制订的严谨性”“应用性”和“编辑的独立性”领域得分均较低（24.3%、15.5%、20.3% 和 13.2%），指南最终得分差异也较大（最小值 9%，最大值 82%）。总体评价中，只有 3 部（2%）推荐在临床中使用，71 部（40%）修改后推荐，和 104 部（58%）不推荐。纳入指南 AGREE Ⅱ各领域评分及总体评价详细情况见表 9-3-2。

表 9-3-2 纳入指南 AGREE Ⅱ各领域评分及总体评价情况

AGREE Ⅱ领域	均数 ± 标准差	最小值 / 最大值
范围和目的	58.6±14.6	3/100
参与人员	24.3±20.3	0/83
制订的严谨性	15.5±16.2	0/79
表达的清晰性	66.1±12.4	33/83
应用性	20.3±13.2	0/71
编辑的独立性	13.2±22.1	0/100
总体评价	频数（构成比/%）	最终得分（均数 ± 标准差）
推荐	3（2）	75.7±6.5
修改后推荐	71（40）	38.8±7.6
不推荐	104（58）	21.3±4.5

（四）可能影响质量的因素分析

设计不同亚组对可能影响指南质量的因素进行分析，结果显示：发表于2013年及以后的文献除了“表达的清晰性”领域得分低于2013年前的文献，其余各个领域得分均较高；指南在“表达的清晰性”的得分高于专家共识；慢性阻塞性肺疾病的指南在“表达的清晰性”领域得分低于肺炎指南；中医治疗的指南在“范围和目的”的得分较低；有基金来源声明的得分均较高；有声明利益冲突的得分均较高；有方法学专家参与的得分均较高；有列出参考文献或参考文献数目大于27篇的得分普遍较高；有外部评审的得分均较高；有提及更新的得分均较高；循证指南，有给出证据质量或推荐等级的指南各领域得分均较高。以上均为差异具有统计学意义的结果，详情见表9-3-3。

表9-3-3 不同亚组间AGREE Ⅱ各领域得分差异比较

单位：分

组别	范围和目的（均数±标准差）	参与人员（均数±标准差）	制订的严谨性（均数±标准差）	表达的清晰性（均数±标准差）	应用性（均数±标准差）	编辑的独立性（均数±标准差）
发表年份						
2013年前	57±16	11±15	5±9	70±12	11±8	3±12
2013年及以后	60±13	41±11	28±14	61±11	31±10	25±25
发表类型						
指南	59±17	24±22	17±19	68±12	20±15	16±25
专家共识	58±11	25±18	14±12	64±13	20±11	10±18
主要疾病类型						
肺炎	59±17	20±23	14±18	69±11	14±11	7±19
哮喘	53±26	24±20	14±17	69±11	15±13	7±18
慢性阻塞性肺疾病	61±12	35±15	19±15	56±13	22±12	11±16
阻塞性睡眠呼吸暂停低通气综合征	66±7	35±14	23±22	60±9	24±18	15±25
推荐类型						
诊断	46±15	25±13	12±8	55±11	19±6	3±4
治疗	60±8	23±20	16±17	66±14	21±11	10±19
诊疗	59±16	25±21	14±14	67±12	20±14	15±23
中医治疗						
是	49±25	25±25	18±21	67±14	19±16	13±21
否	61±11	24±19	15±15	66±12	21±13	13±22
目标人群						
成人	60±13	25±21	16±16	66±12	20±13	14±22
儿童	55±17	23±20	15±16	67±13	20±14	12±22
声明基金来源						
有	66±15	41±19	32±22	69±11	34±16	41±25
无	57±14	21±19	13±13	66±13	18±11	8±17

续表

组别	范围和目的（均数 ± 标准差）	参与人员（均数 ± 标准差）	制订的严谨性（均数 ± 标准差）	表达的清晰性（均数 ± 标准差）	应用性（均数 ± 标准差）	编辑的独立性（均数 ± 标准差）
声明利益来源						
有	67±12	43±15	33±19	67±11	35±14	57±11
无	57±15	21±19	12±13	66±13	18±11	5±11
方法学专家参与						
有	76±9	52±21	45±21	72±9	38±18	33±30
无	57±14	21±17	12±11	65±13	18±11	11±20
外部评审						
有	74±15	52±26	46±30	71±12	43±24	32±40
无	58±14	23±19	14±14	66±12	19±12	12±21
参考文献						
有	62±11	29±20	19±17	65±12	23±13	17±24
无	49±20	10±14	5±7	70±13	12±9	0±3
循证指南						
是	72±9	35±29	29±26	74±8	28±19	24±29
否	55±14	22±17	12±10	64±13	19±11	11±19
证据质量						
有	70±11	36±27	29±24	74±8	29±18	26±29
无	56±14	21±17	12±11	64±13	18±10	10±18
推荐等级						
有	69±11	35±27	28±24	74±7	29±19	24±30
无	56±14	22±17	12±12	64±13	18±11	11±19

四、讨论

我国发布的呼吸系统疾病指南呈现逐年增加的趋势，由于新型冠状病毒肺炎指南的特殊性，本研究没有纳入其相关的指南或专家共识，但尽管如此，2019—2020 年发布的数量已达 29 部，远超过 1999—2013 年国内发布呼吸系统疾病指南年均 6.4 部的水平。早在 2015 年的时候，江梅等已经分析了截至 2013 年呼吸系统疾病指南的方法学质量，研究发现指南的质量普遍较低，尤其需要改善指南在“参与人员”“制订的严谨性”“应用性”和“编辑独立性”方面的内容。因此，本研究特地以 2013 年为时间分割点，比较了前后制订的指南质量有无变化。研究发现，除了“表达的清晰性”领域，2013 年及以后的指南质量明显更高，但相比国际指南的水平仍有一定差距。“表达的清晰性”领域得分比 2013 年前制订的指南低，原因可能是 2013 年及以后专家共识类文献占据的比例更大（45 篇，57%），专家共识形成的推荐建议普遍不明确，或者难以形成推荐建议，所以较难达到 AGREE Ⅱ“表达的清晰性”领域的要求，导致得分普遍较低，降低了 2013 年及以后制订的指南在该领域得分水平。这点在指南和专家共识的对比中得到了验证，本研究发现指南在“表达的清晰性”领域得分高于专家共识，并且差异具有统计学意义。我们还发现慢性阻塞性肺疾病指南在“表达的清晰性”领域得分低于肺炎指南，中医治疗的文献在“范围和目的”的得分较低，这都提醒指南制订者需要明确相应疾病的指南希望解决的特定卫生问题以及应用的人群，并且改善指南的语言、结构和表现形式。

在体现 AGREE Ⅱ“参与人员”和“制订的严谨性”领域的一些亚组对比中，正如预想的那样，有方法学专家参与的、列出参考文献或参考文献数目大于 27 篇的、有外部评审的、有提及更新的指南各领域得分普遍较高。在指南制订过程中，方法学专家起到了至关重要的作用，缺乏方法学专家的参与，容易因为不熟悉指南制订的报告规范而导致报告质量较低，而且临床医生普遍不熟悉系统检索文献的方法，往往花费了大量时间也不一定能找到全面的证据，如果根据零散的研究结论形成推荐建议则会造成一定的偏倚。参考美国国家医学院对临床实践指南的定义，其中提到临床实践指南要基于系统的检索，本研究对纳入指南的参考文献（中位数：27，最小值：0，最大值：472）进行分析，结果显示有列出参考文献或参考文献数目大于 27 篇的指南各领域得分均较高，证明系统地检索文献获得证据支持是十分必要的。本研究中有外部评审的指南只有 3 篇（2%），外部评审有利于制订者收集对初步推荐建议的反馈，评估推荐建议的可行性和适用性，及时改善质量，所以有外部评审的指南各领域得分明显更高。另外，鉴于指南需要反映当今最新的研究成果，所以指南制订者给出一个更新时间间隔，或成立一个工作小组定期研究更新文献并按要求进行相应的更新是十分必要的，国外研究显示指南每 3 年便需要重新评估其有效性，否则某些临床推荐可能不再适用，无法指导提供最佳的临床实践，伤害患者的利益。

在“应用性”领域，指南实施过程中的有利条件和潜在不利因素及其改进策略，以及应用指南涉及的相关资源问题是制订指南过程中需要重视的。本研究纳入了 11 部关于机械通气、支气管镜技术在呼吸系统疾病使用的指南，但研究发现这些对医疗卫生资源有一定要求的指南也很少考虑到资料分配的问题，在“应用性”方面的得分几乎全部低于 30%。指南制订者需要意识到不同地区的卫生系统所能承受的资源负担是不同的，尤其在一些涉及医疗器械应用的问题上，需要考虑到临床推荐建议对于经济实力或医疗水平较低的地区是否适用，能否有替代的措施。

在“编辑独立性”领域，指南推荐意见的产生不应受相关利益竞争的影响，一部制订过程透明的指南所形成的临床推荐才是可靠的，本研究结果也显示有基金来源或利益冲突声明的指南在各个领域得分均较高，CRADE（Grading of Recommendations Assessment Development and Evaluation）系统联盟和 WHO 认为声明利益冲突是形成决策的一个重要组成部分。提高指南制订过程的透明性固然可以改善指南报告规范，但并不代表方法学质量良好的指南就适用于临床实践。本研究一共有 11 部指南既报告了基金来源也报告了利益冲突，但其中一部指南最终得分只有 25%，并不推荐在临床使用；7 部指南评分介于 30%～60%，需要修改后才推荐在临床使用。

循证医学提倡在临床实践中尽可能使用当前可得到的最好证据，而临床实践指南是连接证据和临床实践的桥梁，是规范医疗行为和提高医疗服务质量的重要工具。在循证方法学方面，本研究发现有给出证据质量或推荐等级的指南各领域得分均较高。其中有 6 部（21%）专家共识做到了这一点，但同时发现它们在“制订的严谨性”领域得分较低，这是因为没有报告系统检索的过程。我们认为推荐建议的证据质量或推荐等级的标注是需要经过系统检索，并综合讨论了各类研究结果的支持或反对证据而形成的，所以出现这样的结果其实是矛盾的，可见规范指南制订过程的报告规范的重要性，规范报告后或许能使一部分专家共识转为质量更高的、经过了系统检索并且考虑了人群使用利弊性的临床实践指南，使得临床医生更清楚推荐建议的真实性和可靠性。

AGREE Ⅱ评价工具没有给出各领域应该被赋予多少权重从而算得最终得分的说明，很多研究根据自身情况对某些领域赋予了不同的权重，结果更加合理和可靠。考虑到“制订的严谨性”和“应用性”两个领域对于制订高质量指南的重要性，本研究对该两个领域赋予双倍的权重，从而通过最终得分评定指南的方法学质量。通过利用 AGREE Ⅱ评价工具对截至 2020 年 10 月中国发布的呼吸系统疾病指南方法学评价，本研究发现，高质量指南的制订过程需要考虑多方面的因素，但目前尚未发现指南的“推荐建议类型”和“目标人群”因素会影响指南的方法学质量。

本研究采用了国际认可的“金标准”AGREE Ⅱ评价工具对中国呼吸系统疾病指南进行评价，探讨其方法学质量。另外，本研究小组成员在对临床实践指南质量评价方面具有丰富的经验，并且我们设计了系统的检索方法进行指南检索，保证了全面收集符合的指南。最后，本研究考虑了临床实践指南能在实际中应用的重要性，调整了“制订的严谨性”和“应用性”领域得分的权重，使得对指南的最终评价更加合理。

本研究同时存在着一些局限性，例如 AGREE Ⅱ评价工具只是适用于对指南制订过程的方法学进行评价，并不适用于评价临床推荐建议的优劣，所以方法学质量好的指南并不代表临床推荐建议能有效地应用于临床实践。另外，本研究属于观察性研究的本质不能阐明任何因果联系的问题，只能作为往后指南制订的一个参考，争取改善以往指南制订过程中的不足之处。最后，本研究系统地检索了 4 大中文数据库，并没有对一些医疗卫生机构、政府网站或灰色数据库进行检索，没有纳入以书籍、规范、方案等类型发表的文献，难免在评价结果方面存在一定的偏倚。

五、结论

中国呼吸系统疾病指南制订过程的方法学质量较低，指南制订者应重点关注并改善指南在“参与人员”“制订的严谨性”“应用性”和“编辑独立性”方面的内容。未来需要根据国际认可的指南报告规范，制订出高质量的临床实践指南。

参考文献

[1] 周雨珊，伍建光．阻塞性睡眠呼吸暂停综合征的中西医研究进展[J]．江西中医药，2019，50(10)：74-77.

[2] 段瑞瑞，牛宏涛，于涛，等．大气污染对慢性阻塞性肺疾病表观遗传学影响的研究进展[J]．国际呼吸杂志，2020，40(14)：1100-1105.

[3] 谭晓娟，陈滨，周甜，等．支气管哮喘的临床特点与新药研究进展[J]．食品与药品，2019，21（5）：419-424.

[4] 邢翀，王玮．慢性阻塞性肺疾病患者睡眠障碍研究进展[J]．中国实用内科杂志，2019，39（8）：720-724.

[5] 万铠瑞，李瑶，吴君万，等．2017 年中国呼吸疾病临床实践指南的质量评价[J]．中国循证医学杂志，2019，19（6）：715-722.

[6] GRAHAM R，MANCHER M，MILLER WOLMAN D，et al.Clinical Practice Guidelines We Can Trust[M]. Washington（DC）：National Academies Press（US），2011：15.

[7] ACUÑA-IZCARAY A，SÁNCHEZ-ANGARITA E，PLAZA V，et al. Quality assessment of asthma clinical practice guidelines：a systematic appraisal [J]．Chest，2013，144（2）：390-397.

[8] UZELOTO J S，MOSELEY A M，ELKINS M R，et al. The quality of clinical practice guidelines for chronic respiratory diseases and the reliability of the AGREE Ⅱ：an observational study[J]．Physiotherapy，2017，103（4）：439-445.

[9] HU J，CHEN R，WU S，et al.The quality of clinical practice guidelines in China：a systematic assessment[J]．Journal of evaluation in clinical practice，2013，19（5）：961-967.

[10] ANTMAN E M，LAU J，KUPELNICK B，et al.A comparison of results of meta-analyses of randomized control trials and recommendations of clinical experts. Treatments for myocardial infarction[J]．Jama，1992，268（2）：240-248.

[11] SHEKELLE P G，ORTIZ E，RHODES S，et al.Validity of the Agency for Healthcare Research and Quality clinical practice guidelines：how quickly do guidelines become outdated?[J]．Jama，2001，286（12）：1461-1467.

[12] DAGENS A，SIGFRID L，CAI E，et al.Scope，quality，and inclusivity of clinical guidelines produced early in the covid-19 pandemic：rapid review[J]．BMJ，2020，369：m1936.

[13] GUYATT G H，OXMAN A D，VIST G E，et al.GRADE：an emerging consensus on rating quality of evidence and strength of recommendations[J]．BMJ，2008，336（7650）：924-926.

[14] 廖理粤，苏越明，邓方阁，等．呼吸机相关性肺炎诊断、预防和治疗指南的质量评价[J]．国际呼吸杂志，2016，36（14）：1041-1044.

[15] BROUWERS M C，KHO M E，BROWMAN G P，et al.AGREE Ⅱ：advancing guideline development，reporting and evaluation in health care[J]．CMAJ，2010，182（18）：E839-842.

[16] LYTRAS T，BONOVAS S，CHRONIS C，et al. Occupational Asthma guidelines：a systematic quality appraisal using the AGREE Ⅱ instrument [J]．Occupational and environmental medicine，2014，71（2）：81-86.

[17] BROUWERS M C，KHO M E，BROWMAN G P，et al.Development of the AGREE Ⅱ，part 1：performance，usefulness and areas for improvement[J]．CMAJ，2010，182（10）：1045-1052.

[18] BROUWERS M C，KHO M E，BROWMAN G P，et al.Development of the AGREE Ⅱ，part 2：assessment of validity of items and tools to support application [J]．CMAJ，2010，182（10）：E472-E478.

第四节 我国循证针灸临床实践指南的方法学质量评价

一、评价背景

针灸疗法是我国医疗体系中十分重要的一种治疗手段，在众多疾病的治疗中发挥了重要作用。2010 年，针灸被联合国教科文组织确定为人类非物质文化遗产代表作名录，成为了针灸发展史中具有里程碑意义的事件。针灸目前已经成为了世界上使用最为广泛的传统医学，在 183 个国家得到了应用。随着循证医学的发展，临床实践需要基于系统评价形成的临床实践进行指导，循证针灸临床实践指南被认为是促进针灸在世界范围内安全、有效使用的有力工具之一。为了更好地指导针灸临床实践，科学地开展针灸临床研究工作，由国家中医药管理局负责立项，由中国针灸学会具体组织制订，于 2011 年 1 月出版了我国首批共计 5 部针灸临床实践指南，首批指南共涉及 5 种疾病：偏头痛、带状疱疹、卒中后假性球麻痹、抑郁症和贝尔面瘫。2015 年，中国针灸学会又分别出版了 15 种病症的针灸临床实践指南，并同时更新了上述 5 部针灸指南。本研究通过国际指南质量评价工具 AGREE Ⅱ分别对首批 5 部指南及更新版以及后续的 15 部指南进行质量评价，旨在分析当前针灸领域循证实践指南的方法学研究现状，为针灸领域循证临床实践指南方法学的研究提供参照。

二、评价方法

（一）指南的纳入标准

本节纳入的指南分为三类共计 25 部：

1. 2011 年出版的《中医循证临床实践指南：针灸》中涉及的首批 5 部针灸临床实践指南，即《带状疱疹针灸临床实践指南》《贝尔面瘫针灸临床实践指南》《抑郁症针灸临床实践指南》《中风假性球麻痹针灸临床实践指南》《偏头痛针灸临床实践指南》。

2. 2015 年中国针灸学会集中发布的 15 部新病种的针灸实践指南：《循证针灸临床实践指南：成人支气管哮喘》《循证针灸临床实践指南：糖尿病周围神经病变》《循证针灸临床实践指南：慢性萎缩性胃炎》《循证针灸临床实践指南：膝骨关节炎》《循证针灸临床实践指南：原发性痛经》《循证针灸临床实践指南：失眠》《循证针灸临床实践指南：腰痛》《循证针灸临床实践指南：慢性便秘》《循证针灸临床实践指南：神经根型颈椎病》《循证针灸临床实践指南：肩周炎》《循证针灸临床实践指南：突发性耳聋》《循证针灸临床实践指南：单纯性肥胖》《循证针灸临床实践指南：原发性三叉神经痛》《循证针灸临床实践指南：过敏性鼻炎》《循证针灸临床实践指南：坐骨神经痛》。

3. 2011 年首批 5 部针灸临床实践指南在 2015 年集中发布的更新版本，即《循证针灸临床实践指南：带状疱疹》《循证针灸临床实践指南：贝尔面瘫》《循证针灸临床实践指南：抑郁症》《循证针灸临床实践指南：中风假性球麻痹》《循证针灸临床实践指南：偏头痛》。

因每批次的针灸循证实践指南制订均有中国针灸学会进行统一的方法学指导，且2011年5部指南已有相关研究进行了评价，故本研究仅选择2015年新发布的15部针灸实践指南中的《循证针灸临床实践指南：单纯性肥胖》和2015年发布的更新版《循证针灸临床实践指南：贝尔面瘫》作为代表进行评价，并引用相关研究的结论进行不同批次指南质量的比较。

（二）指南的评价工具

本研究采用AGREE Ⅱ对纳入的指南进行质量评价，AGREE Ⅱ介绍详见本章第二节。

（三）指南资料的提取与评分

根据AGREE Ⅱ各领域的评价内容，由4名评价员使用AGREE Ⅱ分别独立对6个领域进行评分。4名评价员之间的信度通过ICC来分析结果的一致性。

三、评价结果

（一）针灸临床实践指南的基本情况

无论是首批5部针灸实践指南，还是新发布的15部以及更新版的5部针灸实践指南均有统一的方法学进行指导，但2015年出版的15部新病种和更新版的5部指南在整体质量方面和2011年首批5部指南比较，方法学质量有明显提升，但仍存在一定的不足。具体体现在：①新发布的15部指南和5部更新版的指南均进一步明确了指南涉及的范围和具体目的，并组成了多学科交叉的指南制订工作小组，但仍缺乏指南目标人群的广泛参与，忽略了患者价值偏好对指南的影响；②在指南制订方法学方面，新发布的15部指南和更新版的5部指南均描述了检索范围和检索策略，并首次采用GRADE系统方法学进行针灸实践指南的制订，指南推荐意见的表达更加规范清晰，但该20部指南均仅简单提及患者的价值偏好及资源消耗对指南推荐意见的影响，并未详细给出具体证据；③2015年发布的15部指南和更新版的5部指南均提及了指南的更新频率，明确了指南更新的计划；④在指南的实施应用方面，无论是2011年首批5部指南还是2015年发布的15部指南以及更新的5部指南均未详细描述对于应用中的相关促进和阻碍因素的考虑和分析，亦未说明推广指南的具体方法和工具；⑤2015年新发布的15部指南和5部更新版的指南均仅描述了指南的资助机构，但未对指南制订人员的具体利益冲突进行详细的说明。

（二）AGREE Ⅱ评分结果

以《循证针灸临床实践指南：贝尔面瘫》（下称贝尔面瘫指南）和《循证针灸临床实践指南：单纯性肥胖》（下称单纯性肥胖指南）两部指南为例，本研究小组4名评价员之间关于AGREE Ⅱ的评价结果组间相关系数为0.963［95%*CI*（0.948，0.974）］，具有较好的一致性。AGREE Ⅱ 6个领域的分别平均得分见表9-4-1。

表9-4-1 国内针灸临床实践指南AGREE Ⅱ评价结果

单位：%

指南	领域一	领域二	领域三	领域四	领域五	领域六
贝尔面瘫指南	83.3	84.7	82.3	83.3	2.08	16.7
单纯性肥胖指南	81.9	87.5	82.8	80.6	2.08	16.7

综合评估，两部指南总体方法学质量较高，这与本批指南是由中国针灸学会统一进行方法学培训和指导，且均采用了 GRADE 系统方法学，并使用系统评价作为指南依托的证据体有关，因此指南的整体质量得到了提升。

但指南在领域五和领域六两个维度得分较低。其中领域五主要是评价指南的应用性，两部指南均未描述在应用中的可能遇到的阻碍，亦未提供发表指南所需要的工具以及对指南进行监督和审查的标准。领域六主要评估指南编辑的独立性，两部指南仅在引言中说明了指南由中国针灸学会统一牵头制订，并未详细声明所有成员的利益冲突。

四、解释与讨论

1. 针灸领域专科实践指南数量有了明显提升，已对临床相关疾病的治疗形成了指导。

制订中医临床实践指南的主要目的在于规范中医临床诊疗技术，用中医方法维护患者人群的健康利益，但是只有高质量的临床实践指南才能有效发挥其临床指导作用，反之则可能对中医临床实践起误导作用。目前，循证实践指南已经在中医药领域有了较大的发展。但是，传统针灸学在临床中仍然坚持以个人经验为主，依靠高年资医生和权威医生的教导以及古籍中的记载为诊断治疗依据，仍未脱离经验医学的范畴。正因为这个矛盾，结合当前中国实际情况，由中国针灸学会牵头，从 2011 年开始制订本土的针灸临床实践指南。目前针灸循证实践指南发展迅猛，针对传统的针灸优势病种，从最初的 5 部上升为 20 部，且还有大量相关指南正在制订当中。这充分说明针灸学科正在结合循证医学方法学最新进展，制订符合循证医学标准的临床实践指南，对相关优势病种的针灸治疗形成指导。

2. 与首批针灸临床实践指南比较，方法学质量有了明显提升，但仍需要加强适合针灸临床特点的指南方法学研究。

目前现有的针灸临床实践指南方法学质量与 2011 年国内发表的首批循证针灸临床实践指南相比，方法学质量有了明显提升（表 9-4-2）。这主要由于 2015 年出版的 20 部针灸临床实践指南，是由中国针灸学会统一组织进行方法学培训，并严格按照 GRADE 方法学的要求，在指南编写之前，项目组分别组建了专家指导小组、指南审定委员会、项目办公室和指南编写小组。其中专家指导小组由来自全国的权威专家组成，主要负责提供指南编写体例、推荐证据评价标准和推荐建议形成标准；指南审定委员会主要由既具有中医药学背景又具有标准化知识的人员，主要负责指南草稿的审定；项目办公室主要负责指南编写的统一协调和管理。指南编写小组分别由中医专业、中西医结合专业、临床流行病学专业、编辑等多学科人员组成，其主要承担指南草稿的编写，保证了方法学质量。但是相关指南在古代名家医案和经典著作的相关理论和技术推荐方面，均缺乏有效的方法学指导。这就说明，针

表 9-4-2　首批针灸指南与 2015 版两部指南质量评价对比表

单位：%

指南	领域一	领域二	领域三	领域四	领域五	领域六
首批针灸指南	55	27	4	54	4	1
贝尔面瘫指南	83.3	84.7	82.3	83.3	2.08	16.7
单纯性肥胖指南	81.9	87.5	82.8	80.6	2.08	16.7

灸临床实践指南的制订需要在循证医学方法学的指导下，继续探索适合针灸学科临床诊疗特点的指南方法学的研究。

3. 针灸临床实践指南在应用性和编辑独立性方面存在一定缺陷，需要加强针灸临床实践指南的应用实施研究和规范的利益冲突声明。

当前针灸临床实践指南在应用性和编辑独立性方面存在较大的缺陷。一方面，指南发布的配套工具、潜在资源、监督标准的缺失是导致应用性较差的直接原因。指南的实施是证据转化的重要形式，因此针灸临床实践指南需要借鉴规范的方法学，在指南制订后进行实施性的讨论、分析与评价。另一方面，指南的制订需要重视利益冲突的声明，尤其是所有指南参与单位和参与者的利益冲突的声明，以充分保证指南制订的规范性。

五、小结与展望

总之，目前循证医学已经与传统针灸学有了初步的融合，对于针灸临床实践具有一定的指导。循证医学理念下对于临床的指导主要基于循证临床实践指南，循证制订指南也是当前的发展趋势。运用循证方法学制订中医药指南，在一定程度上为传统医学走向世界指明了方向。然而，目前循证制订中针灸指南也存在着诸多挑战，针灸的循证指南需要合理借鉴国际指南制订方法，结合针灸临床实践的自身特色，加强针灸实践指南制订方法学研究，对于指导我国针灸临床实践有着重要意义。

参考文献

[1] 刘保延. 遵循规律，传承精华，守正创新，让针灸为健康中国做出更大贡献[J]. 中国针灸，2020，40(1)：1.

[2] 王行环. 循证临床实践指南的研发与评价[M]. 北京：中国协和医科大学出版社. 2016：1.

[3] IOM(institute of Medicine).Clinical Practice Guidelines We Can Trust[M]. Washington，DC：The National Academies Press.2011：3.

[4] 王云云，黄桥，靳英辉，等. 临床实践指南实施关键环节方法分析[J]. 中国循证心血管医学杂志，2020，12(1)：5-9，13.

[5] 靳英辉，邓通，曾宪涛，等. 临床实践指南制订方法——指南的实施工具[J]. 中国循证心血管医学杂志，2019，11(10)：1157-1161.

[6] 靳英辉，邓通，曾宪涛，等. 临床实践指南制订方法——指南的实施与转化[J]. 中国循证心血管医学杂志，2019，11(9)：1040-1042，1046.

[7] 陈昊，李广林，徐文韬，等. 国内循证针灸临床实践指南的质量评价[J]. 中国循证医学杂志，2014，14(6)：772-775.

第五节 非肌层浸润性膀胱癌指南质量评价与推荐意见差异分析

一、研究背景

膀胱癌(bladder cancer，BC)作为十大常见癌症类型之一，已成为全球公共卫生问题。

其中，约 75% 的膀胱癌为尚未累及膀胱肌层的非肌层浸润性膀胱癌（non-muscle-invasive bladder cancer，NMIBC），及时有效的治疗可以取得良好疗效，避免癌症复发和进展为肌层浸润性膀胱癌（muscle-invasive bladder cancer，MIBC）。

为优化患者诊疗，尽量减少不必要的医疗干预，并提高成本效益，许多国家和国际组织均制订了 NMIBC 临床实践指南（Clinical Practice Guideline，CPG）。但迄今为止，尚未有研究者对 NMIBC 指南质量进行过系统评价。为了帮助临床医生和患者在特定的临床情况下做出适当的医疗保健决定，我们系统检索了过去 5 年发布的 NMIBC 指南，对纳入指南进行了系统评价，对所有 NMIBC 治疗的推荐意见予以总结并辨析异同。

二、评价方法

（一）检索策略

系统检索 PubMed，Embase，Web of Science 3 个英文数据库，以及中国知网、维普、万方、中国生物医学文献数据库 4 个中文文献数据库，同时还检索了指南制订组织和专业协会的网站，包括国际指南联盟（Guideline International Network，GIN）、英国国家卫生与临床优化研究所（National Institute for Health and Clinical Excellence，NICE）、苏格兰院际指南网络（Scottish Intercollegiate Guidelines Network，SIGN）、世界卫生组织（World Health Organization，WHO）、美国临床肿瘤学会（American Society of Clinical Oncology，ASCO）、美国泌尿协会（American Urological Association，AUA）、欧洲泌尿协会（European Association of Urology，EAU）和美国国立综合癌症网络（National Comprehensive Cancer Network，NCCN），检索时间为 2014 年 1 月 12 日—2019 年 1 月 12 日。以 PubMed 为例，其具体检索策略如表 9-5-1 所示，我们检索了非肌层浸润性膀胱癌组面并合并指南组面，非肌层浸润性膀胱癌组面我们进行了较为复杂的检索策略设计，除了已有的完整表达外，我们也通过构词方法进行了膀胱癌和非肌层的构词和合并检索，然后与已有的完整表达进行“或者”的连接。

表 9-5-1 非肌层浸润性膀胱癌指南 PubMed 检索策略

检索式	#1	non-muscle[Title/Abstract] OR nonmuscle[Title/Abstract] OR “non muscle”[Title/Abstract] OR without[Title/Abstract]
	#2	#1 AND invasive[Title/Abstract]
	#3	“non-muscle-invasive”[Title/Abstract] OR “low risk”[Title/Abstract] OR superficial[Title/Abstract] OR early[Title/Abstract] OR “carcinoma in situ”[Title/Abstract] OR Tis[Title/Abstract] OR Ta[Title/Abstract] OR T1[Title/Abstract]
	#4	#2 OR #3
	#5	“Urinary Bladder Neoplasms”[Mesh Terms]
	#6	“Urinary Bladder”[Mesh Terms] OR bladder*[Title/Abstract] OR urin*[Title/Abstract] OR urotheli*[Title/Abstract] OR urethra*[Title/Abstract] OR ureter*[Title/Abstract] OR ureteral*[Title/Abstract]
	#7	Neoplasms[Mesh Terms] OR cancer*[Title/Abstract] OR tumor*[Title/Abstract] OR tumour*[Title/Abstract] OR neoplas*[Title/Abstract] OR carci*[Title/Abstract] OR malig*[Title/Abstract] OR adenoma*[Title/Abstract] OR adenocarci*[Title/Abstract] OR squamous*[Title/Abstract] OR transitional*[Title/Abstract]

续表

检索式	#8	#6 AND #7
	#9	#5 OR #8
	#10	NMIBC[Title/Abstract]OR "non-muscle-invasive bladder cancer"[Title/Abstract]OR "non-muscle invasive bladder cancer"[Title/Abstract]OR "Ta bladder cancer"[Title/Abstract]OR "T1 bladder cancer"[Title/Abstract]OR "Ta urothelial carcinoma of the urinary bladder"[Title/Abstract]OR "T1 urothelial carcinoma of the urinary bladder"[Title/Abstract]OR "Tis bladder cancer"[Title/Abstract]OR "Tis urothelial carcinoma of the urinary bladder"[Title/Abstract]OR "superficial bladder carcinoma"[Title/Abstract]OR "superficial bladder cancer"[Title/Abstract]
	#11	#4 AND #9
	#12	#10 OR #11
	#13	"Practice Guidelines as Topic"[Mesh Terms]OR "Practice Guideline"[Publication Type]OR Guideline[Publication Type]OR guideline*[Title/Abstract]OR guidance*[Title/Abstract] OR recommendation*[Title/Abstract]OR CPG*[Title/Abstract]
	#14	#12 AND #13

（二）纳入与排除标准

纳入标准：全球公开发表的、与 NMIBC 相关的英文或中文指南。对 NMIBC 的管理提出了明确的推荐意见，推荐意见需包括经尿道膀胱肿瘤切除术（transurethral resection of bladder tumour，TURBT）和膀胱灌注治疗。检查指南是否报告了检索策略，是否对文献质量和提取数据进行证据等级（level of evidence，LOE）和推荐强度（strength of recommendation，SOR）分级，从而判定该指南是否为循证指南。只纳入最新版本。

排除标准：单一作者综述、共识申明、翻译版或改编版指南予以排除。

（三）NMIBC 指南评价

由拥有丰富评价经验的不同专业背景（包括泌尿外科医生和方法学专家）的 4 位研究者使用 AGREE Ⅱ工具独立评价纳入的指南。AGREE Ⅱ由 6 个领域（范围和目的、参与人员、制订的严谨性、表达的清晰性、应用性和编辑独立性）23 个关键条目组成。

每个领域均明确了指南质量的某一独特维度，使用 7 分等距量表进行评级，从 1 分（完全不同意）到 7 分（完全同意）。统计各领域得分，并按比例计算该领域总分，计算公式为：（实际得分－最低可能得分）/（最高可能得分－最低可能得分）×100%。

（四）数据收集

由 2 位研究者独立提取纳入指南的基本特征，包括目标疾病、指南制订者、指南的证据等级和推荐强度及相关推荐意见，若有分歧，则由第 3 位研究者予以解决。

不同的指南中使用了不同的证据等级和推荐强度分级系统，为便于统计，我们讨论并重新定义了一份证据和推荐意见综合评级系统，见表 9-5-2。

（五）NMIBC 指南推荐意见综合

我们进行了描述性综合分析，以分析纳入的 NMIBC 管理相关推荐意见的范围、内容和一致性，具体分为以下若干部分：① TURBT 和二次 TURBT；②术后即刻灌注膀胱内化疗；③优化化疗给药措施；④诱导和维持膀胱内化疗或免疫治疗；⑤卡介苗（bacille Calmette-Guérin，BCG）的副作用和禁忌证。我们只提取了有推荐强度的推荐意见。

表 9-5-2 NMIBC 指南中证据与推荐强度分级的综合评分系统

分类	等级	定义
证据等级	1	无严重局限性的随机对照试验，或这类随机对照试验的系统评价
	2	有严重局限性的随机对照试验，有一致发现的一组观察性研究，或这类研究的系统评价
	3	非随机研究，队列研究，病例对照研究，或这类研究的系统评价
	4	病例系列，或病例报告，或临床原则 / 专家意见
推荐强度	A	强烈推荐，能在多数情况下对多数患者带来大量益处或危害
	B	中度推荐，能在多数情况对多数患者带来中等程度的益处或危害
	C	弱推荐或条件性推荐，无明显益处或危害。最佳选择可能因环境、患者或社会价值观而有所不同
	D	没有足够的证据支持给出推荐意见。治疗的利弊对等

（六）统计分析

计算 AGREE Ⅱ各领域得分和比例得分进行描述性统计分析，提供各领域得分的中位数和四分位间距（interquartile ranges，IQRs）。通过计算各领域 95% 置信区间（confidence interval，CI）的组内相关系数（intraclass correlation coefficient，ICC）检验四位评价者的一致性。ICC 值介于 0～1，据 Fleiss 提出的评分标准，ICC<0.40 为一致性差，≥0.40 且≤0.75 为一致性良好，>0.75 为一致性优秀。使用 SPSS 19.0 进行统计学分析。

三、评价结果

筛选指南的过程此处略去，最终共纳入 9 部指南。对于纳入的指南，我们均系统收集了所有相关的补充材料，以便更准确地予以评价。纳入指南的基本特征见表 9-5-3。

表 9-5-3 纳入指南的基本特征

指南制订组织，年份	目标疾病	版本		国家	资金来源	页码
		版次	类型			
欧洲肿瘤内科学会（ESMO），2014	BC	第 2 版	完整版	欧洲	未报告	9
英国国家卫生和临床优化研究所（NICE），2015	BC	第 1 版	完整版；NICE 版	英国	NICE	500
加拿大癌症学会（CUA），2015	NMIBC	第 2 版	完整版	加拿大	未报告	15
美国泌尿外科学会 / 泌尿肿瘤学会（AUA/SUO），2016	NMIBC	第 1 版	完整版	美国	AUA	45
日本泌尿协会（JUA），2016	BC	第 2 版	完整版	日本	JUA	6
欧洲泌尿协会（EAU），2018	NMIBC	年更新	完整版；口袋版；翻译版	欧洲	EAU	48
泌尿系统疾病国际咨询 / 国际泌尿外科学会（ICUD/SIU），2018	NMIBC	第 5 版	完整版	国际	未报告	10

续表

指南制订组织，年份	目标疾病	版本		国家	资金来源	页码
		版次	类型			
中国研究型医院学会泌尿外科学专业委员会 / 中国医疗保健国际交流促进会（CRHA/CPAM），2018	NMIBC	第1版	简化版	中国	国家重点研发计划专项基金；湖北省卫生计生委2018年度联合基金科技创新平台项目	6
美国国立综合癌症网络（NCCN），2019	BC	月更新	完整版	美国	未报告	103

（一）指南质量评价

评价纳入指南的ICC为0.81～0.97，表明评价者之间意见一致性高。纳入指南的总体质量中等，"表达的清晰性"领域得分最高，"应用性"领域得分最低（图9-5-1，表9-5-4）。

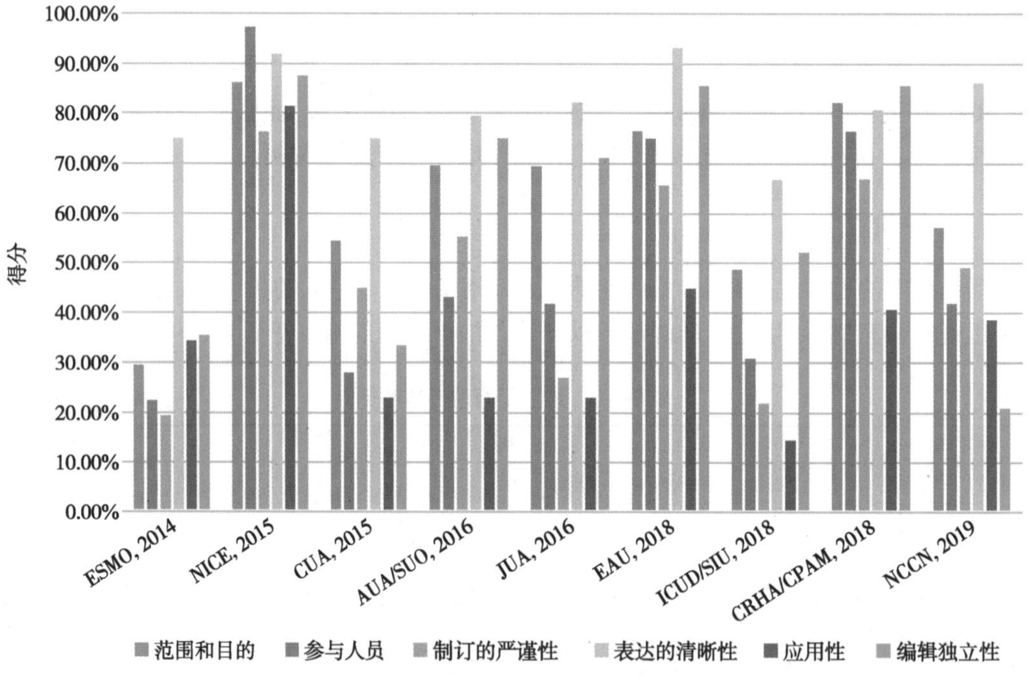

图9-5-1　纳入指南在AGREE Ⅱ各领域得分情况

表9-5-4　纳入指南在AGREE Ⅱ各领域得分情况

指南及统计量	领域得分 /%					
	范围和目的	参与人员	制订的严谨性	表达的清晰性	应用性	编辑独立性
指南						
ESMO，2014	29.17	22.22	19.27	75.00	34.38	35.42
NICE，2015	86.11	97.22	76.04	91.67	81.25	87.50

续表

指南及统计量	领域得分/%					
	范围和目的	参与人员	制订的严谨性	表达的清晰性	应用性	编辑独立性
CUA，2015	54.17	27.78	44.79	75.00	22.92	33.33
AUA/SUO，2016	69.44	43.06	55.21	79.17	22.92	75.00
JUA，2016	69.44	41.67	27.08	81.94	22.92	70.83
EAU，2018	76.39	75.00	65.63	93.06	44.79	85.42
ICUD/SIU，2018	48.61	30.56	21.88	66.67	14.58	52.08
CRHA/CPAM，2018	81.94	76.39	66.67	80.56	40.63	85.42
NCCN，2019	56.94	41.67	48.96	86.11	38.54	20.83
统计量						
ICC（中位数 ± 标准差）	0.94±0.05	0.97±0.02	0.97±0.02	0.81±0.15	0.91±0.07	0.91±0.07
中位数（四分位间距）	69.44 （54.17，76.39）	41.67 （30.56，75.00）	48.96 （27.08，65.63）	80.56 （75.00，86.11）	34.38 （22.92，40.63）	70.83 （35.42，85.42）

1. 范围和目的　该领域指南得分中位数为69.44%，四分位间距为35.42%～85.42%。该领域最高得分为86.11%，该指南明确定义了其范围和目的、相关临床领域和目标人群。

2. 参与人员　指南在该领域得分排倒数第二位，中位数为41.67%，四分位间距为30.56%～75.00%）。有6部指南（66.67%）在该领域得分低于50%。其他3部指南的指南制订小组为包含临床医生、方法学专家、药剂师和行政人员的多学科小组。有2部指南考虑到目标人群的偏好，有患者代表参与到指南制订过程中。

3. 制订的严谨性　该领域得分中位数为48.96%，四分位间距为27.08%～65.63%。有5部指南（55.56%）得分低于50%，其可能原因在于这些指南没有报告系统检索和评估证据的方法。只有1部指南描述了形成推荐意见的过程。有4部指南清晰呈现了其证据体，其中系统评价的证据体占比分别为11.27%、12.78%、14.39%和14.73%。

4. 表达的清晰性　该领域得分中位数为80.56%，四分位间距为66.67%～93.06%，所有指南得分均大于60%，所有指南的相关推荐意见均可以清晰找到对应的证据等级和推荐强度。

5. 应用性　该领域得分最低，中位数为34.38%，四分位间距为22.92%～40.63%。除了NICE指南（得分81.25%），其他指南中有关潜在实施障碍、成本效益和应用工具的信息都比较少。一些衍生产品，包括快速建议指南和翻译版本等均有利于指南应用。只有NICE指南考虑到成本效益，有卫生经济学家参与到指南制订过程中，纳入卫生经济学证据并考虑到推荐意见对预算的影响。

6. 编辑独立性　该领域得分范围波动最大，中位数为70.83%，四分位间距为5.42%～85.42%。虽然所有指南均报告了利益冲突，但报告质量并不理想，他们仅提供了利益冲突管理方式的极少量信息。仅有1部指南提供了指南制订过程中识别、管理和报告利益冲突的完整内容。

（二）推荐意见综合

在这9部指南中，有1部指南没有提供支持推荐意见的相应的证据等级，其余8部指南共使用6种证据等级评级系统和7种推荐强度评级系统（表9-5-5）。

表9-5-5 纳入指南的评级系统以及其证据等级和推荐强度分级

指南	证据等级		推荐强度	
	评级系统	分级描述	评级系统	分级描述
ESMO，2014	美国传染病学会-美国公共卫生服务等级体系	Ⅰ，Ⅱ，Ⅲ，Ⅳ，Ⅴ	美国传染病学会-美国公共卫生服务等级体系	A，B，C，D，E
NICE，2015	GRADE	high，moderate，low，very low	GRADE	must/must not，should/should not/offer/do not offer/refer/advise，consider
CUA，2015	OCEBM	1a，1b，1c，2a，2b，2c，3a，3b，4，5	OCEBM	A，B，C，D
AUA/SUO，2016	AUA 证据评级系统	A（high），B（moderate），C（low），clinical principle/expert opinion	AUA 推荐意见评级系统	strong，moderate，conditional，clinical principle/expert opinion
JUA，2016[a]	—	—	—	A，B，C1，C2，D
EAU，2018	修订的OCEBM	1a，1b，1c，2a，2b，2c，3a，3b，4，5	修订的GRADE	strong，weak
ICUD/SIU，2018	OCEBM	1a，1b，1c，2a，2b，2c，3a，3b，4，5	OCEBM	A，B，C，D
CRHA/CPAM，2018	EAU 指南2015年版证据评级系统	1a，1b，2a，2b，3，4	EAU 指南2015年版推荐意见评级系统	A，B，C
NCCN，2019	NCCN 证据评级系统	1，2A，2B，3	NCCN 推荐意见评级系统	preferred intervention，other recommended intervention，useful in certain circumstances

注：OCEBM，centre for evidence-based medicine at the university of Oxford，牛津大学循证医学中心；GRADE，the grading of recommendations assessment，development，and evaluation，推荐分级的评价、制订与评估。[a] 推荐强度的设定基于膀胱癌临床实践指南委员会一致同意的基础上。

9部指南中共提取了177条推荐意见（表9-5-6）。3部指南倾向于由一类以上的证据支持形成一条推荐意见，导致各类证据和推荐意见的数目不一致。总的来说，推荐意见中A类推荐（33.9%）和B类推荐（49.7%）占比较高，证据中2类证据（48.1%）和3类证据（20.9%）占比较高。

为了解各指南间差异，我们提取并总结了NMIBC管理相关的关键推荐意见（表9-5-7～表9-5-12）。尽管推荐意见在多数领域保持一致，但指南中仍然存在一些值得注意的差异。

表 9-5-6　NMIBC 指南中推荐强度和证据等级的分布

指南	推荐数目	推荐强度[数目(构成比/%)]				证据数目	证据等级[数目(构成比/%)]			
		A	B	C	D		1	2	3	4
ESMO，2014	4	1(25.0)	3(75.0)	0(0)	0(0)	4	1(25.0)	1(25.0)	2(50.0)	0(0)
NICE，2015	14	12(85.7)	2(14.3)	0(0)	0(0)	230	15(6.5)	135(58.7)	40(17.4)	40(17.4)
CUA，2015	14	3(21.4)	7(50.0)	3(21.4)	1(7.1)	13	4(30.8)	3(23.1)	6(46.1)	0(0)
AUA/SUO，2016	18	3(16.7)	11(61.1)	2(11.1)	2(11.1)	18	0(0)	6(33.3)	10(55.6)	2(11.1)
JUA，2016	4	1(25.0)	2(50.0)	1(25.0)	0(0)	—	—	—	—	—
EAU，2018	22	16(72.7)	0(0)	6(27.3)	0(0)	60	30(50.0)	6(10)	23(38.3)	1(1.7)
ICUD/SIU，2018	29	6(20.7)	10(34.5)	11(38.0)	2(6.9)	29	3(10.3)	19(65.5)	7(24.1)	0(0)
CRHA/CPAM，2018	32	14(43.8)	17(53.1)	1(3.1)	0(0)	32	20(62.5)	0(0)	0(0)	12(37.5)
NCCN，2019	40	4(10.0)	36(90.0)	0(0)	0(0)	40	4(10.0)	35(87.5)	1(2.5)	0(0)
9 部指南总览	177	60(33.9)	88(49.7)	24(13.6)	5(2.8)	426	77(18.1)	205(48.1)	89(20.9)	55(12.9)

表 9-5-7　术后即刻灌注的推荐意见汇总

指南	术后即刻灌注膀胱内化疗								
	推荐		单剂量	24 小时内		推荐用药		禁忌证	
	危险分层	推荐强度 / 证据等级	推荐强度 / 证据等级	补充	推荐强度 / 证据等级	用药	推荐强度 / 证据等级	描述	推荐强度 / 证据等级
ESMO，2014	根据风险分层	A/I	—/—	—	—/—	—	—/—	—	—/—
NICE，2015	—	A*/high～low	A*/high～low	首次 TURBT 同时灌注	A*/high～low	丝裂霉素	A*/high～low	—	—/—
CUA，2015	—	B/—	B/—	—	—/—	—	—/—	膀胱穿孔或深 / 广泛切除术	C/—
AUA/SUO，2016	低危，中危	moderate/B	moderate/B	—	moderate/B	丝裂霉素，表柔比星	moderate/B	膀胱穿孔或广泛切除术	moderate/B
JUA，2016	—	—/—	—/—	—	—/—	—	—/—	—/—	
EAU，2018	低危，中危，复发率≤1 位每年	strong/1a～3	weak/1a～3	—	weak/3	—	—/—	膀胱穿孔或出血需膀胱冲洗	strong/—
ICUD/SIU，2018	—	A/1a	A/1a	—	—/—	—	—/—	—	—/—
CRHA/CPAM，2018	—	B/1a	B/1a	—	—/—	丝裂霉素，表柔比星，阿霉素，吡柔比星，羟喜树碱	B/1a	膀胱穿孔或严重血尿	C/4
NCCN，2019	肿瘤数目 <8，复发率 <1 位每年	other recommended intervention/2A	other recommended intervention/2A	理想状态下在 6 小时内	other recommended intervention/2A	吉西他滨 丝裂霉素	preferred intervention/1 other recommended intervention/1	膀胱穿孔或已知药物过敏	other recommended intervention/2A

注：—表明该推荐或证据未予提供；为简化表格，呈现 NICE 推荐意见的推荐强度时用“A*”替代“should/should not/offer/do not offer/refer/advise”。

表 9-5-8 TURBT 与二次 TURBT 推荐意见汇总

指南	TURBT					二次 TURBT					
	推荐	切除充分，标本中含肌层组织		标本中不含肌层组织		Ta		T1		TURBT 和二次 TURBT 间隔	
	推荐强度/证据等级	G&S	推荐强度/证据等级	G&S	推荐强度/证据等级	G&RS	推荐强度/证据等级	G	推荐强度/证据等级	间隔/天	推荐强度/证据等级
ESMO，2014	—/—	—	A/I	—	—/—	高危	B/Ⅱ-Ⅲ	—	B/Ⅱ-Ⅲ	—	—/—
NICE，2015	—/—	—	A*/low～very low	—	A*/low～very low	高危	A*/low～very low	—	A*/low～very low	6	A*/low～very low
CUA，2015	—/—	—	A/—	T1	A/—	HG	C/—	—	C/—	2～6	A/—
AUA/SUO，2016	—/—	—	—/—	—	Strong/B	高危，HG	Moderate/C	—	Strong/B	6	—/—
JUA，2016	A/—	—	—/—	—	—/—	—	—/—	HG	A/—	—	—/—
EAU，2018	Strong/1b	TaG1/LG 除外	Strong/1b	TaG1/LG 和 CIS 除外	Strong/1b～3	—	—/—	—	Strong/1b～3	2～6	Weak/3
ICUD/SIU，2018	C/3	—	—/—	—	B/2	HG	C/3	—	B/2	6	B-C/2～3
CRHA/CPAM，2018	A/4	TaG1/LG 除外	A/4	—	A/4	G3/HG	A/4	—	A/4	6	A/4
NCCN，2019	—/—	TaLG 除外	other recommended intervention/2A	HG	other recommended intervention/2A	>3cm 或多病灶	other recommended intervention/2A	—	other recommended intervention/2A	6	other recommended intervention/2A

注：G，grading，分级；S，staging，分期；RS，危险分层；HG，high grade，高级；LG，low grade，低级；CIS，carcinoma in situ，原位癌；

—表明该推荐或证据未予提供；为简化表格，呈现 NICE 推荐意见的推荐强度时用“A*”替代“should/should not/offer/do not offer/refer/advise”。

表 9-5-9　低中危患者膀胱内灌注治疗推荐意见汇总

指南	低危	中危									
	诱导	诱导				维持					
	不推荐	推荐		疗程		推荐		疗程			
		化疗	BCG			化疗	BCG	化疗		BCG	
	推荐强度/证据等级	推荐强度/证据等级	推荐强度/证据等级	疗程	推荐强度/证据等级	推荐强度/证据等级	推荐强度/证据等级	疗程	推荐强度/证据等级	疗程	推荐强度/证据等级
ESMO，2014	—/—	—/—	—/—	—	—/—	—/—	—/—	—	—/—	—	—/—
NICE，2015	—/—	A*/high～low	—/—	至少 6 剂	A*/high～low	—/—	—/—	—	—/—	—	—/—
CUA，2015	—/—	B/—	B/—	—	—/—	B/—	B/—	1 年	B/—	—	—/—
AUA/SUO，2016	moderate/C	moderate/B	moderate/B	6 周	moderate/B	conditional/C	Moderate/C	—	—/—	1 年	moderate/C
JUA，2016	—/—	—/—	—/—	—	—/—	—/—	—/—	—	—/—	—	—/—
EAU，2018	—/—	—/—	strong/1a～3	—	—/—	strong/1a～3	strong/1a～3	≤1 年	weak/3	全剂量，1 年第 3，6，12 月灌注三周	strong/1a～1b
ICUD/SIU，2018	A/1a	B/2a	A/1a	—	—/—	B/2a	A/1a	6～12 个月	B/2a	全剂量，1 年	A/1a
CRHA/CPAM，2018	B/1a	A/1a	B/1a～1b	4～8 周	A/1a	A/1a	A/1a	6～10 个月	A/1a	低剂量	B/1a～1b
NCCN，2019	—/—	other recommended intervention/2A	preferred intervention/2A	TURBT 后 3～4 周 6 周	other recommended intervention/2A other recommended intervention/2A	other recommended intervention/2A	preferred intervention/2A	—	—/—	1～3 年 1 年	other recommended intervention/1b other recommended intervention/2A

注：一表明该推荐或证据未予提供；为简化表格，呈现 NICE 推荐意见的推荐强度时用“A*”替代“should/should not/offer/do not offer/refer/advise”。

表 9-5-10　高危患者膀胱内灌注治疗推荐意见汇总

指南	高危							
	诱导		维持					
	推荐		推荐		疗程			
	化疗	BCG	化疗	BCG	化疗		BCG	
	推荐强度 / 证据等级	推荐强度 / 证据等级	推荐强度 / 证据等级	推荐强度 / 证据等级	疗程	推荐强度 / 证据等级	疗程	推荐强度 / 证据等级
ESMO，2014	—/—	—/—	—/—	—/—	—	—/—	—	—/—
NICE，2015	—/—	A*/high～very low	—/—	A*/high～very low	—	—/—	—	—/—
CUA，2015	—/—	A/—	—/—	B/—	—	—/—	全剂量，3 年	B/—
AUA/SUO，2016	—/—	strong/B	—/—	moderate/B	—	—/—	3 年	moderate/B
JUA，2016	—/—	—/—	—/—	—/—	—	—/—	—	—/—
EAU，2018	—/—	—/—	—/—	strong/1a～1b	—	—/—	全剂量，1～3 年，第 3，6，12，18，24，30，36 个月灌注三周	strong/1a～1b
ICUD/SIU，2018	B/2	A/1	C/2	B/2	1 年	C/2	3 年	B/2
CRHA/CPAM，2018	A/1a	A/1a	A/1a	A/1a	6～10 个月	A/1a	全剂量，3 年	B/1b
NCCN，2019	other recommended intervention/2A	preferred intervention/1	other recommended intervention/2A	preferred intervention/2A	—	other recommended intervention/2A	3 年，第 3，6，12，18，24，30，36 个月灌注三周	other recommended intervention/2A

注：一表明该推荐或证据未予提供；为简化表格，呈现 NICE 推荐意见的推荐强度时用“A*”替代“should/should not/offer/do not offer/refer/advise”。

表 9-5-11　优化化疗给药措施推荐意见汇总

指南	优化化疗给药					
	减少液体摄入，碱化尿液	高浓度	灌注时长		其他	
	推荐强度 / 证据等级	推荐强度 / 证据等级	时长	推荐强度 / 证据等级	描述	推荐强度 / 证据等级
ESMO，2014	—/—	—	—	—/—	—	—/—
NICE，2015	—/—	—	—	—/—	—	—/—
CUA，2015	B/—	B/—	—	—/—	—	—
AUA/SUO，2016	—/—	—	—	—/—	—	—/—
JUA，2016	—/—	—	—	—/—	—	—/—
EAU，2018	strong/1b	—	1～2h	weak/3	膀胱灌注结束时控制膀胱内导管的液体流动	strong/—
ICUD/SIU，2018	—/—	—	—	—/—	—	—/—
CRHA/CPAM，2018	B/1b	B/1a	0.5～2h	B/1b	高剂量	B/1a
NCCN，2019	—/—	—	—	—/—	—	—/—

注：—表明该推荐或证据未予提供。

表 9-5-12　BCG 副作用和禁忌证推荐意见汇总

指南	BCG 副作用 /BCG 不耐受		BCG 禁忌证			
			创伤性导管插入术，肉眼血尿，尿路感染	TURBT 术后 2 周	其他	
	推荐措施	推荐强度 / 证据等级	推荐强度 / 证据等级	推荐强度 / 证据等级	描述	推荐强度 / 证据等级
ESMO，2014	—	—/—	—/—	—/—	—	—/—
NICE，2015	不优先提供 BCG 相关膀胱毒性预防措施（临床试验除外）	A*/high～very low	—/—	—/—	—	—/—
	若果抗痉挛药或非阿片类镇痛不能控制 BCG 相关膀胱毒性症状，且膀胱镜检查排除其他原因，征询泌尿外科多学科专家小组意见	A*/high～very low				
CUA，2015	降低剂量	B/—	—/—	—/—	—	—/—
AUA/SUO，2016	—	—/—	—/—	—/—	—	—/—
JUA，2016	—	—/—	—/—	—/—	—	—/—
EAU，2018	—	—/—	strong/3	strong/—	—	—/—
ICUD/SIU，2018	降低剂量	B/2	—/—	—/—	—	—/—
CRHA/CPAM，2018	延迟或停止治疗	A/4	A/4	A/4	严重免疫抑制，活动性肺结核	A/4
NCCN，2019[c]	降低剂量	other recommended intervention/2A	other recommended intervention/2A	—/—	局部症状严重，或全身症状严重	other recommended intervention/2A

注：—表明该推荐或证据未予提供；为简化表格，呈现 NICE 推荐意见的推荐强度时用“A*”替代“should/should not/offer/do not offer/refer/advise”。

四、讨论

（一）未来CPG制订的严谨性有待提高

制订的严谨性是衡量其可信性的重要领域。最有效的CPG应当是将当前最佳证据运用于当地环境中。一些指南尚未将系统评价运用到支持推荐意见的证据中，或未能在推荐意见和证据间建立明确联系。

制订推荐意见时，其利弊考量与推荐强度直接相关，建议开展一些干预行为的安全性研究，将安全性研究结果作为衡量利弊的关键结果。达成共识的透明公开过程对指南可靠性至关重要，指南应当记录证据评价和推荐意见形成的具体细节。

（二）癌症相关指南中患者的参与

患者作为医疗保健的最终获益者，应提出理解患者和满足他们需要的推荐意见。患者提出的观点，一定程度上有利于推荐意见等级共识的达成，且可以避免利益冲突。如患者可能会考虑到某种治疗潜在的严重乃至危及生命的副作用，远超出该治疗在生存方面潜在的益处。因此，在癌症相关的治疗推荐意见中，考虑患者的观点和期望是极为重要的。

与化疗相比，BCG灌注治疗副作用更明显，因此在提出推荐意见以及给定推荐强度时，应特别考虑到疗效的利弊平衡。

（三）指南制订过程中需提高指南的实施性

应用性领域得分较低，这表明指南制订小组没有对指南传播的促进和阻碍因素予以足够重视。

为促进实施，指南制订小组在报告指南时应当慎重考虑指南的发布类型和格式，以及专为目标用户设计的衍生产品如概要、流程图、挂图等。

此外，各地公共卫生的资源存在着巨大差距，而纳入的多数指南是在默认拥有全部资源的前提下制订的，这会产生巨大的经济成本并限制其应用性。因此，我们建议在指南制订过程中进行成本-效益分析，尤其是发展中国家，应在指南制订时邀请可靠的卫生经济学家参与其中，提出需要进行评估的问题并予以评估，并在推荐意见形成前报告评估结果。

（四）各种原因导致的推荐意见细节差异

尽管多数指南均推荐TURBT和膀胱内灌注，在推荐意见的细节上仍然存有差异，如中高危NMIBC患者二次TURBT的适应证及其化疗药物和BCG免疫治疗的使用。

提出不同推荐意见的原因有很多，可能是由于这些指南是由不同组织在不同的情况和背景下制订的，也可能是因为支持推荐意见的现有证据不足。此外，在决策过程中对不同的结果予以不同的权重也会影响推荐意见制订，缺乏透明的推荐意见形成过程会导致对当前证据有不同解释的风险。

值得注意的是，多数推荐意见是基于中低质量的证据，而中高强度的推荐占据多数。高质量证据的缺乏可能会增加决策者的意见在推荐意见形成中的作用。除指南制订的方法学以外，研究者还应更多关注于日益增加的证据体系。

（五）为优化治疗亟待解决的问题

尽管推荐意见已涵盖了NMIBC疾病管理的多数领域，部分指南依然指出了一些为优化治疗亟待解决的问题。

首先，是否应当在 TURBT 术后膀胱灌注治疗后实施二次 TURBT？是否应当在得出病理报告结果前提供膀胱灌注治疗？ESMO 指南指出，高危 NMIBC 患者膀胱灌注治疗后可以推荐二次 TURBT，但推荐强度低至Ⅲ级，仍待进一步研究。

不同的 BCG 菌株造成的反应有所不同，有临床研究通过比较不同菌株发现，部分菌株可能影响抗肿瘤免疫应答，但该试验对无进展生存期没有统计学意义。因此，指南没有提供相关推荐意见，可能还需要前瞻性试验进行进一步评估。

有研究对 BCG、化疗药物和干扰素等多种药物联合治疗的效果进行了评估，如干扰素 + BCG、干扰素 + 表柔比星、BCG+ 丝裂霉素，或 BCG+ 异烟肼。所有指南均未推荐最佳联合治疗方案，可能原因在于相关证据不足，这些联合治疗在疾病复发和进展方面尚未发现显著差异。

尽管迄今为止联合治疗的结果不尽理想，但在设备辅助治疗方面我们看到了一些希望。有研究评估了热化疗提高化疗药物渗透入膀胱壁的效果，发现其能够改善患者结局。电动给药（electromotive drug administration，EMDA）也已被证明能够降低复发率和延长无病间隔。但仍需进一步研究来验证其在一线治疗和二线治疗中运用的效果。

（六）优点和局限性

本研究可能存在一些局限性。第一，不同的证据等级和推荐强度的评级系统使得比较指南间的证据等级和推荐强度存在一定难度；第二，本研究并未提取 BCG 治疗后复发和根治性膀胱切除术的推荐意见，因此 NMIBC 疾病管理的推荐意见描述不算完整。

尽管如此，我们当前的研究仍然是可靠且有益的。第一，本研究通过系统检索来筛选合格的 CPG。第二，评价者运用 AGREE Ⅱ工具来评价指南，且一致性良好。第三，这是全球对 NMIBC 疾病管理指南的系统评价和综合分析的首次尝试。

参 考 文 献

[1] ZHANG J，WANG Y，WENG H，et al. Management of non-muscle-invasive bladder cancer：quality of clinical practice guidelines and variations in recommendations［J］. BMC Cancer，2019，19（1）：1054.

[2] BELLMUNT J，ORSOLA A，LEOW J J，et al. Bladder cancer：ESMO Practice Guidelines for diagnosis，treatment and follow-up［J］. Ann Oncol，2014，25（suppl 3）：iii40-iii48.

[3] National Institute for Health and Care Excellence. Bladder cancer：diagnosis and management.［EB/OL］.（2015-02-25）［2019-01-12］. https://www.nice.org.uk/guidance/ng2.

[4] KASSOUF W，TRABOULSI S L，KULKARNI G S，et al. CUA guidelines on the management of non-muscle invasive bladder cancer［J］. Can Urol Assoc J，2015，9（9）：E690-E704.

[5] CHANG S S，BOORJIAN S A，CHOU R，et al. Diagnosis and treatment of non-muscle invasive bladder Cancer：AUA/SUO guideline［J］. J Urol，2016，196：1021-1029.

[6] KUBOTA Y，NAKAIGAWA N. Essential content of evidence-based clinical practice guidelines for bladder cancer：the Japanese Urological Association 2015 update［J］. Int J Urol，2016，23（8）：640-645.

[7] BABJUK M，BURGER M，COMPÉRAT E，et al. EAU Guidelines on Non-muscle-invasive Bladder Cancer（Ta，T1 and CIS）.［EB/OL］.［2019-01-12］. https://uroweb.org/guideline/non-muscle-invasive-bladder-cancer/.

[8] MONTEIRO L L，WITJES J A，AGARWAL P K，et al. ICUD-SIU International consultation on bladder Cancer 2017：management of non-muscle invasive bladder cancer[J]. World J Urol，2019；37(1)：51-60.
[9] JIN Y H，ZENG X T. Chinese evidence-based clinical practice guidelines for treatment and surveillance of non-muscle-invasive bladder cancer(simplified version，2018)[J]. J Evid Based Med，2018，18(12)：1267-1272.
[10] FLAIG T W，SPIESS P E，AGARWAL N，et al. NCCN Clinical Practice Guidelines in Oncology：Bladder Cancer Version 1.2019.[EB/OL].(2018-12-20)[2019-01-12]. https://www.nccn.org/professionals/physician_gls/default.aspx.

第六节 COVID-19临床实践指南的质量评估及推荐意见分析

一、研究背景

当前新型冠状病毒肺炎(corona virus Disease 2019，COVID-19)的发病率和死亡率仍在不断攀升。新冠肺炎具有高传染性，感染者不断增加，对控制疫情传播构成了挑战。众多政府、学会组织和单位等都在制订相应指南以应对疫情的危机。已有文献显示COVID-19指南方法和报告质量往往较低，特别是在参与人员和应用性方面。众多指南的推荐意见也不尽相同，逆转录-聚合酶链反应(reverse transcription-polymerase chain reaction，RT-PCR)和计算机断层扫描(computed tomography，CT)是COVID-19最常见的诊断方法，但洛匹那韦-利托那韦等抗病毒药物、恢复期血浆和静脉注射免疫球蛋白的推荐意见仍存在很大差异。目前尚无有效的COVID-19特异治疗药物，支持治疗(如卧床休息、确保足够热量、维持水电解质平衡和氧疗等)仍是主流治疗方案。到目前为止COVID-19证据不断出现，有关药物预防、诊断和抗病毒治疗的推荐也在不断更新。在出院患者中，一小部分患者在恢复期再次出现病毒核酸检测阳性。随着治愈患者数量的增加，出院管理标准也成为一个重要问题。

本研究在综合文献检索的基础上，比较了COVID-19预防、诊断、抗病毒治疗和出院管理方面的推荐意见差异，并评估了这些指南的方法学质量，希望为决策机构提供相对可靠的建议，满足公众防护需求并为未来的指南制订提供参考。

二、方法

(一) 检索策略

检索PubMed，Embase，Web of Science 3个英文数据库。此外，还检索了世界卫生组织(World Health Organization，WHO)、英国国家卫生和临床优化研究所(National Institute for Health and Clinical Excellence，NICE)、国际指南网(Guideline International Network，GIN)、美国国家卫生研究所(National Institutes of Health，NIH)、苏格兰院际指南网络(Scottish Intercollegiate Guidelines Network，SIGN)和美国医学院协会(Association of American Medical Colleges，AAMC)等网站。检索日期为2019年12月1日—2021年4月5日。关

键词包括"severe acute respiratory syndrome coronavirus 2，SARS-COV-2，COVID-19，COVID19，2019 coronavirus，2019 novel coronavirus，2019-nCoV，Novel coronavirus pneumonia，NCP，coronavirus disease-19，coronavirus disease 2019"和"guideline，guidance，recommendation，clinical practice guideline，consensus"。以 PubMed 为例，检索策略见表 9-6-1，本研究构建了 COVID-19 的检索和指南的检索，后将这两类检索结果进行合并，其中 COVID-19 的检索本研究特别注意到疾病名称表达的多样性，检索词包括在正式定名前的名称和其病毒相关的检索词，并将这些可能的形式均用"或者"进行了连接。

表 9-6-1　新型冠状病毒肺炎临床实践指南 PubMed 检索策略

检索式	#1	"SARS-CoV-2"[Mesh] OR "COVID-19"[Mesh]
	#2	"severe acute respiratory syndrome coronavirus 2"[Title/Abstract] OR SARS-COV-2[Title/Abstract] OR COVID-19[Title/Abstract] OR COVID19[Title/Abstract] OR "2019 coronavirus"[Title/Abstract] OR "2019 novel coronavirus"[Title/Abstract] OR 2019-nCoV[Title/Abstract] OR "Novel coronavirus pneumonia"[Title/Abstract] OR NCP[Title/Abstract] OR "coronavirus disease"[Title/Abstract] OR "coronavirus disease-19"[Title/Abstract] OR "coronavirus disease 2019"[Title/Abstract] OR "Corona Virus Disease 2019"[Title/Abstract] OR HCoV-19[Title/Abstract] OR SARS 2[Title/Abstract]
	#3	#1 OR #2
	#4	"Guidelines as Topic"[Mesh] OR "Practice Guidelines as Topic"[Mesh] OR "Practice Guideline"[Publication Type] OR Guideline[Publication Type] OR "Consensus"[Mesh]
	#5	guideline*[Title/Abstract] OR guidance*Title/Abstract] OR recommendation*[Title/Abstract] OR "clinical practice guideline*"[Title/Abstract] OR CPG*[Title/Abstract] OR consensus[Title/Abstract]
	#6	#4 OR #5
	#7	#3 AND #6

（二）纳入与排除标准

纳入标准：①纳入基于证据的临床实践指南（evidence-based clinical practice guideline，EB-CPG）或基于共识的指南（consensus-based guideline，CB-CPG）。推荐意见是基于系统的文献检索、文献质量评估或含证据和推荐等级的指南为 EB-CPG。CB-CPG 的定义是推荐意见是由多学科专家（如一线临床医生）根据他们的经验或现有研究，采用共识法形成；②指南中需包括对 COVID-19 管理的明确推荐意见，如哪种药可以预防 COVID-19？COVID-19 患者如何诊断？哪些抗病毒药物可用于治疗 COVID-19 患者？出院标准是什么？出院后需要注意哪些事项？③如果指南存在多个版本，则选择最新版。

排除标准：①现有指南的翻译、解读和摘要版；②局限于某地区或医院的指南；③无法获取全文的指南。

（三）数据提取

4 名研究者独立提取指南的基本特征。提取的数据包括指南标题、出版日期、出版国家 / 地区、指南制订者、目标人群、制订方法（基于证据或基于共识）、主题、资金来源和推荐意见。

（四）方法学质量评价

2 名评价者使用指南评价工具 AGREE Ⅱ独立评估了每个纳入指南的质量，该工具由 6 个领域的 23 个项目组成，包括范围和目的、参与人员、制订的严谨性、表达的清晰性、应用性和编辑独立性。评分方法见本章其他章节。

（五）指南推荐意见综合

本研究进行了推荐意见综合，并从预防、诊断、治疗及出院管理四个方面对纳入的指南进行了分析。

（六）统计分析

在描述性统计分析部分，纳入指南的各领域数据以中位数和四分位间距（interquartile range，IQR）表示。采用 Wilcoxon 秩和检验比较 EB-CPG 和 CB-CPG 在各领域的得分。P<0.05 表示有统计学差异。计算组内相关系数（intraclass correlation coefficient，ICC）以评估每个领域评价者之间的一致性。所有数据均使用 R 软件 3.6.0 版本进行分析。

三、评价结果

（一）指南筛选

图 9-6-1 为指南筛选流程图，最终纳入 39 部指南。

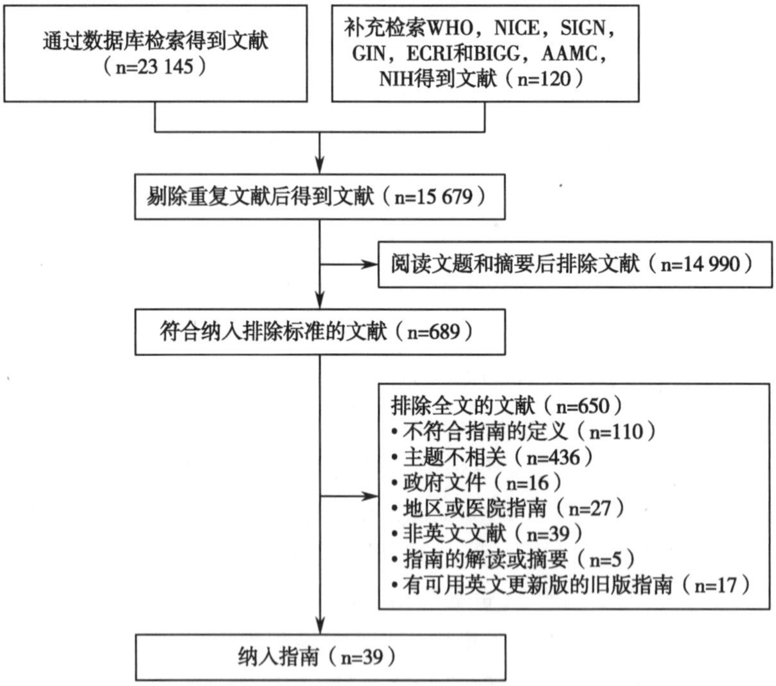

图 9-6-1　指南的文献筛选流程

（二）指南特征

如表 9-6-2 所示，指南发布时间范围为 2020 年 2 月 6 日—2021 年 4 月 5 日。其中 CB-CPG 15 部，EB-CPG 24 部，15 部获得了资金支持。在这 39 部指南中，8 部有预防推荐，18

部有诊断推荐，1 部有鉴别和分诊 COVID-19 患者推荐，25 部含抗病毒药物推荐，6 部有出院推荐。这些指南主要由美国、中国或其他国际组织制订（图 9-6-2）。

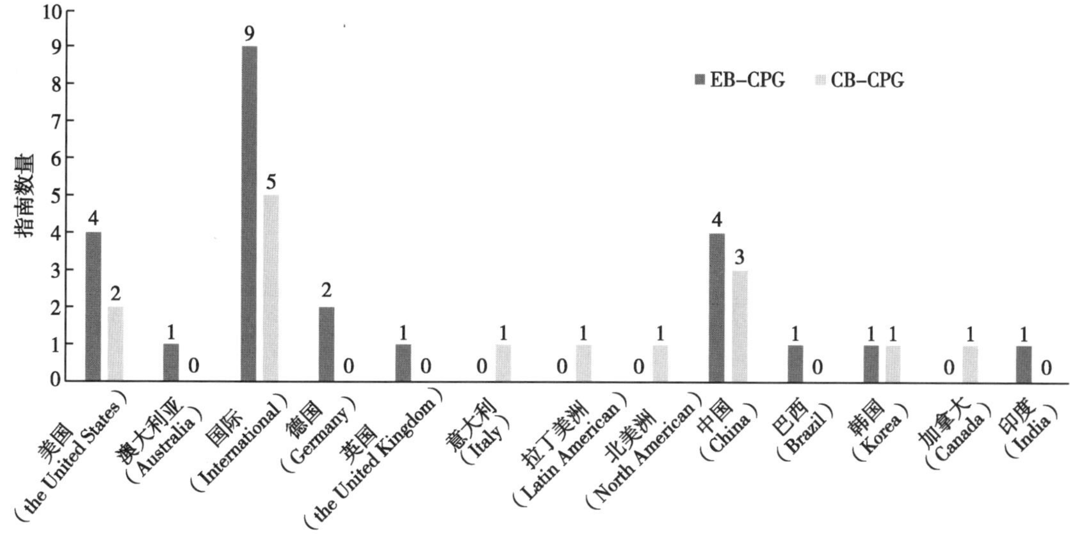

图 9-6-2　纳入指南的发布国家 / 地区分布

（三）指南质量

AGREE Ⅱ的 6 个领域的 ICC 值都超过 0.75，表明 2 个评价者之间的得分具有高度的一致性。图 9-6-3 所示，指南在所有领域的最终领域得分从 0～100%。关于所有指南各领域的分数，EB-CPG 指南在领域 5 的分数最低，中位数为 40.63%（IQR 22.40～62.50），领域 1、2、3、4、6 的中位数分别为 81.94%（IQR 75.00～84.72）、59.72%（IQR 38.89～75.00）、64.58%（IQR 32.29～71.88）、75.00%（IQR 52.78～86.81）和 58.33%（IQR 50.00～100.00）。CB-CPG 指南在领域 1 得分最高，中位数为 58.33%（IQR 52.78～68.06），领域 5 得分最低，中位数为

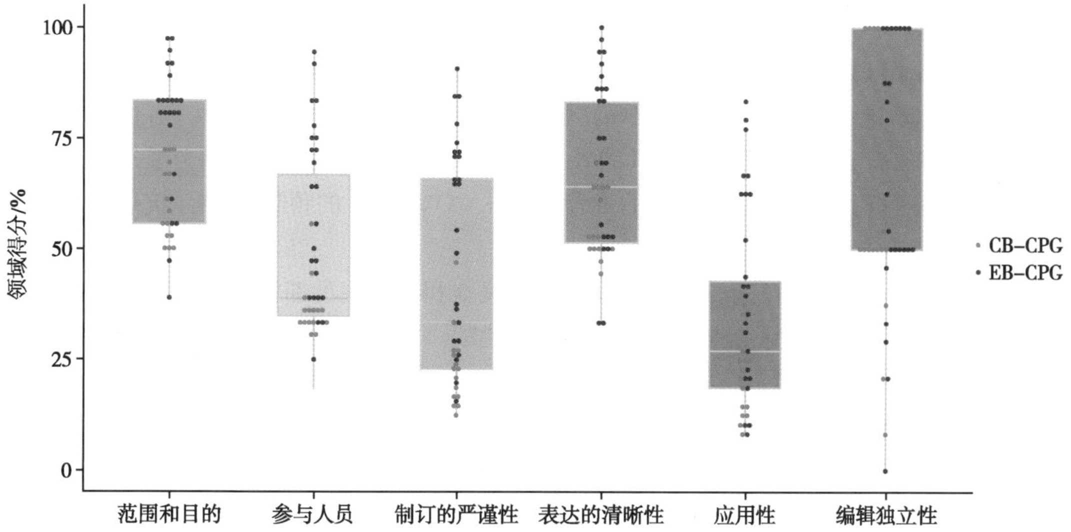

图 9-6-3　纳入指南的各领域得分

20.83%（IQR 13.54～25.00），领域 2、3、4、6 的中位数分别为 36.11%（IQR 33.33～36.11）、22.92%（IQR 16.67～26.56）、52.78%（IQR 50.00～63.89）和 50.00%（IQR 50.00～77.08）。EB-CPG 在 1、2、3、4、5 领域均显著优于 CB-CPG（P<0.05）。

（四）推荐意见综合

5 部 EB-CPG 和 3 部 CB-CPG 关注了 COVID-19 的药物预防。其中 2 部 EB-CPG 推荐不要在临床试验之外使用羟基氯喹进行 COVID-19 暴露前或暴露后预防，2 部 EB-CPG 和 2 部 CB-CPG 推荐使用疫苗预防 COVID-19，1 部 CB-CPG 推荐一些传统中药可能有助于预防 COVID-19。

11 部 EB-CPG 和 7 部 CB-CPG 提出了 COVID-19 的诊断标准（表 9-6-3）。2019-nCoV 感染的诊断主要基于 RT-PCR，血清特异性 IgM 抗体和免疫球蛋白试验，流行病学史，临床表现（1 部 EB-CPG，1 部 CB-CPG）。然而，9 部 EB-CPG 和 6 部 CB-CPG 只关注上述一到两项标准。2 部 EB-CPG 和 1 部 CB-CPG 不推荐将 2019-nCoV 抗体检测作为当前 COVID-19 感染的诊断依据，或作为 RT-PCR 阴性的但有症状的孕妇诊断的唯一依据或常规方法。1 部 EB-CPG 和 1 部 CB-CPG 不推荐将 CT 扫描常规用于儿童或有症状的孕妇的诊断。此外，1 部 EB-CPG 就如何对疑似或确诊的 COVID-19 患者进行风险分层提供了一些建议。

18 部 EB-CPG 和 7 部 CB-CPG 为 COVID-19 抗病毒治疗提供了建议。如表 9-6-4 所示，对羟氯喹 / 氯喹 + 阿奇霉素、洛匹那韦 / 利托那韦、恢复期血浆等在临床治疗中有效的抗病毒药物没有一致建议。大多数指南认为，瑞德西韦等一些抗病毒药物可用于临床试验或特殊情况下，如重症和危重症患者。2 部 EB-CPG 和 1 部 CB-CPG 提出了中医治疗方案。

4 部 EB-CPG 和 2 部 CB-CPG 关注了 COVID-19 的出院管理。标准主要为体温恢复正常 3 天以上、呼吸道症状好转、连续 2 次呼吸道标本核酸检测阴性（至少间隔 1 天采样）。3 部 EB-CPG 和 1 部 CB-CPG 描述了出院后的相关注意事项。例如，患者应继续隔离管理，必要时应佩戴口罩。

四、讨论

EB-CPG 和 CB-CPG 的制订、传播与实施在 COVID-19 的大流行中发挥了重要作用。第 1 部 EB-CPG 于 2020 年 2 月 6 日发布，本次检索共纳入 39 部指南。EB-CPG 的方法质量优于 CB-CPG，在 AGREE Ⅱ评价工具的各个领域中，EB-CPG 的中位数得分显著高于 CB-CPG，结果具有统计学差异。各指南的推荐意见在 COVID-19 的预防、诊断、抗病毒药物治疗和出院管理方面仍存在差异。

COVID-19 是一种新发现的传染病，对普通民众和医护人员都构成严重威胁。在大流行的早期阶段，缺乏直接证据是制订指南的最大挑战。大量的 CB-CPG 和 EB-CPG 根据流行病学、医学影像、临床免疫学等一线卫生专业人员的经验，提出了指导临床实践的宝贵建议。尽管 EB-CPG 的方法学质量总体上高于 CB-CPG，但仍在获取目标人群的观点和偏好、制订推荐时考虑利益和风险、详细的更新计划、利益冲突的评估与管理这几个方面存在不足。突发公共卫生事件应急指导方针的制订方法仍然是一个挑战，如何确保建议的严谨性、及时性和可执行性是方法学专家需要进一步探索的问题。

表 9-6-2　纳入指南的基本特征

指南名称	出版日期	指南类型	出版国家或地区	指南制订机构	主题	基金
IDSA guidelines on the treatment and management of patients with COVID-19	2021-04-05	EB-CPG	美国	美国传染病学会	诊断、抗病毒治疗	美国疾病控制与预防中心（批准号 6NU50CK000477-04-01）
Australian guidelines for the clinical care of people with COVID-19	2021-04-01	EB-CPG	澳大利亚	澳大利亚国家 COVID-19 临床证据工作组	预防、抗病毒治疗	澳大利亚政府卫生部，维多利亚政府卫生和公众服务部，Ian Potter 基金会和 Walter Cottman 捐赠基金
COVID-19 rapid guideline: managing COVID-19	2021-03-23	EB-CPG	英国	英国国家卫生和临床示范研究所	抗病毒治疗	不清楚
American College of Rheumatology guidance for COVID-19 vaccination in patients with rheumatic and musculoskeletal diseases-Version 1	2021-03-17	CB-CPG	美国	美国风湿病学会	预防	美国风湿病学会
Management of hospitalised adults with coronavirus disease-19（COVID-19）: a European Respiratory Society living guideline（18）	2021-03-10	EB-CPG	国际合作	欧洲呼吸学会，中国胸科学会	抗病毒治疗	欧洲呼吸学会
WHO living guideline: drugs to prevent COVID-19	2021-03-02	EB-CPG	国际组织	世界卫生组织	预防	无
Coronavirus disease 2019（COVID-19） treatment guidelines	2021-03-05	EB-CPG	美国	国立卫生研究院	预防、诊断、抗病毒治疗	不清楚
Surviving Sepsis Campaign guidelines on the management of adults with coronavirus disease 2019（COVID-19）in the ICU: first update	2021-03-01	EB-CPG	国际组织	拯救败血症患者运动 COVID-19 小组委员会	诊断、抗病毒治疗	不清楚
COVID-19 convalescent plasma: interim recommendations from the AABB	2021-02-14	CB-CPG	美国	美国血库协会	抗病毒治疗	不清楚

续表

指南名称	出版日期	指南类型	出版国家或地区	指南制订机构	主题	基金
Multicenter interim guidance on use of antivirals for children with coronavirus disease 2019/severe acute respiratory syndrome coronavirus 2	2021-02-13	CB-CPG	北美洲	儿科传染病医生和药剂师小组	抗病毒治疗	医疗研究和质量机构（K12-HS026393 to K. C.）
2021 update of the AGIHO guideline on evidence-based management of COVID-19 in patients with cancer regarding diagnostics, viral shedding, vaccination and therapy	2021-02-10	EB-CPG	德国	德国血液学和医学肿瘤学会传染病工作组 COVID-19 指导小组	预防、诊断、抗病毒治疗	无
Should remdesivir be used for the treatment of patients with COVID-19? rapid, living practice points from the American College of Physicians (version 2)	2021-02-09	EB-CPG	美国	美国医师协会	抗病毒治疗	美国医师协会
Clinical management of COVID-19 patients: living guidance	2021-01-25	EB-CPG	国际组织	世界卫生组织	诊断、抗病毒治疗	不清楚
SARS-CoV-2 vaccination for patients with inflammatory bowel diseases: recommendations from an international consensus meeting	2021-01-20	CB-CPG	国际组织	国际炎症性肠病研究组织	预防	无
Therapeutic strategies for severe COVID-19: a position paper from the Italian Society of Infectious and Tropical Diseases (SIMIT)	2021-01-18	CB-CPG	意大利	意大利传染病和热带病协会	抗病毒治疗	不清楚
Pragmatic recommendations for tracheostomy, discharge, and rehabilitation measures in hospitalized patients recovering from severe COVID-19 in low- and middle-income countries	2021-01-13	EB-CPG	国际合作	新冠肺炎疫情防控特别工作组和 Mahidol-Oxford 研究中心	出院	英国惠康信托基金会

续表

指南名称	出版日期	指南类型	出版国家或地区	指南制订机构	主题	基金
Clinical practice guideline: recommendations on inpatient treatment of patients with COVID-19	2021-01-11	EB-CPG	德国	德国科学医学协会	诊断	德国罗伯特•科赫研究所
Pragmatic recommendations for identification and triage of patients with COVID-19 disease in low-and middle-income countries	2021-01-06	EB-CPG	国际合作	新冠肺炎疫情防控特别工作组和 Mahidol-Oxford 研究中心	COVID-19 患者的诊断和分类	英国惠康信托基金会
Clinical management of coronavirus disease 2019（COVID-19）in pregnancy: recommendations of WAPM-World Association of Perinatal Medicine	2020-11-26	CB-CPG	国际组织	世界围产学会	诊断、抗病毒治疗	无
Algorithms for testing COVID-19 focused on use of RT-PCR and high-affinity serological testing: a consensus statement from a panel of Latin American experts	2020-11-21	CB-CPG	拉丁美洲	拉丁美洲专家小组	诊断	罗氏诊断
Chemoprophylaxis, diagnosis, treatments, and discharge management of COVID-19: an evidence-based clinical practice guideline（updated version）	2020-09-04	EB-CPG	中国	中国医疗保健国际交流促进会，中国研究型医院协会循证医学分会	预防、诊断、抗病毒治疗，出院	国家重点研发计划项目（2020YFC0845500），湖北省应急专项（2020FCA008），湖北省第二医学领军人才计划一等奖资助项目
COVID-19: interim guidance on rehabilitation in the hospital and post-hospital phase from a European Respiratory Society-and American Thoracic Society-coordinated international task force	2020-08-13	CB-CPG	国际合作	包括欧洲呼吸学会和美国胸科学会在内的特别国际工作组	出院	不清楚

续表

指南名称	出版日期	指南类型	出版国家或地区	指南制订机构	主题	基金
Use of chest imaging in the diagnosis and management of COVID-19: a WHO rapid advice guide	2020-07-30	EB-CPG	国际组织	世界卫生组织	诊断、出院	日本政府
Remdesivir for severe covid-19: a clinical practice guideline	2020-07-30	EB-CPG	国际合作	多学科专家组	抗病毒治疗	不清楚
Updated guidance on the management ofCOVID-19: from an American Thoracic Society/European Respiratory Societycoordinated International Task Force	2020-07-29	CB-CPG	国际合作	欧洲呼吸学会和美国胸科学会负责的国际工作组	抗病毒治疗	不清楚
Traditional Chinese medicine guidelines for coronavirus disease 2019	2020-07-18	EB-CPG	中国	中国专家小组	抗病毒治疗	不清楚
Guidelines for the pharmacological treatment of COVID-19	2020-07-13	EB-CPG	巴西	巴西重症监护医学协会，巴西传染病学会和巴西传染病协会的工作组 / 共识准则，巴西肺脏与病理学会	抗病毒治疗	无
A consensus guideline of herbal medicine for coronavirus disease 2019	2020-07-05	CB-CPG	韩国	11 位来自韩国医学肺部疾病学会的专家	预防、抗病毒治疗	由卫生部资助的韩国传统医学研究与发展方案，通过韩国卫生产业发展研究所提供的福利（HB16C0006）
Rapid advice guidelines for management of children with COVID-19	2020-05-22	EB-CPG	中国	来自 11 个国家 67 名成员的工作组	诊断、抗病毒治疗	重庆医科大学附属儿童医院国家儿童健康与疾病临床研究中心（NCRCCHD-2020-EP-01），甘肃省 2020 年重点研发项目专项资金，重庆市科技局第四批新冠肺炎应急科技专项，甘肃省循证医学与知识转化重点实验室新冠肺炎应急防控专项资金（GSEBMKT-2020YJ01），中央高校基本科研业务费专项资金（lzujbky-2020-sp14），医学科学院牛顿国际奖学金（NIF004/1012），英国国家卫生研究所，GOSH 生物医学研究中心

续表

指南名称	出版日期	指南类型	出版国家或地区	指南制订机构	主题	基金
Expert consensus for managing pregnant women and neonates born to mothers with suspected or confirmed novel coronavirus (COVID-19) infection	2020-05-20	EB-CPG	中国	多学科专家组	诊断	不清楚
Canadian society of thoracic radiology/ Canadian association of radiologists consensus statement regarding chest imaging in suspected and confirmed COVID-19	2020-05-08	CB-CPG	加拿大	加拿大胸廓放射学会，加拿大放射医师协会	诊断	无
Treatment of patients with nonsevere and severe coronavirus disease 2019: an evidence based guideline	2020-04-29	EB-CPG	国际合作	多学科专家组	抗病毒治疗	无
Updated diagnosis, treatment and prevention of COVID-19 in children: experts' consensus statement (condensed version of the second edition)	2020-04-24	CB-CPG	中国	国家呼吸疾病临床研究中心•国家儿童中心 北京，中国儿科学会呼吸内科分会，中华医学会•中华医师协会呼吸儿科专业委员会•中华医学教育社儿科专业委员会•中国科研医院协会儿科专业委员会•中国民间医疗机构协会儿科专业委员会•中国中医协会中药，中国药品信息协会儿童健康与医学研究委员会•儿童安全用药委员会•全球儿科肺科联盟	诊断，抗病毒治疗	无

续表

指南名称	出版日期	指南类型	出版国家或地区	指南制订机构	主题	基金
Interim guidelines on antiviral therapy for COVID-19	2020-04-23	EB-CPG	韩国	韩国传染病学会、韩国抗菌治疗学会和韩国儿科传染病学会	抗病毒治疗	无
Imaging of coronavirus disease 2019：a Chinese expert consensus statement	2020-04-08	CB-CPG	中国	中国研究医院协会感染与炎症病专业委员会，中国放射学会感染学分会，中国医师协会放射学分会感染学专业委员会	诊断	国家自然科学基金项目（62041601，61936013，81771806，81930049），国家科技计划项目（2020ZX10001013）
The role of chest imaging in patient management during the COVID-19 pandemic	2020-04-07	CB-CPG	国际组织	Fleischner 协会	诊断	不清楚
Guideline for critical care of seriously ill adults patients with coronavirus（COVID-19）in the Americans	2020-04-03	EB-CPG	美国	泛美卫生组织，世界卫生组织	抗病毒治疗	不清楚
Perinatal-neonatal management of COVID-19 infection	2020-03-26	EB-CPG	印度	印度妇科学会国家新生儿学论坛，印度儿科学会	诊断、抗病毒治疗、出院	不清楚
Chinese expert consensus on the perinatal and neonatal management for the prevention and control of the 2019 novel coronavirus infection（first edition）	2020-02-06	CB-CPG	中国	2019 新型冠状病毒感染防控围产期新生儿管理工作委员会	诊断、出院	不清楚

表 9-6-3 COVID-19 诊断标准推荐

指南标题	病原学标准	血清学标准	流行病学史及临床表现	X 线或胸部 CT
EB-CPG				
IDSA guidelines on the treatment and management of patients with COVID-19	推荐	推荐 1*	—	—
Coronavirus disease 2019（COVID-19） treatment guidelines	推荐	不推荐 2*	—	—
Surviving Sepsis Campaign guidelines on the management of adults with coronavirus disease 2019（COVID-19）in the ICU：first update	推荐	—	—	—
2021 update of the AGIHO guideline on evidence-based management of COVID-19 in patients with cancer regarding diagnostics，viral shedding，vaccination and therapy	推荐	—	—	—
Clinical management of COVID-19 patients：living guidance	推荐	不推荐 3*	—	—
Clinical practice guideline：recommendations on inpatient treatment of patients with COVID-19	推荐	—	—	推荐
Chemoprophylaxis，diagnosis，treatments，and discharge management of COVID-19：an evidence-based clinical practice guideline（updated version）	推荐	推荐	推荐	推荐
Use of chest imaging in the diagnosis and management of COVID-19：a WHO rapid advice guide	—	—	—	推荐 4*
Rapid advice guidelines for management of children with COVID-19	—	—	—	不推荐 5*
Expert consensus for managing pregnant women and neonates born to mothers with suspected or confirmed novel coronavirus（COVID-19）infection	—	—	推荐	推荐 6*
Perinatal-neonatal management of COVID-19 infection	推荐	—	—	—
CB-CPG				
Clinical management of coronavirus disease 2019（COVID-19）in pregnancy：recommendations of WAPM-World Association of Perinatal Medicine	推荐	不推荐 7*	—	不推荐 8*
Algorithms for testing COVID-19 focused on use of RT-PCR and high-affinity serological testing：a consensus statement from apanel of Latin American experts	推荐	推荐	—	—

续表

指南标题	病原学标准	血清学标准	流行病学史及临床表现	X线或胸部CT
Canadian Society of Thoracic Radiology/Canadian Association of Radiologists consensus statement regarding chest imaging in suspected and confirmed COVID-19	—	—	—	推荐
Updated diagnosis, treatment and prevention of COVID-19 in children: experts' consensus statement (condensed version of the second edition)	推荐	推荐	推荐	推荐
Imaging of coronavirus disease 2019: a Chinese expert consensus statement	—	—	—	推荐
The role of chest imaging in patient management during the COVID-19 pandemic	—	—	—	推荐
Chinese expert consensus on the perinatal and neonatal management for the prevention and control of the 2019 novel coronavirus infection (first edition)	推荐	—	—	—

注："—"表示未报告。

1* 当新型冠状病毒感染出于临床或流行病学目的需要实验室确认时，在出现症状后三至四周进行新型冠状病毒 IgG 或总抗体检测，已发现过去新型冠状病毒感染的证据；对临床高度怀疑、NAAT 反复阴性的有症状患者使用 IgG 抗体提供 COVID-19 感染的证据；在多系统炎症综合征患儿中，同时使用 IgG 抗体和 NAAT 提供当前或过去 COVID-19 感染的证据。

2* 不推荐作为唯一基础。

3* 不推荐 SARS-CoV-2 抗体检测用于当前 COVID-19 感染的诊断。

4* 对于有症状的疑似 COVID-19 患者，在以下情况下使用胸部显像进行 COVID-19 诊断：无法进行 RT-PCR 检测；可用 RT-PCR 检测；但结果推迟；初步 RT-PCR 检测为阴性，但临床高度怀疑 COVID-19。

5*CT 扫描不应常规用于儿童 COVID-19 诊断。

6* 疑似感染 COVID-19 的孕妇。

7* 不建议对 RT-PCR 阴性的有症状孕妇进行常规血清学检测以诊断活跃的 COVID-19。

8* 目前不建议将胸部 CT 扫描或 X 线作为诊断有症状孕妇 COVID-19 的一线检查。

病原学标准：通过实时聚合酶链反应（PCR）检测新型冠状病毒阳性，呼吸道或血液样本与已新型冠状病毒高度同源基因测序。

血清学标准：血清特异性抗体 IgM、IgG 检测阳性，说明恢复期血清特异性抗体 IgG 由阴性转为阳性或较急性期增加 4 倍或以上。

流行病学史：包括记录患者是否在已报告有感染病例的社区或严重流行的国家或地区有旅行或居住史，是否有接触新型冠状病毒感染患者的历史，发病前 14 天内有接触过来自已有病例报告的社区或严重疫情国家或地区、聚集性病例的发热或呼吸道症状患者史。

临床表现：主要表现为发热、乏力、干咳及 / 或其他呼吸道症状；COVID-19 影像学表现，早期白细胞总数正常或减少，淋巴细胞计数减少。

表 9-6-4 COVID-19 抗病毒药物推荐

指南标题	羟氯喹联合/不联合阿奇霉素	洛匹那韦/利托那韦	糖皮质激素	托珠单抗	恢复期血浆治疗	瑞德西韦	抗生素	法莫替丁	baml-. anivi-mab 联合/不联合 etesev-imab	阿奇霉素	巴洛沙韦玛波西酯	氯喹	法匹拉韦	重组人粒细胞刺激因子	沙利鲁单抗	盐酸阿比朵尔	干扰素α	干扰素β	免疫球蛋白	中药
EB-CPG																				
IDSA guidelines on the treatment and management of patients with COVID-19	不推荐	不推荐	推荐[1*]	推荐[2*]	推荐[3*]	推荐[4*]	—	不推荐[5*]	推荐[6*]	—	—	—	—	—	—	—	—	—	—	—
Australian guidelines for the clinical care of people with COVID-19	不推荐	不推荐	推荐[7*]	推荐[8*]	不推荐	推荐[9*]	—	—	不推荐[10*]	不推荐	不推荐[10*]	不推荐[10*]	不推荐[10*]	不推荐[10*]	不推荐[10*]	不推荐[10*]	—	—	—	—
COVID-19 rapid guideline: managing COVID-19	—	—	不推荐[11*]	不推荐[12*]	—	推荐[13*]	不推荐	—	—	—	—	—	—	—	推荐[14*]	—	—	—	—	—
Management of hospitalised adults with coronavirus disease-19（COVID-19）: a European Respiratory Society living guideline	不推荐	不推荐	不推荐[15*]	—	—	—	—	—	—	—	—	—	—	—	—	—	—	不推荐	—	—
Coronavirus disease 2019（COVID-19）treatment guidelines	不推荐	不推荐	推荐[16*]	—	※	推荐[16*]	—	—	—	—	—	—	—	—	—	—	※	※	※	—
Surviving Sepsis Campaign guidelines on the management of adults with coronavirus disease 2019（COVID-19）in the ICU: first update	不推荐	—	推荐[17*]	—	不推荐[18*]	推荐[19*]	—	—	—	—	—	—	—	—	—	—	—	—	不推荐[20*]	—
2021 update of the AGIHO guideline on evidence-based management of COVID-19 in patients with cancer regarding diagnostics, viral shedding, vaccination and therapy（24）	—	—	—	—	—	推荐	—	—	—	—	—	—	—	—	—	—	—	—	—	—

续表

指南标题	羟氯喹联合/不联合阿奇霉素	洛匹那韦/利托那韦	糖皮质激素	托珠单抗	恢复期血浆治疗	瑞德西韦	抗生素	法莫替丁	bamlanivimab 联合/不联合 etesevimab	阿奇霉素	巴洛沙韦玛波西酯	氯喹	法匹拉韦	重组人粒细胞刺激因子	沙利鲁单抗	盐酸阿比朵尔	干扰素α	干扰素β	免疫球蛋白	中药
Should remdesivir be used for the treatment of patients with COVID-19? rapid, living practice points from the American College of Physicians（version 2）	—	—	—	—	—	推荐[21*]	—	—	—	—	—	—	—	—	—	—	—	—	—	—
Clinical management of COVID-19 patients: living guidance	不推荐[22*]	不推荐[22*]	不推荐[22*]	不推荐[22*]	不推荐[22*]	不推荐[22*]	不推荐[22*]	不推荐[22*]	不推荐[22*]	不推荐[22*]	不推荐[22*]	不推荐[22*]	不推荐[22*]	不推荐[22*]	不推荐[22*]	不推荐[22*]	不推荐[22*]	不推荐[22*]	不推荐[22*]	—
Chemoprophylaxis, diagnosis, treatments, and discharge management of COVID-19: an evidence-based clinical practice guideline（updated version）	不推荐[23*]	不推荐	—	—	※	推荐	—	—	—	—	—	—	推荐	—	—	推荐	推荐	—	—	推荐
Remdesivir for severe covid-19: a clinical practice guideline	—	—	—	—	—	推荐[24*]	—	—	—	—	—	—	—	—	—	—	—	—	—	—
Traditional Chinese medicine guidelines for coronavirus disease 2019	—	—	—	—	—	—	—	—	—	—	—	—	—	—	—	—	—	—	—	推荐
Guidelines for the pharmacological treatment of COVID-19	不推荐	不推荐	—	不推荐	—	—	推荐[25*]	—	—	—	—	—	—	—	—	—	—	—	—	—
Rapid advice guidelines for management of children with COVID-19	—	不推荐[22*]	不推荐[22*]	—	—	不推荐[22*]	推荐[25*]	—	—	—	—	—	—	—	—	—	不推荐[22*]	不推荐[22*]	不推荐[20*]	—
Treatment of patients with nonsevere and severe coronavirus disease 2019: an evidence based guideline	不推荐	不推荐	推荐[26*]	—	不推荐[27*]	—	—	—	—	—	—	—	不推荐	—	—	不推荐	不推荐	不推荐	—	—
Interim guidelines on antiviral therapy for COVID-19	推荐	推荐	推荐	—	—	推荐[3*]	—	—	—	—	—	—	推荐[3*]	—	—	—	—	—	—	—

续表

指南标题	羟氯喹联合/不联合阿奇霉素	洛匹那韦/利托那韦	糖皮质激素	托珠单抗	恢复期血浆治疗	瑞德西韦	抗生素	法莫替丁	bamlanivimab联合/不联合etesevimab	阿奇霉素	巴洛沙韦玛波西酯	氯喹	法匹拉韦	重组人粒细胞刺激因子	沙利鲁单抗	盐酸阿比朵尔	干扰素α	干扰素β	免疫球蛋白	中药
Guideline for critical care of seriously ill adults patients with coronavirus (COVID-19) in the Americans	※	—	不推荐[28*]	※	※	—	推荐[29*]	—	—	—	—	—	—	—	—	—	—	—	不推荐	—
Perinatal-neonatal management of COVID-19 infection	推荐	推荐[30*]	—	—	—	—	—	—	—	—	—	—	—	—	—	—	—	—	—	—
CB-CPG																				
COVID-19 convalescent plasma: interim recommendations from the AABB	—	—	—	—	推荐	—	—	—	—	—	—	—	—	—	—	—	—	—	—	—
Multicenter interim guidance on use of antivirals for children with coronavirus disease 2019/severe acute respiratory syndrome coronavirus 2	不推荐	不推荐	—	—	—	推荐[31*]	—	—	—	—	—	—	—	—	—	—	—	—	—	—
Therapeutic strategies for severe COVID-19: a position paper from the Italian Society of Infectious and Tropical Diseases (SIMIT)	不推荐	—	推荐	—	推荐	推荐[32*]	推荐[25*]	—	—	—	—	—	—	—	—	—	—	—	—	—
Clinical management of coronavirus disease 2019 (COVID-19) in pregnancy: recommendations of WAPM-World Association of Perinatal Medicine	不推荐	※	—	推荐[33*]	※	推荐[24*]	—	—	—	—	—	—	不推荐[34*]	—	—	—	—	—	※	—
Updated guidance on the management of COVID-19: from an American Thoracic Society/European Respiratory Society coordinated International Task Force	不推荐	—	推荐	—	—	推荐	—	—	—	—	—	—	—	—	—	—	—	—	—	—

续表

指南标题	羟氯喹联合/不联合阿奇霉素	洛匹那韦/利托那韦	糖皮质激素	托珠单抗	恢复期血浆治疗	瑞德西韦	抗生素	法莫替丁	bamlanivimab联合/不联合etesevimab	阿奇霉素	巴洛沙韦玛波西酯	氯喹	法匹拉韦	重组人粒细胞刺激因子	沙利鲁单抗	盐酸阿比朵尔	干扰素α	干扰素β	免疫球蛋白	中药
A consensus guideline of herbal medicine for coronavirus disease 2019	—	—	—	—	—	—	—	—	—	—	—	—	—	—	—	—	—	—	—	推荐
Updated diagnosis, treatment and prevention of COVID-19 in children: experts' consensus statement (condensed version of the second edition)	—	※	推荐	—	—	—	推荐 25*	—	—	—	—	—	—	—	—	—	推荐	—	推荐 24*	—

注："—"表示未报告；"※"表示推荐或不推荐的证据不足。

1* 住院的 COVID-19 重症或危重症患者中。

2* COVID-19 加重或危重型住院成人，全身性炎症标志物升高。

3* 只有在临床试验的情况下。

4* 重症 COVID-19 住院患者。

5* 重症 COVID-19 住院患者，不可将法莫替丁用于临床试验之外的 COVID-19 治疗。

6* 发展为重症的风险较高的轻到中度 COVID-19 门诊患者。

7* 患有 COVID-19 的成年人、患有 COVID-19 的孕妇或哺乳期妇女、接受吸氧的急性 COVID-19 的儿童和青少年（包括机械通气患者）。

8* 需要补充氧气的成人、儿童和青少年。

9* 患有中度至重度 COVID-19 且不需要通气的成人、孕妇或哺乳妇女。

10* 不可在临床试验之外使用。

11* 需要补充氧气以满足处方氧饱和度的 COVID-19 患者，或需要补充氧气的缺氧水平但无法耐受的 COVID-19 患者。

12* 患有 COVID-19 的住院成人，如果符合以下所有条件：有或已经完成糖皮质激素（如地塞米松）疗程，除非他们不能有糖皮质激素，他们在入院期间没有另一种白介素 -6 抑制剂，没有证据表明细菌或病毒感染（新型冠状病毒除外）可能因托珠单抗而恶化。或者需要补充氧气且 c 反应蛋白水平≥75mg/L，或在 48 小时内开始高流量鼻氧、持续气道正压通气、无创通气或有创机械通气。

13* 患有 COVID-19 肺炎的成人和 12 岁以上、体重 40kg 或以上、正在住院、需要补充氧气但未进行有创机械通气的年轻人。

[14*] 只有在无法使用或无法获取托珠单抗的情况下，COVID-19 患者才会住院。使用与托珠单抗相同的合格标准。即，以下所有条件都适用：他们正在或已经完成了糖皮质激素（如地塞米松）的疗程，除非他们不能使用糖皮质激素，他们在此住院期间没有使用另一种白介素 -6 抑制剂。没有证据表明沙利鲁单抗会加重细菌或病毒感染（新型冠状病毒除外）。需要补充氧气且 C 反应蛋白水平≥75mg/L，或在 48 小时内开始高流量鼻氧、持续气道正压通气、无创通气或有创机械通气。

[15*] COVID-19 患者需要吸氧、无创通气或有创机械通气。

[16*] 住院但需要补充氧气。

[17*] 适用于 COVID-19 严重或危重型成人。

[18*] 用于临床试验外的重症或危重型 COVID-19 成人患者。

[19*] 适用于不需要机械通气的 COVID-19 重症成人患者。

[20*] 用于患有 COVID-19 的重症成人或儿童。

[21*] 不需要机械通气或 ECMO 的 COVID-19 住院患者；或 5 天疗程内需要机械通气或 ECMO 的 COVID-19 住院患者。

[22*] 未在临床试验范围之外使用未经验证的、不能作为 COVID-19 治疗或预防药物的药物。

[23*] 未使用羟氯喹和阿奇霉素联合用药。

[24*] 严重的 COVID-19。

[25*] 疑似细菌合并感染的 COVID-19 患者。

[26*] 合并急性呼吸窘迫综合征的 COVID-19 患者。

[27*] 严重 COVID-19 患者未使用恢复期血浆。

[28*] 对于 COVID-19 和呼吸衰竭（无 ARDS）的机械通气成人，建议不要全身性使用糖皮质激素。

[29*] 抗生素的使用应该在评估病人后的一个小时内开始。应根据微生物学结果和临床判断减少抗生素治疗。

[30*] 如果满足下列标准：缺氧、低血压、新发生器官功能障碍（与基线相比，肌酐增加 50%，GFR 减少 25%，尿量 <0.5ml/kg，持续 6 小时），GCS 减少 2 或更多，或者任何其他器官功能障碍。

[31*] 仅适用于新型冠状病毒检测呈阳性的儿童；仅用于无症状、轻度或中度冠状病毒感染的门诊患者和住院患者的临床试验；建议用于 COVID-19 重症儿童。

[32*] 只有氧气支持，没有机械通气。

[33*] 根据临床研究方案，托珠单抗可被考虑用于怀疑存在细胞因子激活综合征、IL-6 水平升高的严重或危重 COVID-19 孕妇的超说明书使用。

[34*] 妊娠期。

本研究只检索了3个医学数据库和8个有代表性的指南库，因此可能遗漏了一些符合条件的EB-CPG和CB-CPG。虽然对于抗病毒药物的使用没有一致的推荐，但它提供了一些有价值的建议。大多数EB-CPG不推荐羟氯喹+阿奇霉素治疗COVID-19患者。瑞德西韦对包括中东呼吸系统综合征冠状病毒（MERS-CoV）和新型冠状病毒（2019-nCoV）在内的一系列RNA病毒具有体外活性，与未进行抗病毒药物治疗相比，瑞德西韦可能是有益的，但目前该药物的安全数据有限。此外，连花清瘟颗粒/胶囊、化湿败毒颗粒等中药治疗可能有利于COVID-19的治疗。部分出院患者康复后复阳引起了广泛关注。纳入的指南对出院标准和出院后注意事项提出了不同的建议。因本次指南评价后仍有大量的临床试验结果发表，相应的指南仍在陆续更新及发布，部分推荐意见的结论仍在持续变化中，故这里不对推荐意见进行更多的陈述和总结。证据使用者还需对所关注的临床问题检索最新的指南或者纳入文献最全面的指南进行分析和确定。

参考文献

[1] Infectious Diseases Society of America. IDSA Guidelines on the Treatment and Management of Patients With COVID-19[EB/OL]. [2021-03-08]. https://www.idsociety.org/practice-guideline/covid-19-guideline-treatment-andmanagement.

[2] Australian National COVID-19 Clinical Evidence Taskforce. Australian Guidelines for the Clinical Care of People With COVID-19[EB/OL]. [2021-03-08]. https://covid19evidence.net.au/#living-guidelines.

[3] National Institute for Health and Care Excellence. COVID-19 Rapid Guideline: Managing COVID-19.[EB/OL]. [2021-03-08]. https://www.nice.org.uk/guidance/ng191.

[4] CURTIS J R, JOHNSON S R, ANTHONY D D, et al. American college of rheumatology guidance for covid-19 vaccination Q20 in patients with rheumatic and musculoskeletal diseases-version 1[J]. Arthritis Rheumatol, 2021, 73(7): 1093-1107.

[5] CHALMERS J D, CRICHTON M L, GOEMINNE P C, et al. Management of hospitalised adults with coronavirus disease-19(COVID-19): a European respiratory society living guideline[J]. Eur Respir J, 2021, 57(4): 2100048.

[6] World Health Organization. WHO Living Guideline: Drugs to Prevent COVID-19.[EB/OL]. [2021-03-08]. https://www.who.int/publications/i/item/WHO-2019-nCoV-prophylaxes-2021-1.

[7] National Institutes of Health. Coronavirus Disease 2019(COVID-19) Treatment Guidelines.[EB/OL]. [2021-03-08]. https://www.covid19treatment guidelines.nih.gov/.

[8] ALHAZZANI W, EVANS L, ALSHAMSI F, et al. Surviving Sepsis campaign guidelines on the management of adults with Coronavirus disease 2019(COVID-19) in the ICU: first update[J]. Crit Care Med, 2021, 49(3): e219-e234.

[9] COHN C S, ESTCOURT L, GROSSMAN B J, et al. COVID-19 convalescent plasma: interim recommendations from the AABB[J]. Transfusion, 2021, 61(4): 1313-1323.

[10] CHIOTOS K, HAYES M, KIMBERLIN D W, et al. Multicenter interim guidance on use of antivirals for children with coronavirus disease 2019/severe acute respiratory syndrome coronavirus 2[J]. J Pediatric

Infect Dis Soc，2021，10（1）：34-48.

[11] GIESEN N，SPRUTE R，RÜTHRICH M，et al. 2021 update of the AGIHO guideline on evidence-based management of COVID-19 in patients with cancer regarding diagnostics，viral shedding，vaccination and therapy[J]. Eur J Cancer，2021，147：154-160.

[12] QASEEM A，YOST J，ETXEANDIA-IKOBALTZETA I，et al. Should remdesivir be used for the treatment Q21 of patients with COVID-19? Rapid，living practice points from the American college of physicians（version 2）[J]. Ann Intern Med，2021，174（5）：673-679.

[13] World Health Organization. Clinical management of COVID-19 patients：living guidance.[EB/OL]. [2021-03-08]. https://www.who.int/publications/i/item/WHO-2019-nCoV-clinical-2021-1.

[14] SIEGEL C A，MELMED G Y，MCGOVERN D P，et al. SARS-CoV-2 vaccination for patients with inflammatory bowel diseases：recommendations from an international consensus meeting[J]. Gut，2021，70（4）：635-640.

[15] MUSSINI C，FALCONE M，NOZZA S，et al. Therapeutic strategies for severe COVID-19：a position paper from the Italian society of infectious and tropical diseases（SIMIT）[J]. Clin Microbiol Infect，2021，27（3）：389-395.

[16] WEST T E，SCHULTZ M J，AHMED H Y，et al. Pragmatic recommendations for tracheostomy，discharge，and rehabilitation measures in hospitalized patients recovering from severe COVID-19 in low-and middle-income countries[J]. Am J Trop Med Hyg，2021，104（3 Suppl）：110-119.

[17] KLUGE S，JANSSENS U，SPINNER C D，et al. Clinical practice guideline：recommendations on inpatient treatment of patients with COVID-19[J]. Dtsch Arztebl Int，2021，118（Forthcoming）：1-7.

[18] BARROS L M，PIGOGA J L，CHEA S，et al. Pragmatic recommendations for identifification and triage of patients with COVID-19 disease in low-and middle-income countries. Am J Trop Med Hyg，2021，104（3_Suppl）：3-11.

[19] API O，SEN C，DEBSKA M，et al. Clinical management of coronavirus disease 2019（COVID-19）in pregnancy：recommendations of WAPM-world association of perinatal medicine[J]. J Perinat Med，2020，48（9）：857-866.

[20] FERREIRA C E，BONVEHI P E，DE LA TORRE J C G，et al. Algorithms for testing COVID-19 focused on use of RT-PCR and highaffiffiffinity serological testing：a consensus statement from a panel of Latin American experts[J]. Int J Infect Dis，2021，103：260-267.

[21] JIN Y H，ZHAN Q Y，PENG Z Y，et al. Chemoprophylaxis，diagnosis，treatments，and discharge management of COVID-19：an evidencebased clinical practice guideline（updated version）[J]. Mil Med Res，2020，7（1）：41.

[22] SPRUIT M A，HOLLAND A E，SINGH S J，et al. COVID-19：interim guidance on rehabilitation in the hospital and post-hospital phase from a European respiratory society and American thoracic society-coordinated international task force[J]. Eur Respir J，2020，56（6）：2002197.

[23] AKL E A，BLAŽI΄C I，YAACOUB S，et al. Use of chest imaging in the diagnosis and management of COVID-19：a WHO rapid advice guide[J]. Radiology，2021，298（2）：E63-E69.

[24] ROCHWERG B，AGARWAL A，ZENG L，et al. Remdesivir for severe covid-19：a clinical practice guideline[J]. BMJ，2020，370：m2924.

[25] BAI C，CHOTIRMALL S H，RELLO J，et al. Updated guidance on the management of COVID-19：from an American thoracic society/European respiratory society coordinated international task force(29 July 2020)[J]. Eur Respir Rev，2020，29(157)：200287.

[26] LIANG N，MA Y，WANG J，et al. Traditional Chinese medicine guidelines for coronavirus disease 2019[J]. J Tradit Chin Med，2020，40(6)：891-896.

[27] FALAVIGNA M，COLPANI V，STEIN C，et al. Guidelines for the pharmacological treatment of COVID-19 [J]. Rev Bras Ter Intensiva，2020，32(2)：166-196.

[28] LEE B，LEE J，KIM K，et al. A consensus guideline of herbal medicine for coronavirus disease 2019[J]. Integr Med Res，2020，9(3)：100470.

[29] LIU E，SMYTH R，LUO Z，et al. Rapid advice guidelines for management of children with COVID-19[J]. Ann Transl Med，2020，8(10)：617.

[30] CHEN D，YANG H，CAO Y，et al. Expert consensus for managing pregnant women and neonates born to mothers with suspected or confifirmed novel coronavirus(COVID-19) infection[J]. Int J Gynaecol Obstet，2020，149(2)：130-136.

[31] DENNIE C，HAGUE C，LIM R，et al. Canadian society of thoracic radiology/Canadian association of radiologists consensus statement regarding chest imaging in suspected and confirmed COVID-19[J]. Can Assoc Radiol J，2020，71(4)：470-481.

[32] YE Z，ROCHWERG B，WANG Y，et al. Treatment of patients with nonsevere and severe coronavirus disease 2019：an evidence-based guideline[J]. CMAJ，2020 192(20)：E536-545.

[33] SHEN K L，YANG Y H，JIANG R M，et al. Updated diagnosis，treatment and prevention of COVID-19 in children：experts' consensus statement(condensed version of the second edition)[J]. World J Pediatr，2020，16(3)：232-239.

[34] KIM S，HUH K，HEO J，et al. Interim guidelines on antiviral therapy for COVID-19[J]. Infect Chemother，2020，52(2)：281-304.

[35] YANG Q，LIU Q，XU H，et al. Imaging of coronavirus disease 2019：a Chinese expert consensus statement [J]. Eur J Radiol，2020，127：109008.

[36] RUBIN G，RYERSON C，HARAMATI L，et al. The role of chest imaging in patient management during the COVID-19 pandemic：a multinational consensus statement from the Fleischner society[J]. Chest，2020，158(1)：106-116.

[37] Pan American Health organization，World Health Organization. Guideline for Critical Care of Seriously Ill Adults Patients With Coronavirus(COVID-19) in the Americans.[EB/OL]. [2021-03-08]. https://www.paho.org/en/documents/guidelines-critical-care-seriously-ill-adult-patientscoronavirus-covid-19-americas-short.

[38] Federation of Obstetric and Gynecological Societies of India National Neonatology Forum，India Indian Academy of Pediatrics. Perinatal-Neonatal Management of COVID-19 Infection.[EB/OL]. [2021-03-08].

http://www.iapindia. org.
[39] WANG L，SHI Y，XIAO T，et al. Chinese expert consensus on the perinatal and neonatal management for the prevention and control of the 2019 novel coronavirus infection（first edition）[J]. Ann Transl Med，2020，8（3）：47.

第十章　临床实践指南的实施

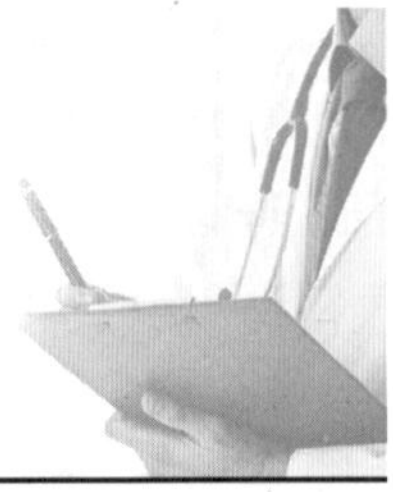

第一节　临床实践指南实施的现状

循证医学特别是循证制订的临床实践指南极大地推动了证据向临床实践的转化。基于证据的临床实践指南的构建、应用和更新是循证医学理念下全球医疗卫生发展的必然趋势。

一、指南实施的定义与意义

早在 1992 年美国医学会就对指南实施进行了定义，指南实施是指采用具体的干预或行为促进政策向有利的结果转化。指南的实施是一个复杂的结构化过程，常涵盖医患、医疗环境、组织机构、教育、技术、经济、社会等多个方面。

国家卫生健康委《关于加强卫生与健康科技成果转移转化工作的指导意见》指出科技成果转化是卫生与健康科技创新的重要内容，是加强科技创新和卫生与健康事业发展紧密结合的关键环节，对推进“健康中国”建设具有重要意义。应鼓励医疗卫生机构等单位构建协同研究网络，加强临床实践指南规范和技术标准的研究制订，加快推进符合成本效果的适宜技术和创新产品的推广应用。

促进科技成果转化、加速科技成果产业化，已经成为世界各国科技政策的新趋势。指南的转化和应用是医学科技成果转化的关键环节。研究显示斥巨资研发的循证证据在发布后，平均经 17 年才能转化到卫生医疗常规实践中，且最终被广泛采用的仅有一半。促进指南的实施与传播是临床实践指南研究领域的重要课题。

二、指南实施的现状与影响因素

1999 年，*JAMA* 即发文报道了 Cabana 等研究者所开展的指南依从性研究的文献分析结果，研究团队评价了 120 项不同的调查研究，探讨了 293 个影响医生指南依从性的因素，分析并归类为以下方面：意识（awareness）、熟悉度（familiarity）、一致程度（agreement）、自我效能（self-efficacy）、结果预期（outcome expectancy）、克服以往实践中惰性的能力（ability to overcome the inertia of previous practice）、外部障碍（external barriers）。针对以上因素文章形成促进指南依从的改善框架（a framework for improvement）。在之后又有大量研究者从不同侧面对指南实施进行了理论及实践各方面的探讨。Francke AL 对影响临床实践指南实施因素的文献进行了系统评价，结果显示影响临床实践指南实施的关键因素包括资源难以获取、临床医生工作繁忙缺乏时间以及不具备将汇总知识根据真实情境中的临床问题进行转化的技能等。另外，许多研究者认为促进指南实施策略的源头应该在指南制订过程中。研究者通过现实主义综述的方法从指南本身的特征角度探讨了可能会影响指南实施的因素，并提出指南制订过程中促进指南实施的策略，主要包括两大类：一是指南内容呈现策略，二是指南内容传播策略。

我国指南也存在许多影响指南的推广与利用的问题。如推荐意见不够明确，不利于临床医生快速定位和查找；推荐意见的证据质量和推荐强度不够明晰，临床医生无法判断是否应在临床实践中实施该推荐意见；没有提供传播和实施策略，不利于其推广和应用。另外，在中国，临床实践指南并不是官方或政府强制制订及推广使用，也是影响指南实施利用的因素之一。在决策支持方面，尽管教材、书籍及学术会议等均强调循证临床实践指南的作用，但是对于将临床实践指南与临床实践真正联系起来的还没有官方意见或建议。在这种情况下，临床实践指南对实际临床的指导意义大打折扣。中医药指南方面，研究显示中医药指南无论在中医医院还是综合医院，均缺乏相对广泛的认可、推广及实施。国内研究者调查了 11 种常见疾病的中医诊疗指南的应用情况，结果显示 54.5% 的指南从未被引用过。

三、我国临床实践指南实施调查研究

为调查我国临床医务人员对指南实施的现状以及对指南实施相关的障碍和促进因素的认识，为指南实施性评价工具构建提供背景依据，有研究采用多阶段分层典型抽样法进行了全国范围的横断面调研。抽样方法为依据全国分区（东部 7 个省，3 个直辖市；中部 6 个省，西部 11 个省 / 自治区，1 个直辖市；东北部有 3 个省；本研究不包括港澳台地区），每个地区选择 2～5 个省。每个省选择 2～3 个城市，每个城市包括二级医院和三级医院。

（一）指南应用依从性现状以及影响因素分析

调查结果显示，仅 50 人（2.94%）很少使用指南，1 313 名临床医务人员频繁或非常频繁地使用指南，依从率为 77.15%。61.78% 的参与者表示更愿意使用中国本土的指南。

不同地区的医务人员（P<0.001），不同医院等级（P=0.028），工作年限（P=0.006），学历（P=0.027），工作阶段接受过 EBM 相关教育（P=0.012）均与指南应用的依从性显著相关。二级公立医院的参加者比三级公立医院的参加者表现出更高的指南应用依从性。

与指南应用依从性不存在相关性的有：专业职称（P=0.208）；在大学阶段接受过 EBM 相关教育（P=0.166）；认可指南能为临床实践提供重要指导（P=0.055）；参与过临床实践指南或专家共识的制订（P=0.101）；指南制订方法学的知识得分（P=0.887）。

（二）指南实施的障碍因素

58.63% 的被调查者表明“工作太忙以致无法及时获取指南”，其次是“外文指南获取途径不便利（52.50%）”和“不清楚指南的获取途径（37.05%）”。

最常见的障碍因素为“缺乏与指南制订相关的必要的培训（46.21%）”；其次为“推荐意

见过于简单或内容不够完善而无法解决临床问题(43.83%)";"多个类似主题的指南之间存在意见不一致(41.05%)";"推荐意见的表述存在不确定性或者有歧义(40.95%)";"推荐意见的依据无中国的研究(38.40%)"。

与三级医院相比，更多二级医院的临床医务人员认为，"缺乏查阅使用指南的环境($P<0.000\ 1$)""缺乏与指南制订相关的必要的培训($P<0.000\ 1$)""临床指南应用会影响医生个人收入($P<0.000\ 1$)"是指南使用的障碍。

与二级医院相比，更多三级医院的临床医务人员认为："指南缺乏可信度($P<0.000\ 1$)""指南陈旧过时($P<0.000\ 1$)""多个类似主题的指南之间存在意见不一致的方面($P<0.000\ 1$)""推荐意见基于的证据质量较低($P<0.000\ 1$)""推荐意见的依据无中国的研究($P<0.000\ 1$)""推荐意见的表述存在不确定性或者有歧义($P<0.000\ 1$)""推荐意见过于简单或内容不够完善而无法解决临床问题($P<0.000\ 1$)"。

(三)指南实施的促进因素

"多渠道获取指南(84.05%)""以简短多样的形式呈现指南(81.89%)""与患者电子病历数据相结合(59.29%)"是促进指南实施最常用的策略。

为了更好地促进指南应用，指南文本的改进方法主要包括"指出指南实施(可具体到某项推荐意见)应用中可能存在的障碍因素，促进因素及相应的解决方案(71.90%)""提供帮助指南实施的工具(65.26%)"。

第二节 临床实践指南实施的理论基础

一、指南制订手册中对指南实施的方法学指导

指南制订手册即指南的指南(guidance for guideline)，用于规范指南的制订、评价、实施和更新，如世界卫生组织发布的 *WHO Handbook for Guideline Development*，NICE 发布的 *Developing Nice Guidelines the Manual* 等。众多指南制订机构在其指南制订手册中明确指出指南推广与实施策略应该在指南计划制订的同时进行考虑，推荐意见的制订过程中同期考虑实施策略，指南发布时同时发布指南实施工具、质量审查工具、数据收集工具等以促进指南的实施。

WHO Handbook for Guideline Development 指出指南实施前要召开多学科工作组会议，分析本地需求和优先事项、确定潜在的障碍和促进因素、确定可用的资源和政策支持、通知各级有关实施合作伙伴、设计实施策略等。

NICE 在发布时通常为每个指南提供基线评估工具：NICE 资源影响评估工具旨在帮助组织评估与实施指南相关的潜在成本和节约成本；教育和学习工具或活动，调试支持，包括审查，测量和基线评估工具及其他支持资源，可以与外部合作伙伴共同完成；其他 NICE 实施支持工具。另外，NICE 手册中附 *how to change practice* 手册。

SIGN 指南制订手册中提到指南实施的步骤有：确定实施小组组长，确定利益相关者；

确定指南实施前的基线；为指南实施作好人员及环境准备；决定在实践中使用哪些实施技术来推广CPG的使用；定期审核工作进度，并向团队反馈。

一项研究对欧洲委员会（Council of Europe，COE）、国家卫生医疗研究委员会（National Institute for Health and Council，NHMRC）、英国国家卫生与健康优化研究所（National Institute for Health and Clinical Excellence，NICE）、新西兰指南协作组（New Zealand Guidelines Group，NZGG）、苏格兰院际指南协作网（Scottish Intercollegiate Guideline Network，SIGN）、世界卫生组织（World Health Organization，WHO）发布的六部指南手册进行了系统分析，该研究结果认为指南手册中对于指南的实施及利用的方法学未给予清晰介绍，可参考性有限。

二、指南实施理论研究

理论是实证开展的先导，循证实践过程和指南实施推广必须依赖于一定的概念框架。Gagliardi AR等研究者综述大量相关文献形成指南实施的概念框架，其概念框架包括适应性（adaptability）、可用性（usability）、有效性（validity）、应用性（applicability）、可沟通性（communicability）、可调节性（accommodation），见表10-2-1。研究者同时对部分高质量临床实践指南进行评价，提示目前发布指南中虽有大量图表呈现证据信息，但对于推荐意见的实施方法、建议、策略等极少阐述。

表10-2-1　指南实施概念框架

维度	含义	举例
适应性（adaptability）	不同的版本	印刷版，电子版如个人数字助理（personal digital assistant，PDA），患者版，家属版；期刊发表版
可用性（usability）	导航栏	内容目录
	证据形式	描述性的，表格呈现，或兼有
	推荐意见形式	描述性的，绘图呈现，或兼有；推荐意见的总结（在全文中单独呈现或单独有推荐意见总结版本）
有效性（validity）	参考文献的数目	支持推荐意见的参考文献的总数目
	证据分级	使用明确的系统对支持推荐意见的证据进行了证据分级与分类
	推荐意见的数目	明确的推荐意见的条目数
应用性（applicability）	个体化（individualization）	一些促进指南推荐意见应用的信息如适应证，标准，风险因素，药物剂量等以文本框或次级标题形式在“小贴士（tips）”或“实践方法”中呈现，或在推荐意见中明确叙述，或呈现在表格中
可沟通（communicability）	患者教育或患者参与	提供给患者或其照顾者的信息或者教育资源，或提供能够获得信息或教育资源的联系方式（电话，传真，邮箱或网址）
可调节性（accommodation）	目的	明确声明指南制订目的（临床决策，教育，政策，质量提高）

续表

维度	含义	举例
可调节性（accommodation）	使用者	负责指南发布或指导指南传播的是个人、团体、机构管理者还是政策制订者，接受服务方是患者还是照护者
	使用者的需求和价值观	利益相关方的需求，观点，价值观等
	技术	所需的设备技术或是相关服务的组织方式
	相关规定	与所需设备或技术或其使用时可能涉及的相关行业标准或政策法规
	人力资源消耗	与推荐意见使用或执行过程中可能涉及的人力资源的使用类型或数量

Anna R Gagliardi，Catherine Marshall 团队开发了指南实施计划清单（checklist for guideline implementation planning），见表 10-2-2。为指南发布后实施前的准备工作提供结构性建议。

表 10-2-2 指南实施计划清单

维度	条目
步骤或考虑	1. 应该在指南开发过程的开始和整个过程中考虑实施 2. 从一开始就组建一个执行团队，包括利益相关者（患者群体、最终用户、拥护者、相关组织和机构、决策者）和一个或多个知识翻译专家 3. 为了实施指南进行识别和收集资源 4. 审核当前的实践作为基线需求评估 5. 通过文献回顾、观察、焦点小组、访谈或调查，考虑或评估指南实施和使用的障碍（患者、专业人员、组织、系统、经济、政治、社会 / 文化），以及涉众的需求和偏好 6. 在逐条推荐意见而不是整个指南的基础上考虑发布和 / 或实施 7. 确定有效的、最适合的解决明确需求和障碍的传播和实施战略 8. 确定指南实施工具应该基于哪些方面：指南范围；指南推荐意见；基线审查；与指南使用者的访谈或焦点小组讨论 9. 制订包括传播和实施的策略和工具、角色和责任、转折点、时间框架和实施措施的实施计划 10. 考虑小规模的试点测试实施策略，并在试点测试后根据需要不断调整； 11. 在指导方针制订过程中，继续与利益相关方进行接触和教育 12. 确保指导性建议是可执行的，并可集成到计算机决策支持系统中
实施工具（用于制订支持实施的内容，版本或工具的说明）	1. 研究所选工具类型可能的设计 2. 确定需要的资源 3. 向指南开发小组提交工具草案 4. 使用反馈改进工具，可能需要多次迭代 5. 与临床医生，病人组和重点小组测试工具的可用性 6. 使用反馈改进工具 7. 指南开发组会检查最后版本 8. 实现工具与指南同步发布
潜在的实施工具	1. 不同语言的版本 2. 不同格式的版本（移动设备，袖珍指南，墙上海报） 3. 摘要版本（简化，仅限建议，仅提供证据） 4. 病人或普通语言版本

续表

维度	条目
潜在的实施工具	5. 护理工具（核对表，辅助决策） 6. 电子病历 / 计算机决策支持系统集成 7. 执行计划（建议的策略，指南所特有的障碍及其建议和指示） 8. 教具（幻灯片，案例，会议） 9. 病人和护理者资源 10. 资源规划指南（执行和实施建议所需的人力，基础设施，技术能力） 11. 成本计算工具（电子表格，报表模板） 12. 评价计划（指示，措施，数据收集工具）
传播和执行分发，分享，促进和使用指南建议的策略传播选择	1. 网站（指南，实施工具，经认证的国家方案文件模块） 2. 期刊出版物（可连接到在线材料） 3. 新闻稿 4. 大众传媒 5. 电子邮件 6. 播客或网络研讨会 7. 注册 AHRQ 指南信息中心和 G-I-N 库 8. 伙伴关系（国家组织，网络） 9. 专业团体认可 10. 营销策略，市场战略 11. 传统艺术
实施方案	1. 印刷教材 2. 教学会议（会议，讲习班，国家方案文件） 3. 教学外联 / 学术细节 4. 地方舆论领袖 5. 审计和反馈 6. 通知单 7. 多种干预手段联合 8. 以病人为中心的干预措施（教学材料，决策支持工具，大众传媒运动，提示信） 9. 组织干预措施（修订专业角色或团队，领导参与） 10. 经济奖励或处罚 11. 计算机决策支持系统

Flottorp SA 等人于 2013 年对影响指南变革临床实践的决定因素进行了系统回顾，该研究最终纳入了 12 个清单，在其基础上汇总形成了针对慢性疾病定制的实施清单（tailored implementation for chronic diseases，TICD checklist），该清单旨在指导在慢性病某一特定临床实践领域，探索影响变革的影响因素，帮助实施变革的研究人员量身定做有效的变革干预措施，并对其进行评估和报告。TICD 清单共包含 57 个决定因素，分为 7 个领域：指南因素、医疗保健专业人员个体因素、患者因素、专业交互、激励措施和资源、组织性改变能力，以及社会、政治、法律因素，见表 10-2-3。TICD 清单对指南实施的影响因素进行了系统的梳理分类和解释，可为证据转化的实践者和研究者提供全面指导。使用者可以根据特定的指南和实施环境选择性分析和引用。本清单不仅仅适用于慢性病的证据转化，也可以拓展应用至其他非慢性疾病。

表 10-2-3 TICD 清单

决定因素（determinants）	定义（definitions）	问题（questions）	具体因素示例[1]（examples of specific factors）	相关实施策略示例（examples of related implementation strategies）	确认决定因素的方法（methods for identifying the determinants）
1. 指南因素（guideline factors）					
（1）推荐意见（recommendation）					
证据质量（quality of evidence supporting the recommendation）	对效应估计的信心程度	推荐意见对应的证据质量如何？证据质量评价是否得当？	证据质量不明或评价不当	清晰准确地传达证据质量；不为实施证据质量不高的推荐意见投入资源	使用了 GRADE 方法的指南批判性文章
推荐强度（strength of recommendation）	对于遵从推荐意见确实利大于弊的信心程度	推荐强度的大小？评价是否得当？是否明确传达了推荐强度的含义？	推荐强度可能不明确或不适当，或未传达弱推荐的含义[2]	清楚地传达推荐强度的含义	使用了 GRADE 方法的指南批判性文章
清晰性（clarity）	目标人群、推荐意见应用场景以及推荐行为的清晰性	推荐的行为（做什么）是否有明确直接的陈述？是否提供了足够的详细信息以便目标医疗保健专业人员执行推荐的行为？	推荐意见可能模棱两可、缺乏足够的细节或冗长	清楚地传达具体而明确的操作，并提供足够的详细信息，说明如何操作以便目标医疗保健专业人员能够执行推荐的行为	使用指南可实施性评价工具（GLIA）的指南批判性文章
文化适宜性（cultural appropriateness）	推荐意见在多大程度上适用于当下社会环境	推荐意见是否适宜于文化背景？	该推荐意见可能与当下实施的习俗或规范不一致	调整推荐意见使其适应文化背景；传达推荐意见时注意文化一致性	自我反思；与目标医疗保健专业人员和患者进行访谈或焦点小组讨论
推荐意见的易理解性（accessibility of the recommendation）	指南或推荐意见的易理解程度	指南或推荐意见是否易于理解	指南可能很长或写得很差；推荐意见可能掩藏于整篇指南或一长串推荐意见中；指南可能不是以吸引目标医疗专业人员的格式（例如电子格式）提供的	以吸引目标医疗保健专业人员的格式提供简明的指南和易于识别的推荐意见	使用指南可实施性评估（GIIA）的指南批判性文章

续表

决定因素（determinants）	定义（definitions）	问题（questions）	具体因素示例[1]（examples of specific factors）	相关实施策略示例（examples of related implementation strategies）	确认决定因素的方法（methods for identifying the determinants）
推荐意见来源（source of the recommendation）	撰写推荐意见的组织和人员	撰写推荐意见的组织和人员在目标医疗保健专业人员中是否具有可信度？	撰写推荐意见的组织或个人可能在目标医疗保健专业人员中缺乏可信度	确保推荐意见由在目标医疗保健专业人员中具有可信度的组织和人员撰写	询问目标医疗保健专业人员对提出推荐意见的组织或个人的可信度的看法
与其他指南的一致性（consistency with other guidelines）	该推荐意见与目标医疗保健专业人员可能熟悉的其他指南中的推荐意见保持一致的程度	推荐意见是否与目标医疗保健专业人员可能熟悉的其他指南中的推荐意见一致？	相互矛盾的推荐意见可能令人困惑	向目标医疗保健专业人员解释推荐意见相互矛盾的原因	审查推荐意见相互矛盾的原因
（2）推荐的临床干预措施（recommended clinical intervention）					
可行性（feasibility）	推荐的临床干预措施在多大程度上是可实践的	推荐的临床干预措施对于目标医疗保健专业人员而言可实行吗？	推荐的临床干预措施在某些情景下不符合或被认为不符合实际	确保临床干预措施的实践性；提供必要的帮助使其更具实践性；解决对其实践性的误解	询问目标医疗保健专业人员；在目标环境中试行临床干预措施
干预措施的可获得性（accessibility of the intervention）	推荐的临床干预措施的可获得程度	推荐的临床干预措施是否可获得？	推荐的临床干预措施在某些情况下可能无法获得	确保临床干预措施的可获得性；使其更容易获得	常规收集数据；在目标环境中对人群进行调查
（3）推荐行为（recommended behavior）					
相容性（compatibility）	推荐的行为在多大程度上符合当前实践	推荐的行为是否与当前实践相容？	该推荐意见可能会扰乱当前的工作流程	提供信息或教育以帮助目标医疗保健专业人员将推荐的行为与当前实践相融合	与目标医疗保健专业人员进行焦点小组讨论
工作量（effort）	改变或遵从所需的工作量	遵从推荐意见需要多大的工作量？	遵从推荐意见可能耗费甚巨	减少所需的工作量、提供帮助或动力	与目标医疗保健专业人员进行访谈或焦点小组讨论

续表

决定因素（determinants）	定义（definitions）	问题（questions）	具体因素示例[1]（examples of specific factors）	相关实施策略示例（examples of related implementation strategies）	确认决定因素的方法（methods for identifying the determinants）
可试用性（trialability）	尝试推荐行为的能力	有可能尝试推荐行为吗？	如果目标医疗保健专业人员不能在有帮助的情况下先试行，他们可能不愿改变自己的行为	为目标医疗保健专业人员提供尝试推荐行为的机会；例如教育会议或模拟患者	与医疗保健专业人员进行访谈或焦点小组讨论
可观察性（observability）	推荐行为的益处可见的程度	坚持这项推荐意见的好处是显而易见的吗？	目标医疗保健专业人员可能会对遵从该推荐意见的益处产生怀疑	提供有关遵从推荐意见的好处的反馈、信息或教育	与目标医疗保健专业人员进行访谈或焦点小组讨论，了解他们对依从性指标或可测量结局的看法
2. 医疗保健专业人员个体因素（individual health professional factors）					
（1）知识和技能（knowledge and skills）					
专业知识（domain knowledge）	目标医疗保健专业人员具有关于特定情景的知识储备或专业技术的程度	哪些知识或技术可能会影响目标医疗保健专业人员学习遵从推荐意见所需知识，以及他们在多大程度上拥有这些知识或技术？	专家和非专家可能有不同的教育需求；实施基于新知识的推荐意见可能需要针对性措施来传播新知识	改变目标团队或组织中的专业技能组合；根据目标医疗保健专业人员的专业水平定制教育策略；有针对性地传播新知识	定期收集有关卫生人力资源的数据；与目标医疗保健专业人员进行访谈或焦点小组讨论
知晓和熟悉推荐意见（awareness and familiarity with the recommendation）	目标医疗保健专业人员对该推荐意见的知晓和熟悉程度	目标医疗保健专业人员是否知道并熟悉该推荐意见？	信息量、获取信息所需的时间和指南易理解性	针对目标医疗保健专业人员量身定做的传播策略	与目标医疗保健专业人员进行调查、访谈或焦点小组讨论
关于自身实践的认识（knowledge about own practice）	目标医疗保健专业人员对自己的实践与推荐实践的关系的了解程度	目标医疗保健专业人员是否意识到自己遵从推荐意见的程度？	目标医疗保健专业人员可能未意识到自己的表现	审计和反馈	与目标医疗保健专业人员进行审计和调查、访谈或焦点小组讨论

续表

决定因素（determinants）	定义（definitions）	问题（questions）	具体因素示例[1]（examples of specific factors）	相关实施策略示例（examples of related implementation strategies）	确认决定因素的方法（methods for identifying the determinants）
遵从所需的技能（skills needed to adhere）	目标医疗保健专业人员拥有遵从所需技能的程度	遵从需要什么技能，目标医疗保健专业人员是否具备这些技能？	目标医疗保健专业人员可能不具备必需技能	提供机会练习必需技能的教育策略	与目标医疗保健专业人员进行访谈或焦点小组讨论
（2）认知（包括态度）[cognitions（including attitudes）]					
对推荐意见的赞同程度（agreement with the recommendation）	目标医疗保健专业人员在多大程度上赞同该推荐意见	目标医疗保健专业人员是否赞同该推荐意见？若否，原因为何？	目标医疗保健专业人员可能对证据的质量或其适用性有不同的解读，可能认为推荐的干预措施不符合成本效益，或者可能对指南开发者缺乏信心	提供教育策略以解决不认同的原因；地方性共识流程	与目标医疗保健专业人员进行调查、访谈或焦点小组讨论
对指南的总体态度（attitudes towards guidelines in general）	目标医疗保健专业人员对指南的总体态度	目标医疗保健专业人员一般如何看待指南？	目标医疗保健专业人员可能认为指南过于简单化或程序化，缺乏足够的灵活性或适应性，限制了他们的自主性，或缺乏实践性	使用不依赖于目标医疗保健专业人员对指南的态度的策略；提供教育策略以解决对指南的负面态度；设计指南以解决合理的忧虑	与目标医疗保健专业人员进行调查、访谈或焦点小组讨论
预期结局（expected outcome）	目标医疗保健专业人员在多大程度上相信遵从推荐意见将带来预期结局	目标医疗保健专业人员是否相信遵从该推荐意见会带来预期结局？	目标医疗保健专业人员可能不相信遵从推荐意见会带来预期结局	提供了有力证据的信息或教育策略；审计和反馈	与目标医疗保健专业人员进行调查、访谈或焦点小组讨论
意图和动机（intention and motivation）	目标医疗保健专业人员在多大程度上有意向和动力遵从推荐意见	目标医疗保健专业人员是否想要遵从？他们有遵从的动力吗？他们对遵从这项推荐意见有什么顾虑？	目标医疗保健专业人员可能并不想遵从；由于惰性或所处的变化阶段，他们可能难以被说服而改变行为[3]	局部讨论和共识；讨论阻力；提出有关依从重要性的有力论据；让意见领袖参与进来；提出针对目标医疗保健专业人员的个体变化阶段量身定做的策略	与目标医疗保健专业人员进行调查、访谈或焦点小组讨论

续表

决定因素（determinants）	定义（definitions）	问题（questions）	具体因素示例[1]（examples of specific factors）	相关实施策略示例（examples of related implementation strategies）	确认决定因素的方法（methods for identifying the determinants）
自我效能（self-efficacy）	目标医护人员对其能力的自我感知能力或信心	目标医疗保健专业人员是否相信他们有能力遵从该推荐意见？若否，原因为何？	目标医疗保健专业人员可能对自己遵从推荐意见的能力缺乏信心	提供技能培训；反馈；提供教育或咨询以改变目标医疗保健专业人员对其能力的自我评估	与目标医疗保健专业人员进行访谈或焦点小组讨论
学习方式（learning style）	目标医疗保健专业人员偏好的学习方式	目标医疗保健专业人员更喜欢哪些类型的继续教育？	不符合目标医疗保健专业人员喜好或常规的继续教育策略可能不会有效	选择符合目标医疗保健专业人员偏好和常规的继续教育策略	与目标医疗保健专业人员进行调查、访谈或焦点小组讨论
情感（emotions）	情感对依从性的影响程度	目标医疗保健专业人员是否有促进或阻碍依从性的情感？	缺乏满足感、有挫折感、有同理心或缺乏同理心、压力或倦怠、认知超负荷或疲劳、预想的后悔或恐惧均可能会阻碍依从性	提高满意度或减少不满的策略；减轻压力的策略	与目标医疗保健专业人员进行访谈或焦点小组讨论
（3）职业行为（professional behaviour）					
行为的特征（nature of the behavior）	行为的特征，包括：单个患者的行为频率，患者群体的行为频率，习惯或自主性的程度，是否处在必须执行的其他行为的序列中，以及是由同一个人还是由不同的人执行	现行的行为？谁需要在何时、何地、多长时间、频率以及和谁一起做什么？	目标医疗保健专业人员可能需要改掉原有习惯，建立新习惯，或被促使做一些不符合常规习惯的事情	调整环境以促进新的行为；例如提醒、更改布局或设备	与目标医疗保健专业人员进行访谈或焦点小组讨论

续表

决定因素（determinants）	定义（definitions）	问题（questions）	具体因素示例[1]（examples of specific factors）	相关实施策略示例（examples of related implementation strategies）	确认决定因素的方法（methods for identifying the determinants）
计划改变的能力（capacity to plan change）	目标医疗保健专业人员有能力计划遵从所需的必要改变	目标医疗保健专业人员需要计划完成哪些改变以遵从推荐意见？他们是否具备相应能力？	目标医疗保健专业人员可能缺乏时间或技能来计划必要的改变	额外的资源、支持或帮助以协助规划必要的改变；提供可行的改变目标、典型问题和解决方案的清单	与目标医疗保健专业人员进行访谈或焦点小组讨论
自我监控或反馈（self-monitoring or feedback）	目标医疗保健专业人员在多大程度上进行自我监控或反馈以加强对推荐意见的依从性	是否需要自我监控或反馈遵从推荐意见的情况？如果是，目标医疗保健专业人员是否有能力做到这一点？	目标医疗保健专业人员可能忘记遵从；他们可能缺乏必要的持续支持或资源来维持依从性	监测、反馈、提醒系统；将推荐意见纳入常规护理计划或当地方案；提供必要的资源、支持或奖励	与目标医疗保健专业人员进行访谈或焦点小组讨论
3. 患者因素（patient factors）					
患者需求（patient needs）	患者确实的或感受到的需求	目标医疗保健专业人员对患者需求有何看法？这些看法如何与患者的实际需求相对应？	患者可能提出阻碍依从性的要求；目标医疗保健专业人员可能对患者的需求有误解	患者教育材料；为目标医疗保健专业人员提供有关患者需求的准确信息	与目标医疗专业人员和患者进行访谈或焦点小组讨论
患者的信念和知识（patient beliefs and knowledge）	患者的信念、知识或学习能力，或目标医疗保健专业人员告知或教授患者必要知识和技能的能力或自我感知到的能力	目标医疗保健专业人员对患者的知识或学习能力的看法是什么？或者目标医疗保健专业人员告知或教授患者必要的知识和技能或自我感知到的能力是什么？这些认知如何与患者的实际知识和学习能力相对应？	患者可能存在阻碍推荐意见实施的信念；患者可能缺乏必要的知识或技能；目标医疗保健专业人员可能对他们充分教育患者的能力缺乏信心；目标医疗保健专业人员可能对患者的信念、知识、技能或学习能力有误解	患者教育材料；培训目标医疗保健专业人员以便提供患者教育；转移教育患者的责任；向目标医疗保健专业人员提供有关患者知识、技能或学习能力的准确信息	与目标医疗专业人员和患者进行访谈或焦点小组讨论

续表

决定因素（determinants）	定义（definitions）	问题（questions）	具体因素示例[1]（examples of specific factors）	相关实施策略示例（examples of related implementation strategies）	确认决定因素的方法（methods for identifying the determinants）
患者偏好（patient preferences）	患者价值观与专业价值观或推荐意见价值观的关系	目标医疗保健专业人员是否认识到患者的价值观与他们自己或推荐意见中的价值观不同？这些认知与患者的实际价值观是如何对应的？	患者的价值观可能与目标医疗保健专业人员或推荐意见中的不同；目标医疗保健专业人员可能对患者价值观有误解	如果所基于的价值观与目标患者的价值观不同，则更改该推荐意见；为患者提供决策辅助以帮助他们清晰自己的价值观；为目标医疗专业人员提供有关患者价值观的准确信息	与目标医疗专业人员和患者进行访谈或焦点小组讨论
患者动机（patient motivation）	目标医疗保健专业人员激励患者遵从的能力或自我感觉的能力	目标医疗保健专业人员是否认为难以激励患者遵从？这些认知与患者的实际动机是如何对应的？	患者可能没有遵从的动机；目标医疗保健专业人员可能对患者的动机有误解	为目标医疗保健专业人员提供帮助或策略以激励患者；转移激励患者的责任；为目标医疗专业人员提供有关患者动机的准确信息	与目标医疗专业人员和患者进行访谈或焦点小组讨论
患者行为（patient behaviour）	促进或阻碍遵从推荐意见的患者行为	目标医疗保健专业人员是否体验过患者的那些阻碍他们遵守的行为	患者的行为可能会阻碍依从性（例如，他们可能不遵从推荐的治疗，或者他们可能缺乏或过度使用卫生服务）	为目标医疗保健专业人员提供应对患者消极行为的策略	与目标医疗专业人员和患者进行访谈或焦点小组讨论
4. 专业交互（professional interactions）					
交流和影响（communication and influence）	专业意见和交流在多大程度上影响目标医疗保健专业人员的依从性	目标医护人员的依从性是否受到专业组织、专业网络、主流规范（同事的意见）或意见领袖（或领军者或其他有影响力的人）的影响？	专业人士之间的意见和交流可能会阻碍依从性	让专业组织参与指南制订或共识流程；获得专业组织或意见领袖对推荐意见的认可；确定领军者以促进推荐意见的实施	与目标医疗保健专业人员进行访谈或焦点小组讨论

续表

决定因素（determinants）	定义（definitions）	问题（questions）	具体因素示例[1]（examples of specific factors）	相关实施策略示例（examples of related implementation strategies）	确认决定因素的方法（methods for identifying the determinants）
团队流程（team processes）	专业团队或团体在多大程度上拥有依从所需技能，以及促进或阻碍依从性的互动	目标专业团队或团体需要具备哪些技能？他们有这些技能吗？他们的互动方式是促进还是阻碍了对推荐意见的遵从？	团队可能缺乏必要的技能；他们可能会以阻碍依从性的方式进行交互	组织已定义角色并拥有共同目标的团队	与目标医疗保健专业人员进行访谈或焦点小组讨论
转诊流程（referral processes）	患者转诊流程以及不同护理级别之间、卫生服务和社会服务之间以及目标医疗专业人员和目标患者之间的交流流程	在不同级别的护理之间，在卫生服务和社会服务之间，以及在目标医疗专业人员和目标患者之间，需要什么样的转诊流程和沟通？为达到遵从需做出哪些改变？	沟通不畅；不恰当的转诊	结构化转诊单；咨询人员参与初级保健教育活动；量身定做的患者信息；患者持有的医疗记录	与目标医疗保健专业人员和患者进行访谈或焦点小组讨论
5. 激励措施和资源（incentives and resources）					
必需资源的可获得性（availability of necessary resources）	依从所需的资源在多大程度上是可用的	依从需要哪些资源，包括：财政和人力资源、设施、设备、物资以及技术能力？是否具备？	必需的资源可能不可用	提供必需的资源；减少对额外资源的需求或其成本；任务转移	定期收集有关资源的数据；与目标医疗保健专业人员和管理者进行访谈或焦点小组讨论
财务激励和阻碍（financial incentives and disincentives）	患者、个体医疗保健专业人员和组织依从时在财务上受到激励或阻碍的程度	患者、个体医疗专业人员和组织在财务上有什么措施激励和阻碍了依从性？	可能有财务上的不利因素阻碍了依从	消除或修改财务上的阻碍因素；提供财务激励	与目标医疗专业人员和患者进行访谈或焦点小组讨论

续表

决定因素（determinants）	定义（definitions）	问题（questions）	具体因素示例[1]（examples of specific factors）	相关实施策略示例（examples of related implementation strategies）	确认决定因素的方法（methods for identifying the determinants）
非财务激励和阻碍（nonfinancial incentives and disincentives）	患者、个体医疗专业人员和组织依从时在多大程度上受到非财务激励或阻碍	患者、个体医疗专业人员和组织在非财务方面有什么措施激励和阻碍了依从性？	存在阻碍因素或缺乏对医疗专业人员的激励，例如个人认可或欣赏（来自管理人员、同事或社区）、继续教育（参加教育活动的机会）、工作条件（设施、设备或安全）、职业发展（专攻或晋升的可能性）、管理（与管理者的工作关系），可能会阻碍依从性	消除或修改阻碍因素；提供激励措施	与目标医疗专业人员和患者进行访谈或焦点小组讨论
信息系统（information system）	信息系统促进或阻碍依从的程度	信息系统如何促进或阻碍依从？	信息系统的局限性可能会限制目标医疗专业人员的依从能力，例如，可能无法识别需要随访或召回的患者	完善信息系统；提供适当激励以记录所需信息	与目标医疗保健专业人员和管理人员进行访谈或焦点小组讨论
质量保证和患者安全体系（quality assurance and patient safety systems）	现有的质量保证或患者安全体系在多大程度上促进或阻碍了依从	现有的质量保证或患者安全体系（或缺乏这些体系）如何促进或阻碍依从？	质量保证或患者安全体系的缺乏或不足可能会阻碍依从	建立或完善质量保证或患者安全体系；调整实施策略，使其在现有体系的约束下工作	与目标医疗保健专业人员和管理人员进行访谈或焦点小组讨论
继续教育体系（continuing education system）	继续教育体系在多大程度上促进或阻碍依从	继续教育体系如何促进或阻碍依从？	继续教育体系可能会阻碍依从	修改继续教育体系；调整实施策略，使其在现有体系的约束下发挥作用	与目标医疗保健专业人员和管理人员进行访谈或焦点小组讨论

续表

决定因素（determinants）	定义（definitions）	问题（questions）	具体因素示例[1]（examples of specific factors）	相关实施策略示例（examples of related implementation strategies）	确认决定因素的方法（methods for identifying the determinants）
对临床医生的帮助（assistance for clinicians）	临床医生在多大程度上获得了达到依从所需的帮助	临床医生是否获得了他们达到依从所需的帮助，例如核对表、患者信息、决策辅助、决策支持或临床监督？	临床医生可能未获得依从所需的帮助	提供所需的帮助，如核对表、患者信息、决策辅助工具、决策支持或临床监督	与目标医疗保健专业人员进行访谈或焦点小组讨论
6. 组织性改变能力（capacity for organisational change）					
授权、权威、责任（mandate，authority，accountability）	做出必要改变所需的授权、权威和责任	需要哪些组织层面的改变？谁有权进行必要的改变？谁应当负责，对谁负责，如何负责？	可能不清楚谁具有授权或权力做出改变；可能缺乏责任分配	分配或重新分配做出相关决策的权力；监测组织改变；正式任命执行领导；使用外部改变推动者；关于责任的正式协议；提高透明度	与目标医疗保健专业人员和管理人员进行访谈或焦点小组讨论
有能力的领导层（capable leadership）	临床领导或管理人员能够做出必要改变的程度	哪些改变需要领导或管理？是否有具备必需能力（包括知识、项目管理、其他必需技能和时间）的领导或管理人员？他们是否敬业？他们的领导或管理风格是否合适？	领导或管理者可能对推荐意见缺乏认识或不熟悉；可能没有必需的能力；可能不够敬业；可能没有合适的风格	让领导或管理者参与实施策略的设计和实践；为领导和管理者提供外部支持或培训；将领导或管理职责转移或分配给具有合适风格的人	与目标医疗保健专业人员和管理人员进行访谈或焦点小组讨论
支持者和反对者的相对实力（relative strength of supporters and opponents）	对必要改变的支持和反对程度	哪些人支持或反对必要的改变？	反对可能会阻碍必要的改变	说服反对者；利用支持者；促进对话、理解相互冲突的观点和达成共识	与目标医疗保健专业人员进行访谈或焦点小组讨论
规章制度、政策（regulations，rules，policies）	组织的规章制度或政策在多大程度上促进或阻碍必要的改变	内部和外部的组织规章制度或政策如何促进或阻碍必要的改变？	组织的规章制度或政策可能会阻碍必要的改变	更改规章制度或政策；进行调整，以便在现有规章制度和政策的范围内遵从推荐意见	与目标医疗保健专业人员和管理人员进行访谈或焦点小组讨论

续表

决定因素（determinants）	定义（definitions）	问题（questions）	具体因素示例[1]（examples of specific factors）	相关实施策略示例（examples of related implementation strategies）	确认决定因素的方法（methods for identifying the determinants）
必要改变的优先级（priority of necessary change）	做出必要改变的相对优先级	相对于其他优先事项，如何确定必要的改变的优先顺序？	必要的改变可能优先级较低	说服责任人改变他们的优先级；接受当前的优先级，并在这些约束下工作	与目标医疗保健专业人员和管理人员进行访谈或焦点小组讨论
监控和反馈（monitoring and feedback）	组织层面需要监控和反馈的程度，以及维持必要改变时监控和反馈在多大程度上是可得的（包括对改进计划的评估）	是否需要监控和反馈来维持必要的改变？若需要，是否可得？	可能需要监控和反馈，但它们不可用	利用外部支持提供监控和反馈；建立所需的监控和反馈	与目标医疗保健专业人员和管理人员进行访谈或焦点小组讨论
组织性改变的帮助（assistance for organizational changes）	必要改变在多大程度上需要并可获得外部支持	是否需要外部支持才能实现必要的改变？若需要，是否可得？	可能需要外部支持，但不可获得	提供所需的外部支持	与目标医疗保健专业人员和管理人员进行访谈或焦点小组讨论
7. 社会、政治、法律因素（social, political and legal factors）					
医保预算的经济约束（economic constraints on the health care budget）	医保总预算或其增长所受限制	对医保预算的经济限制是促进还是阻碍改变？	如果必要改变导致医保预算大幅增加，那么它可能被经济制约所阻碍	务实地考虑什么是可行的；逐步改变；将资源从医保预算的其他方面转移；增加医保预算	与管理者、政策制订者和利益相关者进行访谈
合同（contracts）	合同可能在多大程度上影响必要改变的实施	合同是促进还是阻碍必要改变的实施？	与服务提供商签订的合同或合同的执行可能不足以确保必要改变的实施	改进合同，包括关于强制执行的规定	与管理者、政策制订者和利益相关者进行访谈
法律（legislation）	法律可能在多大程度上影响必要改变的实施	法律（或法规）是促进还是阻碍必要改变的实施？	一般法律法规（如规范政府合同或工作条件）或卫生法规（如向卫生专业人员发放执照）可能会阻碍必要的改变	修改选项，使其不与法规冲突或修改冲突的法规	对管理者、政策制订者和利益相关者进行访谈

续表

决定因素（determinants）	定义（definitions）	问题（questions）	具体因素示例[1]（examples of specific factors）	相关实施策略示例（examples of related implementation strategies）	确认决定因素的方法（methods for identifying the determinants）
资助者政策（payer or funder policies）	付款人或资助者政策可能在多大程度上影响必要改变的实施	付款人或资助者政策是促进还是阻碍必要改变的实施？	付款人或资助者政策可能会阻碍必要的改变	与付款人或资助者协商以允许或支持改变	与管理者、政策制订者和利益相关者进行访谈
医疗事故责任（malpractice liability）	医疗事故责任可能在多大程度上影响必要改变的实施	认为的或实际的医疗事故投诉风险是促进还是阻碍必要改变的实施？	认为的或实际存在的医疗事故投诉风险可能会阻碍必要的改变或依从	提供准确的信息以纠正误解；提供支持以降低不当医疗投诉的风险	与管理者、政策制订者和利益相关者进行访谈
具有影响力的人（influential people）	具有影响力的人可能在多大程度上影响必要改变的实施	具有影响力的人（目标医疗机构之外）是促进还是阻碍必要改变的实施？	具有影响力的人可能会反对必要的改变	雇用和说服反对者；雇用和利用支持者；促进对话、理解相互冲突的观点和达成共识	与管理者、政策制订者和利益相关者进行访谈
贪污（corruption）	贪污可能在多大程度上影响必要改变的实施	贪污是促进还是阻碍必要改变的实施？	贪污行为可能会阻碍必要的改变或依从性	提高透明度和问责制；减少促进或助长贪污的因素	与管理者、政策制订者和利益相关者进行访谈
政治稳定（political stability）	政治稳定可能在多大程度上影响必要改变的实施	政治稳定或不稳定是促进还是阻碍必要改变的实施？	政局变化可能会阻碍必要的改变	聘用稳定的政治家、公务员或领导人	与管理者、政策制订者和利益相关者进行访谈

注：[1] 这些例子是作为可能阻碍一个推荐意见的实施障碍而呈现的。然而，这些因素也可以成为促进因素，可以利用它们来帮助实施一项建议；

[2] 也就是说，临床医生应准备好帮助患者做出符合他们自己价值观的决定，这可能比一个弱推荐更重要；

[3] 改变的阶段包括思考、计划和采取行动，以及评估这些行动的结果。不同阶段的个体可能受到不同因素的激励。

第三节 临床实践指南的可实施性评价及实施工具

一、临床实践指南的可实施性评价工具

美国医学会将指南的实施定义为“采用具体的干预或行为促进政策向有利的结果转化”。临床实践指南的实施过程就是通过医务人员态度与认知的改变来改善医疗实践的过程。然而，研究发现在方法学和报告质量评价中得分很高的指南并不一定能在临床实践中实施，某些来源于高质量的临床研究证据、获得强烈推荐的意见并不适合或难以在临床中推行，因而极大地限制了指南的应用与推广。近二十年来，相关学者开始探究指南的可实施性。临床实践指南的可实施性是指南的一系列决定了其在临床中实施难易程度的特征。例如，指南开发过程中的某些因素，指南内容的某些特征，以及指南呈现方式的某些特征等。

Shiffman RN 通过对文献的充分检索、对指南应用相关研究的信息提取和专家咨询，设计开发了指南可实施性评价工具（the guideline implementability appraisal，GLIA），该工具由 31 个条目组成 10 个维度，包括整体性（global）、可决定性（decidability）、可执行性（executability）、呈现形式（presentation and formatting）、测量结果（measurable outcomes）、有效性（validity）、灵活性（flexibility）、对常规诊疗流程的影响（effect on process of care）、创新性（novelty/innovation）、电子信息可记录性（computability）（表 10-3-1）。其中可决定性（decidability）和可执行性（executability）是最重要的两个维度。指南可实施性评价工具主要用于两类人群，于指南制订者可以帮助其规范指南推荐意见撰写发布及设计实施策略；于证据使用者可以帮助其选择指南、分析推荐意见实施可能遇到的障碍因素、促进指南实施。GLIA 在 2006 进行了更新，以下为 GLIA 2.0 版本，见表 10-3-1。

表 10-3-1 指南可实施性评价工具（GLIA 2.0）

维度	条目
整体评价 （全篇指南）	1. 是否明确阐述指南所涵盖的目标人群？ 2. 是否清晰明确指南适用者？ 3. 是否明确阐述指南应用背景？ 4. 指南适用者是否信赖制订组织和工作人员提供的指南？ 5. 指南是否提供了推荐意见如何应用于实践的建议和/或配套工具，如快速参考指南，教育工具，患者书面说明，网络资源或计算机辅助软件等？ 6. 是否明确了推荐意见的应用顺序？ 7. 指南内部一致性如何？即推荐意见之间或文本推荐意见和流程图、总结、患者教育材料间有无矛盾？ 8. 所有的推荐意见是否清晰易辨，如，采用文本框、粗体、下划线等方式？ 9. 所有的推荐意见（及其讨论）是否简洁？（冗长的解释会影响可实施性）
可执行性 （确切的行为）	1. 推荐意见是否明确不含糊？即不同适用者的执行性是否一致？ 2. 是否清晰提供或引用推荐意见如何执行的详细信息，以便适用者正确实施推荐意见？

续表

维度	条目
可决定性 （明确阐述应用条件，如年龄，性别，临床观察结果和实验室结果）	1. 推荐意见的实施条件是否描述得足够清晰？ 2. 推荐意见是否考虑了所有合理的组合条件？ 3. 若推荐意见包含一种以上的条件，条件间的逻辑关系（“AND”和“OR”）是否清晰？
有效性 （推荐意见反映制订者意图和证据强度的程度）	1. 推荐理由是否有明确的说明？ 2. 支持每项推荐意见的证据质量是否有明确的说明？
灵活性 （推荐意见允许解释和实施替代方案的程度）	1. 每条推荐意见的强度是否有明确的说明？ 注意：推荐强度影响了适用者的预期遵守程度，且与证据质量不同。满足这一标准的潜在陈述可能包括“强推荐”，“标准”，“临床选择”等。 2. 该推荐意见是否明确提出需要个体化治疗的患者特征（如多重药物治疗和共患病情况）？ 3. 该推荐意见是否详细说明需要或允许修改的实践特征（如地区和支持服务的可得性）？
对常规诊疗流程的影响 （推荐意见影响常规诊疗流程的程度）	1. 推荐意见能否在没有实质性干扰现有工作流程的情况下执行？ 2. 推荐意见能否在没有实质性资源投入的情况下试点试验？ 例如：购买和安装昂贵设备以遵循推荐意见是不适用的
可测量性 （推荐意见是否实施及实施效果是否可以被检测到或评估）	1. 推荐意见是否可以衡量实施的依从性？ 2. 遵守情况的衡量需要同时注意执行行为和执行环境。 3. 推荐意见的结局是否可以衡量？ 4. 结局包括健康状况，死亡率，成本和满意度等方面的改变。
创新性 （推荐意见向临床医生或患者建议非常规行为的程度）	1. 指南的适用者能否在无须获得新的知识和技能的基础上实施该推荐意见？ 2. 该推荐意见是否考虑到目标人群（患者、公众等）的观点和选择？ 3. 推荐意见是否符合患者期望？一般而言，患者希望他们的担忧被认真考虑，干预的利益大于风险，且不良结局在可接受范围内。
电子信息可记录性 （推荐意见在电子信息系统中实施的难易程度），仅适用于需要电子设备支持的情况	1. 在医院电子信息系统中是否可获得支持推荐意见的所有患者所需数据？ 2. 指南的推荐意见是否适用于医院电子信息系统实施？ 3. 指南推荐的临床行为是否适用于医院电子信息系统实施？ 4. 指南的某一推荐意见下的临床行为能否在医院电子信息系统下实施，如开具处方、医嘱、转诊、创建电子邮件通知或显示对话框？

指南实施过程中，可能遇到来自多个层面的障碍，无论是政策制订者、研究者、资助者、研究结果使用者都发现如果要应对现实世界中的复杂问题，就需要跨越原有学科和部门边界，建立以问题为导向、协同合作的研究和工作机制。实施科学或实施研究就是顺应这一需求而诞生的一门新兴学科领域。实施性研究（implementation research）是在实施科学的范式下，探索如何在日常实践中促进系统采纳和应用研究结果的科学过程，该过程以提高卫生保健服务质量和有效性为目的。通过评价解决实践中常见的关键问题进而构建可操作性方案，以促进这些方案的实施，其最终目的是达成证据实施的持续性（sustainability）。

二、临床实践指南的实施工具

指南的实施需要有效的载体帮助。如，指南实施（guideline implementation，GI）工具

(GI tools),指南实施工具存在于指南文件中或指南的补充资料中,它是一类独立的信息或交互式的资料,可以是印刷版的也可以是电子版的。来自 7 个国家 30 个指南制订者的质性研究显示急需 GI 工具来促进指南实施。2016 年 Cochrane 系统评价研究显示指南制订者开发和传播的 GI 工具与指南文本一同发布促进了指南的实施及患者结局的改善。

指南实施工具的使用对象可为临床医生、患者,卫生政策管理者与决策者,工具包括但不限于以下种类:①针对不同语言版本的指南;②不同格式版本的指南(移动设备,口袋指南,墙上海报);③摘要版本(简化,仅限建议或仅提供证据);④病人或简明语言版本指南;⑤工作流程核对表或决策辅助工具;⑥电子病历 / 计算机决策支持系统集成;⑦执行计划(针对推荐意见、指南实施障碍的建议);⑧培训内容(幻灯片,案例,会议);⑨资源规划指南(执行和实施推荐意见所需的人力,基础设施,技术能力);⑩成本计算工具(电子表格,报表模板);⑪评价计划(策略、工具)。

有学者对发布在 2010—2017 年的 126 部临床实践指南进行分析,结果显示有 1/3 的指南未设计任何 GI 工具,现有的 GI 工具在开发标准、终端用户覆盖、提供使用说明等方面尚有较大提升空间。GI 工具对于指南实施的推动作用和对卫生经济学指标的影响还有待更广泛深入的研究验证。

患者决策辅助工具(patient decision aids,PDA)是指南实施工具一种,是以文本、网页互动、视频等形式为患者提供有关疾病、治疗方案、可能的结局与潜在的风险等信息,帮助患者辨别并记录治疗期望与偏好,从而引导患者积极主动思考,与医生合作进行医疗决策的工具。

如何在具体医疗决策过程中实施推荐意见是指南实施的重要环节。临床实践指南的方法学根基源于循证医学,其目的是整合、传播及使用最佳研究证据。临床实践指南的使用过程中应尽可能考虑患者的价值观意愿,但是指南推荐意见的产生常常基于对目标疾病群体的统计估计,无法充分考虑到每位患者独特的临床特征与个人偏好。换言之,指南的作用是针对一系列临床问题,指导临床医生采取最佳临床实践。而 PDA 的作用是针对一个临床问题,在医患共同决策时从多个治疗方案中选择一种最符合患者治疗期望的方案,或加强其对最佳治疗方案的依从性。因此,PDA 可帮助改善指南在具体临床决策中对推荐意见进行个体化量裁不足的这一情形。

研究发现,使用 PDA 做出个体化抗栓药物治疗决策的非瓣膜性心房颤动患者较常规组患者的服药符合指南推荐意见比例提高了 12%。值得注意的是,任何指南或实施工具都无法考虑到现实医疗情境中的所有变量,真正个体化、量体裁衣的临床决策是在共同决策中由“人”做出的。临床实践指南与决策辅助工具在临床决策中的作用是指导和参考,而非替代医患决策沟通过程。

参考文献

[1] CABANA M D, RAND C S, POWE N R, et al. Why Don't Physicians Follow Clinical Practice Guidelines? A Framework for Improvement[J]. JAMA, 1999, 282(15): 1458-1465.

[2] FRANCKE A L, SMIT M C, DE VEER A J E, et al. Factors influencing the implementation of clinical

guidelines for health care professionals: A systematic meta-review[J]. BMC Med Inform Decis Mak, 2008, 8(1): 38.
[3] YUWEN Y, SHI N N, WANG L Y, et al. Development of clinical practice guidelines in 11 common diseases with Chinese medicine interventions in China[J]. Chinese Journal of Integrative Medicine, 2012, 18(2): 112.
[4] JIN Y H, TAN L M, KHAN K S, et al. Determinants of successful guideline implementation: A national cross-sectional survey[J]. BMC Medical Informatics and Decision Making, 2021, 21(1): 19.
[5] GAGLIARDI A R, BROUWERS M C, PALDA V A, et al. How can we improve guideline use? A conceptual framework of implementability[J]. Implement Sci, 2011, 6(3): 26.
[6] GAGLIARDI A R, MARSHALL C, HUCKSON S, et al. Developing a checklist for guideline implementation planning: review and synthesis of guideline development and implementation advice[J]. Implementation Science, 2015, 10(1): 19.
[7] FLOTTORP S A, OXMAN A D, KRAUSE J, et al.A checklist for identifying determinants of practice: a systematic review and synthesis of frameworks and taxonomies of factors that prevent or enable improvements in healthcare professional practice[J]. Implement Sci, 2013, 8(3): 35.
[8] GLIA.GuideLine Implementability Appraisal[EB/OL]. [2021-03-29]. http:// nutmeg.med.yale.edu/glia/login.htm.
[9] GAGLIARDI A R."More bang for the buck": exploring optimal approaches for guideline implementation through interviews with international developers[J]. BMC Health Services Research, 2012, 12(1): 404.
[10] FLODGREN G, HALL A M, GOULDING L, et al. Tools developed and disseminated by guideline producers to promote the uptake of their guidelines[J]. The Cochrane database of systematic reviews, 2016, (8): CD010669.

第四节 临床实践指南实施的研究设计与统计分析

循证医学的发展促进了大量临床实践指南的开发，然而，国内外研究显示医务人员对指南的知晓率和利用率不足。实施科学作为新兴研究领域越来越受到重视，开展临床实践指南的实施科学研究，能促进临床实践指南在临床实践中的传播与实施，缩小最佳研究证据与临床实践的差距。本节将首先介绍实施科学中常见的研究设计与相应统计分析要点，包括定量设计、定性设计和混合方法设计三大类，最后介绍实施性研究中常用的结局指标类型。希望在未来指南实施过程中借鉴实施科学的方法学，促进高质量证据的快速传播和利用。

一、定量研究方法

根据有无干预可将研究设计分为观察性研究设计和干预性研究设计，干预性研究设计可进一步细分为干预固定的随机对照设计、干预优化的随机对照设计以及类试验设计。下面将对这四个设计类型进行阐述。

（一）观察性研究设计

1. 横断面研究（cross-sectional study） 横断面研究又称现况研究，是指在特点人群中应用普查或抽样调查等方法收集特定时间内的人群特征，描述目前疾病与健康状况的分布以及研究因素与现状之间的关联。在指南实施前，可采用横断面研究设计了解医务人员和患者对临床实践指南的知识、态度和行为，了解指南实施过程中的阻碍和促进因素，从而制订更加有针对性的指南实施策略。此外，在指南传播过程中与干预措施实施后，研究人员也可通过横断面调查指南的实施效果。

2016 年加拿大一项研究采用横断面调查评估了基层医生对哮喘临床实践指南的实施情况以及促进和阻碍因素，结果显示，在初级保健机构中，哮喘临床实践指南的实施仍然不够理想，主要与时间和医疗资源有关，并建议通过有针对性的干预措施解决这些阻碍因素。2018 年丹麦一项研究采用在线调查问卷进行横断面调查，了解丹麦市级康复机构对膝关节病和半月板病理学两部国家临床实践指南的认知、使用和实施情况，研究显示两部指南在认知、使用和实施方面均存在差异，指南的实施与时间、知识储备以及当地康复部门的支持等因素有关。

相比其他研究设计，横断面研究具有易实施的特点，可同时观察多种因素。横断面研究根据资料类型及分布和影响研究结果的相关因素等可采用描述性统计以及其他合适的推断统计方法，如卡方检验和多因素回归分析等。

2. 队列研究（cohort study） 队列研究的基本原理是将未发生研究结局的人群按照是否暴露于某因素将人群分为暴露组和对照组，随访一段时间后观察并收集两组所研究结局的发生情况，从而评价暴露因素与结局的关系。队列研究是由因到果的过程，能确证暴露与结局的因果关系（图 10-4-1）。根据研究对象进入队列时间及终止观察时间的不同，队列研究可分为前瞻性队列研究、历史性队列研究和双向队列研究。

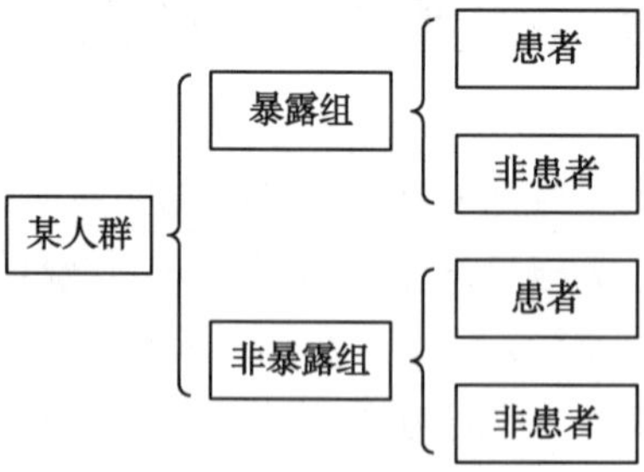

图 10-4-1 队列研究设计

近年来，队列研究也被用于评价干预措施的效果，即把干预措施作为暴露因素，研究者不是干预的实施者，而是观察者，通过收集和随访资料评价干预措施与结局之间的关系，这类研究设计被称为干预性队列研究。干预性队列研究尤其适用于干预措施较为复杂、无法实施随机和盲法，以及涉及伦理学问题等情况。在指南实施的研究中，可用于观察某项非研究设计的政策或干预措施实施后，指南实施水平在目标人群中的改变等。

一项在荷兰开展的前瞻性队列研究评估了2015—2017年荷兰精神卫生保健机构中自杀预防指南实施的变化情况，每隔6个月收集一次数据，结果显示24家精神卫生保健机构的自杀预防指南的实践执行水平有很大差异，在3年期间，自杀预防政策制订、自杀人数监测与趋势分析、自杀后评估和临床医生培训四大领域的指南实施力度显著增强。2017年德国一项研究采用回顾性队列研究分析了现行关于急性创伤性脊髓损伤患者的院前和急诊治疗指南中的实施情况，研究结果显示患者的院外固定，提供早期和温和的运输以及早期手术等干预措施均遵循了指南的推荐意见。

队列研究应根据研究目的资料类型与分布及相关因素等选择合适的统计分析方法，如卡方检验、多因素回归分析和生存分析等，同时当不同组间不平衡时应选择相应的统计学方法控制混杂因素，例如协方差分析、分层分析、倾向性评分和工具变量等。

（二）干预固定的随机对照设计

1. 经典随机对照试验（randomized controlled trials，RCT） 经典随机对照试验是目前国际公认的评价干预措施的金标准，该设计的基本原理是将研究对象随机分配到不同的比较组，对各个组实施不同的干预措施，比较不同组间重要临床结局的差异，从而定量评估不同干预措施的效果（图10-4-2）。该类研究设计遵循了随机化、对照、盲法等原则，能最大限度地避免可能出现的混杂因素，增加了结果的真实性和可靠性。

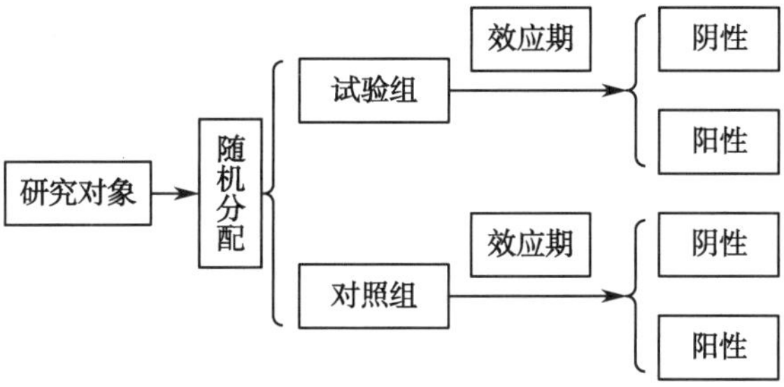

图10-4-2 随机对照试验设计

经典随机对照试验是临床实践指南实施中最常用的试验设计之一，2016年瑞典一项研究采用经典随机对照试验的设计分析了一项最新制订的心血管指南在初级保健中的实施情况，该研究的干预组为以护士为基础的电话随访干预，对照组为常规护理，结果显示在引入心血管二级预防指南的一年后，护士电话随访干预在该预防指南实施方面的效果明显好于常规护理组。2016年慕尼黑技术大学发表了一篇关于精神卫生保健指南实施的系统综述，共纳入了6项随机对照试验，但研究结果显示指南的重点、干预目标和实施策略表现出明显的异质性，不足以评估指南实施的可持续性效果。

随机对照试验应根据研究类型、资料类型及分布、研究分组、影响研究结果的相关因素等选择合适的统计分析方法，如样本量和检验效能估计、单因素分析、多因素回归分析、成本-效益分析等。

2. 整群随机化试验(cluster randomization trial, CRT) 整群随机化试验又称为群随机试验,以群组为单位将研究对象随机分配到不同处理组,并进行干预、随访,比较不同处理组间干预效应(图 10-4-3)。经典的 RCT 目标干预措施针对个体,不同组的个体之间可能会出现沾染情况,例如,在临床指南的实施与推广时难以以个体为单位进行随机分组。CRT 随机和干预的对象是群组,其群组可以是医院、社区、家庭、学校等,可以衡量干预对社区的整体效应。CRT 可以使不同群组间的研究对象更少地互相影响,从而避免不同干预措施间的沾染,提高干预措施的依从性,既保证研究的科学性,也满足伦理学要求。

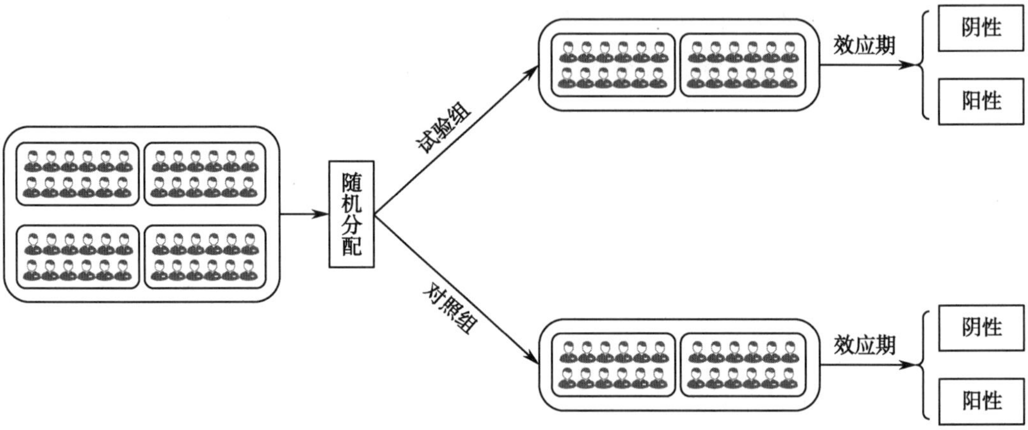

图 10-4-3 整群随机试验设计

2019 年加拿大麦吉尔大学一项研究采用整群随机对照试验设计对比了在非特异性颈部疼痛临床实践指南的实施中,知识转化的复杂干预措施与被动地传播实践指南措施的差异性,研究得出实施知识转化的复杂干预模式能成功改变医生的临床实践行为。2018 年荷兰一项研究采用整群随机对照试验评估了不同实施策略对于高血压治疗指南实施的有效性,并得出相比于普通实施策略来说,医生对基于计算机辅助决策支持系统的创新实施策略具有较高的依从性,但该策略并未明显减少妊娠期高血压患者的并发症。

整群随机对照试验的统计分析可以是个体水平,也可以是群组水平,个体水平分析时需考虑群内相关系数(intraclass correlation coefficient, ICC),常采用的统计分析方法包括多水平混合效应模型(multilevel mixed model)和广义估计模型(generalized estimation equation),贝叶斯分层模型等。

3. 阶梯设计(stepped-wedge design, SWD) 阶梯设计试验是一种特殊的整群随机对照试验,基本原理是根据研究目的将研究对象划分为不同组别,按照随机顺序对各个组进行编号,并按照时间先后顺序将干预过程划分为不同阶段,并依次实施干预措施。开始研究后,按照编号实施相应的干预措施,在干预过程中已纳入的小组持续接受干预,未纳入的小组处于“等待干预”状态,如此反复直至所有组均接受干预措施(图 10-4-4)。根据研究对象的类型,阶梯设计可分为固定队列阶梯设计、开放队列阶梯设计和连续入组短期暴露阶梯设计。

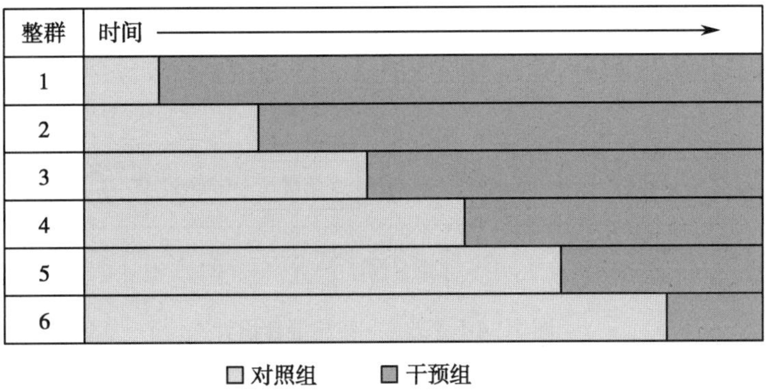

图 10-4-4 阶梯设计

阶梯设计主要用于评价“利大于弊”干预措施的效果，指南的推荐意见往往基于现有最佳证据制订而成，因此指南的实施属于有利措施。若采用平行设计或交叉设计需设置对照组，评价指南实施效果时存在伦理学问题，不适合推广，阶梯设计不用设置专门的对照组，各个组最终都将接受干预，在符合卫生决策者目标的同时，能很大程度上减轻了研究的伦理学负担。此外，阶梯设计试验尤其适用于当资源有限时需要分阶段实施干预措施的情况，各个组是按照随机的顺序分段接受干预措施，弥补了其他设计中因同时实施干预措施带来的资源短缺问题。此外，阶梯设计试验在开展一些为期较长的试验中可以调整“时间趋势”对干预效果的影响。

阶梯设计的统计分析具有较高的复杂性，需考虑阶梯设计效应、干预步数、治疗效应延迟等因素对结果稳健性的影响。常采用广义估计方程（generalized estimating equation，GEE）和广义线性混合模型（generalized linear mixed models，GLMM）等复杂模型进行统计分析。

4. 效果 - 实施混合设计　效力研究（efficacy research）指探究临床干预措施在理想条件下所能达到的最大期望作用，体现干预措施的净效应，关注内部效度。效果研究（effectiveness research）指探究临床干预措施在临床真实条件下所能达到的作用大小，体现干预措施在临床实践中的真实作用，关注外部效度。实施性研究可以将循证临床指南意见整合到临床实践中，探究指南在临床环境中传播、采纳、评价、改进等环节中的障碍因素和促进因素，从而寻找更有效的方法促进指南的推广应用。将研究证据应用到临床实践，传统的转化过程需要逐步完成效力 - 效果 - 实施，多阶段过程导致证据在临床中应用出现滞后。此外，进行单个的研究设计并不能将指南的临床干预效果最大化。

效果 - 实施混合设计（effectiveness implementation hybrid design，EIHD）融合了效果研究和实施研究两个部分（图 10-4-5），既注重评估干预措施的临床效果，又注重干预措施实施的可行性和潜在效用。EIHD 设计能加快研究发现转化为临床实践的过程，使得研究人员能够识别重要的干预 - 实施交互作用，同时为构建真实世界环境中最佳的干预实施策略提供参考。常见的效果 - 实施混合设计有以下 3 种混合类型：①Ⅰ型混合试验设计，主要目的是评价临床干预对临床结局的作用（效果），次要目的是观察和收集干预措施在实施时的相关信息（实施）；②Ⅱ型混合试验设计，对临床干预（效果）和实施干预 / 策略（实施）的双重评价；③Ⅲ型混合试验设计，主要目的是评价实施干预/策略的采用率和保真度等（实施），次要目的是观察和收集实施干预/策略对临床结果的作用（效果）。

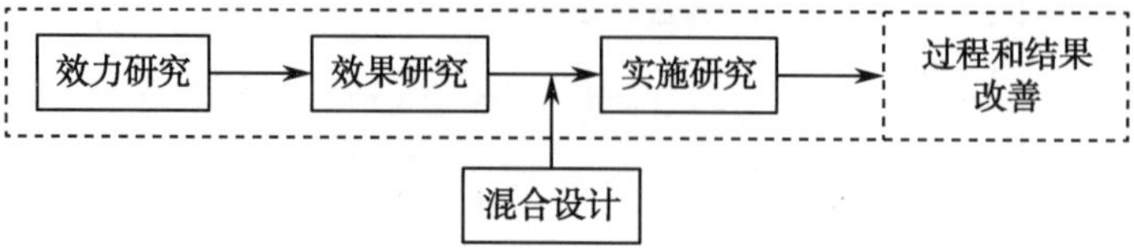

图 10-4-5　效果 - 实施混合设计

根据采用的设计类型和评价指标类型，EIHD 可采用定性分析、定量分析或混合分析等合适方法分析干预效果/干预实施的作用。

（三）干预优化的随机对照设计

在促进指南实施的干预研究中，可能会纳入多个干预措施形成干预包，但如何组合形成最佳干预包，以及干预包在实施时如何优化，从而保证干预的长期效果，需要研究者采用规范可行的流程进行决策。多阶段优化策略（multiphase optimization strategy，MOST）和多重方案随机序贯试验（sequential multiple assignment randomized trial，SMART）属于干预优化的设计类型，关注对干预措施的多阶段调整和优化，能够实现多因素干预方案优化及方案评估的双重目标，促进高质量多成分干预方案的形成，已被广泛应用于健康相关政策等领域。

MOST 设计由筛选（screening）、优化（refining）和验证（confirming）3 个阶段组成。在筛选阶段，根据相关理论、临床经验、前期研究等，筛选可能会有效的干预要素，然后对多个干预要素组合“打包”，形成综合的多因素干预方案。方案中的干预组件通常包括程序（program）和传递（delivery）两个要素，程序要素是指具体干预措施，传递要素是指影响干预实施因素。主要关注有效且正向促进的干预措施的纳入，无效或反作用的干预措施的排除，同时考虑影响干预效果和干预精度的促进和阻碍因素。在该阶段，可采用全部/部分析因设计来评价综合干预方案中各个要素的干预效果。

在优化阶段，需要优化各个干预要素到最佳水平，确定初始方案中干预要素的最佳干预剂量或强度，例如发送短信干预的频次和内容长短。同时，也需要关注影响最优水平的个体或群体特征，或者干预的成本。在该阶段，可以采用析因设计或 SMART 设计。SMART 是一种开发最佳动态干预方案的多阶段随机试验设计，在每一个阶段，所有参与者都被随机分配到一个干预方案中。每次随机分配后，研究者可分别实施不同的干预措施，并评估各成分的效果与时间顺序效果的综合结果（图 10-4-6）。SMART 设计利用应答的异质性，通过构建和对比来获得方案调整策略，同时研究不同干预的最佳时机。优化阶段可以多次循环进行。

在验证阶段，验证在优化阶段制订的最终方案的效果，主要关注最终的综合方案是否有效以及在更大样本中推广的可行性。在该阶段，可以采用标准的 RCT 设计。若 RCT 结果显示，方案效果及成本效益远未达到预期，则需重新退回至筛选阶段进行研究。最终干预方案在实际应用中，也需进行持续改进和优化，进入新一轮 MOST。

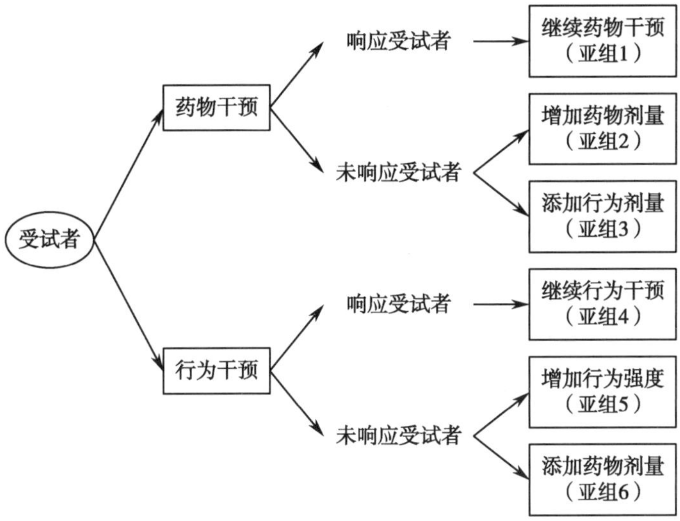

图 10-4-6　SMART 设计示例

2020 年，*Implementation Science*（实施科学杂志）刊登了一份采用 SMART 设计提高阿片类处方药物的指南依从的研究方案书，该方案旨在发现在各种初级保健诊所中改善阿片类药物处方实践的成本效益最高的干预策略的顺序和组合方式。该设计共纳入教育 / 动员会议以及监督反馈、教育 / 动员会议以及监督反馈 + 实践促进、教育 / 动员会议以及监督反馈 + 处方医师之间的咨询，以及三种混合的四项实施策略，并采用Ⅲ型混合试验设计评估实施策略的效果。

在统计分析中，应用析因设计来构建方案时，需考虑析因设计的复杂性，如阶乘的数量，样本量大小，干预要素效应的分解和解释。使用 SMART 构建优化方案时的统计分析，数据采用每条观察代表每个受试者每个阶段信息的格式，采用广义估计方程（generalized estimating equation，GEE）和广义线性混合模型（generalized linear mixed models，GLMM）等，分析需考虑上一阶段干预的依从性和中间结局状态对下一阶段结局的影响。

（四）类试验设计

在指南的实施性研究中，常需要对研究对象实施干预措施，但有时因为临床实践或伦理规范的限制，无法按随机化原则对研究对象进行随机分组或未设立平行的对照组，或两者都不具备，此时可采用类试验设计（quasi-experimental designs，QED）。类试验设计具有快速实施，经济高效的特点。虽然类实验未设立随机对照组，但可设非随机对照组，或设计自身前后对照。常见的类型有中断时间序列设计（interrupted time-series design）、回归不连续设计（regression discontinuity design）、回归点位移设计（regression point displacement design）、前测后测设计（pre-test/post-test design）等。

2019 年，一项在瑞典开展的研究探究了国家指南不建议针对膝关节炎患者使用膝关节镜检查的影响，该研究采用中断时间序列设计分析，结果显示国家指南的实施能有效降低膝关节镜的使用率。2020 年，在一项加拿大的研究中，研究的省份实施一项新的关于遗传性血友病检查的限制条件的推荐指南，该研究也采用中断时间序列分析探究指南实施前后遗传性血友病检查的利用率和成本节省情况，结果显示指南实施能降低不必要的遗传性血友病检查率，并有效降低医疗成本。

类试验设计在统计分析上较为相似。以中断时间序列设计为例（图 10-4-7），需要检验斜率改变量和即刻水平改变量的统计学意义。分析方法可采用整合移动平均自回归模型、分段回归时间序列模型（一般线性回归和广义最小二乘法）等，分析时需要先检验时间序列是否存在自相关，考虑随时间变化的混杂因素，必要时进行敏感性分析，如曲线拟合、干预效果迟滞等。

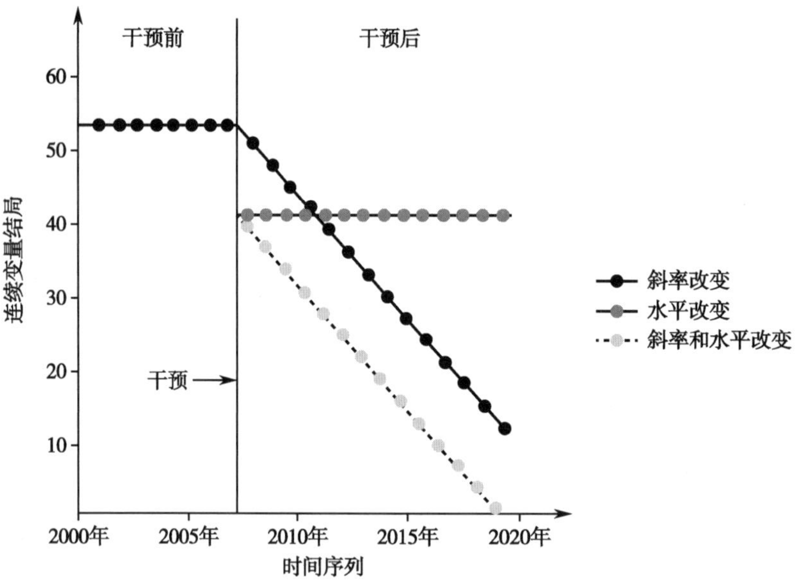

图 10-4-7 中断时间序列分析

二、定性研究方法

除了前面的定量研究设计外，指南实施的研究设计还可以采用定性研究方法。采用定性研究可以帮忙研究者描述和理解指南实施的利益相关人员的行为和态度，常见的方法有个别访谈、焦点小组访谈、参与式观察和个案调查等。美国密歇根州安娜堡市医疗卫生系统开发了基于实施研究整合框架（consolidated framework for implementation research，CFIR），可以帮助研究者从干预措施、外部环境、内部环境、利益相关人、实施过程 5 个关键因素指导研究设计，如访谈指南相关利益者，并开展形成性评价，搭建实施信息与知识库。

2018 年，一项质性研究探究了巴基斯坦初级诊疗机构对糖尿病临床实践指南依从的障碍因素，该研究对 20 名资深医生进行面对面的深度访谈，结果显示补偿机制、医疗资源和指南可信度缺乏是主要障碍因素。2020 年，另一项质性研究探究下肢静脉溃疡相关指南使用的促进因素和障碍因素，该研究采用面对面和电话访谈了 15 名医生和 20 名护士，并采用理论领域框架（theoretical domains framework）对文本进行内容分析，结果显示大多数参与者并不了解该类指南，指南的可及性差也是另一个主要障碍因素。

三、混合研究方法

在设计指南实施性研究时，可以同时关注定量和定性结果，从而拓宽和加深对研究结论的理解。混合方法研究整合了前述的定量研究设计和定性研究设计，在同一研究中同时采用或按顺序采用定性和定量方法收集和分析数据。在具体设计时考虑时序性（并行设计、定量 - 定性顺序设计和定性 - 定量顺序设计）和嵌套性（嵌套设计和非嵌套设计）两个维度。混合研究方法既能评估干预措施的有效性、干预实施的保真度和接受度等，又能全面研究指南实施的利益相关者，提供额外的视角分析原因并深入解释研究结果，最终形成更为客观的结论，促进指南的推广应用。

2019 年，靳英辉等人在中国进行一项关于指南实施的障碍和促进因素的混合方法研究，该研究对来自 11 个城市的 359 名医生进行一项横断面调查，并对 32 名医疗实践者进行访谈。研究结果显示指南在临床上应用的主要障碍因素是缺乏获取途径和方便性差等，主要促进因素是指南简化和信息可视化等。

四、临床实践指南实施研究的评价指标

在选择合适的设计方法后，针对指南实施方面的研究效果进行评价时，需要选择恰当的结局指标。实施研究的结局与临床结局不同，其着重于实施是否成功和实施效果。根据分类学方法可归纳为接受度、采用率、适当性、可行性、保真度、实施成本、覆盖范围和可持续性 8 大指标。Proctor 和谢润生等人对这些指标进行总结和翻译，详见表 10-4-1。值得注意的是，并非所有指标在实施科学中均适用，实际应用时需根据研究的特点和目前情境选择合适的指标。

表 10-4-1　实施研究的结局指标类型

实施结局	定义	相关术语
接受度	利益相关者（如消费者、服务提供者、管理者、决策者等）认为干预是可接受的程度	舒适度、可信度、相对优势
采用率	尝试采纳新的干预的意愿、初步决策或行动的程度	吸收度、利用率、尝试的意愿
适当性	干预在特定环境中，或对于特定目标受众（如消费者或服务提供者），或与特定主题的契合度或相关性	相关性、契合度、兼容性、可试性、适应性、有效性、实用性
可行性	干预可在特定环境或组织中成功进行的程度	实用性、实际适合度、效用、适合日常使用
保真度	干预按原始方案、计划或政策所设计的实施程度	依从性、按期交付、治疗完整度、按计划履行的质量、强度或剂量
实施成本	履行策略的增量成本	边际成本
覆盖范围	有资格从干预中受益的人群实际接受干预的程度	可及性、渗透率、影响范围、服务传播或有效覆盖
可持续性	干预在特定环境中得以维持或体制化的程度	维持、延续、持久性、体制化、常规化、整合、融入

五、总结

针对临床实践指南开展实施科学研究，能了解指南在应用时的促进因素和障碍因素，并制定有效的干预措施促进指南在临床上的使用。不同研究设计类型有其特点和适用性，研究者在开展指南的实施科学研究时，必须先明确研究目的，以问题为导向选择与之匹配的研究设计类型和实施结局指标，才能保证指南的实施科学研究的顺利开展。

参考文献

[1] 谢润生，徐东，李慧，等. 医疗卫生领域中实施科学的研究方法[J]. 中国循证医学杂志，2020，20(9)：1104-1110.

[2] 于石成，毛凡. 中断时间序列设计及其分析方法[J]. 中华预防医学杂志，2019，53(8)：858-864.

[3] PROCTOR E，SILMERE H，RAGHAVAN R，et al. Outcomes for implementation research：conceptual distinctions，measurement challenges，and research agenda[J]. Adm Policy Ment Health，2011，38(2)：65-76.

[4] CURRAN G M，BAUER M，MITTMAN B，et al. Effectiveness-implementation hybrid designs：combining elements of clinical effectiveness and implementation research to enhance public health impact[J]. Med Care，2012，50(3)：217-226.

[5] JIN Y，LI Z，HAN F，et al. Barriers and enablers for the implementation of clinical practice guidelines in China：a mixed-method study[J]. BMJ Open，2019，9(9)：e026328.

第五节　实施性研究的报告规范及解读

随着循证医学的发展，高质量证据不断增加。但如何将证据传播到临床，并被一线工作人员采纳与应用，成为健康系统中需要解决的新问题。为弥补证据与实践之间的缝隙，实施科学（implementation science）产生并日益发展为重要的研究方向。实施科学是指将科学发现及循证干预方法整合到临床实践和健康政策中，从而提高医疗服务质量和有效性的研究过程，也称为实施性研究（implementation study）。在实施性研究中，被实施的干预措施和促进干预实施的策略同样重要。研究者不仅判断干预措施在实施过程中是否有效，更期望去解释实施成功或失败的原因是什么，从而寻找促进干预实施的最佳方法。因此，对实施性研究的报告应同时关注干预措施和实施策略。而已有的报告规范常侧重于报告干预结果，而对于干预措施在不同场景中如何实施和推进的报告不够充分。缺乏统一、完整的报告规范，影响了实施性研究的检索、复制和推广。2017 年 3 月，Pinnock 等在 *BMJ* 上发表了实施性研究的报告规范（Standards for Reporting Implementation Studies，StaRI），是首个聚焦实施性研究的报告规范，为规范和提高实施性研究的报告质量、促进实施科学的发展有着重要意义。本节将对 StaRI 核心内容进行解读，以期为指南的实施性研究及报告提供借鉴。

一、StaRI的制订过程

StaRI的制订遵循了健康相关研究的报告标准发展指南，并在报告标准协作网（Enhancing the QUAlity and Transparency of Health Research，EQUATOR）上公布了其研究计划。在系统评价的基础上，StaRI研究小组组建了包括研究者、期刊编辑、临床实践者、临床管理者、方法学专家、患者团体和资助机构的国际多学科专家团队，使用在线Delphi法收集和汇总专家意见。通过20名专家和19名专家完成了两轮Delphi咨询后，从潜在的47个条目中筛选出35个条目作为备选条目。随后召集了为期两天的现场共识会议，来自多学科的15名专家出席，进一步筛选出核心条目和概念，形成了StaRI初稿。在反复的在线讨论和同行反馈后，最终发布了正式的StaRI报告规范。StaRI为实施性研究提供了可参考的报告框架，所有旨在推进有效干预措施的采纳、实施和可持续性评估的研究，都可以参照此规范报告。

二、StaRI清单的内容

StaRI共包含27个条目，从标题、摘要、引言、目的、方法、评价、结果、讨论、通用9个部分进行归类，并采用了实施策略和干预措施双轨报告的框架，见表10-5-1。其中实施策略指的是能够促进干预措施嵌入研究场景并持续性发挥作用的策略，如整合性理论框架（consolidated framework for implementation research，CFIR）、健康服务领域研究成果应用的行动促进框架（promoting action on research implementation in health service，PARIHS）、知识转化模式（knowledge to action framework，KTA）、渥太华模式、戴明循环、临床质量审查等；干预措施指的是在研究场景中被实施、被评估的措施，如循证实践、临床指南等。对于实施性研究，实施策略的报告是第一位的，能帮助读者了解促进成功实施的方法和原因，因此表格中关于实施策略的这一列应尽量全部报告。此外，对于干预措施的报告也同样重要。尽管这些干预措施在实施前，已有强有力的证据证实了其有效性，但考虑到干预效果在不同场景可能会有改变，因此仍有必要测量和报告干预措施带来的结局变化。

表10-5-1 实施性研究的StaRI报告规范

报告条目		实施策略：促进干预实施的策略	干预措施：被实施的干预措施
标题	条目1	体现本研究是一项实施性研究，并描述所使用的方法学	
摘要	条目2	体现本研究是一项实施性研究，描述拟评估的实施策略，拟实施的循证干预措施，定义关键的实施结局评价指标和健康结局评价指标	
引言	条目3	拟实施的干预旨在解决卫生保健中存在的哪些问题、挑战或不足	
	条目4	拟采取的实施策略的科学背景和理论基础（包括任何理论、框架、模型，实施策略能够发挥作用的依据，任何预实验）	拟实施的干预措施的科学背景和理论依据（包括有效性的证据以及能够发挥作用的依据）
目的	条目5	研究目的，并区分阐述实施目标和干预目标	

续表

报告条目		实施策略：促进干预实施的策略	干预措施：被实施的干预措施
方法	条目 6	研究设计及其主要特征（可交叉参照其他合适的方法学报告标准），及研究计划发生的任何变化及原因	
	条目 7	实施干预的情境（应考虑可能影响干预实施的社会、经济、政策、卫生保健、组织机构中的障碍和促进因素）	
	条目 8	实施场所的特征（如位置、人员、资源等）及入选标准	干预针对的人群及入选标准
	条目 9	对实施策略的描述	对干预措施的描述
	条目 10	描述为了附加研究任务和/或嵌套研究的亚组招募方法	
评价	条目 11	确定实施策略的预期主要结局和其他结局，以及相应的评估方法；记录任何预先确定的目标	根据需要确定干预措施的预期主要结局和其他结局，以及相应的评估方法；记录任何预先确定的目标
	条目 12	报告实施策略的过程评价指标和结局，以解释其能发挥预期效果的机制	
	条目 13	实施策略的资源使用、成本、经济结局及分析方法	干预措施的资源使用、成本、经济结局及分析方法
	条目 14	样本量的合理性（根据情况报告样本量计算方法、预算限制、实际考虑、数据饱和度等）	
	条目 15	分析方法及选择原因	
	条目 16	任何预先设定的亚组分析方法（如多中心研究的不同中心之间，不同的临床特征或人口学特征群体之间），或者嵌套研究的亚组之间	
结果	条目 17	实施对象的数量及特征	干预对象的数量及特征（如适用）
	条目 18	实施策略的主要结局和其他结局	干预措施的主要结局和其他结局（如适用）
	条目 19	实施策略相关的过程数据，以反映其能够达到预期效果的原因	
	条目 20	实施策略的资源使用、成本、经济结局分析	干预措施的资源使用、成本、经济结局分析
	条目 21	亚组结果及其代表性，包括被招募到嵌套研究中的亚组结果（如有）	
	条目 22	实施策略与研究计划的一致性，以及为了适应情境和偏好做出的调整	核心干预措施与计划的一致性（如有测量）
	条目 23	可能影响结局的情境变化（如有）	
	条目 24	各组中的任何重要伤害或意外影响	
讨论	条目 25	结果汇总，优势，局限性，与其他研究的对比，结论和对实践的影响	
	条目 26	讨论实施策略（特别是可推广性）对政策、实践和后续研究的影响	讨论干预措施（特别是可持续性）对政策、实践和后续研究的影响
通用	条目 27	包括各项批准声明（如伦理审批，数据保密，主管部门批准信息），试验或研究注册信息（是否可提供研究计划书），研究资助信息，利益冲突等	

三、StaRI 清单的解读

为了帮助研究者更好地理解 StaRI 清单的内容，本节参考 StaRI 工作组发表的解读方法，结合多个案例，对 StaRI 报告规范的条目内容逐一解读。

（一）标题与摘要

条目 1：标题应体现出本研究是一项实施性研究，并描述所应用的方法学。可在标题中使用“实施性研究（implementation study）”“实施策略（implementation strategy）”“实施（implementation）”等词汇便于读者检索和识别。如《应用多层面干预方法促进围手术期安全指南的实施：一项阶梯随机对照试验计划书》和《应用多层面护士主导的干预方法降低留置导尿管的使用：一项前后对照研究》。

条目 2：摘要也应体现出本研究是一项实施性研究，并描述拟评估的实施策略、拟实施的干预措施，定义关键的实施结局指标和健康结局指标。例如《应用多层面护士主导的干预方法降低留置导尿管的使用：一项前后对照研究》中，作者在摘要中阐述该研究拟评估的实施策略是“多层面护士主导的干预”，拟实施的干预措施为“减少导尿管使用的集束化护理措施”，关键的实施结局指标为“减少导尿管使用集束化护理措施的依从率”，关键的患者结局指标为“留置导尿管的使用率和留置时间”。建议在摘要和关键词中也提及“实施性研究”“实施策略”“证据实施”等词汇，便于检索和识别。

（二）引言与目的

条目 3：描述拟实施的干预措施旨在解决卫生保健中存在的哪些问题、挑战或不足。可从问题的发生率、对个人或健康资源的影响、现有证据与实践之间的差距三个方面展开。如“围手术期不良事件与患者死亡、受伤、致残有关，围手术期不良事件的发生率为 7.1%，围手术期护理与患者安全指南之间存在差距”。此外，引言中还应描述干预实施的情境特征，以体现本实施性研究拥有的资源和面临的挑战。情境特征的描述应包含影响干预实施成功的关键促进因素（如政策、资源、决策者风格等）和障碍因素（组织机构或个人层面等）。如“本次实施性研究的促进因素包括：所推行的干预具有科学性，实施场所的管理者支持变革，实践者有积极性，新证据对患者有益。障碍因素包括缺乏标准化操作流程，缺乏简洁的评估工具，实践者对新干预陌生，患者的依从性可能会低”。

条目 4：阐述拟采取的实施策略的科学背景和理论基础。具体实施策略可在方法部分详细描述，但在引言中应简要介绍本研究采用的实施策略及其理论、框架、模式，以及该模式能够发挥作用的依据和该实施策略为何适用于本研究情境。可用于实施性研究的理论、框架、模式有整合性理论框架（consolidated framework for implementation research，CFIR）、健康服务领域研究成果应用的行动促进框架（promoting action on research implementation in health service，PARIHS）、知识转化模式（knowledge to actionframework，KTA）、渥太华模式、戴明循环等。如“本研究采用渥太华模式开展指南的实施性研究，该模式强调将证据应用于实践之前，应首先从证据本身、潜在接纳者、实践环境三个方面评估潜在的促进因素和障碍因素，这对本指南的实施十分重要”。同时，引言中还应描述拟实施的干预措施及其科学背景、理论依据、能够发挥作用的机制等，如“集束化措施已被多次证明能够预防留置导尿相关的不良事件”。实施性研究不以检测干预效果为首要目的，因此所实施的干预应是已有高质量证据支持的措施。

条目 5：分别阐述实施目标和干预目标。例如一项研究旨在将支持性自我管理（supported self-management，SMS）纳入 2 型糖尿病患者护理内容的一部分，其实施目标可以是提高临床护士对 SMS 计划的接受度和实施率，识别影响护士实施 SMS 计划的障碍因素。而干预目标则是评价 SMS 计划对 2 型糖尿病患者日常功能、情绪状态、社会参与、自我管理行为、健康资源使用的影响。

（三）方法

条目 6：报告本研究的总体设计及其主要特征，以及与最初的研究计划相比，研究发生的任何变化及原因。例如《应用多层面干预方法促进围手术期安全指南的实施：一项阶梯随机对照试验计划》采用了阶梯随机对照试验设计，其原因是阶梯随机对照设计可行性强、经济负担小、拟实施的干预措施益大于弊。考虑到实施性研究可使用多种设计方法，如阶梯随机对照试验、群组随机对照试验、实用性随机对照试验、临床对照试验、间断时间序列研究、队列研究、前后对照研究、案例研究、混合模式研究等，因此在 StaRI 报告规范中，未将这些设计特征的条目包含在内（如随机化、盲法、组间可比性等）。因此研究者在描述这部分信息时，可参照各研究设计相对应的报告规范，如报告群组随机对照试验的 CONSORT（consolidated standards of reporting trials）扩展标准、报告实用性随机对照试验的 CONSORT 扩展标准、报告观察性研究的 STROBE（strengthening the reporting of observational studies in epidemiology）标准、报告质性研究的 COREQ（consolidates criteria for reporting qualitative research）标准等。

条目 7：描述实施干预的情境，如开展实施研究的场所性质、患者类型和人数、工作人员概况、所拥有的资源等，并应考虑到可能影响实施结果的社会、经济、政策、卫生保健、组织机构中的障碍和促进因素。成功的实施是个体、研究证据、实施情境之间相互作用的过程。对于实施情境的描述能够帮助读者判断情境因素在实施结果中发挥的作用，并有助于读者比较自身情境与本研究情境的相似性，以决定复制或调整实施策略。如“本研究的实施场所为某三级甲等医院泌尿外科的 3 个病房，共有 48 名护士，3 名造口治疗师，135 张床位，尿路造口的手术量约 150 例 / 年，3 个病房每年开展品管圈活动，有持续改进临床质量的意愿。”

条目 8：描述实施场所和干预人群的特征及入选标准。前者指的是开展实施性研究的场所，如医院、病房、诊所、卫生院等，并描述这些场所的招募过程和入选标准。以促进围手术期安全指南的实施性研究为例，该研究关于实施场所的描述为“本研究在 9 所医院开展，其中 2 所研究型医院，4 所教学医院，3 所区域医院，每所医院的床位数从 200～1 300 不等，这些医院的选择能够代表某地区的医生和卫生资源分布情况。外科医生、麻醉师、手术室人员、病房护士、ICU 护士等均为关键实施人群”。该研究关于干预人群的描述为“本研究评估的人群是在以上医院接受择期腹部或血管手术的 1 800 名患者，选择这些患者的原因是其并发症和死亡风险较高，患者具体的入选和排除标准包括……”。

条目 9：描述实施策略和干预措施。①对实施策略的描述，可借鉴不同的理论、框架、模式进行阐述。如在实施性研究的 CFIR 框架中，应从干预措施、外部环境、内部环境、利益相关人、实施过程 5 个关键因素进行阐述；在 PARiHS 模式中，应从证据、组织环境、促进因素 3 个核心要素进行报告。以《极低出生体重儿母乳喂养的循证实践》为例，研究者从评估现状、构建证据实施方案、应用证据实施方案、评价效果 4 个阶段描述了实施策略。②对干预措施的描述与其他干预性研究的报告规范一致，应尽可能详细地说明干预者、干预内容、干预地点、干预时间和剂量。但在实施性研究中，考虑到各实施场所可能会根据自身情境对干预措施进行调整，因此应指明干预措施中哪些是不可更改的核心要素，哪些是允许甚至是鼓励调整的内容。如有对照组，还应提供“常规做法”的详细描述，以帮助读者判断该研究与自身实践环境的可比性。以降低留置导尿管使用的实施性研究为例，研究者基于证据开发了一套“减少导尿管使用的集束化措施”，具体包括留置导尿管置管标准、置管和维护集束化措施、护士主导的导尿管拔除计划、临床人员能力提升 4 个方面。

条目 10：描述为了附加研究任务和 / 或嵌套研究的亚组招募方法。在实施性研究中，往往以场所为单位进行干预，因此参与研究的患者不需要逐一知情同意。但有些研究中，为了评价干预或实施的效果，会挑选一部分患者进行观察、访谈或问卷调查。应清晰阐述这部分人群的招募过程。

（四）评价

条目 11：确定实施策略和干预措施的主要结局、次要结局，以及相应的评估方法，记录任何预先确定的目标。实施性研究的效果评价应从实施结局和干预结局两方面报告。因实施性研究以评价实施策略为主要目的，因此应首先报告实施策略的主要结局、其他结局以及相应的评估方法。此外，干预所引起的健康结局也同样重要，这是开展实施性研究的根本价值。尽管被实施的干预措施已有强有力的证据支撑，但在真实环境中实施时依然会存在效果减弱的情况，故干预措施对于健康结局的影响也应该纳入评价范围。如在促进围手术期安全指南的实施性研究中，工作人员对围手术期患者安全指南的依从性即是主要的实施结局，院内并发症、死亡率、住院时间、再入院、再次手术等则是干预结局。在降低留置导尿管使用的实施性研究中，实践人员对审查指标的依从率是主要的实施结局，留置导尿管的使用率和留置时长是主要的干预结局。

条目 12：报告实施策略的过程评价指标和结局，以解释其能发挥预期效果的机制。如在促进围手术期安全指南的实施性研究中，研究者参照质量改进干预中的过程评价方法，通过问卷收集各实施点的实施者特征、健康服务团队特征、干预的频率和强度、实施环境中的障碍与促进因素等指标，来辅助解释实施行为与实施结局之间的关系。过程评价能够帮助实施者在实施过程中调整实施策略或干预方法，以及评估和探索干预实施中利益相关人或被干预人群的体验。

条目 13：经济学评价也是实施性研究中需要考虑的结局。应从实施策略和干预措施两方面收集本次研究中的资源使用、成本消耗，为实施策略的推广、干预措施的采纳等提供必要的决策信息。

条目 14：描述样本量的合理性。为了保证评价方法的效力，实施性研究也需要报告样本数量及其计算方法。实施场所的数量和干预对象数量的计算应基于研究所使用的设计，并考虑依从性、预算限制等实用因素。在降低留置导尿管使用的实施性研究中，研究者估算样本量的方法为：“基线留置导尿管使用率为 12%，预计将留置导尿管置入率降低到 9%，取检验效能 0.8、显著性水平 0.05，则每个时间点需要 1 600 名住院患者。”

条目 15：阐述分析方法及选择原因，资料的分析方法也基于研究设计和研究假设进行报告。如降低留置导尿管使用的实施性研究中，研究者使用频数和均数进行统计描述，应用单因素分析识别目标变量与留置导尿管使用率和留置时长的关联，构建多因素混合模型比较留置导尿管在干预前后的使用率，应用了多变量负二项回归模型来比较干预前后留置导尿的持续时间，使用卡方检验分析了干预前后实践人员对审查指标的依从率变化。

条目 16：任何预先设定的亚组（如多中心研究的不同中心，不同的临床特征或人口学特征群体之间），或者嵌套研究的亚组之间，应提前界定亚组分组方法和分析方法。

（五）结果

条目 17：从实施策略和干预措施两方面报告参与人员的特征（对应方法中的第 8 条）。在一项提高哮喘儿童护理结局的质量改进研究中，研究者将 43 个实施场所随机分为 22 个干预组和 21 个对照组，报告了两组场所的基本特征及其统计学差异。43 个实施场所有 13 878 名哮喘儿童符合纳入标准，干预组有 53% 的儿童同意参与研究，对照组有 37% 的儿童同意参与研究，同意参与研究的两组儿童之间在人口学特征和基线哮喘程度没有统计学差异。与其他类型的干预性研究一样，也可使用流程图来描述实施场所和干预样本的招募、跟踪和流失情况（可参考群组随机对照试验的 CONSORT 声明流程图）。

条目 18：先报告实施策略的主要和其他结局，再报告干预措施的主要和其他结局（如有测量）。如极低出生体重儿母乳喂养的循证实践中，实施策略的主要结局为护士母乳喂养操作合格率，从实施指南前的 66.67% 提升为实施指南后的 97.87%，差异有统计学意义。干预措施的主要结局指标为母乳喂养相关指标，包括住院期间母乳喂养率、开始母乳喂养时间、母乳喂养比例，其他结局指标包括喂养状况、坏死性小肠结肠炎发生率、住院时间、出院胎龄等。研究者列表报告了两组患儿以上干预结局指标的测量值、统计量和 P 值。

条目 19：报告实施策略相关的过程数据，以反映其能够达到预期效果的原因。如在一项围手术期低体温预防及管理的循证实践中，研究者建立了规范化操作流程，新购置充气式加温仪 20 台、输液加湿器 40 台、医用恒温箱 2 台，并对护士进行了教育、培训及考核，将护士相关知识分数从 40.03 分提高到 85.12 分。购置设备的数量、护士的认知水平都是这一实施项目的过程指标。

条目 20～21：从实施策略和干预措施两方面报告资源使用、成本、经济结局分析（如有），如预先设置有亚组，应报告亚组结果及其代表意义。

条目 22：正如方法中第 9 条所提及的，在实施性研究中，为了适应不同场所的情境和偏好，研究者可对实施策略进行本土化的调整。因此结果中还应报告实施策略与前期计划的一致性（保真度），以及为了适应情境和偏好做出的调整。如在提高哮喘儿童护理结局的质量改进研究中，所有研究场所在计划中均应完整参与所有实施策略，但实际参与情况差异很大。在 3 个学习环节，出勤率逐渐下降，平均只有 42% 的场所提交了出勤表现数据。在干预层面，应报告核心干预措施与研究计划的一致性。如推动盆底肌功能训练改善产后尿失禁的循证实践中，按照预期产妇应该每日 3 次盆底肌功能训练，每次 30 分钟，但实际上的依从率随着产后时间的推移逐渐下降。

条目 23～24：报告可能影响结局的情境变化（如有），可用时间表、时间轴等来呈现实施过程中的关键情境变化（如激励政策、人员变动、媒体宣传等），以帮助读者分析实施的不同阶段取得不同效果的原因。报告研究中的任何不良后果或非预期结局，包括这些不良事件的数量和潜在的原因。图 10-5-1 呈现了实施性研究中的不同结局内涵及相互之间的关系。

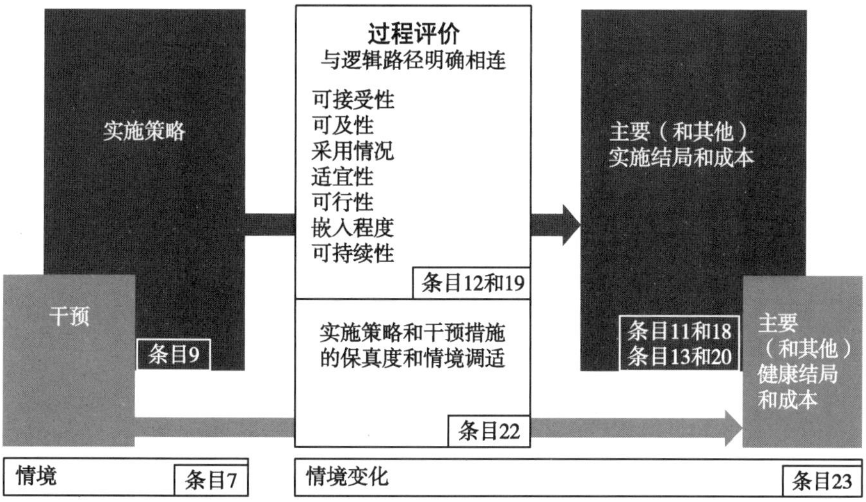

上下两条路线分别是实施策略和实施结局（深色背景）、干预措施和健康结局（浅色背景），以及在StaRI报告规范的对应条目

图 10-5-1　StaRI 中结局指标相关的条目及关系

（六）讨论

条目 25：讨论的报告结构应遵循投稿期刊的风格，但通常包括结果汇总、研究优势和局限性，以及与其他研究的对比，本研究的结论和对实践的影响。如“本次循证实践应用了《住院初生儿母乳喂养循证指南》中的 76 条证据。循证实践后，护士母乳操作规范化程度提高，患儿首次获得母乳的时间提前，全肠内喂养时间提前，母乳喂养量增加。家长母乳喂养的依从性提高，母乳喂养相关操作规范化，母乳质量安全得到保障。实践方案确立的流程、制度、工具等融入护士工作系统，并形成规范化的教育培训体系。”

条目 26：在讨论中，还应反思实施策略对政策、实践和后续研究的影响，以及干预措施对健康结局的益处。需要注意的是，讨论中应着重分析实施策略和干预措施的可持续性、可推广性和可应用性，为研究推广到其他情境中给出建议。如“本次成功实践离不开物力、人力的投入和领导力的支持。在人力上，设立母乳喂养教育护士岗位，加强对家长的教育工作，提高了家长依从性，改善患儿结局；增加主班护士参与配奶，保证了配奶工作的按时完成。在物力上，购买冷冻、冷藏存储冰箱，保证母乳院内存储空间，防止解冻，保障了母乳质量安全。购买小型的母乳加热设备，提高了护士操作的便利性和规范性，保存了母乳的有效成分。在领导力上，护士长与研究者共同制订培训方案，并承担了督促、协调工作，有效推进了循证实践方案的实施”。

（七）通用

条目 27：报告研究的各项批准声明，如伦理审批、主管部门批准信息、试验或研究注册信息(是否可提供研究计划书)、研究资助信息、利益冲突等。虽然预先注册尚未成为实施性研究的常规要求,但已有越来越多的实施性研究预先发表研究计划书来提供更多的研究细节。

四、小结

StaRI 是一份基于 Delphi 法和专家共识的报告规范,为实施性研究提供了报告框架,有助于提高实施性研究报告的清晰度、一致性和完整性。StaRI 用实施策略和干预措施双轨的报告框架,将实施性研究中的两个关键因素区分开来,能够完整地呈现实施性研究的两方面结局。此外,StaRI 强调了实施性研究中方法论和理论依据的报告,为提高实施性研究的方法学质量有着促进意义。但该规范报告条目较多,目前完整按照 StaRI 报告的论文案例几乎难以找到,尚需要研究者们的可用性评价。随着 StaRI 报告规范的推广和使用,实施性研究的报告将不断完善,研究论文价值也将更好呈现,也更容易被读者、研究者和期刊编辑阅读、引用和采纳。

参 考 文 献

[1] BAUER M S, DAMSCHRODER L, HAGEDORN H, et al. An introduction to implementation science for the non-specialist[J]. BMC Psychol, 2015, 3(1): 32.

[2] DAMSCHRODER L J, ARON D C, KEITH R E, et al. Fostering implementation of health services research findings into practice: a consolidated framework for advancing implementation science[J]. Implement Science, 2009, 4: 50.

[3] ECCLES M P, MITTMAN B S.Welcome to Implementation Science[J]. Implement Sci, 2006, 1(1): 1.

[4] EMOND Y E, CALSBEEK H, TEERENSTRA S, et al. Improving the implementation of perioperative safety guidelines using a multifaceted intervention approach: protocol of the IMPROVE study, a stepped wedge cluster randomized trial[J]. Implement Sci, 2015, 10: 3.

[5] GILES M, GRAHAM L, BALL J, et al. Implementation of a multifaceted nurse-led intervention to reduce indwelling urinary catheter use in four Australian hospitals: A pre-and postintervention study[J]. J Clin Nurs, 2020, 29(5-6): 872-886.

[6] HOMER C J, FORBES P, HORVITZ L, et al.Impact of a quality improvement program on care and outcomes for children with asthma[J]. Arch Pediatr Adolesc Med, 2005, 159: 464-469.

[7] PETERS D H, TRAN N T, ADAM T, et al. Implementation Research in Health: A Practical Guide [EB/OL]. [2021-05-31]. https://www.who.int/alliance-hpsr/ resources /implementationresearchguide/en/.

[8] PINNOCK H, BARWICK M, CARPENTER C R, et al. Standards for Reporting Implementation Studies (StaRI) Statement[J]. BMJ, 2017, 356(3): i6795.

[9] PINNOCK H, BARWICK M, CARPENTER C R, et al. Standards for Reporting Implementation Studies (StaRI): explanation and elaboration document[J]. BMJ Open, 2017, 7(4): e013318.

[10] RYCROFT-MALONE J, BURTON C R. Is it Time for Standards for Reporting on Research about Implementation?[J]. World views Evid Based Nurs, 2011, 8(4): 189-190.

[11] VAN DIJK-DE VRIES A，VAN BOKHOVEN M A，TERLUIN B，et al. Integrating nurse-led Self-Management Support（SMS）in routine primary care：design of a hybrid effectiveness-implementation study among type 2 diabetes patients with problems of daily functioning and emotional distress：a study protocol[J]. BMC Fam Pract，2013，14（6）：77.

[12] XING W，ZHANG Y，GU C，et al. Pelvic floor muscle training for the prevention of urinary incontinence in antenatal and postnatal women：a best practice implementation project[J]. JBI Database System Rev Implement Rep，2017，15（2）：567-583.

[13] 肖瑶，杨慧，胡娟娟，等. 围手术期低体温预防及管理的循证实践[J]. 中华护理杂志，2019，54（9）：1302-1307.

[14] 邢唯杰，朱政，周英凤，等. 实施研究的报告规范（StaRI）解读[J]. 中国循证医学杂志，2019，19（1）：97-101.

[15] 杨漂羽，张玉侠，胡晓静，等. 极低出生体重儿母乳喂养的循证实践[J]. 中华护理杂志，2018，53（6）：656-661.

[16] 钟婕，周英凤. 实施性研究的概述及应用进展[J]. 中华护理杂志，2018，53（7）：875-879.

第六节 临床实践指南制订的智能化

在指南制订过程中，涉及一系列严格的科学步骤，其中最耗时的过程是对现有证据进行系统评价。使用自动化、智能化工具可提高文献检索、文献筛选、数据提取与分析和偏倚风险评估的效率，减少人工重复劳动，进而优化和加速指南的制订过程。国际指南网（Guidelines International Network，GIN）已在其网站上发布了一系列推荐的工具，如CAN-IMPLEMENT©（用于对现有的指南进行修订和改编），Abstrackr（半自动的文献筛选工具），Epistemonikos（面向医疗专业人员、研究人员和医疗决策者的证据库），RevMan、DistillerSR、Rayyan、JBI-SUMARI、EPPI-Reviewer 和 Covidence（系统评价工具）等。为了方便研究人员选择合适的自动化工具，Dr.Mershall 于 2015 年创建了系统评价工具箱，该在线平台全面地汇总了现存的系统评价工具，截至 2022 年 6 月共收录了 213 个自动化、智能化工具。

一、文献检索与筛选

指南的制订需要收集所有可能获得的相关高质量证据。文献检索的过程常常依据证据金字塔“从高到低”逐级检索的顺序进行，证据的类型一般包括临床实践指南、系统评价、meta 分析、实验性研究、观察性研究、质性研究、专业共识、专家意见、案例分析、经济学研究等。常用的数据库有 Cochrane 图书馆、JBI 循证卫生保健数据库、Campbell 图书馆、PubMed、CNKI 等。相较于常用的数据库而言，Epistemoniko 作为系统评价数据库能够同时搜索多个数据库，同时可以使用包括中文在内的 9 种语言直接进行搜索。其次，Epistemoniko“证据矩阵”工具有助于快速搜索和更新。该工具可以自动检测与“证据矩阵”

共享原始研究的新的系统评价，并提醒研究者有新证据更新。

（一）构建检索策略

在文献检索中，首要任务是构建检索策略。确定检索式、查找主题词和自由词是形成敏感和完整检索策略的关键。John 在对研究人员和医生的调查中发现“难以选择最佳策略来搜索文献”是文献检索的障碍之一。医学文本索引器（Medical Text Indexer，MTI）是美国国家医学图书馆（National Library of Medicine，NLM）开发的文本分析工具，能够根据医学主题词（MeSH）生成半自动和全自动索引建议。研究者可将含有主题词或自由词的文本（手稿或是文献摘要）复制到 MeSH on Demand 中，系统可自动标识出文本中 MeSH 术语，研究者可利用标识出的 MeSH 术语在 PubMed 中开始检索。

PaperBot 是一个免费的、可配置、模块化的开源爬网程序，可自动、定期地进行全文检索并能有效注释经过同行评审的文献。PaperBot 可以独立运行，也可以与其他软件平台集成。PaperBot 根据预设的检索策略来检索包括 Elsevier、Wiley、Springer、PubMed、Nature 和 Google Scholar 在内的各种数据库。PaperBot 还提供手动添加文章的一键式选项，保存文献信息后能通过网络访问。PaperBot 的定期每月搜索，重复检测和文献信息提取大大节省了在文献检索和更新上耗费的人力。

（二）文献筛选

对文献进行系统的筛选是一项烦琐且耗时但至关重要的步骤。文献筛选通常会分为两阶段，第一阶段通过阅读文献的标题和摘要来排除不相关的文献，第二阶段通过阅读全文来排除不相关的文献。基于研究设计类型和标题和摘要的文献的筛选工具已经成熟。利用机器学习、文字挖掘、数据挖掘、文本分类等技术开发的文献筛选工具，能够对标题和摘要进行自动、半自动筛选，排除不相关的文献，获取符合纳入标准的文献，极大地节省了人工筛选的时间，但基于全文的文献筛选仍是严峻的挑战。

1. 基于研究设计类型的文献筛选工具　Cochrane 协作网通过众包（Cochrane Crowd 平台）和机器学习混合的方法来识别所有已发表的随机对照试验（randomized control trials，RCT）以建立一个全面的 RCT 数据库。研究表明使用这种混合方法将所需手动筛选的文献数量减少 78%，召回率保持在 98%。Cohen 开发的 RCT Tagge 使用机器学习的方法来检测文献中的 RCT。

2. 基于标题和摘要的文献筛选工具　Abstrackr 是一个免费的在线机器学习工具，通过半自动化标题和摘要筛选来提高证据综合的效率。截至 2012 年，Abstrackr 已被用于促进至少 50 个系统评价的筛选。Abstrackr 通过学习研究者的纳入和排除标准，从已筛选文献的摘要和标题中提取关键字，构建可模仿用户决策的模型。当 Abstrackr 学习了足够多的纳入和排除文献时，就可以自动筛选剩余的文献，从而使人工筛选的工作量减半。

二、数据提取

传统系统评价方法中利用数据提取表格手动采集录入相关研究数据无疑是耗时耗力的，如何自动地提取数据的方法和技术仍是有挑战的，目前并未成熟。Jonnalagadda 在系统评价中指出尚未找到统一的数据提取框架，生物医学自然语言处理技术未得到充分利用，无法完全或部分完成自动化的数据提取。

ExaCT 可帮助研究者从文献中提取关键的实验特征。该工具由两个主要部分组成：IE 引擎和交互式用户界面。IE 引擎自动识别文献中描述实验的干预措施、人群、结局指标、资金来源和其他特征的文本。对全文数据的提取有两个阶段，第一个阶段为目标句子的识别，第二阶段是提取规则的应用。通过用户界面向研究者展示每项提取的实验特征相应目标片段中得分最高的句子。研究者可评估并更正信息，然后再将其存储在数据库中。

Graph2Data 是基于 Web 的图形数据提取工具，可以帮助研究者从 PDF 文件的图形中提取定量数据。该工具在研究者指定轴值和数据类型后通过鼠标在屏幕上单击适当的点来从图形中提取数据。

三、数据分析

数据分析工具，特别是用于执行 meta 分析的工具，已被大家熟知，如 RevMan、metaDisc、WinBUGS、Stata 和 R 等。但从原始文献自动提取效应量，尤其是从图形中提取统计信息仍然是困难的，相关的自动化工具还有待开发。

metaInsight 不需要用户安装任何专用软件，可直接通过 Web 进行网状 meta 分析。该工具是交互式的，用户输入数据后只需要点击各选项就能进行数据分析并以可视化的方式呈现研究结果、网络图和森林图。该工具还可进行异质性检验和敏感性分析。

四、偏倚风险评估

在系统评价中评估原始研究的方法学质量非常重要。质量包括内部真实性和外部真实性，而方法学质量通常是指内部真实性。内部真实性也被 Cochrane 协作网称为“偏倚风险（Risk of Bias，RoB）”。一项研究表明，80% 左右的 RCT 的偏倚风险评估需要花费平均 10～60 分钟的时间才能完成。

RobotReviewer 是一个机器学习系统，可自动进行临床试验偏倚风险评估。RobotReviewer 会以 PDF 格式获取 RCT 报告，自动检索并标记文献中描述 PICO（P：population，特定的人群；I：intervention，干预措施；C：comparison，对照；O：outcomes，结局）和实验设计（随机序列生成，分配隐藏等）的句子，进行偏倚风险评估并输出结果（低、高或不明确）。

五、用于系统评价综合性工具

除单一功能的自动化、智能化工具外，许多研究组织还开发了具有更多功能的综合性系统评价工具，包括 Covidence、DistillerSR、EPPI-Reviewer、Rayyan、JBI-SUMARI、SyRF 和 Systematic Review Accelerator（SRA），详见表 10-6-1。

表 10-6-1 多功能自动化、智能化的综合性系统评价工具

名称	开发机构	功能	费用
Covidence	一个非营利的机构	参考文献管理器；文献筛选；偏倚风险评估；数据提取；团队协作；文档管理	对于小型团队合作一次系统评价 240 美元 / 年；合作不超过三次系统评价 635 美元 / 年

续表

名称	开发机构	功能	费用
DistillerSR	Evidence Partners	文献筛选；数据提取；自动化分析；团队协作；文档管理；撰写系统评价	针对不同的机构和人群定价不同，Cochrane 和 Campbell 的研究人员每月 30 美元
EPPI-Reviewer	伦敦大学教育学院 EPPI 中心	文献筛选；数据提取；meta 分析；团队协作；文档管理	每位用户每月 10 英镑
Rayyan	卡塔尔计算机研究所	文献筛选；质量评估；数据提取；团队协作；文档管理	免费
JBI-SUMARI	乔安娜·布里格斯研究所	文献筛选；质量评估；数据提取；meta 分析；撰写系统评价；文档管理	免费
SyRF	CAMARADES 和 NC3Rs	文献筛选；数据提取；自动化分析；团队协作	免费
Systematic Review Accelerator（SRA）	邦德大学	文献检索；文献筛选；团队协作；文档管理；撰写系统评价	免费

参 考 文 献

[1] BURGERS J S，GROL R，KLAZINGA N S，et al. Towards evidence-based clinical practice：an international survey of 18 clinical guideline programs[J]. Int J Qual Health C，2003，15（1）：31-45.

[2] MARTÍNEZ GARCÍA L，SANABRIA A J，GARCÍA ALVAREZ E，et al. The validity of recommendations from clinical guidelines：a survival analysis[J]. Can Med Assoc J，2014，186（16）：1211-1219.

[3] BORAH R，BROWN A W，CAPERS P L，et al. Analysis of the time and workers needed to conduct systematic reviews of medical interventions using data from the PROSPERO registry[J]. BMJ open，2017，7（2）：e012545.

[4] KHODAMBASHI S，NYTRØ Ø. Reviewing clinical guideline development tools：features and characteristics[J]. BMC Med Infrom Decis，2017，17（1）：132-132.

[5] Epistemonikos，Epistemonikos database methods. [EB/OL]. [2021-03-08]https://www.epistemonikos.org/en/.

[6] ELY J W，OSHEROFF J A，EBELL M H，et al. Obstacles to answering doctors' questions about patient care with evidence：qualitative study[J]. BMJ，2002，324（7339）：710.

[7] MORK J，ARONSON A，DEMNER-FUSHMAN D. 12 years on-Is the NLM medical text indexer still useful and relevant?[J]. J Biomed Semantics，2017，23；8（1）：8.

[8] HADDAWAY N R，COLLINS A M，COUGHLIN D，et al. A rapid method to increase transparency and efficiency in web-based searches[J]. Environ Evid，2017，6（1）：1.

[9] MARAVER P，ARMAÑANZAS R，GILLETTE T A，et al. PaperBot：open-source web-based search and metadata organization of scientific literature[J]. BMC Bioinformatics，2019，20（1）：50.

[10] HARRISON H，GRIFFIN S J，KUHN I，et al. Software tools to support title and abstract screening for systematic reviews in healthcare：an evaluation[J]. BMC Med Res Methodol，2020，20（1）：7.

[11] Marshall I J, Wallace B C. Toward systematic review automation: a practical guide to using machine learning tools in research synthesis[J]. Syst Rev, 2019, 8(1): 163.

[12] WALLACE B C, NOEL-STORR A, MARSHALL I J, et al. Identifying reports of randomized controlled trials (RCTs) via a hybrid machine learning and crowdsourcing approach[J]. J Am Med Infrom Assoc, 2017, 24(6): 1165-1168.

[13] COHEN A M, SMALHEISER N R, MCDONAGH M S, et al. Automated confidence ranked classification of randomized controlled trial articles: an aid to evidence-based medicine[J]. J Am Med Infrom Assoc, 2015, 22(3): 707-717.

[14] MARSHALL I J, NOEL-STORR A, KUIPER J, et al. Machine learning for identifying Randomized Controlled Trials: An evaluation and practitioner's guide[J]. Res Synth Methods, 2018, 9(4): 602-614.

[15] GATES A, JOHNSON C, HARTLING L. Technology-assisted title and abstract screening for systematic reviews: a retrospective evaluation of the Abstrackr machine learning tool[J]. Syst Rev, 2018, 7(1): 45.

[16] VAN DE SCHOOT R, DE BRUI J, SCHRAM R, et al. An open source machine learning framework for efficient and transparent systematic reviews[J]. Nat Mach Intell, 2021, 3(2): 125-133.

[17] OWEN R K, BRADBURY N, XIN Y, et al. metaInsight: An interactive web-based tool for analyzing, interrogating, and visualizing network meta-analyses using R-shiny and netmeta[J]. Res Synth Methods, 2019, 10(4): 569-581.

第七节　临床实践指南的数字推广及决策支持系统

目前，指南的传播仍然局限于文本形式，临床医生很少有充足时间去寻找、下载、阅读和理解指南，导致临床指南的内容无法立即被准确地查询和浏览。此外，单一疾病的指南可能没有考虑到多种并发症情况，因此无法适应复杂和不断变化的临床环境。所有这些情况严重阻碍了指南在临床决策和实践中的有效应用，使其难以发挥真正的价值。只有将指南数字化、智能化，并集成到临床决策辅助系统（clinical decision support system，CDSS）中，临床医生才能在临床实践中直接使用这些建议辅助进行临床决策，从而实现证据与临床的无缝链接。

在大数据时代，人工智能正在成为一种极具潜力的智能服务形式。人工智能技术可以自动从医学数据中学习，提取隐藏的规则或模型，然后对疾病作出智能决策，这为 CDSS 提供了一种新的方法。

制订基于指南联合人工智能的 CDSS 的第一步就是将静态文本的临床实践指南表达为计算机可解释的临床实践指南。目前人工智能在指南数字化、电子化、智能化进程中模型和工具开发方面已经进行了较为深入的研究，研究人员开发了 Arden Syntax 模型、GILF 模型、GEM 模型、SAGE 模型、机器学习模型、CPG-RA 结构模型等多种计算机可理解的临床指南表达模型，并以此为基础构建基于临床指南的 CDSS。此系统能够结合患者信息执行指南，在诊疗的关键时刻提供针对性建议，指导临床实践、规范诊疗流程。通过将指南知识表达成计算机可执行的，支持自动推理的临床指南模型，给出针对病人实际情况的诊疗建议，对临床诊疗工作有较强的改善。表 10-7-1 展示了近年来计算机可理解的临床实践指南制订过程中重要模型和人工智能工具的开发与应用。

表 10-7-1 近年来计算机可理解的临床实践指南制定过程中重要模型和人工智能工具的开发与应用

模型 / 工具	机构 / 学者	年份	应用
Arden Syntax	Hripcsak 等	1989	Arden 语言是一种基于规则的临床实践指南表达语言，将医学知识表示为独立的单元——医学逻辑模块，用在以事件为驱动的单步警报和提醒中
EON	斯坦福大学医学信息学系	1996—2003	目的是构建一套基于组件和接口的体系结构，使开发者能够利用其构建临床决策支持系统。 EON 使用基于任务的方法定义可执行的决策支持服务。医疗行为表达成活动图（activity graphs）的形式包括场景、行为、决策、子指南和分支等
GLIF 1-3	哈佛大学，哥伦比亚大学和斯坦福大学	1998—2004	将临床实践指南表示成机器可读格式的模型，实现机构以及临床决策支持系统之间的指南共享。模型通过指定病人数据项，临床概念和临床知识的行为和决策步骤来使用。GLIF 着重强调其指南的共享性，试图找出一种最有代表性的模型以及相互协作的表达方式运用于医疗健康护理中
PROforma	英国癌症研究高级计算实验室	1998	PROforma 模型具有明确的语法和语义，通过结合逻辑编程和面向对象的建模，实现基于临床实践指南的决策支持和病人管理。PROforma 有四种任务：行为、复合计划、决策和病人信息查询
Asbru	Shahar 等	1998	执行计划所需的知识由其知识角色定义，包括偏好、意图、条件、效果和计划主体
Two-Stage Machine Learning Model（“两阶段”机器学习模型）	Mani 等	1999	作为一种数据挖掘方法来制订临床实践指南，并已被应用于痴呆分期问题
GEM	耶鲁大学医学院医学信息中心	2000	一种可扩展的标记语言指导文档知识模型，用于存储和组织临床实践中的异构信息。在实施过程中，对指南的整个生命周期进行建模，并制订指南的发布、实施和维护信息
The Guideline Compliance Assessment Tool（指南依从性评价工具）	Metfessel 等	2001	通过大规模的自动化方法全面跟踪临床实践指南的依从性
CPG-RA	Georg 等	2003	解决不同临床实践指南标准的问题：不同目的、不同观点、不同结构的临床实践指南可以表达为相同形式的叙述性临床实践指南

续表

模型 / 工具	机构 / 学者	年份	应用
SAGE	斯坦福医学信息中心和梅奥诊所与多家机构联合开发	2004	在吸收和集成了现有本体特征和构建医疗标准的基础上，实现基于临床实践指南的决策支持系统的分布式可交互操作模型；SAGE 的研究者们利用 SAGE 模型对免疫指南和糖尿病指南进行了表达，并将以 SAGE 模型为基础的决策支持系统集成到梅奥诊所和内布拉斯加大学医学中心的临床信息系统中
web-based distributed architecture（Degel）and a set of tools [基于 web 的分布式架构（数字电子指南文库）和一组工具]	Shahar 等	2004	一种基于网页、模块化的电子指南库，旨在优化指南的呈现方式和分类汇总形式
a tool for automatically extracting and formatting CPGs（一种自动化提取及格式化指南的工具）	Kaiser 等	2007	一种自动化提取及格式化指南的工具，并将此方法用于耳鼻咽喉领域的指南
GLARE	Terenziani 等	2008	一套可以用来获取并执行领域内临床指南的域独立系统，该系统开发的目的在于能够使用可视化的图形编辑工具，在提出假设条件的前提下编辑临床指南流程图，编辑的临床指南流程图主要是由既定的被称为"原子行为"的图形符号所构建而成的
a citation retrieval system composed of query expansion and citation ranking methods（一个由查询扩展和引文排序方法组成的引文检索系统）	Bui 等	2015	帮助检索指南制订的证据，并自动查找临床实践指南制定的相关引文
UMLS	Becker 等	2017	提供一个通用的参考术语和语义链接，用于组合到患者特定信息的临床路径
a framework for automated conflict detection and resolution in medical guidelines（医学指南中的冲突自动检测和解决框架）	Bowles 等	2019	提出一种使用自动化方法探测、解决指南中共病药物治疗冲突的框架

续表

模型/工具	机构/学者	年份	应用
knowledge graph（知识图谱）	尹梓名等	2020	一种基于临床实践指南的知识图谱搭建方法，在知识源头对知识进行优化，设计并调整概念间的关系结构，对实例与实例间的联系进行细化完善，保证数据的可用性与可靠性，并针对陈述性知识和流程性知识两种文本指南进行知识图谱搭建，实现了非小细胞肺癌和冠心病两种疾病的知识图谱

注：GLIF，Guideline Interchange Format model，指南交换格式模型；GEM，Guideline Elements Model，指南元素模型；CPG-RA，Clinical Practice Guideline-Reference Architecture，临床实践指南 - 参考架构；SAGE，Sharable Active Guideline Environment，临床指南知识表达模型；GLARE，GuideLine Acquisition，Representation and Execution，指南获取、表示和执行；UMLS，the Unified Medical Language System，一体化医学语言系统。

CDSS 是促进临床指南传播和实施的有效工具，临床指南是 CDSS 的重要知识来源。基于人工智能的 CDSS 使用强化学习和深度学习等人工智能技术来“学习”与疾病诊断和治疗的性质相关的指南、文献和病历等数据，自我完善知识库、规则库和决策引擎模型，实现准确高效的智能综合分析和判断，可以为临床医生提供诊疗建议应用于健康监测、评估和主动干预。

在中医领域，大量的临床记录、古今中医著作、中医临床指南和循证医学研究成果是中医 CDSS 的核心资源。在此基础上，本体技术、数据挖掘技术、智能引擎技术、机器学习技术等相关信息技术也为中医 CDSS 的构建提供了技术支持。但目前，中医 CDSS 的相关研究大多处于初步研究或开发阶段。中国中医研究院信息研究所自主开发的中医临床决策系统（TCM Clinical Decision System，TCMCDS）是目前较为成熟的 CDSS 之一。该系统利用人工智能技术构建中医临床指南、专家经验、古今中医著作等文本数据的知识图谱，并基于指南、著名专家经验、循证医学等提供多种决策服务，实现对中医临床诊疗的决策支持。

临床决策支持系统体现了人们热切期待的人工智能和机器学习在临床诊疗中的应用。一项研究表明，在未来 25 年内，临床决策支持系统和各种辅助决策工具在临床实践中的使用将逐渐常态化，算法和人工智能技术也将渗透到临床决策的几乎每个阶段。为了实现更高水平的 CDSS，有必要使其包含以下特征——自动化指南、基于指南的算法或能够尽可能全面地生成最佳诊疗计划的算法。此外，还必须能够管理大数据，包括多种复杂形式的临床记录、疾病登记和患者调查。人工智能模型与循证医学证据以及高质量临床数据相结合，将加速跨临床环境的专家级临床决策工具的构建。

参 考 文 献

[1] BUI D D，JONNALAGADDA S，DEL FIOL G. Automatically finding relevant citations for clinical guideline development［J］. J Biomed Inform，2015，57（10）：436-45.

[2] BECKER M，BÖCKMANN B. Semi-Automatic Mark-Up and UMLS Annotation of Clinical Guidelines［M］. Amsterdam：IOS Press Ebooks，2017.

[3] BOWLES J，CAMINATI M B，CHA S，et al. A framework for automated conflict detection and resolution

in medical guidelines[J]. Science of computer programming, 2019, 182(8): 42-63.
[4] 尹梓名，杜方芮，赵紫彤，等. 基于临床指南的知识图谱构建技术研究[J]. 软件，2020，41(9): 178-184，197.
[5] 孙晓峰，王映辉，李宗友，等. 中医临床辅助决策系统技术与应用[J]. 科技新时代，2017，(4): 56-60.
[6] MIDDLETON B, SITTIG D F, WRIGHT A. Clinical Decision Support: a 25 Year Retrospective and a 25 Year Vision[J]. Yearb Med Inform, 2016(Suppl 1): S103-S116.
[7] 赵俊强. 引入复杂科学理念，推动实施科学研究范式的多样化[J]. 医学新知，2020，30(5): 364-375.